やさしく学ぶ看護理論

ケースを通して

第4版の序

　本書第3版の刊行から早くも8年が経過し，そろそろ内容を刷新しなければと考えていたところ，その願いが叶い，2016年秋に第4版をお届けすることになりました。

　この第4版は，これまでで最もページ数が多い版となりました。今回の改訂に当たっては，日総研出版が行っている読者アンケート調査の結果を参考に，臨床看護師や看護教員，看護学生が使う頻度の高い看護理論を加え，ほとんど使われていない看護理論は割愛すると共に，新しい試みもいたしました。

　第3版ではオーランドさん，トラベルビーさん，ロジャーズさん，ペンダーさん，マーガレット・ニューマンさん，レイニンガーさんの看護理論を割愛しましたが，第4版ではペンダーさん以外の5名，即ち，オーランドさん，トラベルビーさん，ロジャーズさん，マーガレット・ニューマンさん，レイニンガーさんの看護理論を加え，ローパー・ローガン・ティアニーさんの看護理論は割愛することにしました。今回の改訂で加えた5名の看護理論は第2版では含めていましたので，第4版で復活したということになります。ただし，ペプロウさん，ロジャーズさん，レイニンガーさんの看護理論については，第2版・第3版とでは執筆者が異なります。

　新しい試みは次の3つです。

　1つ目は，これまでの「枠組み7」の「臨床で使えるようにするには，どのような作業が必要か見てみよう」を「臨床・研究・教育とのリンケージ　この理論を臨床場面や看護研究，そして看護教育の中で使うためには，どうすればよいかを考えてみよう」とし，活用できる範囲を拡大した解説にしたことです。この枠組みにより，読者が臨床場面や看護研究，そして看護教育の中で使う際に，有力な手がかりを得ることができるようになると考えています。

　2つ目は，各看護理論の主要な概念と各概念の簡潔な説明を読者が一目で掌握できるように「枠組み3」に表を加えたことです。この表を見れば，主要な概念の理解がより容易になるはずです。

　3つ目は，「枠組み6：具体的なケースで看護理論によって対象をどのように見るか，どのような介入（援助）を行うか見てみよう」において，すべての看護理論で活用事例を2つ取り上げたことです。各看護理論の事例を見ていただくことで，読者の皆様の臨床現場や教育現場で，学生は実習で，大いに活用できるのではないでしょうか。

　言うまでもなく，第3版刊行後に新しく入手できた各看護理論の情報は，それぞれの執筆者が努力し最新の内容とし，読者にとってより理解しやすくなるように図表を随時取り入れてくださっています。昨今，看護理論の邦訳や難解な看護理論の解説を散見しますが，本書のようにわかりやすい解説は類を見ないと監修者は考えております。

　最後になりましたが，日総研出版の大橋康志氏をはじめ編集者の方々には粘り強く着実な編集作業を行っていただきました。執筆者を代表し，この場を借りて深く御礼申し上げます。

2016年11月

黒田裕子

第3版の序

　1996年2月に初版，その8年後の2004年1月に第2版，そしてこのたび2008年12月に第3版発行を迎えることができました。初版から今まで13年近く経過し，この間，看護理論家の著作内容が修正・拡大されたものも出てきました。また昨今，看護理論の解説書も増えてきました。その影響か，最近では10年以上前には考えられないほど，看護理論を使おうとする意気込みが臨床現場のナースたちに多く見られるようになってきました。看護基礎教育においても数多くの看護理論が教授され，看護学生も実習レポートなどにも進んで看護理論を活用しようとしています。

　このような背景の変化を受けて第3版へと改版する必要性が出てきました。

　本書は初版から読者が看護理論アレルギーとならないように，看護理論になじんでいただけることを目指してわかりやすく，やさしい解説に取り組んできました。単に引用的な解説にとどまらず，本書を書いている筆者自身の言葉で看護理論を解釈した内容となるように心がけてきました。また，各看護理論が活用できる具体的な事例を取り上げ，各看護理論がどのように活用できるのかということも考えてきました。

　第2版までのわかりやすさはそのままに，第3版では新たに事例を加え，活用の仕方が複数の事例から多様に理解できるようにしました。目次も内容の概要が簡潔にとらえられるように工夫をしました。

　第3版では新たに，理論の分類ごとに比較解説を加えました。これは理論を学習する人だけでなく，理論を教える先生方にとっても大変有用な解説になることと思います。人間関係論的な看護理論，対象論的な看護理論，働きかけ論的な看護理論の大きく3つに分けて簡潔に解説することで，理論の色合いを比較しながら理解しやすくなると思います。続いて各論へと読み進めてくださると，より深く理解できると思います。

　また，最近になってよく耳にするようになった，ローパー・ローガン・ティアニーの看護理論を加えました。一方で第3版では読者の声を反映し，あまり活用されていない看護理論の解説を，思い切って縮小させていただきました。

　本書の総論では15人の，そして各論においては11人の看護理論家の解説をしました。筆者一同，看護理論家の意図をとらえて，できる限り正確な解説を心がけておりますが，まだまだ読者諸氏のご助言・ご指導が必要な箇所もあろうかと思います。その任はすべて監修者にありますことを，ここに記させていただきます。

　最後になりますが，日総研出版の大橋康志氏は，初版，第1版，第3版と継続して，本書の編集に粘り強くかかわってくださいました。この場を借りて，心より感謝申し上げます。

　2008年12月

黒田裕子

第2版の序

　1996年2月に本書第1版を発刊してから，早くも8年目を経過しようとしています。この8年間，保健医療福祉領域は人々からますます多様な要請を受けるようになってきています。そして，このような趨勢の中で看護界はすさまじい変革を成し遂げました。今や100校を超える4年制看護大学の激増はこれを如実に反映していると言えるでしょう。

　かつて筆者が大学院生と学んだ看護理論は，本書第1版以降に改版されて内容が刷新した理論や解説が新たに加わった理論，また新しく誕生した理論などがあります。そして，筆者がかつて指導に携わった大学院生も，今や看護界のあらゆる場で活躍し，着実な貢献を果たしつつあります。

　本書第1版は予想をはるかに超えて多くの読者を得ました。ほかの看護理論も紹介してほしい，もっとわかりやすい紹介を追加してほしいなど，数々の批判や激励をいただきました。この8年の間，日総研出版の大橋康志さんには，何度となく改版の機会を与えていただきました。そして，たびたびの監修者の挫折にもめげず，丁寧な作業と忍耐強さでこのたびようやく改版することができましたのは，何よりも大橋さんのおかげであると，心より感謝申し上げます。ここまで改版に年月を費やした責任は監修者にあります。

　第2版では新たに5名の看護理論家を加え，計16名の主として米国看護理論家の著業を紹介することができました。まだまだ未熟な解説に終わっている箇所もあろうかと思います。その任はすべて監修者にあります。しかしながら，各筆者はわかりやすく解説しようと努力し，読者に一層伝わる解説にチャレンジしました。これによって，多くの偉大な看護理論家の著業がわが国の看護師の皆様にお届けできるものと信じております。

2004年1月

黒田裕子

第1版の序

　大学院の学生と共に看護理論を学ぶ中で，学んだことを書き表せないだろうかということが動機となって本書が誕生しました。本書の著者らは，看護理論に対してほやほやの学びをした大学院のOBたちです。今は皆，それぞれに看護のいろいろな現場で活躍し，また試行錯誤を繰り返しながら看護学や看護実践の向上を目指して格闘しています。そのような意味で言うと，本書はフレッシュな感覚で読める内容になったことと考えています。

　一つの形にまとめるということの制約があり，用語の使い方や表現がぎこちない部分もあろうかと思います。できる限り看護理論家の意図した真意を生かすよう配慮しましたが，力の及ばないところも多々あります。その任はすべて監修者にあります。

　編集にあたっては，緻密で丁寧な作業と忍耐強く待ちながら密な連絡を取って頂いた日総研出版大橋康志さんに心より感謝いたします。

　そして，最後になりましたが，何よりもわたくしどもが看護を考える時の素晴らしい素材を提供してくださった看護理論家の皆様に感謝の意を表します。

1996年2月

黒田裕子

CONTENTS

看護理論を勉強すると何がどうなるの？(黒田裕子) 16
はじめに 16
看護とは何だろう，看護の本質と看護理論の関係 17
 A．看護の本質と看護理論 17
 B．看護理論をわかりやすく読むための枠組みの紹介 18

看護理論をやさしく学ぶために(黒田裕子) 29
はじめに 29
I．人間関係論的な看護理論 33
 ペプロウ ..... 33・78 オーランド ..... 33・140
 トラベルビー ..... 33・176 キング ..... 33・300
  1．オーランドさんの看護理論 36
  2．トラベルビーさんの看護理論 38
II．対象論的な看護理論 40
 ロジャーズ ..... 40・204 ロイ ..... 40・262
 ベティ・ニューマン ..... 40・328 マーガレット・ニューマン ..... 40・447
  1．ロジャーズさんの看護理論 41
  2．マーガレット・ニューマンさんの看護理論 42
III．働きかけ論的な看護理論 43
 ナイチンゲール ..... 44・48 ヘンダーソン ..... 44・98
 ウィーデンバック ..... 44・158 オレム ..... 44・226
 ベナー ..... 44・357 ワトソン ..... 44・383
 レイニンガー ..... 44・424
  レイニンガーさんの看護理論 45
おわりに 47

看護理論の教え方 (黒田裕子) ... 469
Ⅰ. 歴史的な背景を踏まえた上で，看護理論家の説いていることを教える 470
Ⅱ. 看護理論のタイプと教える目的との関係 ... 471
Ⅲ. 看護理論をしっかり読むのはやはり難しい ... 475

おわりに ... 476

索引 ... 477

年表 ... 482

著者紹介 ... 490

〈年代順看護理論家の表〉

理論家	主著発行年 初版/翻訳 最新版/翻訳	生年	年齢 (2016年 現在)	没年
ナイチンゲール	1859/1968	1820		1910
ペプロウ	1952/1973 1988/ －	1909		1999
ヘンダーソン	1960/1961 1997/2006	1897		1996
オーランド	1961/1997	1926		2007
ウィーデンバック	1964/1969	1900		1996
トラベルビー	1966/1974	1926		1973
ロジャーズ	1970/1979	1914		1994
オレム	1971/ － 2001/2005	1914		2007
ロイ	1976/1981 1984/1993	1939	77歳	
キング	1981/1985	1923		2007
ベティ・ニューマン	1974/ － 2001/ －	1924	92歳	
ベナー	1984/1992	不明		
ワトソン	1985/1992 1999/2005	1940	76歳	
レイニンガー	1991/1995	1925		2012
マーガレット・ニューマン	1979/ － 1994/1995	1933	83歳	

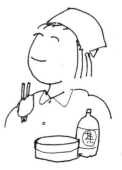

人間関係論的な看護理論家	ヒルデガード・E・ペプロウ （出口禎子） 78	アイダ・ジーン・オーランド （朝倉京子） 140
Ⅰ．枠組み1 理論を書いた人はどんな人だろう	78	140
Ⅱ．枠組み2 看護理論家は理論を書く時に一体何を材料にしたのだろうか	79	141
Ⅲ．枠組み3 看護理論の骨格部分に何が書かれているのかを見てみよう	79	142
Ⅳ．枠組み4 看護で中心的な概念，つまり人間・環境（社会）・健康・看護などについて理論家はどのように描いているのだろうか	A．治療と療養環境　　80 B．看護師-患者の治療的人間関係のプロセス　　81 C．病気の経験を通して成長する人間　　82	A．人間　　144 B．環境　　144 C．健康　　144 D．看護　　145
Ⅴ．枠組み5 この理論にはどのようなことが書かれているか，もう少し詳しく見てみよう	A．治療的人間関係の4段階　　82 B．看護師に求められる6つの役割　　85	A．看護師の責務　　145 B．看護過程の3要素　　146 C．看護過程に影響する看護師の反応・活動についての指針　　148
Ⅵ．枠組み6 具体的なケースで看護理論によって対象をどのように見るか，どのような介入（援助）を行うか見てみよう	89	A．SさんとN看護師の相互作用から　　149 B．理論に基づいた相互作用の分析　　152
Ⅶ．枠組み7 臨床・研究・教育とのリンケージ この理論を臨床場面や看護研究，そして看護教育の中で使うためには，どうすればよいかを考えてみよう	93	153
Ⅷ．枠組み8 さらに詳しく理論を知りたい人のために	A．看護師の応答能力を訓練する 　—再構成の活用　　94 B．短期出会い療法　　95 C．サリヴァンの影響　　95 D．精神病者への魂への道　　96	A．原書　　155 B．理論の解説　　156

ジョイス・トラベルビー（吉野純子） 176		アイモジーン・M・キング（佐々木幾美） 300	
	176		301
	177		302
	177		303
A．「患者」も「看護師」も独自的な存在としての「人間」である	180	A．人間は問題状況を感知し，整理し，対応できる存在	305
B．疾患や健康についての考え方	181	B．環境は絶えず変化し，人とダイナミックな相互作用を持つ	305
C．希望の存在と看護師の役割	181	C．健康はライフサイクルにおける機能的な状態でダイナミックな人生体験	306
		D．看護は看護師とクライアントが共同して目標達成していく過程	306
A．人と人の最初の出会い	182	A．看護のための概念枠組み	307
B．同一性の出現	183	B．目標達成理論	307
C．共感	183		
D．同感	184		
E．ラポール	184		
A．トラベルビーの看護理論と看護過程	185	A．糖尿病のSさんの例	310
B．【事例1】A看護学生とターミナルステージにあるBさんとのかかわり	186	B．脳出血のKさんの例	315
C．対人関係のプロセスの視点から見て	188		
D．【事例2】身寄りのないDさんを在宅で看取った例	191		
E．対人関係のプロセスの視点から見て	194		
F．苦悩の中に意味を見いだすという視点から	199		
	200		323
A．トラベルビーの看護理論に影響を与えた実存主義思想を理解するために	202	A．理論の解説	324
B．トラベルビーの看護理論を実践で活用するために	202	B．キングの看護モデルを用いた研究	325

対象論的な看護理論家	マーサ・E・ロジャーズ （福田和明） 204	シスター・カリスタ・ロイ （下舞紀美代） 262
Ⅰ．枠組み1 理論を書いた人はどんな人だろう	205	262
Ⅱ．枠組み2 看護理論家は理論を書く時に一体何を材料にしたのだろうか	205	A．ロイ適応理論の骨子となった適応理論 264 B．ロイ適応理論の骨子となった一般システム理論 265
Ⅲ．枠組み3 看護理論の骨格部分に何が書かれているのかを見てみよう	A．基本的前提 206 B．ユニタリ・ヒューマンビーイングズの概念 208 C．ホメオダイナミクスの原理 211	A．ロイ適応理論の概念となる視点：科学的仮説 266 B．ロイ適応理論の概念となる視点：哲学的前提 267 C．ロイ適応理論の概念となる視点：文化的前提 268
Ⅳ．枠組み4 看護で中心的な概念，つまり人間・環境（社会）・健康・看護などについて理論家はどのように描いているのだろうか	A．人間 213 B．環境 214 C．健康 214 D．看護・看護学 214	A．人間は全体的適応システム 269 B．環境には人間の発達と行動，入力される刺激が含まれる 271 C．健康は統合された全体としての人間 271 D．看護は4つの適応様式に適応を促進すること 272
Ⅴ．枠組み5 この理論にはどのようなことが書かれているか，もう少し詳しく見てみよう	215	4つの適応様式 273
Ⅵ．枠組み6 具体的なケースで看護理論によって対象をどのように見るか，どのような介入（援助）を行うか見てみよう	A．喉頭全摘出術を受けた患者を理解しようとした事例 216 B．手術後の療養管理について患者と家族のパターンを理解し援助した事例 218	A．ロイ適応理論の看護過程の展開 279 B．失語症によって言語的コミュニケーションが困難な人と適応的な相互関係を築いた例 280 C．適応問題：「無力」である患者の死への適応への介入例 289
Ⅶ．枠組み7 臨床・研究・教育とのリンケージ この理論を臨床場面や看護研究，そして看護教育の中で使うためには，どうすればよいかを考えてみよう	222	296
Ⅷ．枠組み8 さらに詳しく理論を知りたい人のために	223	A．ロイ適応理論に基づいて全般的に書かれたもの 297 B．ロイの看護過程を中心に事例展開を通して臨床で活用しやすいように解説されたもの 298

ベティ・ニューマン （内田千佳子，小林真朝） 328	マーガレット・A・ニューマン （常盤文枝） 447
328	447
330	449
331	451
A．人間-クライアント／クライアントシステム　334 B．内的環境と外的環境　336 C．連続体としてとらえる健康　337 D．クライアントシステムの安定性保持にかかわる看護　337	A．人間とパターン認識　454 B．ホログラム的介入としての看護　455
A．看護の診断　339 B．看護の目標　339 C．看護のアウトカム　340	A．運動は意識の反映である　456 B．時間は意識のインデックスである　457 C．時間は運動の一つの作用である　458 D．運動は時間と空間が現実のものとなるところの手段である　458 E．時間と空間は相補的な関係にある　458
A．出産後に情緒不安定になったAさんとC保健師の例　340 B．介護負担により心身に問題が生じ始めた介護者の例　347	A．緩和ケアを受けたがん患者Kさんの軌跡——より高いレベルへと意識が変化　459 B．拡張型心筋症患者Tさんと看護学生のかかわり——ホログラム的介入　462
353	464
354	465

働きかけ論的な看護理論家	フローレンス・ナイチンゲール（小川典子）48	ヴァージニア・ヘンダーソン（内田雅子）98	アーネスティン・ウィーデンバック（川原由佳里）158
Ⅰ．枠組み1 理論を書いた人はどんな人だろう	A．ナイチンゲールの背景 49 B．衛生管理の改善 49 C．近代看護の創始者 50	99	158
Ⅱ．枠組み2 看護理論家は理論を書く時に一体何を材料にしたのだろうか	50	100	159
Ⅲ．枠組み3 看護理論の骨格部分に何が書かれているのかを見てみよう	A．看護であること，看護でないこと 51 B．自然が患者に働きかけるように最善の状態に患者を置く 52	A．自立を助ける看護師-患者関係 102 B．看護師-医師関係 103 C．医療チームの一員としての看護師 103	159
Ⅳ．枠組み4 看護で中心的な概念，つまり人間・環境（社会）・健康・看護などについて理論家はどのように描いているのだろうか	A．人間そのものを見る看護 53 B．環境に働きかける看護 53 C．健康を守る看護 54	A．基本的ニードを充足する自立した存在 104 B．環境（社会） 105 C．その人にとっての意味における健康 106 D．看護の独自の機能 106	A．個人とは 160 B．援助へのニード 161 C．看護とは 162
Ⅴ．枠組み5 この理論にはどのようなことが書かれているか，もう少し詳しく見てみよう	A．知性を持ち行動する看護師 55 B．看護師の学ぶべきABCとは何か 56 C．看護師の持つべき3つの関心 56	A．14の構成要素の活用 107 B．優れた看護 108	163
Ⅵ．枠組み6 具体的なケースで看護理論によって対象をどのように見るか，どのような介入（援助）を行うか見てみよう	A．何も考えずに命令を忠実に実行している例 57 B．患者の全体像が見えていない例 57 C．脳梗塞の在宅療養者と家族への介入例 59 D．認知症が進んでしまった在宅療養者の通うデイサービスでの介入例 63	A．症状の発現や自宅での生活に不安があり退院を躊躇する例 109 B．外科的延命治療を拒否し，自分らしい生き方を模索する例 119	A．看護学生Yさんが「援助へのニード」を明らかにした例 165 B．怒りっぽいと思われたKさんの例 170
Ⅶ．枠組み7 臨床・研究・教育とのリンケージ この理論を臨床場面や看護研究，そして看護教育の中で使うためには，どうすればよいかを考えてみよう	A．『看護覚え書』の13項目が看護実践における普遍的な「canon」である 70 B．ナイチンゲールからつながる現在の在宅看護 71 C．看護が不十分であるために生じる症状を観察する重要性 72	A．臨床への適用 134 B．研究への適用 135	173
Ⅷ．枠組み8 さらに詳しく理論を知りたい人のために	A．理論の解説書 74 B．伝説ではないナイチンゲールの生涯とその思想を紹介した文献 75 C．ナイチンゲールの原文 76	A．ヘンダーソンの看護の概念に関する文献 136 B．ヘンダーソンの生涯に関する伝記的文献 136 C．ヘンダーソンの看護の概念の解説書 137 D．ヘンダーソンの概念を発展させた理論 137	174

ドロセア・E・オレム（本庄恵子）226	パトリシア・ベナー（谷口好美）357	ジーン・ワトソン（山本直美）383	マドレイン・M・レイニンガー（原田圭子他）424
226	358	384	424
A．看護論を導いた3つの問い 227 B．ヴァージニア・ヘンダーソンと一般システム理論を反映 228	A．「実践的知識」と「理論的知識」 359 B．技能習得に関するドレイファスモデル 362	A．自らの看護への問い 385 B．影響を受けた人物とその考え方 386	426
A．理論の前提 229 B．主要な概念 230	A．初心者から達人へ 363 B．看護実践の7つの領域と31の能力 368	A．看護／ヒューマンケアリングの科学 388 B．トランスパーソナルなケアリング・ヒーリングという関係 390 C．看護の中で自己全体を使う 391	427
A．5つの人間観 237 B．セルフケアに影響する環境 238 C．焦点は疾病の有無ではなくセルフケア不足 238 D．セルフケア不足に向けられる意図的な看護 239 E．患者と看護師の関係 240	A．人間は「自己解釈する存在」 371 B．状況は「環境」の下位概念 371 C．看護とは「気づかい」 371 D．健康とは患者の「体験」 372	A．人間（個人）とその生（ヒューマンライフ） 392 B．環境は「社会」「世界」 393 C．健康（health）／不健康（illness）は「心と肉体と魂の調和／不調和」 393 D．看護は「人間科学／ヒューマンケアリングの科学」 394	A．ケア 429 B．文化 429 C．文化ケア 430 D．環境 430 E．健康 430 F．看護 430
240	A．経験（experience） 372 B．臨床看護実践のエクセレンスとパワー 373	A．ヒューマンケアリングの価値観に関連する11の前提 396 B．10の主要なケア因子 397	A．民族看護学とイーミック・エティックな見方 431 B．「民間的ケア」と「専門的ケア・キュア実践」 431 C．3つの看護様式 432
A．食事療法に関心はあるが、自分の生活に合わせて遂行できない例 243 B．ストーマ・セルフケアを対象者の状況に合わせて進める例 249 C．オレムの看護理論を使うことで見えてくること 255	A．ベテランと新人の状況判断の違い 374 B．「残された力の発見」（援助役割） 376	A．障害者となったことで自己の存在意味を見いだせないまま苦悩する例 402 B．自分らしい生活行動を取り戻し，変化を遂げた例 407	A．ガッドウス アップ族アクナ村の文化 433 B．手術を受ける子どもの両親が持つ文化 435
A．セルフケアの尺度開発の基盤理論 256 B．オレムの理論を看護実践で活用するために 257	A．新人教育とスタッフ教育のためにこの理論を活かす 378 B．看護師の看護実践能力を高める指標に 379	417	A．文化の異なる中国人男性の事例 437 B．看護過程 440
A．オレムの看護論 259 B．オレムの看護論に用いられる概念 259 C．理論の解説書 259	380	419	444

看護理論を勉強すると何がどうなるの？

黒田裕子

はじめに

　近代看護の創始者であるF・ナイチンゲール（F. Nightingale）さんは，1853～56年のクリミア戦争で傷病に苦しむ兵士に看護を提供し，一躍その名を世界に知られるようになりました。今から150年以上も昔の話になりますが，看護の原型あるいは本質はナイチンゲールさんにそのルーツを見ることができます。看護理論を勉強していくうちに，時代が変わり世の中の情勢が変遷し，多様化しても，看護の本質は普遍的なものなのだなあと思い知るわけです。いや，ナイチンゲールさんその人が偉大すぎた点は言うまでもないことですが…。

　ここで看護の本質という言葉を筆者は使用したのですが，「看護の本質」とはどのような意味なのでしょうか。大辞泉によると，「本質」とは以下のように書かれています（デジタル版大辞泉，小学館，2016）。

1．物事の根本的な性質・要素。そのものの，本来の姿。
2．哲学で，存在するものの根底・本性をなすもの。①偶有性に対立し，事物に内属する不変の性質。②実存に対立し，そのもののなんであるかを規定し，その本性を構成するもの。

　ちょっと難しいかもしれませんが，いま皆さんが現場で行っている看護（nursing）があるとします。しかし，そこで実践されている看護とは，それを「看護」として成り立たせる独自の性質があるからこそ「看護」と呼べるのであって，存在するということは，つまり，看護が存在しているに足る「何か」がそこになければならないわけです。したがっ

て，本質とは，看護と呼べる「独自の性質」，あるいは「何か」を言い表しているものだと言えそうです。

ちょっと考えてみてください。

あなたが日々行っている実践が「看護」と呼べるなら，そこにはどのような独自の性質が含まれているのかということを。

少し意地悪い問いかけをしてみました。しかし，私たち看護師は毎日やらなければいけないルーティン業務に追いまくられているので，立ち止まって考えてみない限り，看護の本質なんてこと，関係ないですよね。でも頭を冷やしてよく考えてみると，「看護師」という名前がついている専門職である以上，やはり看護の本質を追究する姿勢は欠かせないものだと気づきます。

さて本書は，アレルギーを起こす率で言えば筆頭に挙がるだろう「看護理論」の解説に挑みたいと思います。看護理論は，上述の看護の本質について多くを教えてくれているのです。まだまだ看護理論を敬遠する人の方が多い看護界です。それは，頭の中に単なる「固有名詞」として看護理論がインプットされているからではないでしょうか。あるいは，看護理論と距離を取ったまま近づいていないからではないでしょうか。

看護理論は親しく付き合うと結構おもしろいものだと筆者は思います。

本書では，読者の皆様が「看護理論って，何て魅力的なんだろう！」とか「看護理論は私を刺激してくれるわ！」と言ってくださることを信じて，できる限りわかりやすく解説しようと考えています。

看護とは何だろう，看護の本質と看護理論の関係

A．看護の本質と看護理論

看護の本質とは，看護を「看護」として成り立たせている独自の性質であると説明してきました。この看護の本質を自らに問いかけ，この問いかけを一生懸命になって探究してきた人々が看護理論家と言えそうです。そうです。間違いなく看護理論家たちは，皆真剣に看護とは何か…を考えてきた人々だと言えます。

同じように私たちだって，看護って何だろう？　と自分に問いかけることがありますよね。そのような意味では，看護理論家たちの著書は私たちが看護の本質を考える時の手がかりを与えてくれると思われるのです。ですから，眉間にシワを寄せて読んだり，何も考

えないで行き当たりばったりに1ページから順に読んでいったとしても,「訳がわからない」と思うだけです。そして「やっぱり私には無理だ!」と,またアレルギーを起こしてしまいます。

そうではなく,「この人は看護をどのように見ているのかなあ…」「この人の看護についての考え方は私の考えていることと似ているなあ…」「私とは考え方がまったく違うなあ…」などと,あなた自身の看護に関する考え方との共通点や相違点を探しながら看護理論を読むと興味が持てそうです。

さて,少しは「読んでみよう!」という気になっていただけたでしょうか。あなたと離れた場所に看護理論家がいるのではないのです。そう,あなたと同じように,看護理論家たちも,看護師としての体験をしながら,あるいは,いろいろな学問を学びながら,看護とは…を問い続けている人々なのです。

看護は「実践」,つまり「患者様への看護ケア」が中心の学問であり,科学だと筆者は考えています。つまり,今ここで病に苦しんでいる患者様への看護ケアなくしては存在することのない科学の一つなのです。

そのような意味で,実践家である読者の皆さんが,看護理論家が看護をどのように見ているのかを知ることで,今後,看護の質は向上していくものと信じます。看護理論家のほうも,理論そのものの質を高めることがゴールではありません。あくまで,ゴールは,看護の質を高めることです。その意味で,多くの看護実践家である読者の皆さんこそが看護理論になじむことがまず大切です。

以上,看護理論とは何かについて,看護の本質との関係から説明しました。読者が理論アレルギーにならないように努めたつもりです。

それでは,次の項では,看護理論をわかりやすく読むための枠組みを紹介したいと思います。

B. 看護理論をわかりやすく読むための枠組みの紹介

看護を「看護」として成り立たせている独自の性質,それは一体何だろうか? と看護理論家は自らに問いかけ,それを追究した結果を言語化して本や雑誌に表しました。そこに書かれた看護理論は看護の本質論と言えそうです。

しかしながら,看護理論家たちの多くは確かに看護の本質に触れているのですが,その一方で,「書かれたもの」が看護理論と呼べるだけの形態や質を有しているだろうか,という疑問も周囲から厳しく出されてくるようになりました。

つまり，「理論（theory）」という名をつけるに値する条件をその看護理論はどれくらい満たしているのだろうか，という指摘です。誰もが看護に関する一応の考えは持っているはずです。それを言語化する自由は誰でもが持っています。そのように考えてみれば，無限に看護理論に関する書物が出版されてもよいはずです。となると，無秩序に看護理論が出版されるという現象も起こってきそうです。米国における1960～70年代は，とりわけ上記のような傾向が見られたこともあって，「看護理論の評価」の視点が強調され始めました。もちろん米国の看護界の多様な状況や，そこに至る歴史的な背景も影響しています。

さて，本書では，米国で現在までに出版されている「看護理論の評価」に関する文献から，私たちが看護理論を読む時の枠組みを学び取りたいと考えます。

すでに日本語で翻訳されているものがたくさんあります。ここで，ちょっと簡単に紹介したいと思います。

表1.を見てください。これらの本は看護理論家自身が直接書いたものではありません。理論家以外の人が書いた理論あるいは理論家の評価をした本です。ですから，理論を斜めに見ながら，しかも重要な箇所については落としていないので，読者にはわかりやすい本だと思います。ただし，理論家自身が書いたものではないので間違わないでください。看護理論を本気で勉強しようという人は，もちろん看護理論家の書いたオリジナル書を読む必要がある点は言うまでもありません。

さて，表1.に掲げた理論の評価を行ったB・J・スティーブンス（B. J. Stevens）さん，G・トレス（G. Torres）さん，J・フォウセット（J. Fawcett）さん，A・マリナー・トメイ（A. Marriner-Tomey）さんなどの本から，私たちが看護理論をわかりやすく読む時の枠組みを以下に紹介していきたいと思います。また，まだ翻訳はされていませんが，本の厚みから言えば大著の，A・I・メレイス（A. I. Meleis）さんが執筆されている内容（Meleis, 2007）も考慮に入れて，紹介させていただきます。

1．「枠組み1」理論を書いた人はどんな人だろう

表1.の4番目に挙げているマリナー・トメイさん編集の本では，「経歴」という項が序論のところに位置づけられています。経歴の項では，その理論家がどこで生まれ，どのような経緯で現在に至っているのかが詳しく書かれています。また，その理論家が現在までに書いた本や雑誌の紹介，その理論家が社会でどのように活躍してきたかについても書かれています。メレイスさんの本でも看護理論家の経歴は紹介されています。

つまり，書かれた理論は，それを書いた人物の体験が当然反映されるわけですから，まず，理論家の経歴や人物を知るという試みです。表2.にこのサンプルを紹介しました。

表1. 看護理論を評価する視点で書かれた翻訳書および著者一覧

著者	訳者	翻訳書のタイトル	原書出版年/翻訳書出版年	出版社	内容の概要
Barbara J. Stevens	中西睦子 雨宮悦子	看護理論の理解のために―その分析・適用/評価	1979年/1982年	メディカル・サイエンス・インターナショナル	この本は難解であるためにあまり読まれていないように思われる。しかしながら、明快なのうえない内容展開と切れ味の鋭い論調は、読むに値する理論の分析書だと言える。著者は、言葉の持つ意味の全体を解き出す意味論と、言葉や行為の文脈から解くべきとする意味論の一貫性をとらえられるパターンが生み出す意味と、言葉の結合パターンという統語論の両方の記号論的な枠組みの立場を取りながら、理論を分析している。
G. Torres	横尾京子 田村やよひ 高田早苗	看護理論と看護過程	1982年/1992年	医学書院	17人の看護理論家の理論が比較・分析されている。非常にわかりやすく解説されている。実践家には、最も読みやすいと思われる。
Jacqueline Fawcett	太田喜久子 筒井真優美	フォーセット看護理論の分析と評価（新訂版）	1993年/2008年	医学書院	1993年に出版されていた本書が絶版になったために、新しい出版社から、新訂版として出版された。フォーセット氏が考えている看護理論の分析と評価の枠組みが紹介され、レイニンガー、マーガレット・ニューマン、オーランド、パース、ペプロウ、ロイ、ワトソンの7つの看護理論が分析・評価されている。
Ann Marriner-Tomey & Martha Raile Alligood	都留伸子監訳	看護理論家とその業績	2002年/2004年	医学書院	原書第5版が日本語版第3版として出版された。I章は看護理論の発展と、歴史的な背景や入門編が取り上げられている。II章は哲学的な看護理論として、ナイチンゲール、ウィーデンバック、ヘンダーソン、アブデラ、ホール、ワトソン、ベナーの7つの看護理論が大理論として、いる。III章は、概念モデルと大理論として、レヴァイン、ロジャーズ、ジョンソン、ロイ、ベティ・ニューマン、キング、ローパーの8つの看護理論が解説されている。IV章は、理論と中範囲理論として、ペプロウ、オーランド、トラベルビー、理論など計13の看護理論が取り上げられている。第V章は、看護理論の将来が解説されている。
筒井真優美編集		看護理論家の業績と理論評価	2015年	医学書院	本書は、『看護理論家とその業績』翻訳第3版の後継書籍の位置づけで翻訳ではなく、34人の日本人執筆者によって日本語で執筆となるものという、看護理論の発展と理論評価の基礎となるものという。第I部は、看護学・看護科学の発展、V部にわたって、28人の看護理論の歴史などが取り上げられている。第II～V部にわたって、28人の看護理論家が詳しく取り上げられている。

日本ではあまり知られていないとは思いますが，リディア・E・ホール（Lydia. E. Hall）さんの経歴の項に書かれてあったものです。

いきなり看護理論から読むのではなく，まず，どのような人がこの理論を書いたのだろうか，という関心を高めるために，経歴や人物を知ることを試みてみましょう。これを読むことで，看護理論家の一人ひとりを読者の皆さんの身近に感じることができます。

また，ナイチンゲールさんの顔写真はおなじみですが，多くの理論家の写真を見ることだって，読者の興味を高めることでしょう。

2．「枠組み2」看護理論家は理論を書く時に一体何を材料にしたのだろうか

看護理論を出来上がった料理に例えて考えてみると，その料理には必ずや何らかの材料が使われているはずです。例えば，材料はニンジンであったり，鶏肉であったり，塩・コショウだったりするわけです。それでは，看護理論という料理には一体どのような材料が使われているのでしょうか。これを考えるのが，「枠組み2」です。と言っても，もちろん料理を作る人のスキルも必要です。同じように理論を作る人のスキルも必要です。このスキルは，材料をどのように使いこなしたかということになるので，このスキルも考慮に入れながら「枠組み2」を考えてみましょう。

表1.で紹介したマリナー・トメイさん編集の本では，「枠組み1」の経歴の項の後に，理論の源泉という項が設けられています。これが，ここで紹介しようとする「枠組み2」に相当します。

表2. 理論家の経歴の例証：リディア・E・ホールさんの経歴

教育歴
　ペンシルベニア州ヨーク病院看護学校卒業
　コロンビア大学ティーチャーズ・カレッジ学士号取得
　コロンビア大学ティーチャーズ・カレッジ修士号取得

職歴
　ヨーク病院看護学校において教鞭
　フォーダム病院看護学校において教鞭
　ニューヨーク州立大学北部メディカルセンターにおいて看護教育コンサルタント
　コロンビア大学ティーチャーズ・カレッジにおいて看護教育専任講師
　ニューヨークのモンテフィオーレ病院・ロエブ看護センター開設・施設長

業績
　公衆衛生，心血管系疾患，小児心臓病，長期疾患の看護などの著書21冊
　コロンビア大学より看護功労賞

看護理論家は，看護実践や看護管理や看護教育の領域でいろいろな体験をしてきたことでしょう。あるいは，看護理論家は何らかの教育機関で看護に関する基礎的，専門的な教育を受けてきたことでしょう。

　このように，理論家は勉学，看護師としての体験，管理者や教育者としての体験といったような，さまざまな体験を積んでいく中で，学問や理論的な知識あるいは思想などに刺激を受けてきたはずです。

　また，看護理論家とて人間なのです。強く影響を受けた人物がいることでしょう。

　看護理論家は，まったく白紙の状態で自らの看護理論を構築したのではないと思われます。つまり，理論家はその理論を書くに当たっては何らかの材料，それまでに得た何かよりどころになるような知識体系や豊富な体験などがきっとあったはずであり，それを理論の源泉として使っていると考えられます。看護理論を構築しよう！　という動機は，そのような源泉なしには生まれてこないようにも思います。

　ここでは，それらを明らかにするのです。

　そのため，看護理論家は理論を書く時に，一体，何を材料にしたのだろうかという問いかけをしてみるのです。**表3.**に例を挙げておきました。

　ところで，材料をどのように料理するのかという腕前，これを先程はスキルと表現しましたが，これはどうでしょうか。看護理論家の料理の仕方の腕前についてはどこを見ていけばわかるのでしょうか。

　これは以下に紹介する中で，必然的に見えてくると考えます。以下では，書かれた理論を丹念にいろいろな角度や領域で読み取っていくわけですが，ここで理論家の理論の書き方のスキルが見えてくるはずです。料理で言えば，出来上がった料理がおいしいのかどうかという味見ということになりましょうか。理論で言えば，明確に書かれているか，あいまいなままなのか，あるいは繰り返しが多くて理論家が言いたい中身が読み取れないなど，理論の味見をしながら以下の枠組みに取り組んでいきたいと思います。

3．「枠組み3」看護理論の骨格部分に何が書かれているのかを見てみよう

　ここに家の図を示しました（**図1.**）。家の骨格を形作っているのは，まず土台となる土壌です。この土壌に相当する看護理論の骨格は前提です。前提とは，その看護理論家の価値や信念，理念を表しています。この前提が土台となって，主要な概念や命題が導き出されてくるのです。家の柱の一つひとつは，主要な概念です。A～Dの概念は，E～Gよりも大きな概念です。E～Gの概念は，A～Dよりも小さな概念ですが，この家の形成には重要な概念です。このような概念と概念が関係づけられて命題ができます。命題とは，概

表3. 看護理論家と主著と背景，基になっている理論・影響を受けた人物

【Martha E. Rogers】
主著：An Introduction to the Theoretical Basis of Nursing.（1970，1980，1983，1987）
理論家の背景：コロンビア大学ティーチャーズ・カレッジ，公衆衛生看護管理で修士号，公衆衛生学修士。ジョンズ・ホプキンス大学で理学博士号。ニューヨーク大学学部長を経て名誉教授。
基礎になっている理論，影響を受けた人物：人類学，心理学，社会学，哲学，宗教学，歴史学，物理学，生理学，数学，文学，システム理論など，極めて広範囲。

【Dorothy E. Johnson】
主著：One Conceptual Model of Nursing.（1968）これは未発表。
理論家の背景：ハーバード大学で修士号。小児看護学で教育に従事，カリフォルニア大学ロサンジェルス校看護学部名誉教授。
基礎になっている理論，影響を受けた人物：心理学，社会学，民族誌学領域の行動科学者の影響，行動システム理論。

【Sister Callista Roy】
主著：Introduction to Nursing : An adaptation Model.（1976，1980，1981，1984）
理論家の背景：カリフォルニア大学のポスト・ドクターコース。カリフォルニア大学の院生として学んでいる時にこのモデルを発表している。マウント・セント・メリー大学看護学部学部長。
基礎になっている理論，影響を受けた人物：ドロシー・ジョンソンからの影響が大きい。Harry Helsonの適応理論を基礎に，理論の修正段階ではDohrenwend, Driever, Lazarusらの理論や概念から精力的に学んでいる。

〔出典：Meleis，2007を参考に筆者作成〕

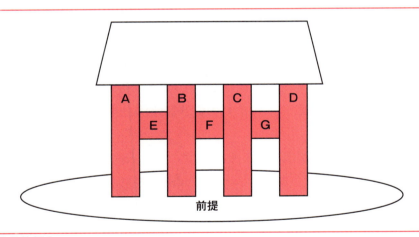

図1. 理論の骨格部分

念間の関係が記述されたものです。

　このような理論の骨格部分に関して明確に項を立てて，例えば「この理論の前提は…である」と明確に書いている理論家もいますが，読者が読み取らなければならず，理論家自身は明確に書いていない場合もあります。本来は明確に書いていてしかるべきです。しかしながら，看護理論家が理論という形態を意識して書いたのは米国では1970年以降のことだと言われています。ですから，それ以前に出版されている看護理論の多くは読者の方

が読み取る必要があります。

　表4.に示したのは，ドロセア・E・オレム（Dorothea. E. Orem）さんの場合です。1971年に第1版（初版）を書いた彼女は，前提，中心概念や命題に関して明瞭に項立てをして書いています（**表4.**は1985年第3版より抜粋し，一部改訳しています）。

4．「枠組み4」看護で中心的な概念，つまり人間・環境（社会）・健康・看護などについて理論家はどのように描いているのだろうか

　「看護」の理論なわけですから，当然，看護の本質を語ろうとする場合に必然的に出てくるだろう普遍的な中心概念については，どのような看護理論であろうと登場しているだろうと考えられます。

　図2.には，筆者が考えている看護の本質図を，多少抽象的ですが書いてみました。

　看護とは何かを考えてみると，私たち看護師の前にはその対象である患者様あるいはクライアントが，個人であれ家族や集団であれコミュニティであれ必ず存在しています。私たち看護師は「患者」というレッテル貼りをして日頃は取りあえず呼んでいますが，患者様は人間なのです（以下，患者様＝人間とする）。ですから，人間という概念が重要な点を忘れてはいけません。

　そして，この患者様＝人間が，私たち看護師の対象であり得るのは，その患者様＝人間が何らかの健康問題を潜在的に，顕在的に有しているからです。ですから，ここで健康という概念も，これをどのようにとらえるのかという点で大切です。

　さらに，私たち看護師も同様に人間です。専門職という衣を着ていますが，人間であることに変わりありません。

　さて，患者様＝人間と私たち看護師の間には，必然的に人間と人間の関係が存在します。もちろん，私たち看護師は専門職としての役割と責務を持ちながら，一方，患者様＝人間は患者様という役割を持ちながら，この相互関係は発展していきます。

　さて，一番大切なのは，私たち看護師が患者様＝人間にどのような特有の働きかけ（あるいは援助，ケア，サービス）ができるのだろうかという点にあると筆者は考えます。さらに，患者様＝人間が私たち看護師の働きかけをどのように評価するかということと，結果的にどのような有効な結果を科学的にもたらしたかという点も大切であると考えます。

　この図式は，どのような空間（場所）であろうと，どのような時（時間）であろうと普遍的な看護の図式だろうと考えられます。

　というように，看護とは何だろう？　と考えてみた時に，上に述べてきたような概念についてはどのような言葉が用いられて表現されているかは別として，どの看護理論家であ

表4. ドロセア・E・オレムの看護のための概念構造

【基礎的前提】
1. 看護とは、看護への正当なニードを持つ人々に対し、看護師によって与えられる援助、あるいは助力の一形態である。
2. 看護師は、彼らの看護知識、知識活用の能力、およびさまざまなタイプの看護状況において他者に看護を提供する特別な技能によって特徴づけられる。
3. 看護への正当なニードを持つ人々は、
   1）セルフケアあるいは依存的なケアへの明確な種類と量に対するデマンド（要請）によって、
   2）必要なケアの量と種類を継続して提供するための健康逸脱あるいは健康に関連した制限、によって特徴づけられる。
4. 看護の結果は、看護のニードを持つ人々の特徴的な条件に関連している。それらは、
   1）セルフケアおよび依存的なケアに対して今あるデマンドや表れつつあるデマンドを満たすこと、ならびに、
   2）ケアの提供の能力の開発や訓練を含んでいる。

【オレムの人間の見方】
1. 人間は、本来の人間の資質に調和して生存・機能するために、絶えず自己や環境に対して主体的な働きかけを必要とする。
2. ヒューマン・エージェンシー、すなわち意図的に行動する能力は、自己はもちろん他者のニードを認識し、ケアという形で必要な行動が取れる。
3. 分別のつく大人は、自己や他者の生命の維持・機能・調整行動に対して、行動の限界という形で自己の不足がわかる。
4. ヒューマン・エージェンシーは、自己や他者のニードを認識し、自己または他者に働きかける方法を見出して、それを発展させ、さらにそれを伝えることによって実践されるものである。
5. 組織の下の集団においては、業務責任を分担し、不足であるという集団に意図的にケアを提供する。

【理論的概念】
1. セルフケア
   個人の生命、統合的機能および安寧に必要な機能を調節するために自分自身に向け、かつ環境に向けて行動を起こすこと。
2. 治療的セルフケアデマンド
   生命の維持・健康・発達・一般的な安寧状態の維持増進のための調整行為に対する現在の要求を満たすために現時点で必要とされるケアの評価。
3. セルフケア・エージェンシー
   セルフケアの行為や操作を実施する際の行為に向けられる複合的な能力。
4. セルフケア欠如
   セルフケア・エージェンシーが現時点でわかっている治療的セルフケアデマンドを満たすためには不十分であるセルフケア・エージェンシーと治療的セルフケアデマンドの間の関係。
5. 看護エージェンシー
   ある範囲内で各種のセルフケア不足を持つ人々のために、看護師が看護の必要性を決定し、看護の計画を立案し、実施する時に駆使される複合的な行動能力。
6. 看護システム
   看護師が援助の一つあるいはいくつかの方法を、看護師自身またはケア下にいる人々の行動に結びつける時に生じ、これらの人々の治療的セルフケアデマンドを満たすかセルフケア・エージェンシーを調整するためになされる一連の継続的な活動。

〔出典：Orem, 1991/1995を参考に筆者作成〕

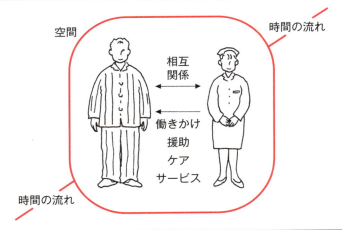

図2. 看護の本質図

ろうと多かれ少なかれ取り上げているだろうと考えられます。理論家がこれらの概念のどれに焦点を当てているか，あるいは主に着目している概念はどれかは別の議論として，各理論家がどのように表現して定義しているか，あるいは，それら概念間の関係をどのように述べているかを「枠組み4」で見ていくのです。

　表5.に枠組みを作ってみましたが，この表を参考にして，理論家の述べている定義を整理してみるのも一つの手です。この表などを使いながら特定の視点で整理してみることによって，各看護理論の色合いが見えてきておもしろいものです。

　この理論家はこの概念にかなりのエネルギーを注ぎ込んでいるなあ…とか，この理論家の場合は，この概念にはなぜか触れていないなあ…とか，この理論家はこの概念とあの概念の関係についてはまったく触れていないなあ…とか見えてくるものです。

5．「枠組み5」この理論にはどのようなことが書かれているか，もう少し詳しく見てみよう

　さて，上記の「枠組み3」と「枠組み4」によって，それぞれの看護理論の重要な部分については見えてくるわけです。しかしながら，これだけではその理論を知るには不十分かもしれません。そこで，この「枠組み5」を設けました。この「枠組み5」によって，もっと詳しくその看護理論家の言いたい点を付け加えるように意図しました。この「枠組み5」は，個々の理論のユニークな側面を見逃してしまわないように，とりわけその理論家が力を入れて説いてくれているような部分について，もう少し詳しく探ってみることを目指します。ここまで来てようやく，その理論を一層深く知ることになるだろうと考えます。また，その理論の色合いやほかの理論との相違点などが明らかになってくるだろうと考えます。

表5. 看護理論家が述べていることを整理するための枠組み

1．その看護理論家は人間（患者様・クライアント）をどのように見ているだろうか。定義はどうだろうか。
2．その看護理論家は環境（社会・状況）をどのように見ているだろうか。定義はどうだろうか。
3．その看護理論家は健康（安寧）をどのように見ているだろうか。定義はどうだろうか。
4．その看護理論家は疾患（病気・不健康）をどのように見ているだろうか。定義はどうだろうか。
5．その看護理論家は看護をどのように見ているだろうか。定義はどうだろうか。
6．その看護理論家は看護実践（看護援助・看護ケア）をどのように見ているだろうか。定義はどうだろうか。
7．その看護理論家は患者様－看護師関係（人間対人間の関係）をどのように見ているだろうか。
8．その看護理論家はほかの保健医療専門職との関係をどのように見ているだろうか。

6．「枠組み6」具体的なケースで看護理論によって対象をどのように見るか，どのような介入（援助）を行うか見てみよう

　いくら頭で看護理論が理解できたとしても，それが看護実践をはじめとして，いろいろな看護の場面で生かされていかない限り，机上の空論で終わってしまいます。看護は常に実践の科学化を目指しています。

　ですから，個々の看護理論を実際の看護実践の，どのようなところに，どのような形で生かしていけばよいのだろうかと考えてみることは大切です。いや，これを考えてみる必要があるのです。そうでない限り，看護理論の価値は減じられることでしょう。

　もちろん，看護実践への適用がすぐには難しい理論もあります。しかしながら，あえて本書ではすべての理論についてこの「枠組み6」を試みてみました。

　本書で取り上げた適用の中には，看護の対象である患者様をとらえる時に役立ててみることを試してみた例，看護援助の内容を考えてみる時に試してみた例，援助を行う看護師の側の問題に試してみた例など，さまざまなものを挙げています。

　どれも試みの一つとして，読者に手がかりを得ていただこうと努めた例です。ここの部分を一つのヒントとして，実際に読者それぞれにユニークな考えを展開していただければ幸いだと考えます。

7．「枠組み7」臨床・研究・教育とのリンケージ　この理論を臨床場面や看護研究，そして看護教育の中で使うためには，どうすればよいかを考えてみよう

　ここでは，個々の看護理論が看護のどのような領域に役立てていけるのだろうかという視点で，前項の「枠組み6」より，少し大きな切り口で考えてみましょう。

　例えば，臨床の実践場面，それも救命救急センターや集中治療室に入院されている患者様の看護に具体的にどのように使える，あるいは，オレムさんの看護理論はセルフケア能力を測定するような研究に使える，あるいは，ベナーさんの看護理論はクリニカルラダーの作成に使えるなど，臨床や研究や教育への適用を考えていきます。

　加えて，個々の看護理論をそのままの形ではなく，少しかみ砕き，加工した状態にしなければ，原形のままでは難しい場合もあります。

　この「枠組み7」によって，さらに看護理論を読者の身近な位置に持っていってもらえるのではないかと考えます。

8.「枠組み8」さらに詳しく理論を知りたい人のために

　この枠組みは，第2版で新しく加えた枠組みです。もっと詳しくその看護理論について知りたい時，参考になる著書や雑誌などを紹介しました。各執筆者がなじんできた本，その看護理論の周辺にあって，その看護理論の理解を進めるために有用な文献などを紹介しました。

　さて，看護理論を手にして読んでいく時に使ってもらえるだろう看護理論の読み方について説明してきました。

　看護理論を敬遠していた読者の皆さんを看護理論のところまで少し引っ張っていけたでしょうか。少しは興味を持ってもらえたでしょうか。読んでみよう！　と奮起していただけたでしょうか。

　それとも依然として看護理論はやっぱり難しいと感じたでしょうか。

　いよいよ看護理論家の登場です。看護理論家の紹介とその理論内容の解説をしていきたいと考えています。一つひとつの看護理論を具体的に見ていくことで，今よりも関心を高めてもらえるのではないかと期待しています。

【文献】
Orem, D. E.（1991）/小野寺杜紀．（訳）．（1995）．*オレム看護論（第3版）*．医学書院．
Fawcett, J.（1993）/太田喜久子，筒井真優美．（訳）．（2008）．*フォーセット―看護理論の分析と評価―（新訂版）*．医学書院．
Marriner-Tomey, A. & Alligood, M. R.（2002）/都留伸子．（監訳）．（2004）．*看護理論家とその業績（第3版）*．医学書院．
松村明．（監修）．（1995）．*大辞泉*．小学館．
Meleis, A. I.（2007）．*Theoretical nursing; development & progress（4th Ed.）*. Philadelphia: Lippincott Williams & Wilkins.
Stevens, B. J.（1979）/中西睦子，雨宮悦子．（訳）．（1982）．*看護理論の理解のために―その分析/適用/評価―*．メディカル・サイエンス・インターナショナル．
Torres, G.（1982）/横尾京子，田村やよひ，高田早苗．（監訳）．（1992）．*看護理論と看護過程*．医学書院．
筒井真優美．（編）．（2015）．*看護理論家の業績と理論評価*．医学書院．

看護理論を
やさしく学ぶために

黒田裕子

はじめに

　本書で解説する看護理論は，日総研出版が行っているアンケート調査の結果を参考に，臨床看護師や看護教員，看護学生が使う頻度の高いものとし，ほとんど使われていないものは割愛することにしています。第4版では，第3版では割愛したオーランドさん，トラベルビーさん，ロジャーズさん，ペンダーさん，マーガレット・ニューマンさん，レイニンガーさんのうち，ペンダーさん以外の5名，即ち，オーランドさん，トラベルビーさん，ロジャーズさん，マーガレット・ニューマンさん，レイニンガーさんの看護理論を解説することとし，ローパー・ローガン・ティアニーの看護理論は割愛させていただきました。本書の構成については監修者に責任があります。

　本章は，読者の皆様が看護理論をやさしく学ぶためのコツを交えて紹介していきたいと思います。

　さて，筆者は看護理論を見る時に3つのカテゴリーに分けてとらえるようにしています。カテゴリーに分けてとらえることで筆者にとっては，その看護理論を一番わかりやすくとらえることができるからです。

　この3つとは，①人間関係論的な看護理論，②対象論的な看護理論，③働きかけ論的な看護理論です。

　前章でも説明してきましたように，看護とは何かを考える時，図1.に示したような看護の本質図がイメージできるかと思います。私たち看護師の目の前には必ず患者様がいらっしゃいます。患者様は私たち看護師と同じように"人間"です。そして，私たち看護師も専門職ですが，患者様と同じように"人間"です。私たちは，患者様とのかかわりを日々持って看護を提供しています。つまり，ここに患者様ー看護師の相互作用，言い換え

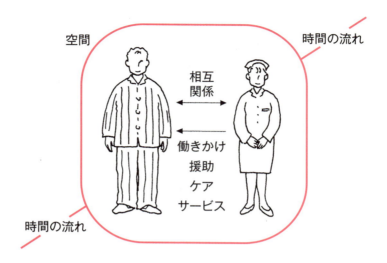

図1. 看護の本質図

れば，人間対人間の相互作用があります。
　看護理論を見渡した時，この患者様－看護師の相互作用に焦点を当てていると考えられる看護理論を，ここでは①人間関係論的な看護理論としてみました。表1.に示しましたが，ここではペプロウさん，オーランドさん，トラベルビーさん，キングさんの看護理論を取り上げて，以下に解説していきたいと思います。
　再び，看護の本質図に戻りましょう。
　私たち看護師の対象者であるのは患者様です。場合によっては，ご家族が対象者となることもあります。さらに，患者様が複数である場合や集団である場合もあると思います。産科では健康な女性も対象者となるでしょうし，健診部門では健常者が対象者となる場合もあります。
　そのような場合は，患者様という表現ではなく，広く人々を表すクライアントという表現が適切かもしれません。②対象論的な看護理論というカテゴリーに含まれる看護理論は，看護師の看護援助の対象者である患者様，すなわち"人間""人""クライアント"に焦点を当てていると考えられる看護理論を含めました。表2.に示しましたが，ここでは，ロジャーズさん，ロイさん，ベティ・ニューマンさん，マーガレット・ニューマンさんの看護理論を取り上げて，以下に解説していきたいと思います。
　再び，看護の本質図に戻りましょう。

表1. 人間関係論的な看護理論

看護理論家	初版発行年	邦訳年	主著 題名	この看護理論の焦点	理論開発の土台
ヒルデガード・E・ペプロウ (Hildegard E. Peplau; 1909-1999)	1952年	1973年	Interpersonal Relations in Nursing : A Conceptual Frame of Reference for Psychodynamic Nursing（人間関係の看護論）	患者様-看護師関係に注目、関係の4つの段階：方向付け、同一化、開拓利用、問題解決、看護師の各段階における6つの役割。	現代精神医学の先駆者であるハリー・スタック・サリバンの対人関係論。
アイダ・ジーン・オーランド (Ida Jean Orlando; 1926-2007)	1961年	1997年	The Dynamic Nurse-Patient Relationship : Function, Process and Principles（看護の探求：ダイナミックな人間関係をもとにした方法）	患者様-看護師のダイナミックな人間関係、患者様のニードが満たされていない時に看護師はそのニードが満たされるように援助する。	看護師として働きながら、3年間をかけて収集した膨大なデータ。
ジョイス・トラベルビー (Joyce Travelbee; 1926-1973)	1966年	1974年	Interpersonal Aspects of Nursing（人間対人間の看護）	人間対人間の関係は、看護とケアを受ける人が、4つの段階、すなわち、最初の出会い、同一性の出現、共感、同感を経て確立され、ラポールに至る。	V・E・フランクルのアウシュビッツ強制収容所における経験から提唱された。人々が疾病や苦難の中に意味を見出せるように援助するというロゴセラピーの概念。
アイモジーン・M・キング (Imogene M. King; 1923-2007)	1971年 1981年	1976年 1985年	Toward a Theory for Nursing（看護の理論家：人間行動の普遍的概念） A Theory for Nursing, Systems, Concept, Process（キング看護論）	看護師とクライアントは、知覚・判断・行為・コミュニケーションに基づいた対応から始まり、相互作用、相互交流へと進んでいくことによって目標達成へと至る。	システム・アプローチ、象徴的相互作用論のブルーナーの研究、ストレス概念、コミュニケーション概念。

表2. 対象論的な看護理論

看護理論家	初版発行年	邦訳年	主著 題名	この看護理論の焦点	理論開発の土台
ベティ・ニューマン (Betty Neuman; 1924-現在)	1982年	1999年 (邦訳は、1995年の原著第3版を一部抜粋したもの)	The Neuman System Model: Application to Nursing Education and Practice (ニューマンのシステムモデル:看護教育と実践への適用)	ストレスとクライアント・システムの反応を中心に描き、システムの反応に対する1次介入、2次介入、3次介入を論じている。クライアント・システムは、基本構造を中心として同心円に抵抗ライン、通常の防護ライン、柔軟な防護ラインで構造化している。	ベルタランフィの一般システム理論。シャルダンとコールドのシステム論。ジェラルド・カップランの予防レベルの概念。セリエのストレス概念。
ノラ・J・ペンダー (Nola J. Pender; 1941-現在)	1982年	1997年 (邦訳は、1996年の第3版)	Health Promotion in Nursing Practice (ペンダーヘルスプロモーション看護論)	認識・知覚因子、修正因子、健康増進行動への参加の3つの大きな枠組みから構造化されたヘルスプロモーションモデルに主要な概念が含まれている。	行動変容における認識過程の重要性を主張したアルバート・バンデューラの社会的学習理論が中心。フェザーの人間の動機における期待価値モデル。
マーガレット・A・ニューマン (Margaret A. Newman; 1933-現在)	1994年	1995年	Health as Expanding Con-sciousness (マーガレット・ニューマン看護論:拡張する意識としての健康)	健康概念が中心である。意識、運動、空間、時間が鍵概念である。人間を意識しているある存在と定義。ホログラム的介入として看護を位置づけている。	ユングの絶対的意識。物理学者イリヤ・ベントプの時間の概念。プリゴジンの散逸構造理論。筋萎縮性側索硬化症であった母親への看病体験。

最後に③働きかけ論的な看護理論の説明です。

私たち看護師は対象者である患者様およびご家族に対して，日々看護を提供しています。看護援助を実践しています。③働きかけ論的な看護理論というカテゴリーに含まれる看護理論は，看護師の看護援助そのもの，つまり，働きかけに焦点を当てていると考えられる看護理論を含めました。**表３**.に示しましたが，ここでは，ナイチンゲールさん，ヘンダーソンさん，ウィーデンバックさん，オレムさん，ベナーさん，ワトソンさん，レイニンガーさんの看護理論を取り上げて，以下に解説していきたいと思います。

さて，3つのカテゴリー別に看護理論を分類し，説明してきましたが，勘違いをしないでいただきたいことがあります。ここでは，各看護理論の焦点がどこに当てられているのかということによって，①人間関係論的な看護理論，②対象論的な看護理論，③働きかけ論的な看護理論に分類しました。しかしながら，①人間関係論的な看護理論が，看護の対象について，あるいは看護師の働きかけについて何も記述していないということではありません。焦点が当てられているのがどこであるのかによって，わかりやすく整理して考えるために，ここではあえて3つに分類させていただきましたことを付け加えておきます。それでは順に見ていきましょう。

Ⅰ. 人間関係論的な看護理論

先述しましたように，人間関係論的な看護理論を著しているのは，ペプロウさん，オーランドさん，トラベルビーさん，キングさんと考えました。これらの看護理論はすべて患者様-看護師関係を中心に展開していると考えられる看護理論だと思います。ただし，それぞれ色合いが異なっています。

ペプロウさんは精神力動的な視点から，治療的な患者様-看護師関係を4つの段階と看護師の果たす6つの役割を含めて描いています。

オーランドさんは，看護過程という枠組みで患者様-看護師関係を参加観察法で得られた膨大なデータを使いながら描いています。

トラベルビーさんは患者様-看護師関係を，人間対人間の関係としたうえで，信頼関係を確立していく4つの段階を設定しながら描いています。

キングさんは，象徴的相互作用の理論や社会学の理論を基礎に置きながら，目標達成へと導く患者様-看護師関係を描いています。

表１.に示したように，これら4人の看護理論家の主著の初版年代は，古い順にペプロウさん（1952/1973），オーランドさん（1961/1997），トラベルビーさん（1966/1974），

表3. 働きかけ論的な看護理論

看護理論家	主著			理論開発の土台
	初版発行年	邦訳年	題名	この看護理論の焦点	

看護理論家	初版発行年	邦訳年	題名	この看護理論の焦点	理論開発の土台
アーネスティン・ウィーデンバック (Ernestine Wiedenbach ; 1900-1996)	1964年	1969年	Clinical Nursing ; A Helping Art (臨床看護の本質；患者援助の技術)	患者様のニードを的確にとらえるための看護師の思考と感情、気づきのニードの7段階。患者様に援助のニードがある時、看護師が援助を行う。看護師の行為は、合理的行為、反応的な行為、熟慮した行為の3つを示している。	40年にわたる臨床経験と教育経験。
ドロセア・E・オレム (Dorothea E. Orem ; 1914-2007)	1971年	1995年 (邦訳は、1991年の第3版)	Nursing Concept of Practice (オレム看護論)	セルフケア理論、セルフケア不足理論、看護システム理論の3つで構成。セルフケア概念を中心に、治療的セルフケアデマンド、セルフケア能力、看護能力で概念枠組みを構成。基本的看護システムは、全代償的システム、一部代償的システム、支持・教育的システムの3つで構成。	1958～60年、合衆国国保健教育福祉省で、カリキュラムのコンサルタントとして実務ナース訓練を向上させるプロジェクトに参加し、これが看護の中心的問題とは何かから理論の基礎となり、そこから理論へと発展していった。
パトリシア・ベナー (Patricia Benner ; 1922-現在)	1984年	1992年	From Novice to Expert : Excellence and Power in Clinical Nursing Practice (ベナー看護論；達人ナースの卓越性とパワー)	看護師がどのようにして看護実践の技能を習得するかを5つの段階、すなわち、①初心者、②新人、③一人前、④中堅、⑤達人に分けて論じた。また、看護実践の7つの領域と31の能力を明確化した。	哲学者H・L・ドレイファスと数学者S・E・ドレイファスが開発した技能習得モデルを応用した。経験豊富なナースの実践的な知識を質的研究によって追究し、理論の中心に置いた。

34

表3. の続き

看護理論家	主著			この看護理論の焦点	理論開発の土台
	初版発行年	邦訳年	題名		
ジーン・ワトソン (Jean Watson； 1940-現在)	1985年	1992年 (邦訳は、 1988年 の第2刷)	Nursing：Human Science and Human Care：The Theory of Nursing（ワトソン看護論：人間科学とヒューマンケア）	トランスパーソナルなケアリングを中心とし、全体的な人間に対して相手と一体になる有り様を描いている。10の主要なケア因子を説明している。	実存主義哲学者のガドウ。哲学者のキルケゴール。ハイデッガーの現象学。カール・ロジャーズのカウンセリングの考え方。メイヤロフのケアの本質。
マドレイン・M・レイニンガー (Madeleine M. Leininger； 1925-2012)	1991年	1995年	Culture Care Diversity & Universality（レイニンガー看護論：文化ケアの多様性と普遍性）	サンライズ・モデルに主要な概念が網羅されている。ケア、ケアリング、文化、文化ケア、文化に適合した看護ケアを中心としている。	小児の精神科病棟に入院する子どもの欲求とナースの対応のずれに疑問を持って以来、ケアに人類学的考察と看護学的考察を取り入れていった。ワシントン大学の人類学者フォーゲルソン、スピル、リード、ワトソン、ジェーコブス、シンシナティ大学精神医学科客員教授のマーガレット・ミード。

35

キングさん（1971/1976，1981/1985）の順です。米国においては，1970年以前に誕生した看護理論は，看護理論の開発や看護理論構築の厳密な視点を持っていたわけではありませんでした。そのために，著作のタイトルに，概念や理論というような用語は含まれていません。しかしながら，1970年代以降に看護理論を発表しているキングさんは，"Toward a Theory for Nursing" "A Theory for Nursing, Systems, Concept, Process" というように，著作のタイトルが，まさに"看護理論を目指しています"，もしくは"看護の理論だ"としています。かなり理論の開発や構築を意識していることが推測できます。

さて，本書の各論でペプロウさん，オーランドさん，トラベルビーさん，キングさんを取り上げていますので，詳細がご理解いただけると思います。オーランドさんとトラベルビーさんの看護理論について各論でも理解できると思いますが，読者の理解をより深めるために概略を解説しておきます。

1．オーランドさんの看護理論

まずオーランドさんの経歴を簡単に見ておきましょう。

オーランドさんは，1926年に生まれています。看護学校を卒業後，公衆衛生看護の学士号を取得しました。その後，1954年にはコロンビア大学ティーチャーズ・カレッジで精神保健コンサルテーションの修士号を取得しています。当時，コロンビア大学ティーチャーズ・カレッジはペプロウさんも学んでいたと思いますので，どこかで接点があったかもしれません。オーランドさんは勉強しながらも，スタッフ看護師として勤務されています。そして，修士号取得後はエール大学看護学部に8年勤めています。この間，合衆国のプロジェクトである「基礎カリキュラムにおける精神保健概念の統合」にプロジェクトメンバーとしてかかわっています。オーランドさんの主著である『看護の探究：ダイナミックな人間関係をもとにした方法』は，このプロジェクトによって行った調査の成果だとされています。

1992年に看護界を引退されるまでは，病院の管理職，大学院コースの指導者など，数多くの業績を残されています。2つ目の主著である『看護過程の教育訓練―評価的研究の試み』は，1962年から10年間，病院の臨床看護コンサルタントを務めたことをまとめたものとなっています（Marriner-Tomey & Alligood, 2002/2004, pp.405-406）。

それでは，オーランドさんの看護理論の骨子を見てみましょう。オーランドさんは患者様と看護師の相互作用について，看護過程と比較しながら図2．に示した内容を説いています。患者様自身が自分自身では満たすことのできないニードがあるために苦しんでいる時，看護師はそれを見て，かかわります。看護師がよく考えたかかわりができた時は，患

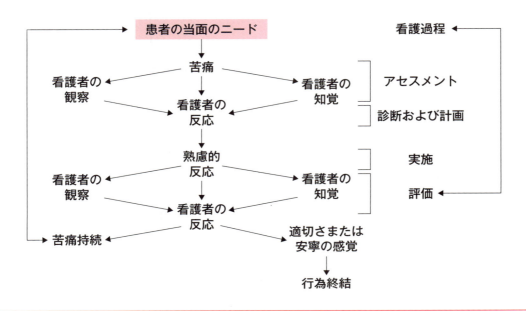

図2. 看護過程とオーランドの看護理論の骨子比較（トレスによる）

者様のニードは看護師のかかわりによって満たされ，患者様は安楽になり，かかわりは終わります。しかしながら，仮に看護師のかかわりによっても患者様のニードが満たされることなく，苦痛が続いた場合は，再度，この相互作用はフィードバックし，続いていきます。

　オーランドさんは「専門職としての看護の機能は，患者のその時その場の援助を要するニードを見いだし，それを満たしていくことであると考える」（Marriner-Tomey & Alligood, 2002/2004, p.409）と述べています。患者様自身では満たすことのできないニードは，看護師の援助を要するものであり，看護師が援助することによって，患者様の満たされないニードを満たしていくことに責務がある，ということを主張していると思われます。

　オーランドさんが看護理論を書かれた1950年代後半～1960年代初頭は，看護師は専門職として社会に認められてはいなかった時代だと思います。医師の指示を受けて行動し，看護師の独自な判断は前面に出ることもなかったと思われます。このような時代に，オーランドさんは「看護は自律的に機能する確固たる専門職であるべきだ」ということを主張し，看護師の専門職化を目指そうとしています。また，「看護は歴史的に医学と提携してきたし，これからも医学と密接な協力関係をもち続けていくが，看護と医学の実践は，はっきりと区別される専門職である」（Marriner-Tomey & Alligood, 2002/2004, p.409）と主張し，医学と協力関係を持ちながらも，看護は医学とは明確に区別される専門職であることを訴えているのだと思います。

2．トラベルビーさんの看護理論

まずトラベルビーさんの経歴を簡単に見ておきましょう。

トラベルビーさんは，1926年に生まれています。1946年に看護学校を卒業し，6年後には病院付属の看護学校で，精神科看護学の教鞭を執っています。教育者として教鞭を執りながら，1956年には学士号を取得し，1959年には修士号を取得しています。大学においても精神科看護で教鞭を執っています。1973年に博士課程に進学されましたが，修了することのないままに47歳という若さで亡くなられています（Marriner-Tomey & Alligood, 2002/2004, p.425）。

それでは，トラベルビーさんの看護理論の骨子を見てみましょう。

トラベルビーさんは，先述したオーランドさんのように調査に基づいて理論を書かれたのではなく，自らの看護体験と緻密な文献検討に基づいて理論を書かれたと記されています（Marriner-Tomey & Alligood, 2002/2004, p.428）。

トラベルビーさんが自分の考えを主張したいというきっかけになったのは，基礎看護教育の実習でのことでした。「このような施設で患者に施される看護には他人を思いやる心が欠けている」と考え，「看護には人道主義的な方向への改革が必要である」と感じました。さらに，トラベルビーさんは，ナチスの強制収容所からの生還者であるヴィクトール・フランクル氏が書いた『夜と霧』という著書に感銘し，そこに描かれているロゴセラピーの理論に大きな影響を受けました。トラベルビーさんが，「経験のなかに意味を見出すよう助ける」ことを，理論の重要な部分に位置づけていますが，これはフランクル氏のロゴセラピーの理論からの影響であると思われます（Marriner-Tomey & Alligood, 2002/2004, p.426）。

さて，トラベルビーさんは「看護の目的は，人間対人間の関係の確立を通して達成される」としています。つまり，患者様-看護師の関係とするのではなく，人間対人間の関係としています。患者や看護師という用語はステレオタイプ，つまり，レッテルを貼った見方であるとしています。患者様も看護師も，共に人間であることを主張し，人間対人間の関係を確立していくことを看護の目的だと考えているのです。そして，この関係を確立していく対人関係のプロセスを4つの段階を経ていくものだとし，図3.に描いた信頼関係＝ラポールに至る段階を示しているのです（Marriner-Tomey & Alligood, 2002/2004, p.429）。

この図に示された半分の円は，信頼関係へ向かっていくにつれて，丸い円の形へと発展していっています。これは，治療的関係へ向かっていく力が蓄えられていくことを表しているとされています（Marriner-Tomey & Alligood, 2002/2004, p.430）。

〔出典：Marriner-Tomey,2002/2004, p.429より作成〕

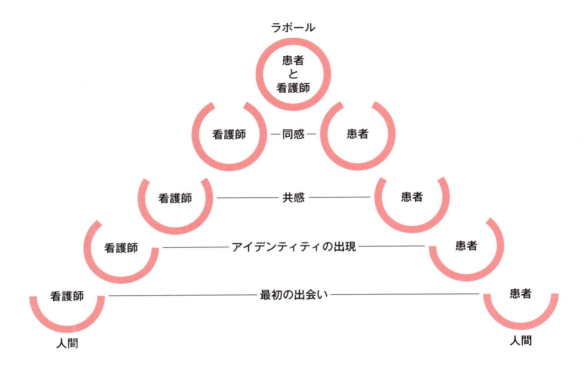

図3. 人間対人間の関係〔ジョイス・トラベルビーの著作に基づいて，ウィリアム・ホブルとテレサ・ランシンガーが概念化したもの〕

　第1段階である最初の出会いは，まず患者様と看護師が初めて出会い，お互いの第一印象でとらえる段階であり，「あの人が看護師だ」「この人が患者様だ」と，いわゆる役割という視点で相手を見る段階だとしています。

　第2段階であるアイデンティティの出現では，患者様も看護師も少しずつそれぞれが"独自な人"という部分を感じ始める段階だとしています。

　第3段階である共感は，患者様の体験していることを看護師が共に体験しようとする段階だとしています。痛みを体験している患者様と同じ体験がしたいと看護師が欲するといった願望があることが，共感の段階を特徴づけているともされています。

　第4段階である同感は，共感を超える段階であり，看護師が患者様の苦しみを軽減したいと望む時に生じるとされています。同時に，看護師が自分自身を治療的に活用することができるようになっていない場合は，この段階は生じてこないとされています。治療的関係を確立していくことができるかどうかということが，同感に至るかどうかを決めるということだと思われます。

これら4つの段階を経た時に，ラポールへと到達することができます。ラポールは，患者様の苦しみを軽減する看護援助によって特徴づけられるとされています。この看護援助によって，患者様は看護師を信頼し，ここに信頼関係が成り立ち，そして，看護の目的が達成されることになるのです（Marriner-Tomey & Alligood, 2002/2004, p.429）。

II. 対象論的な看護理論

　先述しましたように，対象論的な看護理論を著しているのは，ロジャーズさん，ロイさん，ベティ・ニューマンさん，マーガレット・ニューマンさんと考えました。これらの看護理論はすべて看護師の看護援助の対象者である患者様，すなわち，"人間""人""クライアント"に焦点を当てていると考えられる看護理論だと思います。ただし，その見方や定義についてはそれぞれ色合いが異なっています。

　ロジャーズさんは，人間を力動的なエネルギーの場ととらえ，同じように力動的なエネルギーの場である環境と分けることができない1つの統合体，つまりユニタリ・ヒューマン・ビーイングズとしています（Marriner-Tomey & Alligood, 2002/2004, p.236）。

　ロイさんは，人間を全体的な適応システムととらえ，適応レベルが伴った刺激が入力され，対処機制が働いて，4つの行動様式によって出力され，これらがフィードバックしていくとしています。

　ベティ・ニューマンさんは，人間をクライアントシステムととらえ，生理的，心理的，社会文化的，発達的，霊的な不定要素がダイナミックに相互作用している全体としています。

　マーガレット・ニューマンさんは，意識を人間システムととらえ，運動，時間，空間の関係など全体論的なパースペクティブから意識を説明しています。

　以上のようにロジャーズさん，ロイさん，ベティ・ニューマンさん，マーガレット・ニューマンさん全員が，部分と部分が単に寄せ集まった総和としての全体ではなく，部分の総和以上の全体論的な視点から人間を描いていると考えられます。

　表2.に示したように，これら5人の看護理論家の主著の初版年代は，古い順にロジャーズさん（1970/1979），ロイさん（1976/1981），ベティ・ニューマンさん（1982, 1999/1995），マーガレット・ニューマンさん（1994/1995）の順となっています。これら5人全員が1970年以降に理論を開発していますので，看護理論構築の厳密な視点を持って開発されている看護理論だと考えられます。

　さて，本書の各論でロジャーズさん，ロイさん，ベティ・ニューマンさん，マーガレット・ニューマンさんを取り上げていますので，詳細がご理解いただけると思います。ロ

ジャーズさんとマーガレット・ニューマンさんの看護理論について各論でも理解できると思いますが，読者の理解をより深めるために概略を解説しておきます。

1．ロジャーズさんの看護理論

まずロジャーズさんの経歴を簡単に見ておきましょう。

ロジャーズさんは，1914年に生まれています。高等教育において科学を，1931～33年にも大学で科学を学んでいます。1936年に看護学校を卒業し，1937年には学士号を取得しています。1945年には，コロンビア大学ティーチャーズ・カレッジで公衆衛生看護管理科の修士号を取得しています。その後もジョンズ・ホプキンス大学で公衆衛生看護学の修士号を取得，1952年には理学博士号を取得しています。ロジャーズさんは，1954～75年の21年間，ニューヨーク大学において教授および学部長として教鞭を執っており，1979年には名誉教授，1994年に死去されるまでこの職位にありました（Marriner-Tomey & Alligood, 2002/2004, pp.234-235）。

それでは，ロジャーズさんの看護理論の骨子を見てみましょう。

ロジャーズさんの理論は経歴で見ましたが，学習してきた数多くの学問領域の知識が基礎となっています。1970年に初めて出版された著作『看護科学の理論的基礎序説』は，人類学，心理学，社会学，天文学，宗教学，哲学，歴史学，生物学，物理学，数学，文学，その他の学問領域から得られた知識を基盤として書かれています。極めて抽象度が高い概念的なモデルだと評されています（Marriner-Tomey & Alligood, 2002/2004, pp.235-236）。ロジャーズさんが理論構築の目的に置いていたのは，近代看護の科学化であり，単に他の学問を借りてきた看護学を構築するのではなく，看護学の独自性を追究していたと考えられます。

さて，ロジャーズさんの興味は人間の生命過程です。ユニタリ・ヒューマン・ビーイングズの生命過程を複雑に紹介しています。ここでは多少わかりやすく砕いてみることにしましょう。

ロジャーズさんは，人間と環境を分けることができない全体ととらえています。つまり，形のある物体ではなく，力動的なエネルギーの場ととらえているのです。このエネルギーの場は，開放系の宇宙に無限に広がっていて，常に相互に補完し合っているとしています。これを形にしようとすると，アメーバのようになるのでしょうか。そして，人間と環境はそのパターンによって明らかにすることができるとしています。このパターンは，連続的であり，革新的に変化していき，方向は進化に向かってらせん状に進むとしています。図4.のようなイメージでとらえるとわかりやすいかもしれません。

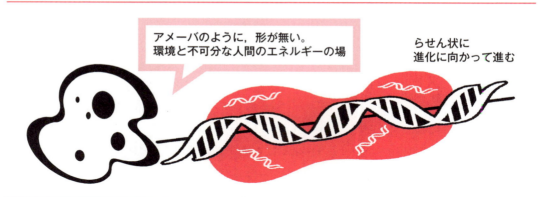

図4. ロジャーズさんが説くユニタリー・ヒューマン・ビーイングズの生命過程の模式図

2．マーガレット・ニューマンさんの看護理論

まずマーガレット・ニューマンさんの経歴を簡単に見ておきましょう。

マーガレット・ニューマンさんは，1933年に生まれています。家政学と英語学で学士号を取得しています。その後，1962年に看護学で2つ目の学士号を取得しています。1964年には内科・外科看護学と教育で修士号を受け，1971年には看護科学とリハビリテーション看護で博士号を取得しています。その後は1996年に退官するまで，ミネソタ大学で教授として教鞭を執っています（Marriner-Tomey & Alligood, 2002/2004, p.591）。

マーガレット・ニューマンさんが看護学へ転身を決意したのは，母親の看病体験からでした。母親は筋萎縮性側索硬化症を患って闘病中であり，マーガレット・ニューマンさんはその看病をしていました。その体験からマーガレット・ニューマンさんは「病気はその人のライフパターンを映し出しており，そしてまたそのパターンを認識し，そのパターンがその人にとってもつ意味を受容することが必要である」（Marriner-Tomey & Alligood, 2002/2004, p.596）という考えかたを培ってきたのです。

それでは，マーガレット・ニューマンさんの看護理論の骨子を見てみましょう。

マーガレット・ニューマンさんは，博士課程で先述のロジャーズさんより学びを受けていますので，ロジャーズさんから多大な影響を受けていると思われます。マーガレット・ニューマンさんは自らの理論構築に数多くのニューサイエンスの知識を基礎として使っています。例えば，ヤング氏のリフレクシブ・ユニヴァース意識の展開の理論（Marriner-Tomey & Alligood, 2002/2004, p.600），カプラ氏とベントフ氏の物理学の理論，ボーム氏の隠された秩序の理論があります。さらに，プレゴジン氏の散逸構造理論からも影響を受けています。

マーガレット・ニューマンさんの看護理論は，健康のモデルと評されています

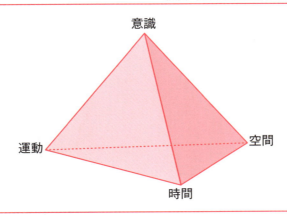
[出典：Newman, M. A., 1979より抜粋]

図5. ニューマンの健康のモデル

(Marriner-Tomey & Alligood, 2002/2004, p.597)。つまり，健康概念を疾病と非疾病を含んで説明しているのです。健康を，人間と環境とのパターンが現れ出たものととらえ，意識を人間システムと見ていると考えられます。正確には「意識は，システムの情報能力，すなわち，システムがその環境と相互作用をもつ能力」と定義しています（Marriner-Tomey & Alligood, 2002/2004, p.597)。この意識を拡張していくことが看護であり，健康は意識の拡張であると主張しています。また，意識を時間，空間，運動によって定義し，**図5.**のようにビジュアルに描いています。

一方，マーガレット・ニューマンさんは，患者様-看護師関係を，ホログラム介入モデルとして描いています。これを**図6.**に示しました。この図で2人の波が合わさった部分を干渉波と呼んでおり，パートナーシップ的な介入を主張しています。マーガレット・ニューマンさんは，看護学の質的研究方法についても，独自な具体的方法を説いています。修士課程や博士課程の多くの院生が，この質的研究手法を採用している現実もあります。

Ⅲ. 働きかけ論的な看護理論

先述しましたように，働きかけ論的な看護理論を著しているのは，ナイチンゲールさん，ヘンダーソンさん，ウィーデンバックさん，オレムさん，ベナーさん，ワトソンさん，レイニンガーさんと考えました。これらの看護理論はすべて看護師の看護援助そのもの，つまり，働きかけに焦点を当てていると考えられる看護理論だと思います。ただし，"働きかけの内容""看護援助"の位置づけ，見方や定義についてはそれぞれ色合いが異なっています。

〔出典：Newman, M. A., 1979より抜粋〕

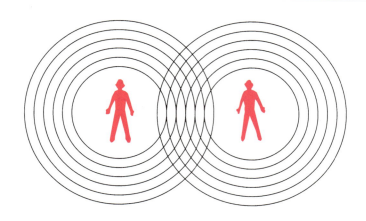

図6. 2人の相互作用のパターン：ホログラム的介入モデル

　ナイチンゲールさんは，人間の衛生環境に視点を当てて，自然治癒力が高まっていくような働きかけを中心に描いていると考えられます。

　ヘンダーソンさんは，看護の基礎となる14項目を掲げ，これら14項目から成る基本的な看護援助を説いていると考えられます。

　ウィーデンバックさんは，看護援助を行う看護師の感情と思考に焦点を当て，看護行為を細かく分析しています。

　オレムさんは，対象者のセルフケア不足を補完する看護能力を，看護システムの視点から説いています。

　ベナーさんは，ケアリングを中心概念として，熟練した看護師の技能や身体にはめ込まれた能力を現象学的に記述しています。

　ワトソンさんも，ケアリングを中心概念として，10個のケア的要因を実存主義的な視点から説いています。

　レイニンガーさんは，人類学のパースペクティブからケアとケアリングを定義し，文化ケアの多様性と普遍性を説いています。

　以上のように，7人の看護理論家は，それぞれが"働きかけの内容""看護援助"を独自に定義し，多様な看護理論を展開していることが見えてきます。

　表3.に示したように，これら7人の看護理論家の主著の初版年代は，古い順にナイチンゲールさん（1859/1968），ヘンダーソンさん（1960/1961），ウィーデンバックさん（1964/1969），オレムさん（1971，1991/1995），ベナーさん（1984/1992），ワトソンさん（1985/1992），レイニンガーさん（1991/1995）の順となっています。ナイチ

ンゲールさんは150年以上前であり，時代背景が全く異なります。ヘンダーソンさんとウィーデンバックさんは，1970年以前の著作であるために，理論開発や理論構築の意図はなく執筆された理論です。しかしながら，オレムさん，ベナーさん，ワトソンさん，レイニンガーさんは，1970年以降に理論を開発していますので，看護理論構築の厳密な視点を持って開発されている看護理論だと考えられます。

さて，本書の各論でナイチンゲールさん，ヘンダーソンさん，ウィーデンバックさん，オレムさん，ベナーさん，ワトソンさん，レイニンガーさんを取り上げていますので，詳細がご理解いただけると思います。レイニンガーさんの看護理論について各論でも理解できると思いますが，読者の理解をより深めるために概略を解説しておきます。

レイニンガーさんの看護理論

まずレイニンガーさんの経歴を簡単に見ておきましょう。

レイニンガーさんは看護学校を卒業後，1950年に生物科学の学士号を取得しています。1954年に精神科看護学の修士号を取得し，シンシナティ大学の保健学部に採用となっています。そこでは小児精神科看護クリニカルスペシャリストの修士課程を修了しています。その後，1950年代中頃に小児生活指導ホームに勤務していた時，スタッフが小児の行動に影響を与えている文化的な要因を理解していないことに気づき，これをきっかけにして子どもの行動における文化的差異と治療の効果について興味を持つようになりました。そして人類学の博士号を取得するに至ったのです。その後は，看護学と人類学の両方の視点から，文化ケアの多様性と普遍性の理論を開発し，数多くの業績を成し遂げています（Marriner-Tomey & Alligood, 2002/2004, pp.510-512）。

それでは，レイニンガーさんの看護理論の骨子を見てみましょう。

レイニンガーさんの看護理論の中心的な概念は，文化ケアです。また，サンライズ・モデルという概念モデルを見ると，レイニンガーさんの看護理論の全貌がよく理解できます（**図7.**）。まず，上半分の半円を見てみましょう。半円の上側の文化ケアと世界観，文化・社会的構造の次元，そして，半円の中心部分に置かれているケアの表現，様式と実践，そして，ホリスティックヘルスの影響要因として，半円の中に7つの要因が置かれています。これら7つの要因によって文化ケアの多様性と普遍性，つまり文化によって多様に異なるケアと，文化が異なっても普遍，つまり同じケアの両方が存在しているのだということを表しています。

次に，図の下半分を見てみましょう。ここには文化ケア提供にかかわる要因が表されています。3つの小さな円は，看護ケアを中心として文化に固有のケアおよび専門家のシステ

〔出典：Leininger, 1991/1995より抜粋〕

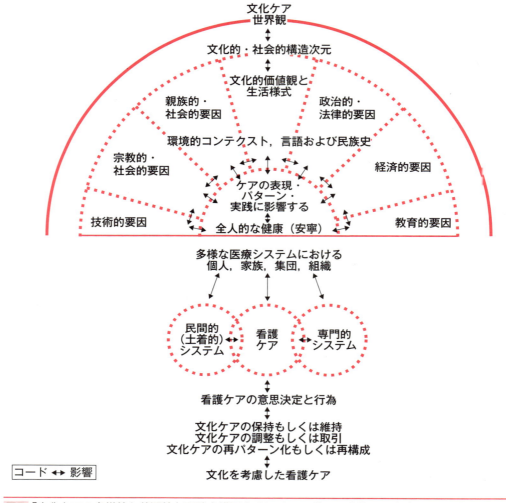

図7.「文化ケアの多様性と普遍性」理論を描画するレイニンガーの「サンライズ・モデル」

ムが描かれています。看護ケアを実施する場合に重要な事項がその下側に表されています。

　私たち日本人は民族性の違いを日常的に体験することはあまりありませんが，欧米は複数民族で成り立っている生活です。とりわけ，看護ケアにおいて文化を考慮に入れることは必須のこととなっているために，レイニンガーさんの看護理論が広く普及するのだと思われます。

　レイニンガーさんは，先述のマーガレット・ニューマンさんと同じように，看護学の質的研究の方法論を具体的に提示しています。これは民族看護学研究法として，日本でも修士課程や博士課程の研究に使われています。

おわりに

　ここでは看護理論をやさしく学ぶために，①人間関係論的な看護理論，②対象論的な看護理論，③働きかけ論的な看護理論の3つのカテゴリーに分けて紹介してきました。
　続いて各論へと読み進めてくださるとより深く理解できると思います。

【文献】
Fawcett, J.（1993）/太田喜久子，筒井真優美.（訳）.（2008）. フォーセット―看護理論の分析と評価―（新訂版）. 医学書院.
Marriner-Tomey, A. & Alligood, M. R.（2002）/都留伸子.（監訳）.（2004）. 看護理論家とその業績（第3版）. 医学書院.
Meleis, A. I.（2007）. *Theoretical nursing; development & progress（4th Ed.）*. Philadelphia: Lippincott Williams & Wilkins.
Stevens, B. J.（1979）/中西睦子，雨宮悦子.（訳）.（1982）. 看護理論の理解のために―その分析/適用/評価―. メディカル・サイエンス・インターナショナル.
Torres, G.（1982）/横尾京子，田村やよひ，高田早苗.（監訳）.（1992）. *看護理論と看護過程*. 医学書院.

フローレンス・ナイチンゲール
Florence Nightingale

小川典子

はじめに

　フローレンス・ナイチンゲール（Florence Nightingale；1820～1910）と言うと，一般にはクリミア戦争（1853～56）で傷病兵を看護したランプを持った婦人を思い浮かべ，ヘレン・ケラーやキュリー夫人と並んで，世界偉人伝に登場する博愛奉仕の伝説の人と考えられているようです。

　ナイチンゲールが生きていた頃，明治期の日本の雑誌に，すでにクリミア戦争での彼女の活躍が伝えられています。その後，大正，昭和と富国強兵時代を背景として，白衣の天使と結びつけたナイチンゲール像が子ども向けの伝記に多く登場しました。また，今でも多くの看護学校の戴帽式などで奉仕精神の高揚を誓う「ナイチンゲール誓詞」は，1893年に米国の看護学校の教師が医学の「ヒポクラテスの誓い」をもじって作ったもので，ナイチンゲール自身とはまったく関係ありません。

　ナイチンゲールの理論は，19世紀に生まれたものですが，一般に考えられているような奉仕と博愛の「ナイチンゲール精神」とはかなり違っています。彼女はむしろ，献身や従順という言葉を否定的に用いて，自ら責任を持って行動する看護の独自性を主張しています。

　ナイチンゲールは生涯を通じて150編以上もの著作を世に出し，その内容も陸軍の衛生問題の改善，英国・インドの保健衛生，社会運動，婦人運動など多岐にわたっています。彼女の視点は看護の問題の背後にある社会環境や生活環境にまで及んでいます。

　伝説のナイチンゲールが独り歩きしている中で，『*Notes on nursing*』（〈1859〉/小玉香津子訳〈1968〉．*看護覚え書*．現代社．）やナイチンゲールの主な著作が看護師たちの手によって次々に訳され，日本にも紹介されるようになりました。

ここでは伝説ではなく，実際的で改革精神に富んだ素顔のナイチンゲールの看護理論を，彼女が著作で語っている言葉を通して紹介します。

　それでは，看護理論をわかりやすく読むための「枠組み1～7」に沿って，ナイチンゲール看護理論を見ていきます。

I. 枠組み1：理論を書いた人はどんな人だろう

A. ナイチンゲールの背景

　ナイチンゲールは，英国人である両親の3年間にわたる新婚旅行の途中，1820年5月12日にイタリアのフロレンスで生まれました。ナイチンゲール家はビクトリア朝の名門で，多くの著名人と交友があり，後のナイチンゲールの社会的活動における貴重な人脈背景ともつながっています。

　ナイチンゲールが活躍した19世紀には，18世紀半ばに英国から始まった産業革命が落ち着き，資本主義社会が確立していました。自由競争が激化し，利潤のためなら何でもするという弱肉強食の資本主義の結果として，貧富の差が著しく拡大した時代でした。国内は工業化が進む一方で，生活環境は悪化し，貧しい人々は飢えと不衛生で死に瀕していました。

　ナイチンゲールは，『資本論』を書いたK・マルクスとまさに同時代の人物です。彼らの視点が共に労働者階級の貧しい人々の生活に向けられていたのは，決して偶然ではありませんでした。C・ディケンズの小説に出てくる酔いどれ看護師「セアラ・ギャンプ夫人」に代表されるように，当時の看護人は，不潔で不道徳で無知な存在だと思われていました。患者の看護が治療と同じくらい特別な意味を持った仕事ということを理解している人は，ナイチンゲール以外にはいませんでした。治療とは別に，看護が行われなければ病人は回復しません。彼女は『看護覚え書』で，この看護の力を根拠を挙げて理論的に解明しています。

　ナイチンゲールは1910年8月13日，90歳でこの世を去るまで，看護の問題を現実の社会問題として直視し，具体的な対策に一つひとつ着手していったのです。

B. 衛生管理の改善

　ナイチンゲールは，病人の世話を価値ある仕事と考え，クリミア戦争への従軍の決意をする前に，すでにドイツのカイゼルスベルト学園で看護の訓練を受けていました。それは，

自己犠牲や博愛奉仕の決意ではなく，看護の現実を変革するための実践への決意でした。

彼女は経験と情報から統計を駆使して衛生管理を改善し，兵士を人間らしく扱うための制度を改革し，兵士のための娯楽室や読書室，作業場，貯蓄のための銀行も設置しました。彼女は病院に配膳用のリフトやナースコールを考案し，現実的で画期的な工夫を実現していきました。

彼女の考案した病棟はナイチンゲール病棟と呼ばれています。ここには窓の位置や採光，ベッドの間隔，換気など『看護覚え書』で述べられた病院が具体化されています。ナイチンゲール病棟の大きな特徴は，病棟1つがそっくり大病室であることです。現在も英国にはこのナイチンゲール病棟が残っており，今日の個室を中心とする近代病院には失われてしまった，見直すべき点が数多くあるという比較研究報告もあります（長沢，1979，p.30）。

C. 近代看護の創始者

ナイチンゲールは，看護実践に携わる者に対しては正式な教育が必要であると一貫して考えました。そこで，看護師のための教育施設をロンドンのセント・トマス病院とキングズ・カレッジ病院に創設し，専門職としての近代看護の組織化を始めます。ナイチンゲールは，看護は実践してこそ初めて意義を持つものであることを主張し続けています。すべての看護師に臨床指導を施すべきこと，それも臨床指導が可能な唯一の場である病院において行うべきことを彼女は説いています。

看護実践と教育とを結びつけた訓練方法は，現在の看護学校の基礎ともなっています。彼女は，学生が訓練の一部として病院の労働力として送り込まれることのないように，病院から看護学校を独立させるように主張することも忘れませんでした。

やがてナイチンゲールが育てた看護師たちは，看護師教育のパイオニアとなって世界各地で活躍するようになりました。

II. 枠組み2：看護理論家は理論を書く時に一体何を材料にしたのだろうか

ナイチンゲールが看護理論を発見し，世に著したのは，クリミア戦争の時に彼女が手にした事実にあると考えられます。

彼女はクリミア戦争での兵士たちの死の原因を，不衛生による「多くは予防できるはず

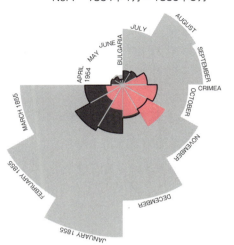

東方における陸軍の死亡原因別グラフ
No.1 1854年4月～1855年3月

25,000人の兵士のうち18,000人が死亡した原因は何か
- ■ :感染症による死亡
- ■ :負傷による死亡
- ■ :その他の原因

衛生状態の劣悪さが原因
↓
EBN：根拠に基づいた看護にも通じる

・データを収集し分析する能力と工夫
・社会的現象を数学的分析の対象として客観的に測定する
・統計学を社会現象に応用→**量的研究**
・病気を予防するためには，環境の適切な調整が必要である→『看護覚え書』
・観察の概念について広範囲にわたる検証
　→**質的研究**

図1．科学的調査研究と統計処理による分析

の病気」（Cook, 1914/1993 ～ 94, p.109）にあったと考えました。兵士の死亡原因は，負傷によるものではなく感染症によるものがほとんどだったことを，後にナイチンゲールは自ら統計という根拠を基に証明しています（**図1**）。ナイチンゲールの率いる看護師たちが，病気の兵士の生活と衛生の改善をした結果，スクタリの英国陸軍病院の死亡率は，半年で42.7％から2.2％に減りました（小玉，1990，pp. 8-12）。

ナイチンゲールは，その半年の間に作用した唯一の変化因子である病人の生活と衛生の改善の効果を帰国後も追究し，クリミア従軍から帰って3年後の1859年に『看護覚え書』を著しました。そして，その序章の中でそれを看護と名づけたのです。ナイチンゲールは現代の看護理論家と呼ばれる人々とは違って，看護とは何かを探し求めたのではありません。これが看護であると発見したのです。

III. 枠組み3：看護理論の骨格部分に何が書かれているのかを見てみよう

A．看護であること，看護でないこと

『看護覚え書』のサブタイトルに「看護であること，看護でないこと」とあるように，ナイチンゲールは歴史上初めて，看護の意味を発見し，看護とは何かを示しました。看護の概念を提示したのはナイチンゲールが最初でした。彼女は「他によい言葉がないから看護という言葉を使う」（Nightingale, 1859/1974, p.150）と述べ，看護を取り出しました。

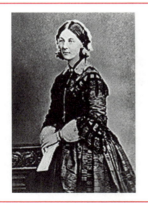

『看護覚え書』"Notes on nursing"
What it is, and what it is not. ←看護の視点

「自然が病人に働きかけるように，
生命力を犠牲にしないで全てを最善の状態に整える」

「病人に癒す力，病気を予防する力を与える働き」

「他に良い言葉がないので，看護という言葉を使う」

図2. 看護を言語化し，看護という言葉を再概念化した最初の理論家

そのために今日，歴史上最初の看護理論家と位置づけられ，ナイチンゲールの示した看護が看護理論の歴史的流れの源とされているのです（図2）。

看護はアートでもあり，サイエンスでもあると最初に確認したのもナイチンゲールでした。有史以来の看護という営みの本質を明らかにし，下働きとしてゆがめられていた社会認識を見直し，本来あるべき姿を社会に提示したのです。

彼女は，概念や理論に関してはっきりと用語を用いて述べたわけではありませんが，彼女の看護に関する多くの優れた理念は，現在でも実践に役立てられています。

B. 自然が患者に働きかけるように最善の状態に患者を置く

ナイチンゲールは「看護のしなければならないことは，自然が患者に働きかけるように最善の状態に患者をおくことである」（Nightingale, 1859/1974, p.359）と，看護とは何かについての仮説を述べています。

『看護覚え書』の冒頭は，「病気とは回復過程である」（Nightingale, 1859/1974, p.149）という独創的な発想で始まっています。病気は，毒されたり衰えたりする過程を癒やす自然の働きに対する人間の反応であると彼女は考えていました。治療は，障害となるものを取り除くことはできるが，癒やす働きはなく，その働きをするのは自然だけであると彼女はとらえているのです。そして「新鮮な空気，陽光，暖かさ，清潔さ，静かさの適切な利用と，食事の適切な選択と供給」（Nightingale, 1859/1974, p.150）こそが看護の要素であり，患者を取り巻くすべてのものを，患者の生命力を少しも犠牲にすることなく整えることが彼女の言う看護なのです。自然が働きかけるように最善の状態にその人を置くことを，ナイチンゲールは「本来の看護（nursing proper）」（Nightingale, 1893/1974, p.125）と呼んでいます。

IV. 枠組み4：看護で中心的な概念，つまり人間・環境（社会）・健康・看護などについて理論家はどのように描いているのだろうか

A. 人間そのものを見る看護

　ナイチンゲールの指摘の中で最も重要と思われるのは，1893年に書かれた『病人の看護と健康を守る看護』の中の「病気の看護ではない，病人の看護である」（Nightingale, 1893/1974, p.125）です。これを彼女は看護そのものと医学との違いの一つだと続けています。すなわち，ナイチンゲールは，看護は人間を見る，人間を看護すると指摘しているのです。

　看護は問題そのものではなく，それに対する人間の反応（体験）に注目します。どんなに病気が前面に出ていても，その人が人間丸ごととして病気をどのように体験しているかを見るのです。その人の思いが，今どのようであるかに注目し続けることを言っています。

　このナイチンゲールの指摘は，健康問題そのものではなく，人間そのものを見る，人間看護，人間の全体を見るという現代の看護理論家たちの看護理論の系譜の原点です。また，ナイチンゲールは，看護をほかの職業と比較して「看護師は生きている身体に働きかけなければならず，また同じく生きている心に働きかけねばならない」（Nightingale, 1893/1974, p.139）と述べ，看護が人間を見るということの意味を強調しています。いつ何時でも一貫して，問題そのものではなく，その人を見つめるのが看護で，そこに看護の独自性があるという指摘です。

B. 環境に働きかける看護

　ナイチンゲールの理論では，患者を取り巻くすべての環境に看護の視点が注がれています。呼吸する空気，陽光，温度，物音，食物，睡眠，休息，身体の清潔，心の平静さと感動に与える影響など患者を取り巻くすべてのものが，看護理論の基本的概念を構成しています。彼女は，環境（environment）という言葉を直接は使いませんでしたが，患者を取り巻くすべての状況を整えることによって，自然が患者に働きかけるような最善の状態をつくり出すことができると語っています。患者を中心にその周りのすべてを整えていくという看護の視点が看護実践と結びついて，ナイチンゲールの看護理論が構築されていると

考えることができます。

『看護覚え書』は，13章から成るそれぞれの章が，看護実践の視点の一つひとつを扱っています。彼女は，看護を医学とは別ものであるとして，看護の焦点は患者のために自然の力が働きやすいような環境を提供することにあると考えました。自然の回復作用を成就させるために環境に働きかけること，それが看護そのものであるという考えを彼女は示しています。

内科的治療も外科的治療もそれだけで十分ではなく，いずれの場合も，そこに自然の助力があって初めて本当に癒やすことができるので，自然の働きかけにベストの状態で患者を置くように環境を整え，環境を操作する看護の働きが不可欠であると彼女は説いているのです。つまり，医学が人間の身体に直接働きかけるのに対して，看護は，患者の周りの環境を介して，間接的に人間システムに働きかけることでその人から治る力を引き出すというわけです。

C. 健康を守る看護

ナイチンゲールは，病気に苦しむ病人に，生きる手助けをする本来の看護に対して，健康な子どもや人々の体質を病気のない状態に保っておこうとすることを「健康を守る看護」と呼んでいます。そして，「すべてのことが健康より優先されている。健康には注意を払わず病気に目を向けている」（Nightingale, 1893/1974, p.127）ことを批判し，健康を守る看護の重要性を述べています。

彼女は，看護とは誰かの健康に対して責任を負うものとするなら，すべての女性はいつかは看護師になっていると考えていました。誰もが看護の基礎知識を身につけるべきであり，それは専門家だけのものではないと述べています。そして，看護の場を病院以外の家庭・地域に求め，家庭看護の必要性を主張しています。現在，ようやく重要視されてきた健康教育の重要性が，すでにナイチンゲールによって指摘されていたことは驚きでもあります。

現在の日本では，高齢社会の到来に伴って在宅介護問題が焦点となってきています。一般の母親向けに書かれたとされる『看護覚え書』を，在宅介護の視点からの手引書として読むこともできると考えられます。

ナイチンゲールは，病人の看護と健康を守る看護との両方を看護としてとらえ，さらに両者はサイエンスは同じでも用いるアートが多分違うだろうと述べています。この指摘は，当時の革新的な看護概念で，今なお非常に新鮮に看護実践を定義づけるものと思われます。

V. 枠組み5：この理論にはどのようなことが書かれているか，もう少し詳しく見てみよう

　ナイチンゲールの代表作『看護覚え書』は，1859年に出版されて以来いくつかの版本があります。1860年の増補改訂版には，補章（Supplementary Chapter）があり，そこに「看護師とは何か（What is a Nurse?）」が述べられていることから，日本ではこれが専門家看護師のための版として多く読まれています。この補章には，より実際的で具体的な看護師像が登場しています。看護実践を導いていくための理論として，ナイチンゲールの考えた看護師像を分析してみましょう。

A. 知性を持ち行動する看護師

　ナイチンゲールは「看護する」という経験について，何も考えずに指示されたことを忠実に実行しても看護の経験ではなく，真の経験はどのように看護したかにかかっていると説いています。また，前任者の過ちを繰り返している人物が経験を積んだ看護師と呼ばれていることや，自分や他人が行うことの実際的な結果を見ることも理解することもできない人々の愚かさを批判しています。
　さらに，「かつて誰もが，医師でさえも，看護師のあるべき姿として『献身的かつ従順』これ以外の定義を下した人はいない。この定義は門番のそれとまったく同じである。馬のそれとも同一である」（Nightingale, 1859/1974, p.372）と述べています。彼女の考えていた看護師は「献身的かつ従順」な門番や馬とは違う，自分自身の考えを持った知的に行動する看護師でした。彼女はいくつかの著作の中で，この点について繰り返しさまざまな表現を用いて私たちに訴えかけています。「指示に忠実であるということの真の意味は，自分自身の考えをもつこと，言い換えれば強い責任感をもつことを抜きにしては考えられない」（Nightingale, 1859/1974, p.373）と言うのです。言われたとおりにやみくもに指示に従うのではなく，「知性をもって，また全身全霊を傾けて」（Nightingale, 1872/1974, p.271）患者の内側から，その人の身になってすべてを見て，自分で考えて，判断して行動する。これが看護師のあるべき姿であると彼女は定義しているのです。

B. 看護師の学ぶべきABCとは何か

　ナイチンゲールは『看護覚え書』の補章で，看護師であると自称している多くの女性たちについて最も驚かされることとして，「看護師教育のABC」（Nightingale, 1859/1974, p.365）を勉強してきていないことを挙げています。
　Aは，病気の人間とはどのような存在であるかを知ること
　Bは，病気の人間に対してどのように行動すべきかを知ること
　Cは，自分の患者は病気の人間であって動物ではないとわきまえること
　何を考え，何のためにその行為をするのか。目的は何か。その目的のために自分の行為がなされているかどうかを看護師は自ら観察し，評価しなければなりません。病気を見るのではなくて，その人の全体を見ているかどうかをきちんと振り返らなければなりません。

C. 看護師の持つべき3つの関心

　さらにナイチンゲールは，看護を行うための不可欠の要素として患者に対する関心を挙げ，優れた看護師は次の3つの関心を併せ持つと言っています（Nightingale, 1893/1974, p.140）。
① **患者に対する個別的で母性的な関心**：その人の頭の中に飛び込んで，その人のその時の思いを感じ取ろうとする関心
② **患者の症状とその経過に対する理性的で知的な関心**：看護の専門知識の修得があって初めて示すことのできる関心
③ **患者の世話と治療についての技術的で実践的な関心**：①と②のバランスの上に，その人のより良い健康のための行為を選び取ろうとする関心

　最も基本となる底辺に心のこもった個別的な関心を置き，その上に理性的で知的な科学的論拠に基づいた関心，さらに技術的な関心を組み立てています。
　看護師は患者の全体を見る努力を惜しまずに「見えないもの」を見ていかなければならないのです。

VI. 枠組み6：具体的なケースで看護理論によって対象をどのように見るか，どのような介入（援助）を行うか見てみよう

A. 何も考えずに命令を忠実に実行している例

　地方のある老人病院で，時間ごとの一斉おむつ替えが行われている様子を見たことがあります。黙々とおむつ替えをこなしていく数人の看護助手と，その人たちを管理するために存在している看護師とがそこで労働していました。彼らは患者に話しかけることもなく，訴えにも耳を貸さずに，ただ単に時間に追われておむつ交換をこなしていくのです。

　ここには看護と呼べるものはありません，とナイチンゲールならきっと言うでしょう。それは極端な例だと思われるかもしれませんが，実際には同様のことが平然と一般病院でもまかり通っているのです。例えば，あなたもバイタル測定，与薬といった日々のルーティーンの仕事だけを小手先でこなして満足していませんか。何も考えずに，誰かに指示されたことだけを忠実に実行しているというようなことはありませんか。

　患者を教科書どおりに一律に考えて，何も考えずに接したことはありませんか。ファストフードの店員をまねたありきたりの言葉で，ロボットのような「声かけ」で，一方的な忠告でおしまいにしていませんか。忙しいということを理由に，患者の心を無視した言動を取っていることはありませんか。

　ナイチンゲールは，しばしば著作の中で看護の仕事の中でも極めて過酷な部分に触れ，「世の中で看護ほどに，その仕事において『自分が何を為しうるかが，自分がどのような人間であるか』にかかっている職業は，他にない」（Nightingale, 1872/1974, p.266）と述べています。

　人間を理解することへの興味と関心が深まってくるような人間的力量を看護師自身が体得することによって，どんなに忙しくても，どんなに過酷な状況であっても，おざなりではない真の看護ができるはず，ということをナイチンゲールは常に主張しているように思います。

B. 患者の全体像が見えていない例

　急性骨髄性白血病で入院していたYさんは長い骨髄抑制治療の後で，すっかり食欲をなくしていました。彼は妻の持参する手作り弁当を楽しみにしていましたが，治療後の易感

染状態という理由で弁当は禁止となっていました。食事は三度三度運ばれ，その都度そのまま手付かずに残されていました。食事を勧めた医師とYさんは激しい言い争いになってしまい，その後Yさんは，看護師にも背を向けて自分の殻に閉じこもったようになってしまいました。

　これは筆者が看護学生の時に体験した事例です。Yさんに訪れることのすべてが悪循環に陥っているように思われてなりませんでした。看護師たちが気を紛らわそうと話しかけてもYさんは答えてはくれません。人々が腫れ物に触るようにYさんに接するうちに，Yさんの症状は悪化して個室に移されてしまいました。

　医療者側は，最初からYさんを疾患の視点でしか見ていなかったようです。毎回の検査結果の数値でしかYさんをとらえていませんでした。易感染状態ではあるけれど，しゃくし定規に妻の差し入れをすべて禁止してしまう必要があったのでしょうか。

　看護師が妻と医師との間の調整役となり，Yさんも含めた4者間での話し合いを持つことができれば，Yさんは満足のいく形での食事が取れたのではなかったかと悔やまれます。ちょっとした気持ちのすれ違いが大きな結果を引き起こしてしまうことはよくあることです。あの時，ほんの一口でも妻の手作り弁当を食べることが許可されていたなら，Yさんは満足してその後の医療者の忠告にも素直に耳を傾けていたかもしれません。

　患者の必死の思いに気づき，応えることができなければ真の看護師とは言えません。何のために患者のそばにいるのかというナイチンゲールの叱咤の声が響いてくるようです。

　患者の食事についてナイチンゲールは，『看護覚え書』の中で「あくまでも患者の胃の意見に耳を傾けることであって，食品成分表を読むことではない」(Nightingale, 1859/1974, p.266) と述べています。また，「食欲はいかがですか」という不正確なデータを集めるような問いかけでは，ほとんど何も食べられない患者と，毎回の食事がいつものようには楽しめない患者とがまったく同じ答えをすることも述べられています。

　患者のいら立ちは食欲に直接反映されることが多いように思います。その結果，さらに患者は自分の身体にますます注意を集中することになり，悪循環が極まってしまうのです。患者の生命力の消耗を最小限にするためには，その症状だけを見るのではなく，その人の丸ごと全体を見なければいけないということなのです。

　ナイチンゲールは，看護師が患者の思いを共有することを『看護覚え書』の中で「半分引き受ける看護」(Nightingale, 1859/1974, p.254) と呼んでいます。患者の負担，その人の生命力の負担を看護が半分引き受ければ，その人の負う分は確実に半分少なくなると彼女は説いています。そして，その負担は大抵身体の負担よりも心の負担の方が重いと彼女は続けています。

C. 脳梗塞の在宅療養者と家族への介入例

　現在の機械化されシステム化された病院の入院患者よりも，食事を作ったり家の環境を自由に整えたりできる在宅療養者を対象にした看護援助において，ナイチンゲールの看護論は実際に応用することがより可能になると筆者は考えます。介入の具体的なケースを，ある在宅療養者の看護過程を通して見ていきましょう。

1．事例紹介
　63歳のMさんは元大工の棟梁で一本気な性格です。糖尿病による脳梗塞の発症は5年前で，急性期には危篤状態まで宣告されました。右麻痺・失語症と診断され，リハビリテーション病院で2年間入院治療をしました。車いす使用で全失語症のまま退院したため，現在は自宅から近医へ通院しています。保険外交員の妻と2人暮らしの生活ですが，近所に嫁に行った娘2人が孫を連れて時々遊びに来ています。

2．情報収集
　ナイチンゲールの『看護覚え書』の13項目について，Mさんも交えて主に妻から，時には娘たちからも情報を収集しました。

① **換気と保温**：Mさんの部屋にはめったにつけたことがないエアコンがあります。出入りのできる大きな窓があり，新鮮な空気には恵まれています。ただし，冬は電気ストーブを愛用するため，換気とやけどには十分に気をつけているそうです。

② **家屋の衛生**：住居はこぢんまりとした2階建て住宅です。2階はほとんど使われていませんが，使わない2階も妻が毎日拭き掃除と換気をして清潔に努めているそうです。Mさんは1階の自室に閉じこもりきりで，日中も万年床でほとんど寝てばかりいる生活です。

③ **こまやかな配慮**：血圧降下剤・脳代謝剤・血糖降下剤など7種類の薬剤を服用しています。妻が三度三度管理していますが，留守にする時に飲むように用意しておいた薬はいつもまったく飲まれていないそうです。

④ **物音**：住居は閑静な住宅街にあります。Mさんは電話やチャイムの音に強く反応し，布団に潜り込んでしまうこともあり，テレビも音が嫌いでボリュームを絞って見ているということです。

⑤ **変化のあること**：退院当初はほかの部屋をうろついたりもしていましたが，人や電話にも応対できず，妻とも意思の疎通ができないために，自室で何ら変化のない毎日を

送っている様子です。隔週に1度，妻とゆっくり歩いて10分の距離にある以前から知り合いの医院へ通院しています。

⑥ **食事**：少食ですがきちんと3回食べています。妻は，会社から昼食の準備のために毎日家に戻ってきて，Mさんに食べさせています。

⑦ **どんな食物を？**：食事の味付けはなるべく薄味にしているそうです。退院時の食事指導について妻は具体的には聞いていないと言っています。

⑧ **ベッドと寝具**：Mさんは自室の床に直接布団を敷いて寝ています。以前からベッドは好まなかったそうです。起き上がる時に全力で跳ね上がり，苦しそうにしています。通院の際に，医院のベッドから落ちそうになったこともあるということでした。

⑨ **光**：日当たりの良い庭が玄関の前にあります。食事をする居間は非常に日当たりの良い部屋です。面接の時にはMさんも居間に来てくれます。

⑩ **部屋と壁の清潔**：Mさんの部屋も居間も物が少なく，掃除がしやすい様子です。妻は清潔好きで掃除好きです。以前は猫を飼っていましたが今はいません。

⑪ **身体の清潔**：Mさんは風呂好きで，毎日入浴しているそうです。最初は妻が介助していましたが，今ではMさん一人でもできるので時々のぞく程度だそうです。和式の正方形の深めの風呂です。着替えも何とか一人でできますが，右手はげんこつのままです。

⑫ **安易な期待や忠告を言う**：退院直後に，娘たちが50音表でコミュニケーションを図りましたが，失敗でした。話せないことを孫たちがからかうので，Mさんは孫に会いたがらないそうです。意思の疎通ができないため，家族による話しかけは次第に小言のようになってしまい，Mさんは怒られてばかりいるうちに不機嫌になって自室に閉じこもり，何も訴えようとはしなくなったということです。

⑬ **病人の観察**：Mさんは右足を引きずりながら杖歩行しています。右手はまったく使用されず，肘と手指は曲がったままです。読みもしないのに習慣からか，新聞を毎日眺めているということです。一度早朝にMさんがとても興奮して全身で何かを言おうとしていたことがありましたが，妻が外に出てみると飼い猫が車にひかれて死亡していたそうです。Mさんに筆者が新聞を見せると，興奮したように指をさしながら口を動かし，「ジャーゴン（わけのわからない言葉）」を語っています。メモに新聞の見出し語の漢字を書いて見せると，首を縦に振っています。「喫煙」と書くとたばこを持って来て吸おうとし，妻も娘もびっくりして「わかるじゃないの」と連発し，Mさんもうれしそうにしています。

3．アセスメントと看護診断

① 意思の疎通ができないために，Mさんと家族はお互いにストレス状態です。Mさんは重要なことは何とかして全身で伝えようとしますが，日常的には意思を表出できずに自室に閉じこもり，活気なく過ごしています。家族が失語症について正しい理解をしていないために，Mさんの能力を過少評価して，お互いにコミュニケーション意欲を欠いています。

看護診断＃1：言葉でコミュニケーションできないことによるストレス状態

② 右片麻痺により右手を使用していないため，右上肢の拘縮の恐れがあります。歩行時に右足を引きずっているため，転倒の恐れもあります。また，足の反動を利用して起き上がっているため，脳の虚血を招き危険です。

看護診断＃2：右片麻痺による運動機能に対するセルフケア不足

③ 糖尿病という認識がMさんと家族は共に希薄で，薬剤管理が不十分です。

看護診断＃3：糖尿病に対する認識および薬剤管理に対するセルフケアおよび家族の管理不足

4．看護目標

① コミュニケーション手段を工夫し，家族と意思の疎通を図り，家族間のつながりを保持する。
② 右片麻痺に対するリハビリテーションを日常生活の中に取り入れて実行できる。
③ 糖尿病の認識を深め，セルフケアおよび家族指導によって服薬管理ができ，血糖値・血圧が安定する。
④ 家庭医との連絡・調整がスムーズに図れ，主体的な療養生活ができる。

5．看護計画

a．コミュニケーション

- 新聞を眺めているという情報から，表意文字である漢字を用いての話しかけが有効であることを見つけ，ジェスチャーと漢字を使って話しかけるように家族に指導する。
- 絵と漢字による日常生活に生かせる「会話帳」をMさんと家族と共に作成し，コミュニケーション手段として活用する。
- 音に対して敏感であるため，大声を出さずにゆっくりと意思が伝わるまでコミュニケーションできるような雰囲気をMさんと家族の間で持てるように指導する。

b．リハビリテーション
- 「会話帳」の色ぬりや折り紙，パズルなどの作業を通して，右手使用を促す。
- 拘縮予防のための四肢の運動を実施。妻や娘たちにも治療介護者としてMさんと共に日常的に作業や運動を展開するように指導する。
- 起き上がる際は，寝返りで横になり肘に重心を移動し，肘を伸ばして身体を支える方法をデモンストレーションし，跳ね上がらずにゆっくりと行うように練習する。

c．家族指導
- 失語症や脳梗塞について説明し，脳の残存機能を活性化することによって現状を変化させる可能性もあることを話す。
- 家族に糖尿病の合併症を説明し，食事と運動の重要性を強調する。
- 缶コーヒーや間食の取り過ぎを防止するように指導する。
- 皮膚の損傷や病変がないかをチェックし，感覚低下に伴う損傷や感染の予防を指導する。

d．セルフケア援助
- 3区分になったピルケースを用意し，朝・昼・晩と漢字で示すことによって，Mさんが1日分の薬品管理をセルフケアできるようにする。

e．医師との連絡・調整
- かかりつけの医院を訪問し，症状や薬剤について情報収集し，在宅療養上の問題点や看護目標について話し合う。

6．評価

① 「会話帳」での会話が進み，ジェスチャーと絵と漢字で意思の疎通もできる。お互いに余裕ができてストレスは軽減している。Mさんは日中，居間にいることが多くなり，自室に閉じこもることがなくなった。

② 「会話帳」の色ぬりや折り紙，パズルなどの作業を楽しみながら進めている。右手を意識して使おうとしている意欲が見られる。

③ 皮膚の損傷や感染は予防されている。

④ ピルケースを作り，1日分の薬を毎朝妻が分けることによって，Mさんがセルフケアで食後に服薬できている。血糖値と血圧は共に安定している。

⑤ 家族と医師間の連絡がスムーズに調整されている。医師に，ひらがなではなく漢字を用いると意味が伝わることがあると話し，「会話帳」の存在を伝えた。

Mさんの事例では、「会話帳」という言葉に代わるコミュニケーション手段を見つけたことにより、家庭内に自らの居場所を見つけ、家族とのつながりを回復することができました。Mさんを取り巻く環境において整えられていない根本的なところは、コミュニケーション手段でした。失語症という医学的な診断名に対して、患者自身も家族もコミュニケーションをあきらめてしまっていたのでした。

　しかし、看護の視点で観察してみると、Mさんには形でのコミュニケーションが残されていたことがわかったのです。表意文字としての漢字と絵でコミュニケーションが可能になり、それによって一度悪循環が断たれると、すべてがうまく機能し始めたのでした。在宅療養では個人の生活背景が重要であり、援助すべきことは何かを対象者の健康状態や反応、家族とのかかわりという環境の中から探っていかなければなりません。

　医学的にこれ以上の回復は望めないと診断された病人であっても、環境をベストの状態に整え、残存機能の回復を図り、セルフケアへの援助を工夫していくことによって、その人の行動は変容し、日常生活が活性化され、健康状態を改善することができるのです。

　病気につきものの苦痛について『看護覚え書』に、「その病気にとって避けられない、よくあることと一般に考えられている症状、あるいは苦しみは、その病気の症状ではなく、まったく別のことによる症状である場合が多い」(Nightingale, 1859/1974, p.150)とあります。別のことというのは環境がベストの状態に整えられていないことであり、それを整えることによって、病人の苦痛を取り除くのが看護であるとナイチンゲールは言っているのです。患者自身も家族も、最初は努力してみたが改善されない場合に、この苦痛は病気だから仕方がない、我慢しなければならない苦痛なのだとあきらめていることがよくあります。そこに看護が介入して、環境をベストの状態に整え、間接的に人間システムに働きかけることによって、その人から治る力を引き出すことができるのです。

D. 認知症が進んでしまった在宅療養者の通うデイサービスでの介入例

　ナイチンゲールは、回復期の療養生活は家に似せた回復期施設が適していると述べています。この言葉を意識して筆者は、これまでのナイチンゲール研究を踏まえたデイサービスセンターを造りました。

　病人自身が欲する「気まぐれ」は贅沢でわがままなものと思われがちですが、病人の回復にとって有効な手段となることがあるというナイチンゲールの考えを、このデイサービスでの介入の具体的なケースを通して見ていきましょう。

1．事例紹介

85歳の女性Ｉさんは，長男夫婦と3人暮らし。Ｉさんのご主人は15年ほど前に亡くなっています。家業で雑貨屋を営んでいるため，長男夫婦は接客に忙しく，日中Ｉさんはほとんど一人で過ごしています。3年前に転倒し，右大腿骨頸部を骨折し手術をしました。今回，もう片方の左大腿骨頸部骨折のため2ヵ月入院し，退院したところです。入院を機に物忘れが進行し，トイレに行こうとして方向を間違えたり，食事を食べていないと言ったり，認知症が進行しています。両大腿骨を骨折しているため歩行も不安定で，家の中でも転倒する恐れがあります。日中，家に一人で置いておけないと家族から訴えがあり，介護保険を利用し，在宅にて週3回デイサービスに通うことになりました。

2．情報収集

ナイチンゲールの13項目について，特に気になる点をＩさんと長男夫婦から情報収集しました。

① **換気と保温**：奥まったＩさんの部屋には，まったく使わない家具などが置かれていて，窓も以前はあまり開けられたことがありませんでした。今後はＩさんがデイサービスに行っている間に，長男の妻が部屋の換気と環境整備を行っていく予定です。

② **家屋の衛生**：住居は繁華街にある2階建て住居です。1階は雑貨屋，2階には長男夫婦とＩさんがいます。繁華街の雑居ビルが立ち並ぶ地域に立地しています。建物は古く，じめじめと湿った感じです。

③ **こまやかな配慮**：長男の妻がキーパーソンですが，家業も忙しくＩさんばかりにかかわってもいられません。以前は手もかからなく問題はなかったのですが，現在はご飯を食べたか食べていないかで言い争うこともあり，これ以上一緒にいられないと，長男の妻は限界を感じ，すべてを投げ出したくなることがあると語っています。

④ **物音**：近くに遊興ビルがあるため，雑踏のにぎわいが響いています。

⑤ **変化のあること**：Ｉさんは日中一人で過ごすことが多いため，長男の妻が2階に上がってみると転倒していたこともあるようです。以前は1階の店に顔を見せていましたが，2回目の骨折をしてからは，階段の上り下りが危険なため，一人でぼんやりと2階で過ごすことが多いといいます。

⑥ **食事**：以前は家族と食事をしていましたが，現在は長男の妻が用意するものをベッド上で三度三度食べています。時々，食事を食べていない，おなかがすいたと言って，不自由な足取りで階下へ降りてくることもあるといいます。

⑦ **どんな食べ物を？**：Ｉさんは嚥下には問題ないので，何でもよく食べます。忘れてし

まって，何度も食べることがあるので，以前より太ってしまった様子です。
⑧ **ベッドと寝具**：ベッドがIさんの居場所であるので，いつのまにか日中は寝たきりのような生活をしています。週3回デイサービスに通うことになったので，やっとベッドの周りを片付けられると長男の妻は話しています。
⑨ **光**：階段の周りにわずかな明かり取りの窓がありますが，2階奥のIさんの居住場所は穴ぐらのように暗い。
⑩ **部屋と壁の清潔**：Iさんの部屋には家族の使わなくなった家具などが置かれています。その家具にもたれながら，伝い歩きをしています。
⑪ **身体の清潔**：風呂は好きで以前は毎日入浴していましたが，入院後は介助が必要になったため，長男の妻は家業で忙しいことを理由にあまり入浴もさせていない様子。今後はデイサービスにて入浴する予定です。
⑫ **安易な期待や忠告を言う**：夜間に，家に帰りたいと人が変わったようにそわそわし始めます。長男の妻も長男もここが家だとIさんの言うことのすべてを否定しようとするため，Iさんはますますここは家ではないと言い争うことが度々あると言います。一度，いつのまにか不自由な足で外に出てしまい，長男が真夜中に家に連れ戻すということがあったようです。安易な期待や忠告を言うよりも，「どうか，一つでよいから，実際・現実に善意が実った例などを話してほしい」と『看護覚え書』にあります。Iさんと家族との間の精神的な溝が感じられます。
⑬ **病人の観察**：骨折自体は手術により回復していますが，リハビリが不十分なため足の運びが悪いようです。認知症が進み，物忘れがひどく，1分前のことも覚えていません。転倒による足の痛みなども忘れてしまい，急に立ち上がろうとしてまた転倒してしまうという悪循環に陥っています。

3．アセスメントと看護診断

① Iさんの部屋にも家中にも家具などが置かれていて，十分なスペースがないため，足の運びを強化するようなリハビリが日常生活を通してできていません。
　看護診断#1：大腿骨頸部骨折後のリハビリが十分でないため，歩行が不安定
② 認知症が進み，物忘れがひどく，今どこにいるのか，何をしているのかを思い出せず，また自分の下肢が不自由だということも忘れてしまうので，話の途中でも，突然立ち上がろうとすることがあります。
　看護診断#2：認知症が進んで記銘力が低下しているため，転倒やその他のトラブルを引き起こす恐れがある

③ 認知症が進み，特に夜間になると人が変わったようにそわそわし始め，自分の家に帰りたいと言い，荷物をまとめて家を出ようとします。

　看護診断＃３：夜間に，認知症による帰宅願望が出現し，家を飛び出して徘徊する恐れがある

④ 家業が忙しい上にＩさんの認知症に振り回されてしまうため，家族のストレスが拡大し，特に長男の妻がすべてを投げ出したくなるほどの介護ストレスで悪循環を引き起こしています。

　看護診断＃４：家族のストレス，特に長男の妻の介護ストレスが強い

４．看護目標

① デイサービスでの機能訓練によって下肢の機能を強化し，安全な歩行を保つ。
② デイサービスにて，他の人との交流を図り，認知症の予防と社会性の維持に努める。
③ 日中，デイサービスに出かけることによって家族の介護負担の軽減を図る。
④ 日中，デイサービスでゆったり水槽を眺めたり，犬と共に過ごしたり，ちょっとした手先の作業をしたりして，変化のある生活を送ることで認知症の進行を予防する。

５．看護計画

・必要に応じて歩行器などを利用し，下肢の機能訓練，歩行訓練を強化する。
・日中はデイサービスにて，座位を保ち，寝かせきりにしない。
・日中はデイサービスにて，他の人との会話を楽しみ，動物や魚などと触れ合い，好きなことを勧めて穏やかに過ごさせる。ちょっとした手先の作業をすることによって認知症の予防を図る。
・帰宅願望が出現した場合に，その都度，Ｉさんの自尊心を傷つけないように今日はここに泊まることを説明し，納得してもらうという対処法を家族に指導する。
・Ｉさんの居室にベルを取り付け，部屋を出ようとする前にとどめて話しかけ，落ち着かせて，Ｉさんに納得してもらうようにかかわっていく。

６．評価

　Ｉさんはデイサービスにて，職員や他の利用者と話をしたり，色とりどりのきれいな魚のいる水槽を眺めたり，癒やしを与えてくれる犬とともに数時間を過ごしたりしています。ナイチンゲールの「小さなペットは長期の慢性病の病人にとってはこよなき友人となる」という言葉どおり，Ｉさんの生き生きとした表情，犬をいとしむまぶしいような表情

は，ほかでは決して見られない，自分自身をその瞬間にはしっかりと取り戻している表情です。また，季節を実感できる庭を散策したり，屋外の陽光を浴びながら，木に実っている季節の果物を実際に見て，収穫して，皮をむいたりするなどの手作業も効果的に行いました。このようなゆったりとした時間を過ごすことで，少しずつIさんは穏やかな顔つきになってきています。Iさんが以前のような穏やかな明るさを身につけることによって，長男の妻との関係も少しずつ改善しています。

『看護覚え書』には，家庭にいる病人であれば自然に得られるはずの利点がいくつか挙げられています。「家庭にいる小さなペットなどは長期の慢性病の病人にとってはこよなき友人となることが多い」「病人を元気づけ，療養の励ましになる」「かごのなかの一羽の小鳥が，同じ部屋に何年も閉じこもって動けない病人の唯一の楽しみである」「もし，自分でえさを与えたり，洗ってやったりすることができれば，それによって病人は常に元気づけられ，意欲が湧いてくるものである」。ナイチンゲールらしい表現では「ある病人が看護師から受けた看護と犬から受けた看護とについて語ったことがあるが，彼は犬による看護の方がずっとよかったと言った。何よりも犬はしゃべりませんからね」と辛辣に語っています。

ほかに，赤ん坊との接触，目新しい便り，ちょっとした手先の仕事などが療養の励ましになるとして挙げられています。ナイチンゲール自身も，クリミア戦争での従軍以降，リウマチ，心臓病，神経衰弱などと診断され，何年もベッドに寝たり起きたりの生活を送っていたこともあり，彼女自身の実体験からきた療養上の励ましが述べられているのです。看護者の立場からではなかなか理解しにくく，患者の側に立ってこそわかるこの励ましを，ナイチンゲールは『看護覚え書』の中で展開しているのです。

さらに，病人に直接作用して，実際に回復への手段となるものとして，物の形，色，変化，光，音楽，花などが挙げられています。

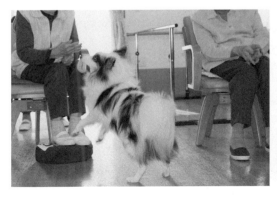
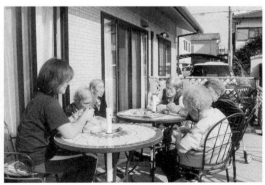

〔利用者の許諾を得て掲載〕

「病人の周りの状況surroundings」が「気持ちmind」を癒やし，さらにその癒やされた気持ちが「身体body」を癒やし，病人を回復へと導いていくとナイチンゲールは語っています。この「病人の周りの状況」を整えることは，実は健康な人から見ると贅沢で，わがままな「気まぐれfancies」とされ，人々に本当には理解されていないことが多いと彼女は嘆いています。病人が欲するこの「気まぐれ」こそが，それぞれの病気の回復にとって本当に必要な何かである可能性が高いとナイチンゲールは指摘しているのです。その人の気まぐれを大切にすることは，何よりもその人を理解すること，認めることではないでしょうか。同じであること，普通であることという現代の発想では，個人の「気まぐれ」は贅沢でわがままなものであり，我慢すべきものとなってしまっています。

　社会全般に及ぶ，不況を背景とする合理化，機械化，一元化という波が，介護保険にも医療保険にも，障害者自立支援法にも及んできています。そんな中で，ナイチンゲールの言う「患者の周辺の状況を整えること」の中で，最も優先されるべきは，患者自身の「気まぐれ」であるという視点を，私たちはもう一度振り返ってみる必要があるのではないでしょうか。

　現在の最先端のがん治療に「生きがい療法」というのがあります。がんを患いながらも以前から続けていたスポーツや趣味に力いっぱい取り組んでいくことで，がんの進行を遅らせてしまうという，まさに画期的な逆転の発想が取り入れられている様子がテレビなどで放映されることがあります。この最先端の療法も，以前であれば，この状態では無理でしょうとあきらめられていたことが，薬剤コントロールなどの進歩に伴い，また，患者さんたちの強い意志があってこそ成り立ちます。まさにナイチンゲールの言った「気持ちmind」を癒やすことによって，さらにその癒やされた気持ちが実際に「身体body」を癒やし，病人を回復へと導いていくという，19世紀の著書に記されている考えそのままであることに驚かされます。非常に優れた観察者であったナイチンゲールが経験から学んだものを，私たちはその著作から享受することができるのです。

　ペットや動物には癒やしの効果があるとして，近年アニマルセラピーの効果が言われています。在宅療養であれば，自然に得られるかもしれないこのようなペットからの励ましも，病院や施設などではたいていあきらめなくてはなりません。現在のうさぎ小屋のような日本の家屋ではかなわないことも多く，核家族化が進んでしまった状況では，お年寄りと赤ん坊が一緒に生活するという機会もなかなか自然に得られるものではありません。現実の家では無理でも，家に準じたようなデイサービス施設があれば，豊かな療養生活が営める場合もあります。ナイチンゲールも『病院覚え書』の中で，回復期の療養生活は家に似せた回復期施設が適していると述べています。

手前勝手になりますが，筆者はこれまでのナイチンゲール研究を踏まえて，実際に，家に似たデイサービスセンターを造ることにしました。家にいるようにくつろげる空間，無理に何かをやるのではなく，自然な形で無理なく過ごせる時間を大切にした療養の場を実現してみたい，ナイチンゲールの考えや思いを現在に生かしてみたいと考えたからです。

　「好きな時間に起きて，自由にテレビを見る」。例えば，家庭では当然のこんな普通のことでも，病院や施設では「患者のわがまま」になってしまいます。ナイチンゲールは病気とは別のところからくる症状や苦痛を取り除くのが看護だと言っていますが，これらはまさに「病気とは別のところからくる苦痛」です。これらを最小限にするように周りの環境を整えることを優先したデイサービスセンターをと考えました。普通の一軒家にかなり近い構造の建物で，家にあるような台所で手作りの食事やおやつを提供する。季節の香りのする樹木と芝のある庭，水の流れの音がする池もあります。また，アニマルセラピーを取り入れ，人に十分に慣れたペットとしての犬がいる空間，色とりどりの熱帯魚のいる，いつまでも見ていて飽きない水槽を置いて，優しい時間が流れるデイサービスを意識しました。ナイチンゲールの言ったようにまず「気持ちmindを癒やす」ために。

　実際にいろいろなことを忘れてしまっている人でも，魚や小動物の生き生きとした動きを見ることで，普通に喜んだり楽しんだりできるのです。それが「身体を癒やすbody」につながるように，見るだけでなく，えさを与えたり，収穫したりという体感を通して，生身の身体がさらに癒やされることを実感できるために。ナイチンゲールは「どんぐりやとちの実を少しばかりの樹木に育て上げる喜びは，一生かけてヨーロッパ中をめぐる旅行より大きい」とも語っています。ナイチンゲールの言葉を意識したデイサービスで，多くの人が彼女の思いを享受できればと筆者は考えます。

VII. 枠組み7：臨床・研究・教育とのリンケージ
この理論を臨床場面や看護研究，そして看護教育の中で使うためには，どうすればよいかを考えてみよう

　ナイチンゲールは看護概念を彼女自らの観察や経験から引き出しました。彼女の著作には「これは事実である」（Nightingale, 1859/1974, p.319）という表現が繰り返し登場しています。彼女は事実を直視して，その中に潜む論理を発見し，それを知識としてとどめるのではなく，現実に応用し現実に生かすことを目的としていました。それゆえナイチンゲールの看護論は，今日行われている看護実践の基礎的論拠を与え続けているのです。

A.『看護覚え書』の13項目が看護実践における普遍的な「canon」である

　『看護覚え書』の冒頭でナイチンゲールは,「私は,女性たちにいかに看護するかを教えようとは思っていない。むしろ彼女たちに自ら学んでもらいたいと願っている。そのような目的のもとに,私はあえてここにいくつかのヒントを述べてみた」(Nightingale, 1859/ 1974, p.140) と書いています。臨床の現場で,これでいいのだろうか,これはどうしたらよいのだろうかという問題に出合った時に,この本を開いてみると何かしらのヒントが述べられていると言うのです。

　『看護覚え書』は系統的に述べられた理論書ではありません。この本の1章から13章の中でナイチンゲールは,日常用語を使いさまざまな角度から看護の視点を扱っています。彼女は,何が看護であり,何が看護ではないか,また何が患者に害を与え,何が患者の回復を促進させるかを,経験に基づいた具体的な事例を数多く述べることによって指し示しています。ここには,実際の経験に基づいた多くの事実が述べられています。だからこそ私たちに臨床の場で,看護そのものを自ら考えて工夫し試行錯誤する勇気を与えてくれるのです。私たちは,この13のそれぞれの看護の視点を,日常のケアに取り込んでいく作業をしなければなりません。

　『看護覚え書』には「canon」という言葉が,第1章の冒頭にただ1ヵ所だけ登場します。「看護の第一の根本原則 (the very first canon of nursing)」(Nightingale, 1859/1974, p.157) は換気と保温であると彼女は言っています。ここに述べられている見出しの13項目が,看護ケア実践における普遍的なcanonであると筆者は考えます。この前文に述べられているように,この覚え書き (notes) はいつかは誰か他人の健康上の責任を負う女性たちに対して書かれたものであり,時代を超えて今日のすべての看護師に通じる指針を提供しています。ここで扱われている事例は,今日の高度に技術化された看護の分野では見落とされているものばかりです。ここには食事の項目が2つあります。現在では,病院食は栄養士によって調理,管理されているので,食事に関してはあまり重要ではないと考えてしまう看護師も多いと思います。

　しかし,看護の視点が欠如すると,「枠組み6」の2番目の例にも挙げたように「患者の胃の意見」よりも栄養価としての数値を重視する傾向が強まってしまうように思います。在宅療養者の場合には,栄養士が作るということはあまり望めませんから,より一層看護の視点が重要になるでしょう。在宅療養者が増加している今日,食事は直接患者の口に入るものであり,看護師が特別の関心を寄せなければならない度合いはさらに強まった

と言えるのです。

　ナイチンゲールは，いとこに送った書簡の中で「すべての看護の最終目標は，病人を彼ら自身の家で看護することだというのが私の意見です。でも2000年のことについて話しても何にもなりませんね」（Nightingale, 1867, p.14）と言っています。彼女が2000年にどのような在宅看護を思い描いていたのかはわかりませんが，2000年4月より，介護保険制度が導入された日本のわれわれにとって，在宅看護を看護の最終目標と呼べるような理想的な看護にしていくためには，各家庭での生活者としての個人を対象として，看護をより人々の生活に近づけた幅の広いものにする必要があるでしょう。そのためのヒントが『看護覚え書』の13項目なのです。

B. ナイチンゲールからつながる現在の在宅看護

　看護師による組織化された訪問看護の歴史は，ナイチンゲール以前にさかのぼることはできません。訪問看護の父とされるウィリアム・ラスボーン（William Rathbone）は，病妻を看取るために雇った個人付き添い看護師メアリー・ロビンソン（Mary Robinson）の優れた働きを見て，貧しい人々を救うには訓練を受けた職業看護師が必要であると考え，ナイチンゲールの助言を得て貧しい病人の家への訪問看護活動を始めました（Seymer, 1957/1978）。

　クリミア戦争から英国に戻り，すでに伝説となりつつあったナイチンゲールは，リバプール市を拠点にまずロビンソン1人から訪問看護活動を始めるように，そしてさらに多くの貧しい病人の必要性に応えるために徐々にその活動を拡大していくようにと彼に助言しています。この訪問看護活動は「district nursing」と呼ばれ，ラスボーンの造語として知られています。"district"は，英国独特の呼び名で，教会教区「parish」の一区域を表しています。リバプール市を，教会を中心とした18地区「district」に分け，各地区に看護師1人と婦人2人を割り当て，ナイチンゲールの助言どおり，病人の看護のみでなく生活改善や健康教育を実践していったのです。

　ナイチンゲールは1890年のラスボーン著『貧しい人々のための訪問看護のあゆみ』への序文において「訪問看護師とは貧しい人々の家に出かけて病人を看護するだけではなく，家族の人々が健康的に生活できるようにするために実際的な指導をする」と述べ，「衛生設備への公的な援助をどのようにすれば得られるか，いろいろな道具をどのように工夫すればよいかを看護師たちは家族の人たちにその家で教える」「教えているようには見せないで教えていく」と語っています（Nightingale, 1890/1986, p.23）。訪問看護師が子

どもやその家の働き手を健康にすることでその家は解体せずに済むのです。訪問看護師は健康的で病気を予防する生き方を，その家庭に出向いて彼女自身がやってみせることによって家族に教えていきます。訪問看護師は，施しはしません。しかし「必要なときにはあらゆる種類の援助が受けられる場所と施設を知っている」(Nightingale, 1890/1986, p.24) ナイチンゲールの視点は常に適切で具体的で斬新です。

　近代的な訪問看護活動はこの実験的試みに端を発し，1861年には公に地区看護「District Nursing」という新しい概念のための新しい言葉を用いて活動し，その後，ロンドンを含め各地で地区看護組織が発足し，1887年にはヴィクトリア女王の即位50周年記念に際して女王から寄せられた7万ポンドを得て，「訓練看護師による在宅貧窮患者の訪問看護のための看護専門学校」も造られました。訪問看護活動は飛躍的に前進し，訪問看護師は地区看護師「District Nurse」(Seymer, 1957/1978, p.276) または「Queen's Jubilee nurse」と呼ばれたのです（Seymer, 1957/1978, p.280）。

　訪問看護と言うと，つい最近出来上がったシステムと思われがちですが，実はナイチンゲールが描いていた看護の未来は訪問看護が主役だったのです。現在につながる訪問看護活動は150年前からすでに実施されていたのでした。また，注目すべきは「district」が教会教区「parish」の一区域を表していたことです。現在日本が標榜している地域包括ケアは中学校区を想定しており，家から30分以内で通える地域を単位とする在宅医療活動を目論んでいます。まさに，150年前の英国の在宅看護を手本として高齢多死時代と言われる2030年問題を再考すべきではないでしょうか。病院や施設がなくなるという気配はありませんが，「病人を彼ら自身の家で看護する」というナイチンゲールの期待は，いまや急速に現実のものとなっているのです。

C. 看護が不十分であるために生じる症状を観察する重要性

　ナイチンゲールは，いくつかの著作の中で繰り返し「疾病のせいによる症状ではなく，看護が不十分であるがために生ずる症状を観察すること」(Nightingale, 1859/1974, p.150) の重要性を強調しています。看護の視点を持って観察することが重要なのです。

　バイタルサインを測定したり，点滴や薬剤の管理をしたり，マニュアルどおりに決められた手順で決められた仕事をこなすことに忙しい現在の治療中心の臨床において，看護師たちは，患者の症状の観察にのみ終始してはいないでしょうか。治療や看護を受ける患者のその時その場の表情をはっきりと思い出すことができるでしょうか。病気とは回復過程であるというナイチンゲールの理論に照らしてみると，患者がどのような症状をしていた

としても，それは患者自身が病気と闘っている姿であり，自分で治そうとして身体の平衡を取ろうとしている働きが現に起こっている姿であるとは考えられないでしょうか。

患者のさまざまな状況を整えて，その人の全体を見ていく。外科的治療においても，内科的治療においても，自然の働きが十分になされるような最善の状態に患者を置くことがナイチンゲールの言う看護なのです。在宅療養者の場合は，看護師一人ひとりの独自の看護の視点が要求されます。看護実践のさまざまな場面において，ナイチンゲールの示した看護の原理に立ち返ってみることが必要であると考えます。

彼女の理論は，臨床で試してみるように作られたモデル化や仮説の記述ではなく，実際の観察に基づいた具体的な事実が提示されています。ナイチンゲールは，「観察の目的は実践である」(Nightingale, 1859/1974, p.319) と述べ，看護実践は個々の看護師の観察の上に確立されるべきであると示唆し，各々の看護師自身の経験を重視しています。「もし，観察する習慣を身につけられないのであれば，看護師になることを諦めたほうがいい」(Nightingale, 1859/1974, p.328) と彼女は厳しい評価を下しています。

看護実践という現象は，1回限りのもので絶えず動いているものです。「看護とは，私たちが年ごと月ごと週ごとに進歩し続けていない限りは，まさに退歩しているといえる，そういうものなのです」(Nightingale, 1872/1974, p.263) と，ナイチンゲールは書簡の中で看護見習生に向けて語っています。毎日何かを学ぶことができるのが看護の本質であると彼女は私たち看護師に教えてくれています。

Ⅷ. 枠組み8：さらに詳しく理論を知りたい人のために

ナイチンゲールの看護論については，看護理論としてしっかりと位置づけて扱っている書物はあまり多くはありません。しかし，伝記として出版されている書物においても，ナイチンゲールの看護論に深くかかわっていると思われるものが近年相次いで出版されています。

また，『看護覚え書』の翻訳本にもさまざまな種類があります。翻訳ではなくナイチンゲールの英文での表現を直接知りたいという方のために，原文を掲載している書物も取り上げました。さらに理解を深めたいと考えている人は，以下のような文献を参考にしてください。

A．理論の解説書

① 小玉香津子．(1990)．ナイチンゲールの看護．松木光子．(編)．*看護理論とその実践への展開 看護MOOK 35所収*（pp.8-12）．金原出版．

　ナイチンゲールの看護論が，看護理論の系譜の頂に置かれるのはなぜかについて，看護学史を貫く彼女の2つの発見を基に，わかりやすく解説しています。

② Fitzpatrick, J. J. et al. (1992)／小玉香津子，尾田葉子．(訳)．(1997)．*ノーツ・オン・ナーシング1859付 11人の看護理論家による『ノーツ・オン・ナーシング』と私*．日本看護協会出版会．

　H・E・ペプロウ（H. E. Peplou）やM・M・レイニンガー（M. M. Leininger），M・A・ニューマン（M. A. Newman），J・ワトソン（J. Watson），D・ジョンソン（D. Johnson）など米国を代表する11人の看護理論家たちが，ナイチンゲールを看護理論家たちの系譜の頂に置く理由について語っている非常に興味深いものです。

③ 多尾清子．(1991)．*統計学者としてのナイチンゲール*．医学書院．

　ナイチンゲールの業績を統計学者という視点からとらえ，紹介した研究書です。当時の衛生状況や実践された看護の結果を，ナイチンゲールが実際にどのように統計に表現したかを数多く紹介しています。

④ 小川典子．(2016)．フロレンス・ナイチンゲールが描いた21世紀における在宅看護．*順天堂保健看護研究*，4（1）．1-12．

　1990年代前半から現在に至る20年以上の間，ナイチンゲールの著作である150年前の過去にデータを求め，現在と過去との会話を繰り返してきた結果を総論の形でまとめました。ナイチンゲールの在宅看護への言及についての書誌学的研究と実際の著者の在宅看護の経験とを関連づけながら在宅看護の未来について考察しています。

⑤ 小川典子．(1997)．フロレンス・ナイチンゲールにおける在宅看護の概念．*看護研究*，30（1），63-74．

　19世紀の時点で，ナイチンゲールが在宅看護についてどのように考えていたのかを，彼女の27のテクストから分析した研究論文です。在宅ケアに少しでも興味がある方には読んでいただきたいと思う論文です。

⑥ 小川典子．(1996)．看護における歴史的研究—ナイチンゲールの今日性の探求，海外文献紹介．*看護学雑誌*，60（12），1128-1131．

　「フロレンス・ナイチンゲール；昨日，今日，明日」という米国の看護論文を紹介しながら，看護における歴史的研究の方法について，またナイチンゲール理論を今日の看護研

究に生かすための手法について述べられています。

⑦ 小川典子．（1999）．ナイチンゲール『看護覚え書』の構造を読む―方法としての書誌学的研究．ゆみる出版．

『看護覚え書』の原文を段落，文節，句，単語へと徹底的に解体することによって，日常の読み方では見えなかった思考の流れ，キイ概念，思想の構築法など，テクストそれ自体が持つ隠れた事実を明らかにしていく書誌学的研究。環境（environment）という言葉，概念は存在しなかったという作業を通して，これまでのナイチンゲールのエンバイロメンタルセオリー環境理論家という定説に挑んだ意欲的な研究論文です。

B. 伝説ではないナイチンゲールの生涯とその思想を紹介した文献

① Cook, E.（1914）/中村妙子，友枝久美子．（訳）．（1993～94）．ナイティンゲール伝―その生涯と思想 Ⅰ～Ⅲ．時空出版．

大正10年に村田勤によって訳され，紹介されていたエドワード・クックのナイチンゲール伝が，新たに全訳されたものです。90年間の生涯にわたる膨大な量のナイチンゲール自身の文書を資料とし，数多いナイチンゲール伝の基本資料と言われている本格的なナイチンゲール研究書です。

② Strachey, L.（1918）/橋口稔．（訳）．（1993）．ナイチンゲール伝．岩波書店．

手厳しいことで有名なイギリスの批評家L・ストレイチーが著したナイチンゲールの伝記で，「著名なヴィクトリア朝人たち」4編中の1つ。白衣の天使とは大違いのナイチンゲール像が見えてくるはずです。

③ 小玉香津子．（1999）．ナイチンゲール．清水書院．

人と思想という世界の思想家を紹介するセンチュリーブックスにナイチンゲールが登場。世界的思想家としての彼女の生涯とその思想を，当時の社会的背景に照らして立体的に解明した文献。ナイチンゲールの入門書としてすべての人々に薦めたい一冊です。

④ さくらももこキャラクター（原作），宮原かごめ（漫画），小玉香津子．（監修）．（2004）．ちびまる子ちゃんのナイチンゲール．集英社．

漫画で紹介されたナイチンゲール。歴史的時代背景や登場人物の紹介などを章間に織り込んで，本格的な内容をわかりやすく解説している現代人向けの書。具体的なナイチンゲールの素顔がさらに身近になります。

C. ナイチンゲールの原文

① Carroll, D. P.（Ed.）（1992）/小玉香津子，尾田葉子．（訳）．（1997），ノーツ・オン・ナーシング．日本看護協会出版会．

「枠組み8　A．理論の解説書②」で挙げた11人の現代の看護理論家の解説が付録として掲載されている，ナイチンゲールの初版本の復刻『看護覚え書』の原文です。現在も世界中で読まれている，1859年に初めて出版された『看護覚え書』そのままのコピーです。もちろん翻訳も同時に掲載されていますから，日本で広く読まれている第2版と読み比べてみるのも興味深いかもしれません。

② 薄井坦子，小南吉彦．（編）．（1974）．原文・看護覚え書．現代社．

第2版『看護覚え書』の全文と「赤ん坊の世話」の原文が掲載されています。

③ 薄井坦子，小南吉彦．（編）．（1974）．ナイチンゲール原文看護小論集．現代社．

1867〜94年のナイチンゲールの論文「救貧院病院における看護」「貧しい病人のための看護」「病院と患者」「看護婦の訓練と病人の看護」「病人の看護と健康を守る看護」「町や村での健康教育」の6編の原文が掲載されています。

おわりに

　ナイチンゲールの真の姿は，伝説とはおよそ異なっているばかりでなく，その業績は看護にとっても人類にとっても非常に重要であると筆者は考えます。現代の女性の生き方にもつながる多面的な魅力を備えたナイチンゲールが，日本で多くの人々によって再評価されることを期待しています。

　ナイチンゲールの看護理論は彼女の時代，19世紀半ばの実践に適切であったばかりでなく，彼女の示した原理を踏まえ，方法を発展させたのが現代の看護と言えるでしょう。そしてこれからの在宅看護を，ナイチンゲールが看護の最終目標と呼んだような理想の看護にしていくことが私たちの課題であり，そのチャンスでもあるのです。

　何よりも彼女の改革の姿勢は，膨大な問題を抱えながら現状に甘んじている「事なかれ主義」の現代の私たちの生き方に反省を促すものでありましょう。

【文献】
Cook, E.（1914）. *The life of Florence Nightingale,* London : Macmillan.
Cook, E.（1914）/中村妙子.（訳）.（1993～94）. ナイティンゲール伝―その生涯と思想　Ⅰ～Ⅲ. 時空出版.
Fitzpatrick, J. J. et al.（1992）/小玉香津子, 尾田葉子.（訳）.（1997））. ノーツ・オン・ナーシング *1859付　11人の看護理論家による『ノーツ・オン・ナーシング』と私*. 日本看護協会出版会.
小玉香津子.（1990）. ナイチンゲールの看護. 松木光子.（編）. *看護理論とその実践への展開　看護 MOOK 35*. 金原出版.
小玉香津子.（1999）. ナイチンゲール. 清水書院.
長沢泰（1979）. ナイチンゲール病棟の再発見. *綜合看護*, 14（4）, 9-31.
Nightingale, F.（1851～1914））/湯槙ます.（監修）.（1974）. ナイチンゲール著作集 *1 ～ 3*. 現代社.
Nightingale, F.（1859）/小玉香津子.（訳）.（1968）. *看護覚え書*. 現代社.
Nightingale, F.（1867）/小玉香津子.（訳）.（1989）. フローレンスはやはり正しかった. ワールドヘルス1988, 8～9. *INR*, 12（2）, 14.
Nightingale, F.（1890）/尾田葉子.（訳）.（1986）. 貧しい人々のための訪問看護の歩みへの序文. ナーシングトゥディ, 1（5）, 22-25.
小川典子.（1996）. 看護における歴史的研究―ナイチンゲールの今日性の探求, 海外文献紹介. *看護学雑誌*, 60（12）, 1128-1131.
小川典子.（1997）. フロレンス・ナイチンゲールにおける在宅看護の概念. *看護研究*, 30（1）, 63-74.
小川典子.（1999）. ナイチンゲール『看護覚え書』の構造を読む―方法としての書誌学的研究. ゆみる出版.
さくらももこキャラクター.（原作）, 宮原かごめ.（漫画）, 小玉香津子.（監修）.（2004）. ちびまる子ちゃんのナイチンゲール. 集英社.
Seymer, R. L.（1957）/小玉香津子.（訳）.（1978）. *看護の歴史*. 医学書院.
Strachey, L.（1918）/橋口稔.（訳）.（1993）. ナイチンゲール伝. 岩波書店.
多尾清子（1991）. 統計学者としてのナイチンゲール. 医学書院.
ビデオ教材：小玉香津子. *看護論シリーズ, フロレンスナイチンゲール*, ビデオパックニッポン.

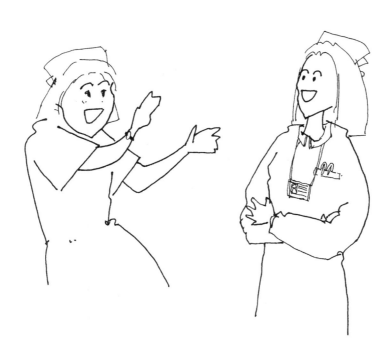

ヒルデガード・E・ペプロウ
Hildegard E. Peplau

出口禎子

はじめに

　看護の理論家は日本にも大勢紹介されています。その中の一人であるヒルデガード・E・ペプロウ（Hildegard E. Peplau：1909～99）は，精神看護学の創始者であり，精神看護学の理論家です。ペプロウは「精神科看護の母」と呼ばれ，優れた看護実践とその実践経験に基づく理論の開発によって，20世紀の看護と看護教育に多大な影響を与えた人です。ペプロウの看護理論の基本は，患者と看護師の治療的な対人関係のプロセスです。看護ケアの場では，看護師が意識するかしないかにかかわらず，患者と看護師の間にはダイナミックな相互作用が生じると述べています。さらにその相互作用は治療的かかわりのプロセスであり，患者の回復過程にも影響すると考えました。ペプロウは，ケアの場における患者と看護師のやり取りの過程を4つの局面に分け，これを「治療的人間関係の過程」と呼びました。ペプロウの看護論は，対人関係の中の治療的側面に注目して開発された理論と言えるでしょう。

I. 枠組み1：理論を書いた人はどんな人だろう

　ペプロウは，1909年9月に米国ペンシルベニア州レディングで6人姉妹兄弟の次女として生まれ，1999年3月に89歳の生涯を閉じました。ポーランド生まれのドイツ人で合衆国への移民者であった両親は，あまり感情を表さない人であったと言われています。ペプロウは努力を積み重ね，自分の夢に向かって自己実現を果たしていったのです。彼女は，1943年にバーモント州ベニングトン大学で看護学を専攻して学士号を，その後コロンビ

ア大学ティーチャーズカレッジで修士号と博士号の学位を取得しました。

　看護職としての職歴も多岐にわたります。専門看護師として勤務し，米国看護師教会の理事，ニュージャージー州看護協会の理事，WHO専門諮問委員会の委員，空軍軍医総監の全米看護師顧問などを務めています。第二次世界大戦の時には，自ら進んで米国陸軍看護隊に入隊し，英国の陸軍精神医学病院に配属されました。この時ペプロウは，精神的に傷ついた人たちや前線から送り返された戦闘に疲弊した兵士たちのケアに当たったと言われています（Callaway, 2002/2008）。

II. 枠組み2：看護理論家は理論を書く時に一体何を材料にしたのだろうか

　上述のとおりペプロウは，豊富な看護実践経験と教育経験を持っており，その経験を通して多くの人から影響を受けています。ペプロウと交流があった人は，精神科医のエリッヒ・フロム（E. Fromm），フリーダー・フロム・ライヒマン（F. F. Reichman），ハリー・スタック・サリヴァン（H. S. Sullivan），心理学者のパーシバル・サイモンズ（P. Symonds），エイブラハム・マズロー（A. Maslow），ニール・E・ミラー（N. E. Miller）らが挙げられます。

　その中で注目すべき点は，サリバンに影響を受けたことでしょう。現代精神医学の先駆者であるサリバンは，『精神医学は人間関係論である』の著者でもあります。精神医学と対人関係の学を関係づけたサリバンの理論に影響を受けたペプロウは，看護の場の対人関係に焦点を当て独自の理論を展開しました。それが看護は"人間関係をつくり，その人間関係を発展させる"プロセスであり，"治療的プロセス"であるというペプロウの理論の基本的な考えになりました。

III. 枠組み3：看護理論の骨格部分に何が書かれているのかを見てみよう

　ペプロウの理論の基本は，「看護は有意義な治療的人間関係の過程である」ということです。看護行為は，単に援助技術であるという範囲にとどまらず，患者と看護師の相互作用による治療的な行為（INR11）であると考えました。そして，この相互作用の下に繰り

広げられる治療的人間関係のプロセスを，①方向づけの局面（orientation），②同一化の局面（identification），③開拓利用の局面（exploitation），④問題解決（resolution）4つの局面に分けて示しました。患者と看護師はこの4つの段階をたどるという共通の目標を持ち，協力し合う関係であると指摘しています。

Ⅳ. 枠組み4：看護で中心的な概念，つまり人間・環境（社会）・健康・看護などについて理論家はどのように描いているのだろうか

A. 治療と療養環境

　病院で療養生活を送る患者にとって自分が過ごす病院は，治療の場であると同時に生活の場でもあります。特に，長期に入院生活を送る患者の場合には，治療よりも生活の場としての側面が大きいかもしれません。日本の単科精神科病院には，何年，何十年という長い間，入院生活を送っている患者が多くいます。このことから，精神科病院は社会の縮図であると言われることがありますが，病院も一つの社会であり，思いやりや助け合いのほか，対立や仲違いなど一般社会と同じことが起こります。

　治療施設としての精神科病院の生活環境に注目し，日々生活を通して学習するという視点を見いだした人がいます。病院の生活環境には治療的な面があると注目され始めたのは，ジョーンズが「治療共同体」を提唱した1953年代以降のことであると言われています（O'Toole, 1989/1996）。

　かつては歴史的に閉鎖的であった精神科病院の治療環境（生活環境）が批判されるようになりました。病棟の出入り口や病室に鍵がかけられ，自分の意思では出入りすることができず，変化の少ない生活感のない環境で，患者は長い入院生活を送っていました。しかし，ジョーンズが提唱する治療共同体（therapeutic community）とは，薬物療法だけに頼らず，病院の中で繰り広げられる生活体験を通して学習し，生活する力を身につけていくという治療の考え方です（Jones, 1968/1976）。精神科の治療には薬物療法，精神療法のほか，さまざまな療法がありますが，日常生活の経験を通して生活する力を獲得するという，生活に密着した治療と言えるでしょう。看護師には，患者が生活から学ぶことのできる環境を提供するという役割があります。

　ペプロウは，このような治療的な環境における看護師の役割について「看護師は病棟と

いう社会的状況を，患者の成長を促すように展開し，向上させることに対して，第一義的な責任を持っている」（Peplau, 1952/1973）と述べています。生活に密着した場で患者の生活を支える看護師には，病院という社会の中で営まれる生活を守り，生活を通して学ぶ機会を提供する責任があると言えるでしょう。また，『看護の基本となるもの』の著者であるヴァージニア・ヘンダーソン（V. Henderson）もこの「治療共同体」を著書の中で取り上げ，「一般病院においても…"治療共同体"は重要である。どのような場であれ，看護師は，患者が自分の要求，関心，希望などを表出する確かな方法を保持したり作り出したりするのを助ける責任から逃れることはできない」（Henderson, 1969/1995）と患者の主体性を尊重する大切さについて述べています。看護師は，どのような治療環境であっても，患者が生活から学ぶことができるように推進する役割があります。このように，生活環境と治療を結び付けて考えていることも，精神科看護の専門家であるペプロウの理論の一つの特徴と言えるでしょう。

B. 看護師-患者の治療的人間関係のプロセス

　ペプロウの理論の中心は，看護とは人間関係を確立しその人間関係を発展させるプロセスであるということ，さらに人間関係の発展の過程は治療的プロセスであるということです。つまり，看護とは2人以上の人たちが参加する場で生じる相互行為から成り立っていること，互いの相互作用を通してそれぞれに恩恵を被ることと説明されています。かかわり合うことによって互いに影響を受け成長することが期待されているのです。

　さらに，この看護のプロセスには対人的なものと技術的なものの両方が含まれており，ペプロウは看護のプロセスを技術的なものに限定してはならないと厳しく指摘しています（Peplau, 1952/1973）。この相互作用の過程は，保健サービスを必要とする患者と専門的な知識を持つ看護師のかかわり合いの4つの局面，方向づけの局面，同一化の局面，開拓利用の局面，問題解決で表されています。このプロセスは，健康な生活を見いだすという共通の目的によって方向づけられています（Peplau, 1952/1973）。看護師はこのプロセスを進める優先的な権利を持っているわけではなく，患者と看護師があくまでも対等な立場で相互作用を展開していきます。この相互作用に関する4段階の局面を，看護師は患者が創造的，建設的，生産的に経験できるよう，相手をよく観察しながらさまざまな役割を持ってかかわります。

　この支援がうまく運んだ時，看護とは有意義は治療的対人プロセスであると言うことができます。

C. 病気の経験を通して成長する人間

　人間にとって，病の経験はライフヒストリーの中でも最もつらい出来事の一つです。しかしペプロウは，病気は人間にとって新しい学習の機会であると述べています（O'Toole, 1996/1989）。人は，健康な時には自分が健康であることや病気によって生活が変化する可能性を，自分のこととして突き詰めて考えることはあまりないかもしれません。しかし実際に病気になると，「否応なく自らを省みざると得なくなり，それがより深い自己認識に結びつくからである」（O'Toole, 1989/1996）と病気の経験に意味づけをしています。

　例えば，うつ病を発症した人は，闘病生活を送りながらこれまでの生き方をじっくりと振り返り，「頑張りすぎた生き方」や「自分自身の努力の限界に気づくことの大切さ」を再認識することがあります。このように，病気の体験は苦しみだけで終わるのではなく，その人の後の人生に役立つ気づきをもたらす場合もあるのです。患者のそばにいて闘病生活を支える看護師は，患者が闘病生活を通してそのような学習ができるよう支援するという役割も持っています。

V. 枠組み5：この理論にはどのようなことが書かれているか，もう少し詳しく見てみよう

　ペプロウの理論の中心概念である「看護は有意義な治療的な人間関係の過程である」（Peplau, 1952/1973）は，4つの段階で説明されています。各段階にはそれぞれ目的と特徴があり明確に区別することはできませんが，その治療的プロセスを望ましい形でたどることが求められています。さらに，この治療的プロセスの中で看護師に求められる6つの役割が挙げられています（図1．，図2．）。その内容を詳しく見ていきましょう。

A. 治療的人間関係の4段階

1．方向づけの段階

　人は病気になると，それまで営んでいた日常生活が維持できなくなり，健康問題を解決し元の生活を取り戻したいという「切実なニード」を持って，病院やクリニックなど治療

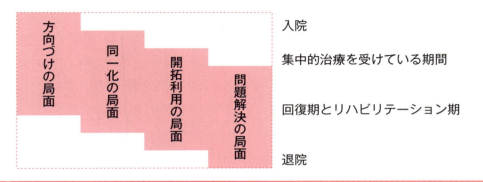

〔出典：Peplau, 1952/1973より抜粋〕

図1. 看護師－患者関係における重なり合った諸局面

〔出典：Peplau, 1952/1973より抜粋〕

看護師	未知の人	無条件的な母親の代理人	カウンセラー 情報提供者 リーダーシップ 代理人＝母親，兄弟		おとな
患者	未知の人	幼児	子ども	青年	おとな
看護関係における諸局面	方向づけ……………………………… ………………同一化………………………… ………………………開拓利用……………… …………………………………問題解決				

図2. 看護師－患者関係における諸局面と役割の変遷

施設を訪れます。

　「切実なニード」の存在と専門家の専門的支援を求めていることが，この段階の特徴です。医療の現場では，患者と看護師はお互い「未知の人」として初めて出会うことになります。「未知の人」同士がお互いに相手を観察し，理解し合うこの時期を方向づけの段階と呼びます。ペプロウは，「切実なニード」に基づいて看護師の専門的援助を求めることは，方向づけの段階の重要な一面であると述べています。この時，患者が自らのうちに存在するニードに気づいていなければ，看護師は質問をしたり気持ちを確認したりして，患者が自らのニードの存在に明確に気づけるよう働きかけることが必要です。自分が援助を求めており，確かに専門家の助けが必要であると認識できるように方向づけるということです。また，この段階にある患者は，不安や心配事を抱えており，与えられた情報を正しく受け止められなかったり忘れたりすることがあります。この段階は健康問題を解決するために，患者と看護師が互いに力を合わせ，同じ目標に向かって歩み始める時期でもあります。

2．同一化の段階

　この時期は，患者が自分の「切実なニード」に応えてくれる人を探し，その人と同一化（関係づけ）をする時期です。自分のニードを充足してくれる人をどのように選ぶかは患者によってさまざまであり，積極的に看護師に接近していく人もあれば，看護師が声をかけてくれるのを待っている人もいます。その人自身の性格や健康状態，これまでの生き方によっても援助の求め方は異なります。同一化の時期に優れた看護を受けることは，その後の人間関係にも大きな影響を与えます。

　患者が看護師に示す反応としては，次の3つのパターンがあります。
　① 患者と看護師がお互いに観察し合い相互依存的の関係
　② 看護師から自立あるいは分離した関係
　③ 自分では解決できず全面的に看護師に依存する関係

　患者がどのような方法で看護師とかかわろうとするかは，患者自身の過去の保健医療の場の看護師との出会いに影響されると言われています。

　一方，看護師もさまざまな援助技術を活用して患者のニードに働きかけます。看護師の援助技術は，ケアの場の重要なコミュニケーションツールでもあります。患者は，自分が求める看護と出会うことができた時，その看護師とのかかわりの経験を通して看護師とのつながりを確信することができます。他者と結び付いているという感覚は，同一化をさらに強化することになるのです。

　しかし，いつも同一化がうまくいくわけではありません。過去のつらい体験が人に頼ることや他者に期待することを拒み，拒否的な態度を誇示する場合もあります。看護師は，どのような状況であっても患者の感情やニードの把握に努め，辛抱強く働きかけなければなりません。

3．開拓利用の段階

　患者が信頼する看護師との同一化を経験すると，その看護師だけではなく他の支援者にも援助を依頼することができるようになり，自分が活用できるサービスは何かということに広く関心を持ち始めます。患者は，不安を抱えながらも自分の関心とニードに基づいて，周りにいる人や社会的な資源を活用していきます。この段階は「開拓利用の段階」と呼ばれます。何をどの程度活用していくかは患者のニードに基づいて判断されますが，十分な情報を提供され，ケアされていると感じる時，患者はその状況に満足しさらに新しいサービスを求めるようになります。しかし一方で，資源を活用する方法を模索しながら健康問題に取り組み，生活を切り開こうする試みは，責任を伴う新しい挑戦であり，不安

を伴います。そのため，患者は依存したいニードと自立したいニードの間で揺れ動くことになります。また，回復に伴ってサービスを利用することが少なくなるというわけではなく，時には順調に回復しているように見える患者が，以前にもまして多くのことを看護師に求めてくる場合もあります。この時期には，患者が自分の弱さと強さを認識し，現実に直面しながら新しい目標に向かっている途上であると考えることができます。看護師は，患者の中に生じる不安を理解し，自分のニードに基づいて資源を活用するという生産的な姿勢を維持できるように，見守りながら介入することが大切です。一方患者は，看護師が提供する情報の中から，自分のニードに基づいて自分の意思で自分に必要なサービスを選択しようとしています。看護師には，このプロセスを支える役割が求められています。

4．問題解決の段階

患者は，周囲の人やサービスを活用しながら徐々にニードが満たされていくと，同一化していた援助者である看護師との依存関係から脱却し，自立して新しい目標に向かって歩み始めます。この段階は，患者が健康的で安定した情緒的均衡を獲得した時期であり，「問題解決の段階」と呼ばれます。しかし，身体的なニードが満たされた後も，看護師との治療的な依存関係を求めるニードは継続している場合があります。そのためペプロウは，自立に伴う患者の孤立感について「患者がこまったとき，助けがほしいときは，いつでも援助が与えられるという状態は，患者を安心させる。多くの人びとがもっとも恐れているのは，いつか自分がゆきづまったとき，だれもかまってくれないのではないかということなのである」と，いざという時助け手がいると思える存在を確保する重要性について語っています（Peplau, 1952/1973）。

看護師は，困った時にはいつでも支援を受けることができるという可能性を患者に保証しながら，患者が自立して生産的な社会活動に参加し，自分で選んだ人間関係をつくることができるよう支援することが必要です。

B．看護師に求められる6つの役割

治療的人間関係の4段階に求められる看護師の役割には，次の6つがあります。患者が困難に直面し行き詰まった場合，看護師が専門職業人らしい受容と配慮を持って見守るのは当然の役割です。さらに，看護師がさまざまな身代わりとしての役割を認識し，有効にその役割を用いて対応できるような関係を確立することの重要性を，ペプロウは指摘しています（Peplau, 1952/1973）。それぞれの役割について詳しく見ていきましょう。

1．未知の人としての役割（role of stranger）

　医療の場で，患者と看護師はお互いに知らない者同士「未知の人」として出会うことになります。この時点では，相手について知っていることはお互い何もありません。そのためペプロウは，初対面の患者と接する時に留意するべきこととして，初対面ではその人について知っていることは何もないのだから，患者の現在の状態をあるがままに受け入れることと，何かの確証がない限り，精神的に十分な能力を持つ人であるという理解の下に人間関係づくりをすることが必要であると述べています（Peplau, 1952/1973）。つまり，先入観や偏見を取り去り，正しい情報によって患者の全体像を把握できるかどうかで，その後の人間関係の確立や援助の方向性が左右されることになるのです。また，患者も初めて出会う看護師に，自分に何をしてくれる人なのか，その人にどれくらい期待してもよいのかわからないでいます。患者も看護師もお互いに相手を観察している関係であると言えるでしょう。この段階は同一化の局面に対応しています。

2．情報提供者としての役割（role of resource person）

　患者にとって看護師は最も身近な専門職者であり，具体的な知識や専門技術の提供者です。患者からの質問，特に健康問題についての質問には，患者が理解できる言葉で明確に答えることはもちろん，その説明を患者が正しく受け止められているかを確認する必要があります。また，すべての質問に明確に答えるというのではなく，解決に向かって患者と看護師が一緒に考え検討するというプロセスも含まれます。患者からの個別の質問には背後には，家族関係や社会背景に伴うさまざまな問題が潜んでいることがあり，質問の真意を確かめる必要がある場合もあります。

　そのためには，質問の内容に限定して知識を提供したり対応したりすればよいのか，カウンセリングの技術を用いる方がよいのかを判断しなければなりません。

3．教育者としての役割（teaching role）

　ペプロウの理論で求められる看護師の教育的役割は，これまでに説明された看護のすべての機能を集約したものと言えます。しかし，ここで言われる教育的役割とは，これまでに説明されている教育の機能とは異なり，一般的な知識を提供するという知識の伝達だけではありません。もう一つの意味は体験的な教育であり，学習者自身の体験を活用することです。具体的には，「現在患者が何を知っているかということから出発し，その他に患者が何を知りたいと思い利用したいと思っているのか医学的知識への関心を中心として展開する」のです（Peplau, 1952/1973）。つまり，患者自身が自ら体験を基に健康問題に

取り組み，患者の人生の中で遭遇する困難な問題を切り開こうとする姿勢と能力を育むことなのです。

この教育者の役割が，心理療法の技術を用いて実践されることからカウンセラーの役割と重なり合う部分があります。

4．リーダーとしての役割（leadership role）

看護師のリーダー的役割は，治療施設の中だけではなく地域や社会でも期待されています。現在では，多くの専門家が保健医療チームに所属し，連携し合って患者の健康問題を解決し，生活を支えようとしています。どのようなリーダーシップをとるかによって，その場や集団の雰囲気は違ってくるため，看護師には民主的なリーダーとしての役割が求められています。ペプロウは，次のような3つのリーダーシップについて説明しています。

民主的なリーダーシップ：その場に参加する人たちが全員参加の下で会議を運営し，メンバーはあるがままの姿勢で協議に参加することができ，自由な雰囲気の中で討議を行います。

放任的なリーダーシップ：このリーダーには積極性が欠如しており，周囲のメンバーや動きにあまり関心がないように見えます。このようなリーダーの下では，最低限決めなければならない具体的な援助の方法に集中し，集団の中のメンバー同士のつながりを求めたり強めたりすることはできません。

独裁的なリーダーシップ：あらゆる目標や方針，手順などは，強いリーダーシップの下で決定されます。そこに参加する人々が不安を感じたり自信を喪失したりしている場合に独裁的なリーダーが現れやすく，このリーダーは過大評価され，メンバーはこの強いリーダーに盲従する可能性があります。

民主的なリーダーシップをとるためには，まずそこに参加する人たちの存在と価値を尊重する態度を培うことが必要です。そして，自分が行ったことや話したことが患者や他の看護師にどのように受け止められているかを問いかけてみる必要があります。看護師は，いつも他者と関係を通して学び続けているのです。

5．代理人としての役割（surrogate role）

患者は，その時々によって看護師にさまざまな役割を求めています。それは，多くの場合無意識の感情であり，過去に出会った人たちと目の前にいる看護師とを重ね合わせて関係づくりをしようとするのです。例えば，ケアの場で丁寧に清拭をしてくれる看護師を母親のように思ったり，レクリエーションの場で姉妹を思い起こしたりということがありま

す。これは、看護師の持つ雰囲気や声、話し方、動作などが患者にある人を思い出させるのであり、この時に患者がその看護師に感じる感情をペプロウは「情緒的色合い」と表現しています（Peplau, 1952/1973）。

　このように、患者は過去に出会った人のイメージを重ね合わせながら、今、自分のそばにいてケアしてくれる看護師に期待したり敵意を見せたりして関係づくりをしようとするのです。看護師は、患者が思い起こした過去の人との共通点を認識できるように支援する一方で、患者が思い起こした過去に出会った人と目の前にいる看護師との役割の違いを理解できるように援助することが大切です。このことは、人間には類似点も相違点もあるということを患者が学ぶ機会となります。この段階では、患者と看護師の依存と自立、および相互依存の範囲をきちんと認識することが重要です。

6．カウンセラーとしての役割（counseling role）

　人は、成功の体験や挫折の体験などを日々繰り返しながら、自己を再生したり修復したり意識したりしながら生きています。このプロセスの中で、患者は自分の問題や困難を抑圧したりゆがめたり、回復するための努力をしたりしています。そのような患者に対するカウンセラーの目的は、患者が自分の健康状態を正しく認識できるように支援することによって、自分の回復に必要な諸条件に気づくことであり、支援する看護師には必要な時にはいつでも支援の提供ができること、患者の健康の妨げとなる要因に気づくこと、人間関係を通して学習した事柄を活用することなどが求められます。

　臨床場面では、患者や家族からちょっとした相談を持ちかけられたり困り事を訴えられたりすることがあります。このような日常的に見られるカウンセリングは、看護師に向けられる要求そのものよりも、むしろ看護師がその要求に応える方法に向けられるとペプロウは示唆しています（Peplau, 1952/1973）。つまり、看護師が何をしたかということよりも、どのような方法で患者の要求を満たしたかということが重要であると言っているのです。

　看護師が患者との関係で活用するカウンセリングの技術は、看護師の人間観や看護の姿勢などに左右されると言われます。カウンセリングの基本は「注意深い観察」と「傾聴」であり、看護師が早急に指示や判断をすることなくじっくりと耳を傾け続ければ、患者は自ら今まで気づかなかった面に気づいたり、その気づきを基に今直面している問題の解決方法を見いだして治療的に働いたりすることもあるのです。患者は、自らの人間関係のゆがみの原因やその背後にある問題に気づいて自己の洞察を終えると、その経験を新たな人間関係に活用することができるようになります。

Ⅵ. 枠組み6：具体的なケースで看護理論によって対象をどのように見るか，どのような介入（援助）を行うか見てみよう

　ケアの場では，看護師が身体的な援助をしている時でも，患者と看護師の間にはダイナミックな相互作用が生じていると考えられます。ペプロウは，これを精神力動（ダイナミクス）という言葉で説明しています。看護ケアの清拭や洗髪，足浴といった援助技術は，それ自体に「母親のような優しさ」を伴っており，患者はその優しさや温かさもケアと共に受け取っているとペプロウは指摘しました（Peplau, 1952/1973）。これは，単に母親代わりの役割という訳ではなく，母親に代わってニードを満たすという関係を通して生じる感情レベルの経験を意味しています。ケアの場でどのような相互作用が見られるのかが「精神力動」なのです。この場合の看護師は，単なる援助者にとどまらず，友人，話し相手，仲間，母親あるいは親の代理といった多様な役割を使い分け，高度な対人関係を展開していると言えるでしょう（O'Toole, 1989/1996）。

　このようなダイナミックな人間関係を基本として，「枠組み4」で述べた治療関係の4つの局面が展開されることになります。この4つの局面は，それぞれにはっきりと区別できるものではなく，さらに相手が変わればこの4つの局面への進み方も異なります。ここでは一つのケースを通して，この4つの局面をながめてみましょう。

ケース紹介

患者：A氏，52歳，男性，2型糖尿病
職業：会社員（大手建築会社の管理職）
主訴：目のかすみと下肢のむくみ
既往歴：数年前の健康診断で尿糖陽性を指摘されていたが放置していた。
身体所見：身長172cm，体重84kg（標準目標66kg），腹囲95cm，血圧152／90mmHg，両眼底にわずかな白斑がある。
尿所見：タンパク3＋，尿糖3＋，ケトン体（－）
血液生化学所見：血糖値275mg/dL，HbA1c10.5％，尿素窒素22mg/dL，クレアチニン0.9mg/dL，尿酸7.0mg/dL，総コレステロール230mg/dL，トリグリセリド200mg/dL
食習慣：アルコール飲用習慣（週5日），間食あり
　食事は妻が作るが，仕事の付き合いから外食が多い。
家族構成：妻（52歳）と子ども3人（長女：大学3年生，次女：高校2年生，長男：中

学3年生），家族歴に糖尿病あり（父親が糖尿病）
趣味：ゴルフ

1．方向づけの段階（出会い）：入院の日のAさんの受け入れと受容

　Aさんは52歳の男性で，大手建築会社の管理職です。家族は妻と3人の子ども（長女：大学3年生，次女：高校2年生，長男：中学3年生）がいます。いわゆる仕事人間で，深夜に帰宅することもしばしばで，子どもの教育をはじめ家庭のことはほとんど妻（52歳）に任せていました。

　数年前から会社の健康診断で尿糖陽性を指摘されていましたが，自覚症状がなかったため，受診をすることもなく放置していました。最近になって，視力低下と下肢の浮腫が出現したため，糖尿病の悪化ではないかと心配する妻の勧めで近くの病院（眼科と内科）を受診しました。糖尿病の診断以外に，眼科では糖尿病の合併症の一つである糖尿病性網膜症と診断され，内科では2型糖尿病で糖尿病性腎症の可能性もあることから，入院治療をすることになりました。元来，健康には自信のあったAさんは，突然の入院に戸惑い，緊張した面持ちでした。

　入院した病院で，受け持ちのS看護師は，Aさんに自己紹介をした後バイタルサインを測定しました。S看護師はAさんの緊張して固い表情をした様子が気になり，「何か心配なことはありますか」と尋ねたところ，「会社の仕事のことが気になって仕方ない。入院なんかしている場合じゃない…」という答えが返ってきました。S看護師は，Aさんの反応から戸惑いと焦りを感じていることがうかがえましたが，Aさんの気持ちを考え，語られた言葉をあるがままに受けとめ「おつらいですね。ここにいたくないのですね」とだけ答えました。

　S看護師は，入院後初めての夕食の時間に，今後の治療方針や看護支援に内容について説明しましたが，Aさんは黙って聞いているだけで質問もしませんでした。Aさんの思いを量りかねたS看護師は，その様子を看護チームメンバーに伝え，これからAさんとどのように関係性を築いていけばよいかを話し合いました。

　方向づけの段階では，AさんとS看護師はお互い「未知の人」として出会っています。お互いに初対面であっても，Aさんは糖尿病を患った患者ですから「切実なニード」を持って療養生活を送っています。そして，S看護師には患者さんの切実なニードを理解し，専門的に支援することが期待されています。この段階では，Aさんの言動をあるがままに受け止め，励ましたり説得したりするようなかかわりはせず，静かに見守る立場をとりますが，信頼関係を築いていくプロセスの先には，次の同一化の段階が連動しています。

このケースでは，Ａさんに対して，どんなかかわりをすべきなのか，看護チームの中で共通に理解し，よりよいケアができるよう検討することにしています。

２．同一化の段階（求め）：Ａさんの感情の表出と共感的理解
　Ａさんは，入院後ほっとする間もなく仕事ができなくなったという焦りの中で，すぐに血糖値やインスリン分泌能などに関する検査が行われました。食事療法も開始されました。Ａさんからは「検査は仕方ないけど，ご飯がね，薄味，まずい…」，「夜中におなかが空いて目が覚めてしまう」とカロリーを制限した糖尿病食について不満が聞かれ，イライラした様子が見られました。
　一方で，遺伝の要因を気にしているのか「実はね，親父が糖尿病でね。もう亡くなったけど…」と看護師に語ることもありました。Ａさんは徐々に元気がなくなっていくように見えました。
　この時期，血糖値をコントロールするために，自分で血糖値を測定してインスリン注射をするようにと，医師から説明がありました。しかし，これらのことがＡさんはうまくできなかったため，そのことも気持ちを落ち込ませる要因になっているようでした。
　そこでＳ看護師は，時間をとってＡさんとゆっくり話をすることにしました。ベッドサイドに行き，Ａさんに「少し，お話をうかがってもよろしいですか」と声をかけ，いすに腰を下ろしました。そして，療養生活に対するＡさんの率直な気持ちや仕事に対する思い，妻や子どもたちのことなど，気になっていることを質問しました。相づちを打ちながら真剣に耳を傾けてくれるＳ看護師に今の心境を話すＡさんの表情は少しずつ柔らかくなっていきました。
　Ｓ看護師は，Ａさんの糖尿病に対する不安や父親が糖尿病だったという遺伝への気がかり，今後への不安な気持ちに寄り添いながら，共感的に理解するように努めました。その会話を通して，Ｓ看護師は次の３つのことをＡさんに伝えました。
① 糖尿病について正しい知識を持つことが大切であること
② 適切に治療すれば糖尿病性網膜症の悪化を防止できること
③ 早めに治療すれば合併症である糖尿病性腎症を予防できること
　その上で，Ａさんが苦手としていた自己血糖測定とインスリン注射の仕方を再度デモンストレーションしたところ，「主治医からも説明は受けていましたが，よくわかりました。あきらめちゃいけませんよね。子どもたちもまだ一人前じゃないし…」とＳ看護師に話したのでした。
　同一化の段階では，Ａさんは，自分の「切実なニード」に応えてくれる人を探していま

す。S看護師は，Aさんの発言を自分の感情を理解してほしいというサインとしてとらえ，しっかり腰を落ち着けて話し合いました。S看護師は，Aさんが食事療法にストレスを感じていること，同じ糖尿病で亡くなった父親のことを思い出して遺伝的な心配や不安を持っていることを受け止めた上で，専門家としてAさんが理解できる言葉を選びながら丁寧な説明をし，血糖値の測定方法と注射のデモンストレーションをしています。そのような対応が信頼関係を深め，Aさんの闘病意欲を高めることにつながったようです。

3．開拓利用の段階（活用）：Aさんと患者同盟

　このようなS看護師のかかわりを通して，Aさんは食事療法と運動療法を自分のこととして真剣に受け止め，治療に前向きに取り組むようになっていきました。入院後1週間で体重は4kg減り，90cm近くあった腹囲も3cm減らすことができました。さらに，血液の検査値もHbA1c10.5％から9.5％に低下，入院当初は275mg/dLあった血糖値は190mg/dLへと改善が見られています。この数値と結果を知らされたAさんには，「食事はつらいけど，成果が出るとうれしいですね」と笑顔が見られました。自己血糖測定やインスリン注射もうまく行えるようになり，徐々に自信を高めていました。

　心配された糖尿病性網膜症（合併症）の悪化もなく，今後は定期的に1～2カ月に1度程度，眼底検査をし，糖尿病性網膜症の観察をすることになりました。糖尿病性腎症に関しても引き続き経過観察することになりました。

　入院時から比べると，Aさんは病気への理解を深め，自己注射も自信を持ってできるようになったと判断したS看護師は，Aさんに退院を考えてみてはどうかと提案しました。Aさんは少し驚いたような，戸惑ったような表情を見せましたが，「お願いできますか」と，前向きな返事をしました。S看護師は，その日，面会に訪れた妻にも退院の可能性について説明し，具体的には今後，栄養士による食事療法や薬剤師によるインスリン療法の説明があることを伝え，その際は同席してくれるよう依頼しました。

　後日，予定どおりA氏と妻に対する栄養士から食事療法の具体的な指導が行われました。妻は糖尿病の食事療法について，どのようにすればよいかずっと不安だったので説明を受けられてよかったと話しました。

　さらに，退院後の生活に向けてS看護師は情報を提供しました。糖尿病の患者会があり，食事療法に基づく料理教室，患者同士の情報交換会などの勉強会や，歩く会，旅行などのプログラムが企画されていることなどを紹介しました。

　開拓利用の段階では，Aさんは病状の回復を実感して喜びを感じていますが，専門家に依存したいニードと自立したいニードの狭間にいます。このことは，S看護師に退院指導

を提案された時，少し驚いた表情を見せたことからうかがえます。S看護師は，食事療法と薬物療法について説明をする際，妻に同席を求めることによって家族がAさんの治療を支える支援者であるという自覚を促しました。一方，Aさんの治療を支えるために，医師や看護師，栄養士，薬剤師のほか訪問看護師などの支援者の存在を伝え，多職種が連携してサポートすることを伝えました。

4．問題解決の段階（問題解決と別れ）：Aさんのセルフケアと退院

　S看護師を中心とした多職種による具体的な退院指導が行われ，妻の退院への不安も軽減し，自宅に戻る準備も進んできました。Aさんは家庭に戻った後，今度は職場復帰の準備をしなくてはなりません。外出先での食事の摂り方や摂取カロリーの計算，通勤を利用した運動習慣などについて考え始めました。Aさんは「糖尿病は完治しないかもしれないけど，共存しないとね」と病気の受け止めについて語り，病気をコントロールしながら生きるために取り組んでいる様子がうかがえました。また，「ご飯がまずいって言ったけど，朝ごはんはおいしいんだよ」と話す余裕も見せ，入院からずっと闘病の過程を見守ってきたS看護師は，病気を乗り越えてきたAさんの姿を喜びを持って見ることができています。

　問題解決の段階に至って，Aさんはセルフケアを確立し退院していきます。開拓利用の段階からつくったリソースの存在や妻の支援が大きな支えになっていると考えられます。この時最も大切なことは，退院後も課題にぶつかった時にはS看護師が示してくれた社会資源や相談できる場があるという確信だと思います。

Ⅶ．枠組み7：臨床・研究・教育とのリンケージ
この理論を臨床場面や看護研究，そして看護教育の中で使うためには，どうすればよいかを考えてみよう

　患者と看護師の治療的な関係に最も大きな影響を与えるものの一つがコミュニケーションです。私たちは言語的なコミュニケーションを通してやり取りしていると思っていますが，ペプロウは，患者が看護師に示す行動について言葉で語ることは極めて少ないと指摘しています。看護師は，自分の目で見たり短い言葉を聞いたりした時にも，自分が知覚したことが事実がどうかを患者と話し合い，その内容を確認しなければ患者の本当のニードを理解したとは言えないというのです。そのため，どのような短い言葉であっても患者が何を伝えようとしているのかその内容と真意を確かめてみる「探究的なアプローチ」が必

要なのです（Wiedenbach, 1963/2002）。

　一方でペプロウは、「看護師はジェスチャーや姿勢によって伝えられる（非言語的）メッセージを最大に限察知する感性を育み、また患者-看護師関係ではできるだけ非言語的ではなく言語的な意思疎通を図る努力をしなければならない」（O'Toole, 1989/1996）と言葉によらないコミュニケーションの重要性にも言及しています。さらに、ジェスチャーによって伝えられるメッセージは、子どもや精神疾患患者のように傷つきやすい人に大きく作用するからであると指摘しています。元々コミュニケーションの65〜70%は非言語的な方法であり、言語的なコミュニケーションの割合は30%程度であると言われています（岡谷，1996）が、この場合の言語的・非言語的コミュニケーションの割合はあくまでも一つの基準であり、人とかかわることが得意ではない精神疾患患者の場合は言語的コミュニケーションはさらに少なくなるなど、その人の性格や会話パターンによって変わってきます。看護師は、相手のコミュニケーションのパターンを注意深く観察し、患者の個別性に対応することが大切です。最終的には言語で伝えることを目標とするのですが、看護師は言葉で伝えられない人の非言語的なメーッセージを注意深く観察し、丁寧に対応しなければなりません。

VIII. 枠組み8：さらに詳しく理論を知りたい人のために

A. 看護師の応答能力を訓練する―再構成の活用

　ペプロウは、対人関係能力を高める一つの方法としてプロセスレコードという訓練方法を紹介しています。これは患者とのかかわりの中で、自分が得た主観的な印象や感情を活用して、対象の問題を見極めるために用いられる具体的な学習方法です。プロセスレコードとは、ナーシングプロセスレコードの略です。看護の過程、つまり「患者と看護師のかかわりの過程」を詳細に記録したものであり、プロセスレコードとはその記録物のことを言います。このナーシングプロセスレコードという言葉が「看護過程」と訳されて日本に紹介されたのは、アイダ・J・オーランド（I. J. Orlando）の著書『看護の探求』によります。

　現代では、看護過程という言葉は、情報収集・アセスメント・計画立案・評価の一連の過程として広くとらえられており、看護問題の有効な解決方法の一つとして活用されています。しかし本来、オーランドが「看護過程」と呼んだのは、患者と看護師が直接かかわり合う相互作用の部分を記録したものだったのです。患者-看護師関係における「相互作

用」を振り返ることは簡単なことではありません。そこでペプロウは看護機能の「観察」に特に注目し，観察能力を高めるためにプロセスレコードの活用を提案しました。

　ペプロウは，最初に患者について観察したことを記録することを勧め，次に看護師が感じたことや考えたことを記録すること，そして最後にそこにどのような相互作用が生じていたのかを振り返ることができるようにしました。記録様式は，①患者の反応，②看護師の反応，③分析と考察の順に，段階を追って記述できるようになっています。このナーシングプロセスレコード（記録）から一場面を切り取って，振り返ってみる方法が再構成の演習であり，看護教育や臨床現場で広く活用されています。

B. 短期出会い療法

　ペプロウは，治療的対人関係の中で看護師に求められる役割の一つとしてカウンセラーを挙げています。カウンセリングというと，時間と場所を決めて一定の時間，一定の期間，定期的に面接を行う正式な方法をイメージする人も多いでしょう。しかし，看護師に求められるカウンセリングは，その時その場に応じて対応する「状況的面接法」（situational interviewing）です。患者や患者の家族は，看護の場のいろいろな場面で看護師の支援を求めて声をかけてきます。病室だけではなく，病棟の廊下やホールで声をかけられることもあるかもしれません。そんな時は，改めて時間を決めてから面接するというのではなく，その場でできる限りの対応をするということです。なぜなら，患者や家族は「今，ここで」のかかわりを求めているからです（O'Toole, 1989/1996）。

　また，患者だけでなく同僚や他職種から相談が持ち込まれることもあります。その時，その場で直ちに対応することが求められます。その場で解決できない問題には，時間や場所を改めて設定して面談するということもあります。

　ペプロウは，生涯を通して多くの心理学者と交流し，心理学の考え方を援用して独自の理論を展開しました。このカウンセリングの考え方は，心理学の専門家たちとの出会いに影響を受けていると言えるでしょう。

C. サリヴァンの影響

　前述したようにペプロウは，精神医学と対人関係に言及したサリヴァンに大きな影響を受けました。サリヴァンは，著書『精神医学は対人関係論である』（Sullivan, 1953/1995）の中で，人間関係のあり様について重要なことを述べています。その一つは「参加しなが

らの観察」です。人と人とがかかわる時，自分は相手を注意深く見ていますが，相手も同じように自分のことを観察しているということです。お互いに相手の反応を観察し，影響し合いながら関係性を形づくっているのです。このように人間同士が接する場面において，ダイナミクスは一方向ではなく，双方向の交流が成り立っていると考えられます。2人以上の人間がいるところではお互いに影響し合っているため，自分のかかわり方によって相手の対応も変わり，2人の関係性は変化するのです。

次にサリヴァンは「沈黙」の機能について述べています。サリヴァンは，著書の中で「心地よい無関心」という人との関係のあり方を次のように紹介しています。

私たちは，ケアをするためにベッドサイドに行って援助を行います。しかし，具体的なかかわりをすることなく，そばにいるだけということは決して簡単ではありません。これは互いに積極的に働きかけたり言葉をかけたりせず，そばにいるだけで安心できるといった関係性であり，これはそばにいても負担にならない高いレベルの力動関係を意味しています（Sullivan, 1953/1995）。

D. 精神病者への魂への道

ペプロウは，精神疾患患者についてコミュニケーションと関係性の2つの障害を持っている人と説明しており，患者と看護師の望ましい人間関係のあり方については次のように述べています。

「患者が自分のことをわかってもらえている，尊重されている，誰か他の人と関わりをもっているといった気持になれるような経験を看護師は患者に与えることができる」（O'Toole, 1989/1996）。

また，看護ケアの持つ役割については，「患者が心の奥深くに秘めている人間的感情が渦巻くのは，食事や与薬，清拭，治療処置などの具体的体験をしているときであり，したがってこのような時は患者が母親のような看護について感じているものを表現させたり，発見するチャンスである」と示唆しています（Peplau, 1952/1973）。つまり，精神科における看護ケアは，患者の身体的ニードの充足するにとどまらず，同時に温かさや大切にされる感覚を受け取ることができるということなのです。

患者が看護師の手を介してケアを提供される時，温かさや自分が尊重されているという安心感によって，自分の中にとどめてきた要求を表現するきっかけになるのです（Schwing, 1940/1966）。この点をもっと深く理解したい場合は，『精神病者への魂への道』に目を通してみるのもよいでしょう。

おわりに

　看護実践を支える看護理論は多く紹介されていますが，ペプロウの理論は看護の場の対人関係とそのプロセスを基本に展開されることが理解できたと思います．

　ペプロウの看護理論は，知識だけによってつくり出されたものではなく，ペプロウ自身の移民者としての立場や苦難とそれを乗り越えて力強く生きた経験の中から生まれました．その中でペプロウは，専門領域を越えてさまざまな人と出会い影響を受けました．その意味では理論を勉強する時にはその理論家がどのような人生を送りどのような考え方を持った人なのかを知ることが，さらにその理論の理解を深めることになるでしょう．

　最後に，理論を理解する上で助けとなる事例を快く提供していただきました東京医療保健大学の金子あけみ先生に心よりお礼申しあげます．

【文献】
Callaway, B. J.（2002）/星野敦子．（訳）．（2008）．ペプロウの生涯—ひとりの女性として，精神科ナースとして．医学書院．
Henderson, V.（1969）/湯槇ます，小玉香津子．（訳）．（1995）．看護の基本となるもの．日本看護協会出版会．
池田明子（1985）．プロセスレコードのもつ意味 新版．最新看護セミナー1．メヂカルフレンド社．
Jones, M.（1968）/鈴木純一．（訳）．（1976）．治療共同体を越えて．岩崎学術出版社．
Marriner-Tomey, A.（Ed.）（1994）/都留伸子．（監訳）．（1995）．看護理論家とその業績第3版（pp.383-404）．医学書院．
岡谷恵子．（1996）．コミュニケーションスキルの基礎理解に向けて．インターナショナルナーシングレヴュー．19（1）．
O'Toole, A. W. & Welt, S. R.（Eds.）（1989）/池田明子，小口徹，川口優子，小林信，吉川初江，尾田葉子．（訳）．（1996）．ペプロウ看護論—看護実践における対人関係論．医学書院．
Orlando, I. J.（1961）/稲田八重子．（訳）．（1964）．看護の探求．メヂカルフレンド社．
Peplau, H. E,（1952）/稲田八重子，小林冨美栄，武山満智子，都留伸子，外間邦江．（訳）．（1973）．ペプロウ人間関係の看護論．医学書院．
Simpson, H.（1991）./高崎絹子．（訳）．（2013）．看護モデルを使う2 ペプロウの発達モデル．医学書院．
Schwing, G. 1940/小川信男，船渡川佐知子．（訳）（1966）．精神病者への魂への道．みすず書房．
Sullivan, H, S.（1953）/中井久夫，宮崎隆吉，高木敬三，鑢幹三郎．（訳）．（1995）．精神医学は対人関係論である 第5版．みすず書房．
Wiedenbach, A（1963）/池田明子．（2002）．看護における援助技術 新版・看護の本質．現代社．

ヴァージニア・ヘンダーソン
Virginia Henderson

内田雅子

はじめに

　ヴァージニア・ヘンダーソン（Virginia Henderson；1897～1996）は，F・ナイチンゲール（F. Nightingale）に次いで世界中で親しまれている看護理論家ではないでしょうか。ヘンダーソンの著書は看護師であれば一度は読んだことがあるでしょう。時代はさかのぼりますが，第2次世界大戦後，米国は多職種によるチーム医療の時代を迎えました。このころ，看護師から看護の立場のあいまいさに対する不満の声が爆発し始めました。看護とは何か，看護の本質とは何かを求める看護師の声に対して，ヘンダーソンは看護の独自の機能を定義し，自らの経験から形成した看護の概念を説きました。

　これらを著した『看護の基本となるもの』は，チーム医療の時代にあって混迷する看護に専門職としての光を与えたと言えるでしょう。しかし，ヘンダーソンの時代に比べ今日は，さらに多種の医療専門職が誕生し，看護の専門領域もどんどん細分化されつつあります。このような時こそしっかり地に足を着けて，看護の専門性とは，本質とは何なのかをヘンダーソンの看護の定義を通して考えてみましょう。

　ヘンダーソンの看護論を今や古典と見る向きもありますが，現代の看護理論は複雑で難解なものが少なくないのに対し，ヘンダーソンの著書は一般の人にさえも理解でき，時代や文化が異なっても普遍化できるもののように思われます。「筋金入りのプラグマティスト」と自称していたヘンダーソンらしく，彼女の論文はどれも思弁的なものを排し理解しやすく実用的な内容でありながら，自分の看護哲学をしっかりと展開しているように思われます。

　生前ヘンダーソンは，B・ハマー（B. Harmer）との共著から始まった看護の教科書『看護の原理と実際』改訂版の第4版（1939）・第5版（1955）・第6版（1978），そして『*Basic principles of nursing care*』〈1960, 1969〉/湯槇ます，小玉香津子．（訳）．〈1961,

1973, 1995〉. 看護の基本となるもの. 日本看護協会出版会.), 『*The nature of nursing：A definition and its implications for practice, research, and education*』〈1964〉/稲田八重子.（訳）.〈1980〉. 看護の本質. 現代社.), 『*The nature of nursing : a definition and its implications for practice, research, and education reflections after 25 years*』〈1991〉/小玉香津子.（訳）.〈1994〉. 看護論―定義およびその実践, 研究, 教育との関連 25 年後の追記を添えて. 日本看護協会出版会.）の著書を公刊しました. 本稿は『看護の基本となるもの』を中心に解説します.

I. 枠組み1：理論を書いた人はどんな人だろう

　ヘンダーソンは, 1897年に米国ミズーリ州カンザスシティに8人兄弟姉妹の5番目として生まれました. 1901年に弁護士である父の仕事の都合で, 一家は母方の故郷であるヴァージニア州に移り住みました. 母方の祖父は学校を開いている教育者の家系であり, ヘンダーソンもこの学校で高等学校教育を受けました. ヘンダーソン家は自由にものを言い合う大家族で, 大変議論好きだったということです（Smith, 1989/1992, pp. 1-7）.

　ヘンダーソンは, 兄やいとこが第1次世界大戦で兵役に就いていたことから, 傷病兵士の世話をしたいという気持ちが生まれて看護に関心を抱くようになり, 陸軍看護学校に進みました（Smith, 1989/1992, p.7）. ヘンダーソンが学んだ陸軍看護学校は第1次世界大戦の終戦直前に開学し, 学校長は米国の初期看護の3リーダー「The Great Trio」の1人で, 以後ヘンダーソンが生涯師と仰ぐA・W・グッドリッチ（A. W. Goodrich）という人でした.

　1921年に卒業した後, ヘンダーソンはヘンリー街セツルメントなどで訪問看護師として1年間働き, 1922年に請われて故郷ヴァージニア州のノーフォーク・プロテスタント病院で州最初の常勤看護教員として5年間勤めました. その後も, ヘンダーソンはもっと教育を受ける必要があるという思いから, 1929年にニューヨーク州のコロンビア大学ティーチャーズ・カレッジに進学しました. 彼女は学資が尽きると臨床看護師（教育師長）として働き, 学士号, 修士号を取得し, 学生と教員としておよそ20年間をティーチャーズ・カレッジで過ごしました. その間に彼女は, ハマーとの共著『看護の原理と実際』第4版を出版しました.

　1950年代からヘンダーソンはエール大学に勤務し, ここで全国の看護研究の調査に携わり, 看護文献のインデックス作成に11年間を費やしました. 彼女は, エール大学時代

に『看護の基本となるもの』『看護論』『ナーシング・スタディズ・インデックス』を出版しました。このような業績が認められ，ヘンダーソンは9つの名誉博士号，そのほか数々の名誉ある表彰を受けました（Marriner-Tomey, 1994/1995, p.101）。1996年，コネチカット州ギルフォードの保護ホーム・ゲイブルスで，ヘンダーソンは98年の生涯を閉じました。

II. 枠組み2：看護理論家は理論を書く時に一体何を材料にしたのだろうか

　『看護の原理と実際』第5版で，ヘンダーソンは初めて看護の定義を発表しました。そのエッセンスをまとめたものが『看護の基本となるもの』です。

　ヘンダーソンは特に影響を受けた人として，まず陸軍看護学校の校長であったグッドリッチを挙げています（Henderson, 1955/1989, p.98）。グッドリッチは看護を社会の中での創造的で建設的な力であると考え，看護は「健康な市民をつくる」「世界的社会活動である」と説き，常に看護の倫理的な意義を教え込みました。この言葉はヘンダーソンの信条となり，当時行われていた機械的な患者ケアの在り方や看護が医師の単なる補助業務と見なされることに対して不満を感じるようになりました（Henderson, 1964）。

　ヘンダーソンの決定的な経験は，ヘンリー街の訪問看護活動でした（Henderson, 1964/1980, p.20）。彼女はその経験によって病院での医療の在り方に疑問を抱くようになったのですが，それは一般病院のケアが，患者の入院の原因でもあった生活様式を改善させるような成果を上げていないというものでした。またヘンダーソンは，ニューヨーク市の身体障害者施設におけるG・G・ディーヴァー（G. G. Deaver）博士と理学療法士との仕事から，患者のニードを絶えず吟味し自立心を与えるように個別化した計画を立てるという，まさに看護の概念を具体化する手立てを見いだしました（Henderson, 1964, 1969/1980, p.22）。

　そしてヘンダーソンは，エール大学時代の同僚であるI・J・オーランド（I. J. Orlando）らからは，看護師が患者の持つニードに対して適切な判断をしているかどうかを検討しなければ，ニードを誤解したまま看護する誤りを犯してしまうことを学びました（Henderson, 1964, 1969/1980, p.24）。ヘンダーソンは，このほかにも有能な熟練した看護経験を持つ学生たちとの意見交換を通して，自分の考えをまとめることができたと述べています。

　一方，ヘンダーソンはコロンビア大学ティーチャーズ・カレッジの大学院生として，生

理学の教授C・スタックポール（C. Stackpole）と微生物学のJ・ブロードハースト（J. Broadhurst）から生理学的平衡理論を学びました（Henderson, 1964, 1969/1980, p.21）。また彼女は，感情の平衡という概念に初めて出合って強力な影響を受け，「感情の平衡が生理学的平衡と不可分な関係にある事は明らかであった」（Henderson, 1991/1994, p.31）と述べています。それによって彼女は，心と身体とが一体となってとらえられる思考ができるようになり，精神身体医学の内容を看護に関連させるという方向性を得ました。

こうしたことから彼女は，看護の定義は生理学的平衡の原則を含んだものでなければならないと考えたのです。そして，彼女は心理学のE・ソーンダイク（E. Thorndike）博士の人間の基本的ニードに関する研究によって，「不健康とは楽ではない状態や生命への威嚇以上のものである」（Henderson, 1991/1994, p.32）と認識させられ，多くの入院患者はその状況から逃れたいという基本的ニードがあるので，できる限り日常の流れを乱さないようにすることが看護の目標であることを確信しました。

看護ケアの14の構成要素は，A・H・マズロー（A. H. Maslow）のニード階層論を読む以前に考えられたものですが，ニードの構造には相関性が認められます。後年ヘンダーソンは，マズローの人間の動機づけに関する理論について『看護の原理と実際』第6版で触れています。

Ⅲ. 枠組み3：看護理論の骨格部分に何が書かれているのかを見てみよう

ヘンダーソンは自分の論文は看護理論ではなく，看護の定義であると述べています。1960年代当時，米国看護界ではいまだ看護理論構築の動きは見られなかったために，彼女の論文には理論の前提，中心概念や命題などは明確に記述されていません。また，前述したような時代背景から，彼女は看護実践の理論的根拠づけよりも，看護独自の役割と機能を明らかにしたかったのだと思われます。

『看護の基本となるもの』は，看護の独自の機能として看護の定義を示し，14の構成要素から成る人間の基本的ニードに関連づけて「～するのを助ける」という形で基本的看護を説明しています。彼女は看護の定義と基本的看護の14の構成要素を提示することで，看護師の実践や機能を説明できると考えています。

彼女の看護についての考えとは，まず看護の本質あるいは核と呼べるもの，そして医師による治療を助ける役割，さらにチーム医療の協働を助ける役割から成っています（図1.）。

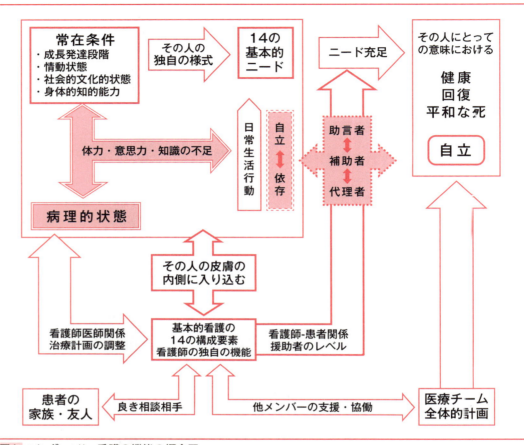

図1. ヘンダーソン 看護の機能の概念図

A. 自立を助ける看護師-患者関係

　看護の本質あるいは核に相当するのが，看護の定義と自立を助ける看護師-患者関係についての記述です。

　看護師-患者関係では，まず体力や意思力，知識の不足により患者が依存から自立までのどのレベルにあるかで，看護師が援助者としてのレベル（代理者，補助者，助言者）を変えることについて述べています。例えば意識のない重症患者の場合，看護師は「何が患者にとって良いことか」を「患者に代わって決定する」ことが許されます。しかし，意識のある場合にも患者のことを完全に理解するには限界があるので，看護師は「患者の皮膚の内側に入り込む」ように患者との間に一体感を感じ取り，傾聴することができなくてはならないのです（Henderson, 1969/1995, pp.18-19）。このことは，看護師に非言語的か

つ言語的に共感する能力が必要であることを示すと共に，患者が独自の様式で生活の流れを保てるように，つまりニード充足の自立に向けた援助が必要であることを強調しています（Henderson, 1969/1995, p.14）。

そして，患者の家族・友人に対しては，看護師は良き相談相手となって間接的に患者の自立を助ける必要があることも述べられています。

さらに，看護師が患者について解釈したことを患者と共有し確認することによって，初めてお互いに問題に取り組む姿勢が生まれます。このような建設的な関係には，看護師が自身の情動上の問題を認識し解決する能力を有し，かつ自分の性格をよく知っているといった自己認識が不可欠であるとも述べています。

B. 看護師-医師関係

看護師は，医師とは別に独自の機能を持ち，この機能においては主導権を持ちますが，医師の仕事と重複した部分も多く持っています。ヘンダーソンはこれについて，看護師は独自の機能に加えて医師の治療計画に沿って患者が実施するのを助けるが，看護師は医師の指示に従うのではないと述べています。看護師は，医師と共に「セルフケアが正常の状態であるとの仮定に立ったリハビリテーション」（Henderson, 1982/1989, p.186）を目的にはしているものの，看護師は患者のためになることを行う主要な援助者です。したがって，看護師が患者の立場に立ってみて医師の指示に納得できなければ，医師と話し合うべきなのです。治療計画と看護計画を調整するのは，唯一看護師なのです。

C. 医療チームの一員としての看護師

看護師は，患者やその家族と共に，健康の回復・保持のため，あるいは平和な死を迎えるための全体的な計画を立案し，実施する医療チームの人たちを支援します。看護師は医療チームの一員としてほかのメンバーを助けますが，過剰な負担によって看護師独自の機能を妨げないよう，協働しながらも各々が自立した存在として機能しなければならないと，ヘンダーソンは主張しています。

IV. 枠組み4：看護で中心的な概念，つまり人間・環境（社会）・健康・看護などについて理論家はどのように描いているのだろうか

　ヘンダーソンが看護についての考えを記述したのは，1970年代以降，M・E・ロジャーズ（M. E. Rogers）に代表される全体論のパラダイムが現れる前のことでした。彼女の中心的な概念は，看護と人間（患者）であり，両者を関係づける14の基本的ニードと言えるでしょう。

A. 基本的ニードを充足する自立した存在

　ヘンダーソンは，人間という概念をはっきりとは定義していませんが，人間の心と身体は不可分の関係にあり，心と身体が完全であるか無傷であることはまれであるととらえています。そして，彼女は人間を14の基本的ニード（**表1.**）を独自の様式で充足する生物的-心理的-社会的-精神的存在としてとらえようとしています。彼女は患者を，健康の回復あるいは保持あるいは平和な死を獲得するために支援を必要とする個人であり，ニードの充足に欠けたところがあるが正常の状態では自立した存在と見ています。また，個人は家族と1つの単位であると見ています。

　さらに彼女は，「人間には共通のニードがあると知ることは重要であるが，それらのニードがふたつとして同じものはない無限に多様の生活様式によって満たされているというこ

表1. 基本的看護の14の構成要素

1. 正常に呼吸をすること
2. 適切に飲食をすること
3. 身体の老廃物を排泄すること
4. 移動する，好ましい肢位を保持すること
5. 睡眠と休息を取ること
6. 適当な衣類を選択し，着たり脱いだりすること
7. 衣類の調節と環境の調整により，体温を正常範囲内に保つこと
8. 身体を清潔に保ち，身だしなみを整え，また皮膚を保護すること
9. 環境のさまざまな危険を避け，また他者を傷害しないこと
10. 他者に意思を伝達し，自分の欲求や気持ちを表現すること
11. 自分の信仰を実践する，あるいは自分の善悪の考え方に従って行動すること
12. 達成感のあるような仕事をすること
13. 遊び，あるいは種々のレクリエーション活動に参加すること
14. 正常な成長発達および健康を導くような学習をし，発見をし，あるいは好奇心を満足させ，また利用可能な保健設備などを活用すること

〔出典：Henderson, 1969／1995より作成〕

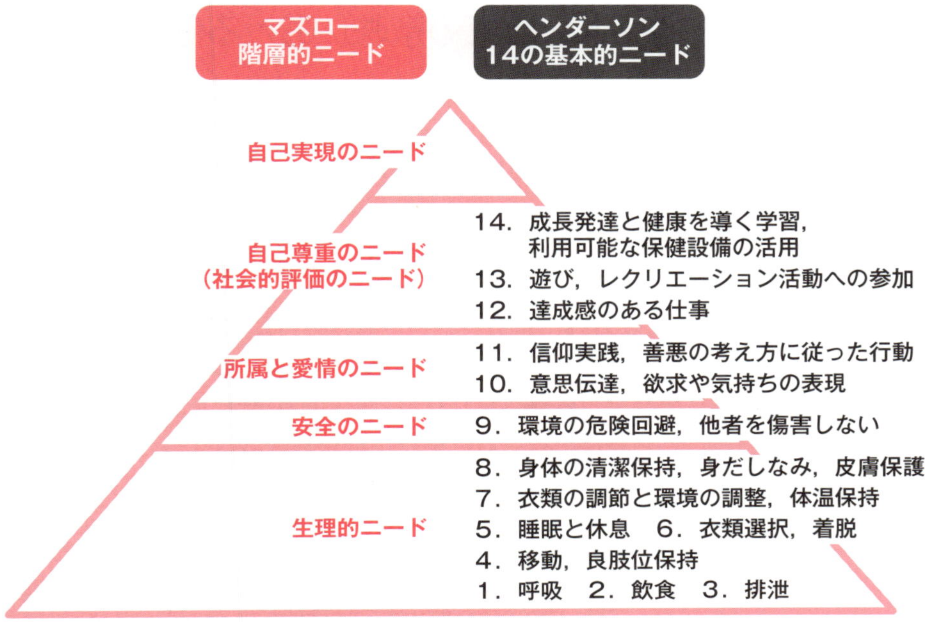

```
      マズロー              ヘンダーソン
     階層的ニード          14の基本的ニード


    自己実現のニード

                    14. 成長発達と健康を導く学習，
   自己尊重のニード        利用可能な保健設備の活用
  （社会的評価のニード） 13. 遊び，レクリエーション活動への参加
                    12. 達成感のある仕事

   所属と愛情のニード  11. 信仰実践，善悪の考え方に従った行動
                    10. 意思伝達，欲求や気持ちの表現

     安全のニード     9. 環境の危険回避，他者を傷害しない

                     8. 身体の清潔保持，身だしなみ，皮膚保護
                     7. 衣類の調節と環境の調整，体温保持
     生理的ニード     5. 睡眠と休息  6. 衣類選択，着脱
                     4. 移動，良肢位保持
                     1. 呼吸  2. 飲食  3. 排泄
```

図2. マズローのニード階層とヘンダーソンの14の基本的ニードの関係

とも知らねばならない」(Henderson, 1969/1995, pp.18-19) と説いています。これは看護師がいくら努力しても個人のニードを完全に理解することはできないということであり，その人の充足感にぴたりと一致するようにニードを満たすこともできないということです。看護師は，そうした限界を謙虚に受け止めた上で，その人にとっての意味における健康や回復や死，つまりその人固有の見方を理解しようとすることが必要なのです。健康ということも死ということも，その人にとっての意味が重要であるので，看護師は個人の基本的ニードに対する意味を読み取らなくては人間を理解できないと言えるでしょう。

　ヘンダーソンの14の基本的ニードを，前述したマズローによる階層的ニード論の5つのニードに対応させてみると，生理学的ニードが8つ，安全のニードが1つ，所属感や愛情のニードが2つ，自己尊重のニードが3つと，自己実現のニード以外は相関が認められますが，ニード間の関係性については明らかにされていません（図2.）。

B. 環境（社会）

　ヘンダーソンは環境（社会）という概念について自分の定義を示していません。彼女は個人を強調し，その個人を取り巻く人的環境として，家族についてあるいは看護師を含めた医療チームについて述べていますが，コミュニティや自然については述べていません。

C. その人にとっての意味における健康

　健康についても，ヘンダーソンは独自の定義をしていませんが，以下のように読み取ることができるのではないでしょうか。14の基本的ニードは，他者の助けを借りずに自ら満たすことのできる状態に到達するための，自立する能力と考えられます。また健康は，「その人が必要なだけの体力と意思力と知識とをもっていれば」（Henderson, 1964, 1969/1980, p.19）得ることのできる個人の目標としてとらえられているようです。さらに健康とは，看護師が一律に判断を下すものではなく，その人の意味においてそれぞれ異なり，「その人の年齢，文化的背景，情緒のバランス，また身体的，知的な能力」（Henderson, 1969/1995, p.21）といった身体的・心理社会的発達段階に影響を受けることを強調しています。

D. 看護の独自の機能

　ヘンダーソンは，看護の概念を看護の独自の機能という表現で定義しています。
　看護の独自の機能とは，個人が「健康あるいは健康の回復（あるいは平和な死）に資するような行動をするのを援助すること」（Henderson, 1969/1995, p.11）であり，「その人ができるだけ早く自立できるようにし向けるやり方で行う」（Henderson, 1969/1995, p.11）ことと定義しています。
　このようにヘンダーソンの説く看護とは，14の基本的ニードの充足，つまり日常生活行動を援助することに焦点が当てられ，看護の目標はその人が独自の日常生活行動を自力でできることです。したがって，看護実践（看護援助・看護ケア）とは，患者が14の基本的ニードを満たし，治療計画や療養法を実行するのに必要な知識，体力，意思力を補完し充足することと言えるでしょう。

V. 枠組み5：この理論にはどのようなことが書かれているか，もう少し詳しく見てみよう

　看護の独自の機能と基本的ニードの14の構成要素を看護実践で生かすには，どのような事柄に留意する必要があるのか，もう少し詳しく見てみましょう。

A．14の構成要素の活用

　ヘンダーソンは，14の構成要素から成る日常生活行動の一覧を看護評価に活用できると述べています。つまり，14の構成要素は患者がこれらの行動を自分でできるように看護師がどれくらい援助したか，もし患者が自立できない場合は，患者が自らの限界もしくは死を受け入れられるように看護師がどれくらい援助したかを示すことができ，それはそのまま看護の評価を表すと言っています。

　また，「基本的看護ケアを行うにあたって考慮に入れるべき患者の状態，その他の条件」（Henderson, 1969/1995, p.22）が提示されています。個人の必要とする看護は，「年齢，文化的背景，情緒のバランス，また身体的，知的な能力」などの「常在条件」（Henderson, 1969/1995, p.21）によって異なり，"その人らしさ"を尊重した援助方法が欠かせないのです。さらに疾患や症状などの「病理的状態」から受ける影響が増幅されます。基本的ニードは，疾患の診断名にかかわらず存在すると同時に，疾患によって変化します。さらに基本的看護は，脱水，溢水，ショックなど症状によって大きな影響を受けます。前述したようにヘンダーソンは，ニードはその人の意味において質的に異なった独自の様式を持つと考えていたので，病気による影響とその人の資質による影響を必ず考慮するように，「その人における意味」を強調したと思われます。「その人における意味」は，看護師がニードを変化させている病理的状態と，その人が有する知識，体力，意思力を適切に判断するのに役立ちます（図1．）。

　14の基本的ニードの充足の優先度については明らかにされていませんが，マズローのニード階層に相関していたことから，ある程度の見通しがつけられます。例えば，病理的状態がより重症で体力や意思力が不足しているほど，生存に不可欠な生理的ニードや安全のニードなど，より低層のニード充足を優先し，病理的状態よりも常在条件の動揺が大きく意思力・知識が不足しているほど社会生活に不可欠な所属・愛情のニードや自己尊重のニードなど，より高層のニード充足を優先すべきことが示唆されます（図2．）。

　ところで，ヘンダーソンが列挙した14のニードは性的ニードを含んでおらず，人間を全体的にとらえるには十分とは言えないかもしれません。しかし，それぞれのニードの解釈を広げれば，性的ニードは自分を表現し他者とのコミュニケーションを持つというニードに含めることができるでしょう。したがって，ヘンダーソンの14のニードに不足しているものを検討し，現代の生活を踏まえて14のニードを解釈し直すことも必要でしょう。

B. 優れた看護

　ヘンダーソンは基本的看護については概説していますが，どのように実践するかについては詳しく語っていません，いえ，語れないと言っています。なぜなら，患者個人を尊重した看護を実践するには，患者独自の様式を持つニードを，看護師個人の独自の様式によって補完・充足するので，そのバリエーションは無数であり，それは創造力の伴う芸術でもあるからです。しかし，随所に優れた看護をするには，優れた資質や教育が必要とも言っています。彼女の言う優れた看護とは，何を意味しているのでしょうか。優れた看護とは，看護の発達段階の最終段階であり，その特徴は看護師が患者を理解しようとする姿勢に表れます。

1．看護の発達段階

　ヘンダーソンは，A・W・グッドリッチの看護の発達段階（Henderson, 1969/1995, pp.25-26）を引用しています。看護の発達史には情緒期，技術期，創造期の3段階が認められ，大抵の看護師が自分の成長史の中にこの3段階を認めることでしょう。看護学生や新人看護師のうちは，自分の患者にもっぱら情緒的に反応しますが，技術を身につけるにつれ，その技術を用いて自分の患者を助けようと反応するでしょう。中にはこの段階にすっかり夢中になってしまい，この段階から抜け出せない者もいるようです。しかし，優れた看護師とは，「自分の情緒的な反応と技術的な対応とを」（Henderson, 1969/1995, pp.25-26），患者のニーズや状況に適したやり方で自由自在に活用できる，第3の創造の段階に達しているものだと言うのです。

2．他者の皮膚の内側に入り込む

　ヘンダーソンが看護に優れるということを論じる時，看護が本質的には他者の重荷を分かち合う仕事であり，それを可能にする忍耐力という能力を看護師が備えていることを前提にしています。

　人は病気のために誰かに依存せずにはいられなくなり，その人が完全な，自立した存在になるためには不足している知力，体力，意思力を補うことが必要です。優れた看護師とは，その人が何をどれくらい必要としているかを判断でき，与えることができるかによって評価されるのです。

　そのため，患者を理解するために「彼の皮膚の内側に入り込む」努力が必要なのですが，この他者と一体になるプロセスは「無限の知識，蓄積された技能，忍耐力，寛容さ，感受

性」(Henderson, 1969/1989, p.39) を必要とするものです。相手の身になるためには，看護師が自分自身をよく知らなくてはなりません。看護師は患者のニードに対する自分の肯定的・否定的な感情を認識した上で，患者との相互理解を発展させるようにコミュニケーションを図ることが必要なのです。

VI. 枠組み6：具体的なケースで看護理論によって対象をどのように見るか，どのような介入（援助）を行うか見てみよう

A. 症状の発現や自宅での生活に不安があり退院を躊躇する例

　Aさんは，75歳の女性で夫と40年ほど前に死別し，以後息子2人と娘2人の子どもたちを一人で育て上げ，これまで病気らしい病気をしたことがなく，今回初めて大病と入院を経験しています。現在は次男家族と同居しており，家族関係は良好です。次男は40歳で公務員，その妻は32歳の専業主婦で4歳の男の子が1人います。Aさんのほかの子どもたちは皆，他県で家庭を持っています。Aさんは，次男が結婚する前は，一人で家事を切り盛りしていましたが，最近はほとんどを次男の妻に任せていたので活動量はかなり低下していたようです。しかし，入院するまでは自力歩行し，身の回りのことも支障がなかったそうです。

　Aさんは3ヵ月前に狭心症の精査目的で入院したところ，軽度の心不全を併発した末期腎不全と診断され，透析導入目的で腎臓病棟に転科となりました。狭心症および心不全症状に対しては，内服治療と経鼻酸素吸入で対処しています。利尿剤の効果が認められないため，主治医からAさんと家族に対して透析治療の必要性が説明されました。Aさんは入院後から狭心症のため安静が必要であったこと，また乏尿だったこともあり，一日中ベッド上で過ごすようになり，食欲と共に筋力，体重も低下しました。Aさんが透析導入してからの2ヵ月間は，透析治療中の血圧低下，透析治療後の不均衡症状や軽微な狭心症発作，さらにシャント発育不全によるシャント再造設術などが続きました。

　そのような中でAさんは，毎日次男夫婦や孫が面会に来るのを何よりも楽しみにしていました。こうした家族の精神的な支えを受けながら，Aさんは次第にほかの患者や看護師とも冗談を言うなどして，明るくおしゃべりするようになりました。身体面でも，Aさん

は一般状態が安定したため狭心症に対してPTCA（経皮的冠動脈内腔拡張術）も受けることができ，活動制限が緩和されました。透析治療も狭心症も入院加療の必要はなくなり，Aさんはそろそろ退院を目指して一度外泊してみるように勧められましたが，苦笑いしながら「とてもできない」と言います。次男家族も外泊させたい意向ですが，当の本人は頑として拒否しています。

1．情報収集およびアセスメント

　ヘンダーソンの考えに基づいた看護過程のアセスメントは，14の基本的ニードの充足状況と共に，患者個人の基本的ニードに影響を及ぼす常在条件（**表2.**），およびそれを変容させる病理的状態を明らかにすることが必要です。14の基本的ニードの充足状況をアセスメントするには，普段の生活における患者独自の様式を理解し，入院生活においても保つべき独自の様式とは一体どのようなものかを患者と一緒に明らかにすることが必要です。こうした援助過程が，同時に患者の自立を促す看護ケアでもあるのです。

　a．基本的ニードに影響を及ぼす常在条件

（1）**成長発達段階**：入院前は一家を統率する役割を果たし，これまで大病を患ったこともなく至って元気であったことから，Aさんは老年期にあるものの自立している自分に誇りを感じていたと推測される。

（2）**情動状態**：入院前のAさんは物に動じないところがあったそうだが，現在は不安が強く状況の変化に対して過敏な反応が見られる。

（3）**社会的文化的状態**：次男家族と同居しており，一戸建ての住居に暮らしている。経済的な心配はない。同居家族は毎日面会に訪れ，退院に対して積極的である。

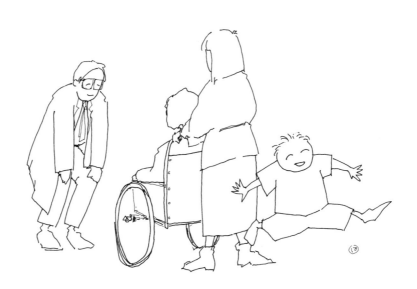

表2. 基本的ニードに影響を及ぼす常在条件

1. 成長発達段階：新生児期，児童期，青年期，成人期，中年期，老年期，臨終
2. 気質，情動状態，一過性の気分
   1) 普通
   2) 多幸的で活動過多
   3) 不安，恐怖，動揺，ヒステリー
   4) 憂うつで活動低下
3. 社会的文化的状態
   1) 友人，家族に恵まれ社会的地位も得ている
   2) 比較的孤独
   3) 適応不全
   4) 貧困
4. 身体的ならびに知的能力
   1) 体重：標準，やせ，肥満
   2) 知力：普通，普通以下，天才的
   3) 感覚：聴覚，視覚，平衡覚，触覚：正常あるいは特定の感覚喪失
   4) 運動能力：正常あるいは喪失

〔出典：Henderson, 1969／1995より作成〕

(4) **身体的ならびに知的能力**

体重：入院後，体重が約5kg減少。身長150cm，体重（dry weight）38kg，るいそう著明。

知的能力：会話はスムーズで，記銘力・思考力共に良好。

感覚：老眼鏡を使用して，新聞を読んでいる。難聴はない。

運動能力：入院前は自力歩行で外出していた。入院後は床上安静が長期間必要であったが，日中の臥床は少なく，座位で過ごすことが多かった。現在は，立位時のふらつきがあり，自力歩行は困難である。

b. 基本的ニードを変容させる病理的状態

- 虚血性心疾患による心収縮力低下
- 長期間の床上生活による筋力や心肺機能の低下
- 末期腎不全のため血液透析治療および食事・飲水量の制限が必要である

c. 基本的看護ケアの14の構成要素に基づくニードの評定

(1) **正常に呼吸すること**

　Aさんは，PTCA治療後も早朝や透析終了後に時々息苦しさを訴える。心電図上の変化はないが，肺野にラ音がごく軽度聴取され，経皮酸素飽和度（SpO_2）90〜96％である。主治医は特に治療の必要はないとしているが，本人の自覚症状が消失するまで経鼻酸素1〜2L/分で様子を見ることがたびたびある。

(2) **適切に飲食をすること**

　Aさんの食事摂取量は，1,800kcal食の1/3から1/2程度である。Aさんはもともと偏食があり，時々家族の差し入れを食べている。Aさんは食事摂取量がわずかなのでカリウムや塩分の制限よりも食事量を増やすように心がけており，たくさん食べた時は看護師

ヴァージニア・ヘンダーソン

にうれしそうに報告する。栄養状態は，血清総タンパク値5.5g/dL前後である。1日飲水量は500mL前後に収めることができている。

（3）身体の老廃物を排泄すること

Aさんは1日1～2回，ベッドサイドでポータブルトイレを使用している。便通を非透析日に合わせるため，下剤を隔日に内服して調整しているが，排便困難である。1日尿量は50mL程度。週3回各5時間の維持透析治療であるが，Aさんの体重増加は1kg前後で，体重コントロールは良好である。

（4）移動する，好ましい肢位を保持すること

Aさんは入院後，狭心症のため安静が必要となり，乏尿でもあることから一日中ベッド上で寝たり起きたりしていたため全身の筋力が低下しており，骨粗鬆症もあるため，透析室や検査室へは車いすで移動する。Aさんは自力でベッドサイドへの昇降はできるが時々ふらつくため，看護師の観察下で行うようにしている。

また，Aさんは看護師に毎回促されて病棟の廊下で歩行器による歩行練習を行っているが，自分から進んで練習に取り組むという態度は見られない。Aさんは，硬い表情で口数も少ないまま廊下1～2往復（50～100m）を休み休み歩き，「はー，疲れた。もうやめとこう」と自分の体力に落胆した様子で歩行練習をやめてしまう。

（5）睡眠と休息を取ること

Aさんは毎晩，睡眠薬1錠を服用して4～5時間の睡眠であり，透析中や終了後に浅眠している様子も見られるが，不眠感はないと言う。

（6）適当な衣類を選択し，着たり脱いだりすること

Aさんは一日中，病院規定のパジャマを着ているが，透析や検査に行く時は自分の上着を選んで着ている。

（7）衣類の調節と環境の調整により体温を正常範囲内に保つこと

Aさんは室内（4人床）の温度調整ではいつも寒いと，下着やガウン，靴下などの着衣で調整している。

（8）身体を清潔に保ち，身だしなみを整え，また皮膚を保護すること

Aさんは看護師の一部介助による清拭を非透析日に行い，週1回洗面台で洗髪をしているが，風邪に対して用心深く，少しでも体調が思わしくないと清拭や洗髪を控える。朝夕の洗面はベッド上で行っており，看護師が必要物品の準備と片付けを行っている。

（9）環境のさまざまな危険を避け，また他者を傷害しないこと

Aさんは機敏な身動きができないので，床頭台やベッドサイドに余分なものを置かないように日頃から整理整頓に努めている。

(10) 他者に意思を伝達し，自分の欲求や気持ちを表現すること

　Aさんは自分の欲求をはっきり表現でき，家族や看護師に対する要求もきめ細かく，その内容は理路整然としている。Aさんは自宅に帰りたくない理由を家族にはっきり伝えていないが，看護師には自宅に帰っても役に立たないどころか迷惑をかけると言っている。特に次男が自分を気遣い，とてもよくしてくれることに対して，Aさんはかえって気兼ねしている。

(11) 自分の信仰を実践する，あるいは自分の善悪の考え方に従って行動すること

　Aさんは自宅では毎朝夕，孫と一緒に仏壇に向かって読経していた。入院中のAさんは，消灯後や起床前にベッド上で静かに合掌している。

(12) 達成感のあるような仕事をすること

　Aさんは，最近では次男の妻に家事をほとんど任せていたが，かつては家族に依存することなく活動し，家族員の成長を見守り導く役割を果たしていた。入院中のAさんは，同室のほかの患者が透析を導入した時や具合が悪いような時は，自分の経験を話したり慰めたりしている。老年期のAさんにとっては，他者とのかかわりの中に自分の存在意義を見いだすことが達成感のある仕事と言えるかもしれない。しかし，症状管理やセルフケアを依存している現状では，Aさんは家庭でこれまでのような役割すら果たせず迷惑をかけるだけと心配している。

(13) 遊び，あるいは種々のレクリエーション活動に参加すること

　Aさんはほぼ毎日のように孫と絵本を読んだり，ゲームをしたりして，孫と過ごす時間を楽しんでいる。

(14) 正常な成長発達および健康を導くような学習をし，発見をし，あるいは好奇心を満足させ，また利用可能な保健設備などを活用すること

　Aさんは毎日ボールを使った掌握訓練，シャント音や緊張の確認，自己止血の練習など，シャント管理を習得しつつある。また，およそ10種類の内服および外用薬を自己管理できている。Aさんは看護師から透析治療や食事療法の指導を受けたり，教育用ビデオや小冊子を見たりして，疑問が生じると看護師によく質問している。新聞，テレビ，読書などによる知的活動は続けており，思考力の衰えは感じられない。

d．まとめ

　14のニード評定から，Aさんは以下のニードが自力で充足できないことがわかりました。

- 呼吸は医学的には特に問題ないが，Aさんは息苦しさを自覚している。酸素吸入により安心し自覚症状は軽快する。呼吸筋の筋力が低下しているためか肺活量も少ない。
- 食欲が入院前の状態に戻らず，栄養状態が低下している。

- 透析治療によって便が硬くなりやすく，腹筋力も低下しているので便秘傾向である。
- 筋力が低下しているため自力で立位を保持し，歩行することができない。
- 達成感を感じられる仕事や家庭で期待される役割がない。

　さらに，基本的ニードに影響する常在条件や病理的状態を考慮し，Aさんの健康問題は次のように考えられます。

- 活動量減少による全身の筋力低下，心肺機能低下による活動耐性の低下があり，日常生活行動全般に他者の援助が必要である。
- 症状の予防・対処ができず，身の回りのことさえ他者に依存しなければならない状況が続いたため，自分ではどうすることもできないという無力感や不安感があり，リハビリテーションに積極的に取り組めない。
- 活動量減少と水分・食事制限の必要な透析治療によって，食事摂取量が不足気味となり，栄養不良と便秘傾向を来している。

　Aさんの14のニードをアセスメントした結果のまとめ（関連図）を図3.に示します。

2．全体像の描写

- Aさん，75歳女性，無職。夫とは40年前に死別し4人の子どもを育て上げた。現在は，次男夫婦，孫との4人暮らしで，一家の統率役である。最近は次男の妻に家事を任せて活動量は低下していたが，自立した生活を送っていた。家族関係は良好で，家族はAさんの退院に積極的である。
- 元来健康で，今回が初めての入院である。3ヵ月前に狭心症の精査目的で入院し，軽度心不全を併発した末期腎不全と診断され，内服と酸素吸入で効果がなかったため血液透析導入となった。その後の2ヵ月間は，透析中の血圧低下，透析後の不均衡症状や軽微な狭心症発作，シャント再造設術などが続いたが，一般状態が安定しPTCA治療を受け，活動制限も緩和された。
- 早朝や透析後の息苦しさの訴えが続いているが，医学的には治療の必要性はなく，症状が落ち着くまで酸素吸入で様子を見ている。心肺機能低下と長期臥床による筋力低下が著明であり，ADL介助が必要である。活動量減少と水分・食事制限の必要な透析治療のため，食事摂取量が不足し，便秘傾向も見られる。透析に関する自己管理の学習は順調に進んでいるが，ADL拡大のためのリハビリテーションは，症状発現や疾病の増悪への恐怖から意欲的な取り組みは見られない。主治医から外来治療への移行を勧められるも，家族への負担を懸念して外泊や退院を躊躇している。

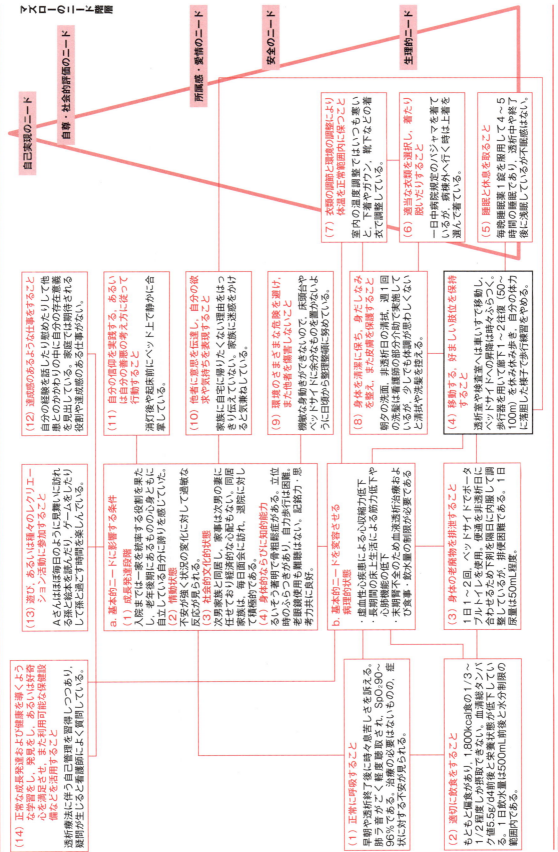

図3. Aさんの関連図

3．看護診断

\#1　ベッド上で朝・夕の洗面，清拭・洗髪介助，ポータブルトイレ使用，歩行器・車いすを用いて移動することに示される，活動耐性低下に関連したセルフケア不足：清潔・排泄・移動

\#2　症状管理の全面的依存や「自宅に帰っても役に立たないどころか迷惑をかける」という発言に示される，知識不足とセルフケア不足に関連した無力

\#3　食事摂取量1/3～1/2，るいそう，血清総タンパク値5.5g/dL前後，便秘に示される，活動量減少および透析治療に関連した栄養摂取消費バランス異常：必要量以下

4．目標と看護援助

　3つの看護診断から，1ヵ月後までの長期目標は，次の2つが考えられます。
① Aさんは，残存機能を強化し，セルフケア能力を高めることができる。
② Aさんは，家族と共に在宅療養生活における目標と，現状の課題を明確にすることができる。

　そして，3つの看護診断を解決するために，**表3.**と**表4.**の看護計画を立案しました。看護計画の短期目標は，2週間後までにAさんに期待される成果を示しています。

5．評価

　まず，Aさんが短期目標をどれくらい達成できたかによって，それぞれの看護計画を評価します。さらに，次の2点があります。
- Aさんは症状の発現に対してどのように対処したか
- Aさんは必要な日常生活行動を現状に適した独自の様式で行えたか

　つまり，Aさんがどれくらい自立できたのかという視点で，看護の成果を総合的に評価します。

6．考察

　Aさんは，病気と老化によって，ヘンダーソンの言う知識，意思力，体力のいずれもが不足した状態でした。しかし，ニード評定から，Aさんが独自の様式で不十分ながらもニードを充足しようとしている様子が見えてきました。Aさん独自の様式とは，Aさんの自己概念や生き方を具体的に表すものなのだということがおわかりになったのではないでしょうか。つまり，ヘンダーソンは，個別性とは何か，個別性をどうとらえるのか，をとても重要視していると言えるでしょう。

表3. 看護計画　No.1

看護診断
＃1　ベッド上で朝・夕の洗面，清拭・洗髪介助，ポータブルトイレ使用，歩行器・車いすを用いて移動することに示される，活動耐性低下に関連したセルフケア不足：清潔・排泄・移動
＃3　食事摂取量1/3〜1/2，るいそう，血清総タンパク値5.5g/dL前後，便秘に示される，活動量減少と透析治療に関連した栄養摂取消費バランス異常：必要量以下

長期目標
Ⅰ．Aさんは，残存機能を強化し，セルフケア能力を高めることができる。

短期目標
1．Aさんは，安全に配慮しながら活動量を増やして行動範囲を拡大する。具体的には，
（ア）トイレへ車いすで移動し，排泄する。
（イ）歩行器で洗面所へ移動し，朝・夕の洗面をする。
（ウ）病棟廊下を歩行器あるいは看護師の介助で休憩を取りながら1日3往復（300m）歩行する。
2．Aさんは，血液透析に伴う食事療法の目的を理解し，制限を守りつつ十分な栄養を摂取する。

看護援助
O-P
1．1日の排尿回数・尿量，1日の排便回数・排便状況を観察する。
2．間食を含む1日の食事・水分摂取量を観察する。
3．毎朝，排尿後に体重を測定する。
4．Aさんと家族が医師の指示した食事療法をどの程度理解しているか確認する。
5．骨粗鬆症の進行を防止する活性型V.D，リン結合剤を正しく内服しているか観察する。リン結合剤は食物と混ざり合うように，食事中か食直後に内服する必要がある。
6．万歩計などを用いて1日の活動量を記録する。
7．運動の前後にバイタルサインを観察する。

T-P
1．心負荷を軽減するため，排泄や清拭など日常生活行動を続けて行うような二重負荷を避ける。
2．降圧剤の内服後から2時間以内は，歩行などの運動を避ける。
3．運動や呼吸練習は，食事の1時間前に計画・実施して，食欲増進を図る。
4．呼吸筋の鍛錬を目的に，スーフルや風船を用いた呼吸練習および腹式呼吸練習を1日3回行う。
5．ベッド上でできる等張性運動，関節可動域訓練，およびシャントのための掌握運動を1日2回行う。
6．透析後を除き，できるだけ毎日，看護師が付き添って歩行器を用いた歩行練習を行う。
7．自宅での生活を想定して，看護師の歩行介助で当該場所へ移動し，自分のペースで保清・排泄を安全に行えるよう訓練する。
8．排便促進を目的に，腹式呼吸練習や腹部マッサージ，骨盤高位などの方法を練習する。

E-P
1．転倒を予防するため，日中は運動に適した靴と服装に着替えるよう指導する。
2．家族にAさんのリハビリ状況および看護師の介助方法の実際を見学する機会を提供する。
3．Aさんおよび家族に対して，活動中に起きやすい転倒の例を挙げて，それを回避する方法や転倒予防のための環境整備について説明する。
4．適切な栄養を摂取する重要性について説明する。
5．香辛料や酢を利用して味覚に変化をつけて，食欲増進を図るよう指導する。
6．食事を少量しか食べられないのであれば，食事を何回かに分けて摂取するよう指導する。食欲がない時は，高タンパク・高カロリーのものから食べるように指導する。また，好物の中で高タンパク・高カロリーのものを補食して，1日の熱量の70％を満たすようにする。
7．もし塩分やカリウムの多い食品を食べたい時は，透析日の朝食に食べるように指導する。
8．家族に，時々一緒に食事をするよう働きかけ，環境を整える。
9．必要があれば，Aさんおよび家族が栄養士や医師の説明を受けられるように手配する。

ヴァージニア・ヘンダーソン

表4. 看護計画　No.2

看護診断
　　#2　症状管理の全面的依存や「自宅に帰っても役に立たないどころか迷惑をかける」という発言に示される，知識不足とセルフケア不足に関連した無力

長期目標
　　Ⅱ．Aさんは，家族と共に，在宅療養生活における現状の課題と目標を明確にすることができる。

短期目標
　1．Aさんは，息苦しさが起きる原因とそれを予防する方法を述べる。
　2．Aさんは，血液透析と活動が全身に及ぼす影響を述べる。
　3．1泊の外泊を目指して，Aさんと家族がそれぞれの現状の課題と目標を共有する。

看護援助

O-P
1．Aさんが狭心症とその対処法，透析治療に伴う療養法をどの程度理解しているかアセスメントする。
2．息苦しさを訴える時のバイタルサイン，息苦しさを誘発した状況，酸素吸入などの効果を観察する。
3．Aさんの病気に対する気持ちと，将来どうしたいと考えているのかを聴く。
4．家族がAさんの健康問題とその対処法，透析治療に伴う療養法をどの程度理解しているかアセスメントする。
5．Aさんを受け入れることに対する家族の気持ちや問題点を聴く。

T-P
1．Aさんが現状の自分に対する肯定的，否定的な感情を表現できるよう援助する。
2．Aさんが在宅で十分生活できる身体状態であることを伝える。
3．Aさんと家族が今後の外泊計画について話し合えるよう仲介する。

E-P
1．Aさんおよび家族が狭心症を理解できるよう説明し，息苦しさや胸痛などの症状の予防法と対処法を指導する。
2．Aさんおよび家族に対して，Aさんの健康問題の相互関連性について説明する。
3．Aさんおよび家族に対して，全身の運動が心肺系・筋骨格系・消化器系に及ぼす影響および心負荷のアセスメント方法，それに応じた運動量の調整について説明する。
4．Aさんと共に，活動耐性の改善状況や対処法の達成度を評価する。
5．Aさんおよび家族に対して，在宅で受けられる専門家の援助，利用できる医療器具・生活補助具，経済的支援などの社会資源について説明する。

　一方で，老年期にあるAさんは，病状が回復しても以前のような体力に戻ることは難しく，家族へのある程度の依存は受け入れなければならないでしょう。したがって，これまでのAさん独自の様式は，意識的に変更していかざるを得ないでしょう。

　つまり，Aさんにはこれまでの自分らしさや生き方を自ら問い直して，老いと病を受容していくプロセスが必要なのです。Aさんのように慢性疾患と共に生きる状況では，これまでの古い独自の様式では病気を再び悪化させてしまいます。したがって，古い独自の様式の中に療養法を組み込んで，Aさんに合った新たな独自の様式をこれからつくり上げていかねばならないのです。

ヘンダーソンは，普段の生活から入院生活へ移行した時の患者独自の様式に沿った援助に焦点を当てており，退院後の生活に向けて患者独自の様式を変更していく援助については述べていません。これについては，オレムの理論を適用すれば，Aさんは治療的セルフケアデマンドを充足させるセルフケア能力が不足している状態とアセスメントされ，看護が補うべきセルフケア不足の内容が具体的に明らかにされます。しかし，老いや病の受容といった人間存在の苦悩に対する援助については，ニードの視点だけでは不十分であり，患者と看護師の人間関係やケアリングの視点を持つトラベルビーやワトソンの理論が有用でしょう。

　これらの視点を適用すると，看護師が一人の人間として，Aさんの苦悩をあるがままに受け入れようとする姿勢でかかわることが，Aさん自身が持つ苦悩を受容するという自己実現のニードを一緒に明確化することにつながります。看護師の視点は，Aさんが苦悩に立ち向かって人間的に成長するのを助けることに向けられます。この時の看護師の受容的態度が，重要な鍵となるのです。

　こうした援助によって，Aさんは自身の苦悩とは何かを表出することができ，苦悩する体験や自分の存在に意味を見いだすことができるようになります。すなわち，Aさんはこれまでの自分らしさや生き方を問い直し，主体的に苦悩に立ち向かえるようになっていくのです。これは受容のプロセスとも言われるものです。慢性疾患と共に生きるためには，こうした段階を踏んで新たな独自の様式をつくり上げていくことが必要不可欠なプロセスなのです。

B. 外科的延命治療を拒否し，自分らしい生き方を模索する例

　Bさんは，35歳の男性で，数年前まで建築関連の技能職として就労し，一家の大黒柱として妻と息子（8歳），娘（5歳）を支えてきました。現在，Bさんは拡張型心筋症とそれによる慢性心不全のため就労継続が難しくなって休職しており，代わりに妻が福祉関連の仕事を始め，家計を支えています。

　Bさんは，15年前に難病の拡張型心筋症と診断されましたが，中学生の時に父親が同じ病気で苦しんで亡くなった姿を見ていたため，当時医療職だった母親の希望でBさんには告知されませんでした。また，普段の生活では自覚症状がないため，10年前にBさんは外来通院や服薬を中断してしまいました。そして9年前から，心不全症状が出現したら入院加療し，回復したら退院するというような入退院を繰り返すようになりました。そんな中，Bさんは5年前に初めて拡張型心筋症の告知を受け，かなりのショックを受けまし

た。それから年を重ねるにつれて，Ｂさんは自分なりに病気を受容してこられたように見えます。

　Ｂさん自身は心臓移植の意思はないものの，家族への医療費負担を軽減したいとの思いもあり，家族の願いを受け入れて移植の登録手続きを行いました。ここ５年間は，Ｂさんは年に１〜３回の頻度で入退院を繰り返しています。

　今回は，感冒により慢性心不全（NYHA心機能分類Ⅲ度）が急性増悪し，体重も１ヵ月で1.5kg増加しての入院であり，カテコールアミンの持続点滴静脈注射とベッド上の生活が２週間ほど続いています。

　しかし，これまでになく心機能の回復が困難な状況です。入院後も，心室性頻拍（VT）という重症な不整脈が時折出現しますが，すでにICD（植え込み型自動除細動器）を埋め込んでいるので，24時間心電図で経過観察しているところです。Ｂさんのような難治性重症心不全患者に適用できる治療法は，今のところカテコールアミンの投薬か心臓移植，あるいは補助人工心臓を装着するしかありません。日本では心臓移植に登録しても実際に移植ができる確率は極めて低いというのが現状です。

　看護師に対してＢさんは「食べたい時は好きなものを食べるさ」「延命治療には興味がない」「この点滴の拘束がとにかく嫌なんや」などと冗談まじりに話し，とりわけ自分が

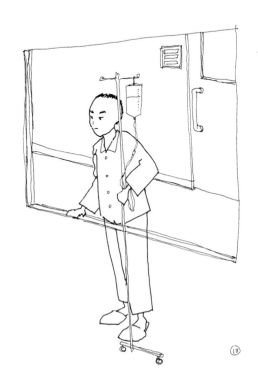

延命治療を拒否していることや自由に生きたいという思いを熱く語ります。

　入院3週目に入った日，Bさんは1日で体重が1.5kgも減り，その夜，心室細動（VF）を起こしてしまいました。ICD作動により致死的不整脈は消失しましたが，心機能は再び悪化してしまいました。これまでの治療法では心機能の回復は厳しいため，主治医からBさんと家族（母と妹）に対して，今後の治療方針の説明と意思確認が行われました。主治医は，内科的治療が限界に来ており，CCUでの治療が望ましいこと，CCUでも回復が難しければ補助人工心臓を装着して移植待機する必要があり，そのための外科的治療を勧めるとの方針が説明されました。

　Bさんは，主治医の説明にかなりショックを受けたものの，「CCUには絶対行きたくない。なじみの看護師のいる病棟が安心できる。補助人工心臓をつけてずっと病院で暮らすのは嫌だし，手術して人工心肺を外せなくなったら家族に迷惑をかける。外科的治療で延命したくない」と，これまでと同様の考えを家族と主治医に対して述べました。Bさんは，ショックのためか「混乱しているから，しばらく時間をください」と言って途中で退室しました。母親は主治医やBさんの話を泣きながら黙って聞いていましたが，Bさんの退室後，看護師に対して機械をつけてでも生き続けてほしいという思いと，Bさんの意思を尊重したいという思いの間で揺れ動いており，手術を勧めたくとも勧められない苦しい胸の内を明かしました。

1．情報収集およびアセスメント

　それでは，Bさんの基本的ニードに影響を及ぼす常在条件，基本的ニードを変容させる病理的状態，そして基本的看護ケアの14の構成要素に基づくニードの評定について，それぞれ情報収集し，アセスメントしていきましょう。

a．基本的ニードに影響を及ぼす常在条件

（1）**成長発達段階**：Bさんは，壮年期にあり，生涯打ち込める仕事を見いだし家庭も築いていたことから，職業での自己実現や家庭と職場で次世代を育成する役割を果たしていたと推測される。現在，Bさんは休職中だが，特殊技能の有資格者で今も職場からの相談に応じており，これまでとは異なる形ではあるものの，職場の後輩を育成する役割は継続している。また，Bさんは妻と家庭内の役割を交代しながらも子どもを養育する役割を継続している。さらにBさんは，死を見据えた自分らしい生き方を模索している。

（2）**情動状態**：Bさんは，普段から自分の考えや気持ちを淡々とありのままに語っている。主治医からの告知を受けた後，Bさんは「じわじわ死に近づいている感じが嫌や。

大人げない行動しないように頑張るわ」と死に対する不安を表出しつつも，自分の気持ちをコントロールしようとしており，死を意識せざるを得ない状況ではあるが，情動状態は安定している。

(3) **社会的文化的状態**：Bさんは休職後，自宅療養しており，特定疾患医療受給者証や移植登録による医療費の公費負担，身体障害者手帳による福祉サービスを受給している。妻子と一戸建ての住居に暮らしている。Bさんの実母が近所に住んでおり，何かとBさん家族をサポートしていたが，今は自身も病気のため退院したばかりである。自宅は病院から遠方にあり，週末に同居家族が面会に訪れるが，平日はたまに妹が訪れる程度で，家族とのコミュニケーションの機会は少ない。

(4) **身体的ならびに知的能力**

体格：入院時，身長170cm，体重80kgであったが，普段の体重は約78kgで体格指数（BMI）27と肥満である。体重が1ヵ月で1.5kg増加していたが，治療と食思不振による体重減少が著しい。

運動能力：休職するまでは，Bさんは戸外での仕事やレジャー活動が多かったが，休職後は子どもと遊んだり，近所の実母宅や外食に出かける以外は自宅で安静に過ごしていた。入院後，Bさんは主治医と交渉して1日1回は売店へ行くことができるよう許可をもらい，点滴スタンドを上手に動かしながら，ふらつくことなく歩行していた。

感覚：視力・聴力の低下や味覚異常などは見られない。

知的能力：疾患の予後や治療法を詳細かつ正確に説明できることから，記銘力・思考力共に良好。

b．基本的ニードを変容させる病理的状態

- 拡張型心筋症による左室の収縮力低下と重症不整脈：
〔脳性ナトリウム利尿ペプチド（BNP）は1,112.5pg/mL（正常値18.4pg/mL以下），左室駆出率（LVEF）は20％（正常値58～70％），心胸郭比（CTR）は60％（正常値50％以下）と，心筋収縮力の著明な低下による心拍出量低下と心拡大が起きている。さらに，心電図モニター上，基本調律は心房細動（Af）だが，それに加えて心室頻拍（VT）や心室性期外収縮（PVC）が多発しており，心拍出量をさらに低下させている〕
- 薬物による心機能の回復は困難になってきており，根本的治療は心臓移植しかない
- 心不全のため強心薬の持続点滴静脈注射，水分制限，塩分制限および活動制限が必要である

c．基本的看護ケアの14の構成要素に基づくニードの評定

（1）正常に呼吸すること

　Bさんは，入院時より息苦しさを訴えることはなく，普段はベッドも挙上せず水平の床上で過ごしているが，会話に熱中すると息切れしたり，せき込んだりする様子が見られる。たまにベッドから足を下ろして起座位をとっているため，息苦しさを尋ねると，Bさんは「全然，平気」と答える。胸部X線写真では肺うっ血像があるが，肺ラ音は聴取されず，酸素吸入せずに経皮酸素飽和度（SpO_2）は96〜99％である。

（2）適切に飲食をすること

　Bさんは，心臓食（塩分5g・1,600kcal）が処方されており，たいていは全量摂取だが，気分が優れない時は1/2〜2/3程度の摂取量である。かつては肉類や塩分，缶コーヒーを好きなだけ取っていたが，最近は食欲がないため，肉類よりも刺し身や麺類をよく食べ，コーヒーも1日1杯に制限していたという。

　入院中のBさんは，減塩食のため食事のおいしさや楽しさが感じられない様子だが，食欲がない時は梅干しやお茶漬けの素などを用いて全量摂取しようと努めている。主治医から飲水量は800mL/日に制限するよう指示されている。以前，脱水による腎梗塞を起こしたことがあるため，Bさんは脱水への不安から水分を制限量よりも多めに取ったり，逆に体重減少が芳しくないと水分摂取量を減らしたりするなど，勘に頼って飲水量を調整している。栄養状態は血清総タンパク値8.0g/dL前後で，体重は2週間で76.9kg（−3.1kg）に減少したが肥満である。したがって，入院から2週間のBさんは栄養不足ではないが，水分と塩分の摂取量を自己判断で調整しており，水分出納を正確に把握していない。

（3）身体の老廃物を排泄すること

　Bさんは，血管拡張・利尿作用薬のカルペリチドとカテコールアミン系薬剤のドブタミン塩酸塩の持続点滴静脈注射，および利尿薬，β遮断薬，ACE阻害薬の内服を併用している。

　Bさんは4人床室のためベッドサイドで排泄することを嫌がり，主治医と交渉してトイレ歩行を許可されていたが，心室細動が起こった日から排便時のみに制限された。このため，排尿はベッドサイドで尿器を使用している。尿量は約1,000〜2,000mL/日とむらがある。排便はほぼ毎日見られるが，時々下痢や便秘もあり，便秘時は下剤を服用して排便時の怒責を防いでいる。

（4）移動する，好ましい肢位を保持すること

　Bさんは，入院後からトイレ歩行と1日1回の売店への歩行以外は，ベッド上で寝たり起きたりの生活が続いていた。Bさんは，これまでになく長期間の持続点滴静脈注射から拘束感を強く感じており，「自由に動けないのが嫌や。あと1日，あと1日って，いつま

で点滴続くんや」という苛立ちを表している。

（5）睡眠と休息を取ること
　Bさんは，毎晩2種類のベンゾジアゼピン系睡眠薬を服用して8時間前後の睡眠が取れており，今のところ睡眠不足の訴えはない。しかし，夜間に心室頻拍（VT）が多発する傾向があることから，水平臥床による心負荷が浅眠を引き起こしている可能性もある。日中のBさんは食後，うとうとと浅眠していることもあるが，昼夜逆転は見られない。

（6）適当な衣類を選択し，着たり脱いだりすること
　Bさんは，いつも病院規定のパジャマを着ている。Bさんの左上肢に点滴刺入部があるためか，清拭の時以外は，自分で衣類を交換したり重ね着したりする様子は見られない。

（7）衣類の調節と環境の調整により体温を正常範囲内に保つこと
　Bさんのベッドは4人床室の日当たりの良い窓際にあり，通常のリネンで特に室内の温度調整を希望することはない。Bさんの四肢末梢は循環不全で冷感が持続しているため，温罨法や靴下を勧めているが，Bさんが嫌がるので足浴や手浴で末梢循環を促進している。

（8）身体を清潔に保ち，身だしなみを整え，また皮膚を保護すること
　Bさんは，朝夕の洗面はベッドサイドにある洗面台でいすに腰掛けて自力で行っており，清拭は看護師の一部介助でほぼ毎日行い，足浴・洗髪も週1回，看護師が全面介助している。Bさんは，水分制限と暖房による皮膚乾燥が見られ掻痒感も強い。このためBさんは，処方された軟膏を清拭後に塗布し，皮膚への摩擦刺激を避けるため，パジャマの下に柔らかいTシャツを着ている。

（9）環境のさまざまな危険を避け，また他者を傷害しないこと
　Bさんは，毎年のように冬季に感冒で心不全を悪化させて入院している。Bさんのほか，感染機会の多い妻や子どもたちがどのような感染予防対策をしているのか明らかにする必要がある。入院後はBさんに新たな感染は起きていない。
　Bさんはこれまでの入院経験から，点滴ルートが屈曲したり抜けたりしないようにいつも点滴ルートの位置に気を配り，歩行時も輸液ポンプが付いた点滴スタンドを倒さないように慎重に動かしているので，事故は起きていない。しかし，Bさんは長期間の活動量減少により下肢筋力の低下がある上に，血管拡張・利尿作用の薬物を持続点滴静脈注射しているため，起立性低血圧による転倒の可能性もある。

（10）他者に意思を伝達し，自分の欲求や気持ちを表現すること
　Bさんは安静の必要性は理解しているものの，「人にいろいろ世話されるのが嫌い」と医療者への依存状態を受け入れられない気持ちを表出している。また，Bさんは「点滴の

拘束感がたまらんわ」「動くのを制限されるのが一番嫌や」などと，医療者に自由を拘束されるストレスを伝えた上で，活動制限や介助範囲の変更を交渉している。主治医から内科的治療では回復が難しいと告知され，「じわじわ死に近づいている感じが嫌や。大人げない行動しないように頑張るわ」などと，死に対する不安も医療者には表出している。一方で，Bさんは家族に対して延命治療拒否については伝えているものの，自身が抱える死の不安については家族と共有していない様子である。

(11) 自分の信仰を実践する，あるいは自分の善悪の考え方に従って行動すること

Bさんは，父親が同じ病気で若くして苦しみながら亡くなった姿を見ており，自分の予後を理解した上で，「死ぬのは怖くない。苦しむのが一番嫌。延命治療して後悔したくない」「医療に管理されずに自由に生きたい主義だから，自由に死なせてほしい」と，自分の死生観を家族と医療者に伝えている。

しかし，母親によれば，Bさんはとても家族思いなので，家族に迷惑をかけたくないから延命治療を拒否しているのではないかと言う。主治医からCCU治療や外科的治療を勧められても，Bさんは「自分らしい生き方じゃない」と拒否したが，その後「子どもが幼いからもう少し生きたい」「今は全部拒否してるけど，また考え変わるかもしれん」と，死を現実的にとらえ直すことで自己決定が揺らいでいる様子である。

(12) 達成感のあるような仕事をすること

Bさんは，病院内の建築手法を専門的に批評したり，自分が建築にかかわった大きなビルを見ると誇らしい気持ちになるなどと，仕事への思いを生き生きと話すことがある。しかし，その話の途中で「あ，やめとこう。こんな話しても…暗くなる。戻ったところで何もできないし…」と，仕事への未練を自ら断ち切ろうとするような様子が伺われる。自宅では「カーテン閉めて，じめじめ暮らしている」とも言っていることから，Bさんには達成感を感じられるような役割や仕事が不足していると推測される。

一方，主治医から内科的治療では回復が見込めないと告知されたため，Bさんにとって「内科的治療で退院すること」が今最も重要な課題となっている。Bさんは，主治医が勧める治療法を拒否して退院を目指しており，この治療法で心機能の回復が見られれば達成感を感じられるかもしれない。

(13) 遊び，あるいは種々のレクリエーション活動に参加すること

Bさんは，自宅では子どもの遊び相手をすることが日課であり，一番の楽しみでもあった。入院後しばらくは，Bさんは病院の売店への散歩を唯一の楽しみにしていたが，心室細動が起きてからは「点滴に拘束されている」状態が一層強まっている。同室の患者らは皆カーテンを閉め切って過ごしているため交流は乏しく，テレビや新聞，雑誌も目が疲れ

るためあまり見ていない。家族の面会も週末に限られているが，同室者への配慮からか「子どもたちは，病院は退屈だし周りに迷惑になるから，あまり長居させずに追い返している」と言う。今は「看護師と話すことが気晴らし」とも言っている。

（14）正常な成長発達および健康を導くような学習をし，発見をし，あるいは好奇心を満足させ，また利用可能な保健設備などを活用すること

　Bさんは，疾患の予後や治療法についてもかなり知識があるが，自宅では食欲もなく，妻が仕事と家事で忙しいため外食が多くなり，水分・塩分管理はかなり大まかだった。入院してからも，主治医の指示よりも，経験からの勘に頼って飲水量を調整していた。

　しかし，主治医の告知を受けてから，Bさんは計量カップを使って飲水量を計測し始め，さらに点滴量と尿量をチェックして1日の水分出納バランスを電卓で計算し，体重も朝・昼・夕と頻回に測定するなど，体液量の変動を正確に把握しようとする行動が見られるようになった。

d．まとめ

　14のニード評定から，Bさんは以下のニードが自力で充足できないことがわかりました。
- Bさんは，水分・塩分制限により食事のおいしさや楽しさを感じられず，脱水を恐れて水分摂取量を勘に頼って調整していた。
- Bさんは，心負荷を増す排泄・清潔・移動といったセルフケアを自力で行ってはいけない。
- Bさんは，治療と環境の影響によって，皮膚や身体を損傷する可能性がある。
- Bさんは，治療により自由に動けない状態が長期間続いているため，拘束感が強い。
- Bさんは，死の不安を家族と共有することができず，治療選択の意思決定が揺らいでいる。

　さらに，基本的ニードに影響する常在条件や病理的状態を考慮し，Bさんの健康問題は次のように考えられます。
- 慢性心不全の急性増悪により心室の収縮能が低下しており，全身組織の生命活動に必要な血液（酸素）を環流（供給）できない状態である。
- 過剰な体液量が心負荷になっているため，薬物と水分・塩分制限などの治療によって体液量を調節しなければならない状態である。
- 心機能が低下しており，セルフケアを他者に依存しなければならない状態である。
- 延命治療拒否により死に近づいているという不安が強くなっているものの，家族とその思いを共有できないため，治療に関する自己決定が揺らいでいる。
- 治療によって，他者に依存しなければならず，自由に動けないという苦痛や身体損傷の潜在的危険があり，身体的・環境的に不快な感覚を生じている。

　Bさんの関連図を**図4.**に示します。

ヴァージニア・ヘンダーソン

a. 基本的ニーズに影響する条件

(1) 成長発達段階
壮年期にあり、生涯打ち込める仕事を見出し家庭も築いていたことから、職業での自己実現や、家庭と職場で次世代を育成する役割を果たしていた。

(2) 情動状態
死に対する不安を表出しつつも、自分の気持ちをコントロールしようとしている。死を意識せざるを得ない状況ではあるが、情動状態は安定している。

(3) 社会的文化的状態
実父が同病で死亡。実母や元医療職の妻と就学前の子ども2人の4人家族。休職中で自宅療養しており、妻が家計を支えている。家族とのコミュニケーションの機会は少ない。

(4) 身体的ならびに知的能力
発症前は職務・余暇で活発に活動していた力体力もあったが、心臓低下のため活動性が低下しており、下肢筋力の低下による活動性減少が著しい。治療による体重減少や食思不振がある。思考力・記憶力は良好。

b. 基本的ニーズを変容させる病理的状態
・拡張型心筋症による左室の収縮力低下
・重症不整脈
・薬物による心機能の回復は困難になっており、根本的治療は心臓移植しかない。
・心不全のため強心薬の持続点滴静注、水分制限および塩分の摂取制限が必要

(1) 正常に呼吸をすること
会話に熱中すると息切れしたり、せき込んだりする様子が見られる。胸部X線写真では肺うっ血像があるが、酸素吸入せずにSpO2は96～99%である。

(2) 適切に飲食をすること
食事摂取量は減少気味であるが、栄養不良はない。脱水を恐れて、水分と塩分の摂取量を勘って調整している。

(3) 身体の老廃物を排泄すること
排尿はベッドサイドで尿器使用し、排便時のみトイレ歩行。利尿薬ほかを使用し尿量は約1,000～2,000mL/日。ほぼ毎日排便あり。

(4) 移動する、好ましい肢位を保持すること
病棟外へは車いすで移動する。トイレ歩行以外は床上で過ごす生活が続いているため、下肢筋力低下による負荷から起立性低血圧で転倒する可能性あり。

(5) 睡眠と休息を取ること
睡眠薬を服用し睡眠不足の訴えなし。夜間の水平臥床による心負荷から浅眠を引き起こす可能性あり。

(6) 適当な衣類を選択し、着たり脱いだりすること
病院規定のパジャマを着用。上肢に点滴刺入部があるため清拭時以外は自分で衣類を交換したり重ね着したりする様子は見られない。

(7) 衣類の調節と環境の調整により体温を正常範囲内に保つこと
四肢末梢循環不全で冷感が持続している。が温罨法では靴下は拒否している。足浴や手浴で末梢循環を促進している。

(8) 身体を清潔に保ち、身だしなみを整え、また皮膚を保護すること
朝夕の洗面は自力で、身だしなみ・足浴・洗髪時の介助は看護師が行っている。皮膚乾燥のため保湿感が強いため軟膏を塗布し、着衣時は皮膚の摩擦刺激を避けている。

(9) 環境のさまざまな危険を避け、また他者を傷害しないこと
毎年冬季に感冒で体力を悪化させて入院している。下肢筋力の低下で薬物治療による立性低血圧で転倒による骨折を起こす可能性あり。

(10) 他者に意思を伝達し、自分の欲求や気持ちを表現すること
依存を受け入れない気持ちや死に対する不安を医療者には表出しているが、家族には延命治療拒否の意思を伝えたいもの、死への不安については家族と共有していない。

(11) 自分の信仰を実践する、あるいは自分の善悪の考え方に従って行動すること
予後を理解した上で医療者されれば管理されきたいと伝えている。外科的延命治療は拒否していたが、子どもが小さいから生方じゃないと拒否していたが、子どもがからもうか少し生きたいと、死を現実的にとらえ直すことで自己決定が揺らいでいる。

(12) 達成感のあろようような仕事をすること
家庭では達成感を感じられるような役割や仕事が不足している。

(13) 遊び、あるいは種々のレクリエーション活動に参加すること
治療のため唯一の楽しみであった病院の売店への散歩ができない。他患との交流や家族の面会もわずかで、看護師と話す以外に気晴らしがない。

(14) 正常な成長発達および健康を導くような学習をし、発見をし、あるいは好奇心を満足させ、また利用可能な保健施設などを活用すること

主治医の告知を受けてから、経験からの助言に頼って水分管理行動を改めたり、計測・計算し、記録によって体液量の変動を正確に把握しようとする行動が見られる。

図4. Bさんの関連図

2．全体像の描写

- Bさん，35歳男性。数年前から建築関連の仕事を休職している。妻と子ども2人との4人暮らしで，妻が福祉関連の仕事で家計を支えている。中学生の時実父が同病で死亡。
- 15年前に拡張型心筋症と診断されたが，実母の希望で告知されずに外来通院は続けていた。10年前に治療中断した後，9年前から心不全のため入退院を繰り返すようになった。5年前に主治医から初めて病名を告知された。本人は心臓移植の意思はないが，家族の希望で移植登録を行った。
- 今回は感冒による慢性心不全の急性増悪で体重増加もあり，入院となる。カテコールアミンの持続点滴静脈注射と床上生活が続いているが，心機能の回復がこれまでになく困難で，入院3週目に心室細動を起こした。主治医から内科的治療の限界を告知され外科的延命治療を勧められたが，移植の前段階にあたる外科的延命治療を拒否し，内科的治療で退院することを希望している。
- 心負荷を軽減するため利尿薬，血管拡張薬，β遮断薬，ACE阻害薬の投薬，水分・塩分制限，活動制限を行っているが，体液量バランスが安定しないため致死的不整脈を誘発している。Bさんは脱水を恐れて勘に頼った水分調整をしていたが，主治医の内科的治療の限界を告知されてから，正確な水分出納を管理し始め，床上安静に努めている。しかし，長期間の活動制限で気分転換ができず苦痛が強い。家族思いであるがゆえに，医療者や家族への依存を受け入れられない気持ちが強く，医療に管理されず自由に生きて自由に死にたいと主張している。死に対する不安を医療者には表出しているが家族とは共有しておらず，治療法選択の自己決定が揺らいでいる。

3．看護診断

#1 安静時血圧低下，重症不整脈，四肢の冷感と皮膚蒼白，肺うっ血像に示される，感冒による慢性心不全の急性増悪と体液平衡異常リスク状態に関連した心拍出量減少

#2 活動時の組織酸素消費量増加や重症不整脈多発に示される，心拍出量減少と治療（活動制限）に関連したセルフケア不足：整容/更衣，清潔，排泄

#3 「医療に管理されずに自由に生きたい主義だから，自由に死なせてほしい」「子どもが幼いからもう少し生きたい」「今は全部拒否してるけど，また考え変わるかもしれん」という発言に示される，外科的延命治療の拒否と死の不安に関連した意思決定葛藤

#4 皮膚掻痒感や，「人にいろいろ世話されるのが嫌い」「点滴の拘束感がたまらんわ」「動くのを制限されるのが一番嫌や」という発言に示される，長期間の床上安静と持続点滴静脈注射に関連した安楽の変調

4．目標と看護援助

4つの看護診断から，1ヵ月後までの長期目標は，次の2つが考えられます。

① Bさんは，自分の身体への理解を深め，心負荷を増す活動を自分に合った様式で是正する。

② Bさんは，自分の望む生き方について医療者や家族と共有し，必要な支援を受けられる。

そして，4つの看護診断を解決するために，**表5.**，**表6.**の看護計画を立案しました。看護計画の短期目標は，2週間後までにBさんに期待される成果を示しています。

5．評価

まず，Bさんが短期目標をどれくらい達成できたかによって，それぞれの看護計画を評価します。

さらに，次の2点があります。
- Bさんは心機能の回復のために，自分の意思力と知識を活用して取り組めたか
- Bさんは必要な日常生活行動を，現状に適したBさん独自の様式で行えたか

つまり，Bさんがどれくらい自立できたのかという視点で，看護の成果を総合的に評価します。

表5. 看護計画　No.1

看護診断
- ＃1　安静時血圧低下，重症不整脈，四肢の冷感と皮膚蒼白，肺うっ血像に示される，感冒による慢性心不全の急性増悪と体液平衡異常リスク状態に関連した心拍出量減少
- ＃2　活動時の組織酸素消費量増加や重症不整脈多発に示される，心拍出量減少と治療（活動制限）に関連したセルフケア不足：整容/更衣，清潔，排泄

長期目標
Ⅰ．Bさんは，自分の身体への理解を深め，心負荷を増す活動を自分に合った様式で是正する。

短期目標
1. 安静時は大気中で酸素飽和度95％以上を維持し，活動中・後も90％より低下しない。
2. Bさんの体重が（早朝・排尿後測定時）77～78kgの範囲に維持される。
3. Bさんの活動による症状やバイタルサインの大きな変動がない。
4. Bさんは，活動制限の範囲内で活動と休息のバランスを取りながら自分のニーズを充足できる方法を身につける。

表5. の続き

看護援助

O-P
1. バイタルサイン，パルスオキシメータによる酸素飽和度を頻回に観察する。心房細動があるため橈骨動脈と心音を一緒に観察する。
2. 心拍出量減少の徴候（血圧低下，呼吸パターン，頻呼吸，起座呼吸，胸部X線写真の肺うっ血像・心胸郭比，呼吸副音，心音，BNP値）と症状（呼吸困難，息切れ，食欲低下）を観察し，治療効果をアセスメントする。
3. 末梢の脈拍（橈骨動脈・足背動脈）の左右差・大小，色調，皮膚温，毛細血管再充満時間，浮腫を観察し，末梢循環と治療効果をアセスメントする。
4. 腎機能（BUN，Cr），肝機能（GOT，GPT）を観察し，臓器還流の状態と治療効果をアセスメントする。
5. 心電図モニターで心拍数・リズム・不整脈を24時間監視し，PVCやVTの発生頻度や頻発する時間帯，ICD作動状況を観察し，不整脈発生の傾向とICDの効果をアセスメントする。
6. 毎朝，排尿後に体重測定し，8時間ごとに浮腫の程度と水分出納を観察し，体液バランスと治療効果をアセスメントする。
7. 活動の前・中・後にバイタルサインと酸素飽和度の変化を観察し，活動耐性をアセスメントする。
8. カフェイン・ナトリウム・飽和脂肪酸の制限の必要性について適宜質問し，Bさんがどの程度理解しているかアセスメントする。

T-P
1. Bさんと簡単にできる水分摂取量の測定方法について話し合い，計量用具と記録用紙，筆記具をいつでも使えるようにベッドサイドに用意する。
2. Bさんが1日の水分出納バランスと体重の変化がわかる表やグラフをいつでも確認できるところに貼り，毎日のデータを一緒に記録し身体状態の理解を促す。
3. 食事中・後のバイタルサインの変動が大きければ，1日3回の食事量を少量・頻回の食事に変更し，消化による心拍出量の負担を減らす。
4. 二重負荷を避けるため，食後1時間のケアや，洗髪ケアと足浴ケアを連続して行うのは避ける。連続してケアを行わずに，間に休憩を1時間取って行う。
5. 医師の処方した活動範囲で，心機能の回復に応じて徐々に活動を増していく。
6. 依存の必要性を受け入れられるように，活動制限の範囲内でできるだけBさんを最大限参加させて自立性を高めるように援助し，Bさんの好むやり方で実施できるよう調整する。
7. 食事の配膳・下膳を行うと共に，Bさん専用の箸，スプーンなどを準備・後始末する。
8. 食前や排泄後すぐに手を清潔にできるようウエットティッシュを用意してもらい，時間に余裕があれば手洗いを介助する。
9. 食後の歯磨き・含嗽は，オーバーテーブルで行えるように必要物品の準備と後始末を介助する。
10. 患者の好みに合わせて清拭・洗髪を実施できるよう，事前に実施する時間や方法について相談しておく。
11. 排泄中，および清拭・更衣の際は，プライバシーを確保する。
12. 尿器がいつも清潔な状態で使用できるよう，一定の時間間隔で尿器の使用状況を確認し，尿が入っていたら尿量測定後，清潔なものに取り換える。
13. 尿臭がしないよう尿器に蓋を取り付け，また尿器が人目につかないようカバーをかけて取り出しやすい場所に設置する。

E-P
1. 活動と休息の時間を交互に取って心負荷を軽減するように，Bさんと一緒に1日の活動スケジュールをつくる。例えば，食後1時間の活動や，活動強度の高い朝の洗面とトイレ歩行を続けて行わずに，活動と活動の間に休憩を入れる。
2. 活動をセルフ・モニタリングできるよう，活動不耐の徴候（息切れ，脈拍増加），活動の消費エネルギーや酸素消費量の目安を教える。
3. 酸素消費量を最小に抑えるセルフケア技術，例えば洗面・洗髪時などの前屈位を避けるなどを指導し，Bさんと一緒にエネルギーを保存する方法を考案する（洗面など何か作業をする時は立ったままよりも座って行うなど）。
4. 将来の活動時期の目標設定を支援し（次は，どんなことができるようになりたいか？），目標達成に向けてBさんに可能な活動の頻度と範囲を一緒に明らかにする。

表6. 看護計画　No.2

看護診断
　#3　「医療に管理されずに自由に生きたい主義だから，自由に死なせてほしい」「子どもが幼いからもう少し生きたい」「今は全部拒否してるけど，また考え変わるかもしれん」という発言に示される，外科的延命治療の拒否と死の不安に関連した意思決定葛藤
　#4　皮膚掻痒感や，「人にいろいろ世話されるのが嫌い」「点滴の拘束感がたまらんわ」「動くのを制限されるのが一番嫌や」という発言に示される，長期間の床上安静と持続点滴静脈注射に関連した安楽の変調

長期目標
　Ⅱ．Bさんは，自分の望む生き方について医療者や家族と共有し，必要な支援を受けられる。

短期目標
1. Bさんは，現在の身体状態と予後に対する不安を表出する。
2. Bさんは，治療法のそれぞれの選択肢の成り行きや重要性を家族と話し合い，相互の意思を尊重して自己決定をする。
3. Bさんは，安楽を高める活動を利用する。
4. Bさんは，身体損傷の予防策を述べる。

看護援助
O-P
1. 不安を早期に明確化し対応できるように，Bさんの言語的・非言語的な徴候を観察し，表情や行動からも強い不安感をアセスメントする。
2. Bさんが自身の問題やストレスの強い状況をどのように認識しているのか傾聴し，アセスメントする。
3. Bさんにとっての人生の意味・価値を具体的に明らかにするよう促し，傾聴する。
4. Bさんと医療者の間で，あるいは家族との間で，治療や病状に対する見解にどのような相違があるのか明らかにする。
5. 皮膚色の変化，肌のきめ，弾力性，熱感，発疹，掻き傷を観察し，皮膚損傷の程度とケアの効果をアセスメントする。
6. 血圧を臥床時・座位時・立位時と連続して測定したり，食前と食後30分〜1時間に測定したりして，起立性低血圧の危険がないかアセスメントする。
7. 起立性低血圧や重症不整脈が頻発する時間帯や誘因を観察する。
8. Bさんに，自分に起こり得る転倒の誘因と予防策について適宜質問し，どの程度理解しているのかアセスメントする。
9. 点滴スタンドの可動性，輸液ポンプのバッテリー充電状態と点滴スタンドへの固定状態，点滴漏れの有無，点滴ルートや電気コードのねじれ・絡まり・破損はないかなど，頻回に観察し，事故のリスク因子をアセスメントする。

T-P
1. 沈黙あるいは傾聴を用いたり，支援的で共感的な言葉を用いたりして，Bさんが感情・考え・関心を表出できるように励ます。
2. 感情や信念を表現する言葉を傾聴し，Bさんが不安を引き起こす状況を明らかにできるよう援助する。
3. 正確な情報を得ることで不安が軽減できるように，疑問があれば尋ねるよう促す。
4. 看護者への信頼を高めて不安を緩和するために，安心感を与えるよう穏やかに，冷静に振る舞う。
5. 安全の感覚を促進するため，頻回に様子を見に行き，ナースコール（質問・依頼）には速やかに対応し，すべての処置手順について説明する。
6. 治療の選択肢について，ほかに取り得る見方や解決策の情報を提供する。

ヴァージニア・ヘンダーソン

表6. の続き

7. それぞれの選択肢の利点と欠点を明らかにできるように援助し，意思決定を支援する。
8. Bさんと家族の意思疎通を促すため，連絡役として相互の気持ちや意思を代弁・伝達し，Bさんと家族が率直に話し合える機会や環境を整える。
9. 緊張の緩和に適合した気分転換活動を提供する。
10. Bさんの愛着のある品物や時計・カレンダーなどを利用して環境の日常性を強化し，緊張を緩和する。
11. Bさんと会話しながら，背部マッサージ/頸部マッサージを行ったり，清拭や足浴とマッサージを組み合わせて実施したりして，リラクセーションを図る。マッサージは，暖かくて快適な環境を準備し，マッサージしやすい体位を整え，温湿布など温罨法と一緒に行って血液循環を改善する。
12. Bさんの安楽の程度を確認しながら，マッサージ部位や圧力の程度を調整する。
13. バイタルサインが安定していれば，Bさんの希望する売店や展望室などへ車いすで移送し，穏やかな興奮をもたらすユーモラスな話題を提供する。
14. 清拭後，皮膚乾燥を避けるため処方された軟膏を塗布する。軟膏は必ず古い軟膏を清拭によって除去してから塗布し，重ね塗りはしない。
15. ベッド上で動きやすく，ベッド昇降や車いすへの移乗がスムーズにできるように，ベッド周囲やベッド上の環境整備をBさんと一緒に行う。

E-P
1. Bさんの感情・知覚・恐怖・信念を言葉にして表すように指導する。
2. 死に対する気持ちを分かち合う（共有する）ことの重要性をBさんと家族に説明・指導する。
3. 不安緩和に役立つリラクセーション法（呼吸法，自律神経訓練法など）を指導する。
4. 使い慣れた愛着のある私物を使用するように勧める。
5. 皮膚の掻き傷が感染のリスク因子になるため，痒みや皮膚乾燥への軟膏以外の対処法を指導する。
6. 洗面やトイレ歩行時は，ベッドから足を降ろした座位の状態でしばらく足踏みしてから，ベッド柵をつかんでゆっくり立ち上がるよう指導する。トイレ便座から立ち上がる時も同様の予防策を取るよう指導する。
7. ICDの作動を予期したら，転倒して頭部打撲などしないよう，できるだけ安全な空間で臥床するよう指導する。
8. 強力な電磁波や電気発振器には近づかないよう指導する。

6．考察

　Bさんは，壮年期にあるためか，重症心不全であるにもかかわらず知識，意思力，体力のいずれを取ってもそれほど不足している状態ではありませんでした。とりわけBさんは，自らニード充足の独自の様式を医療者に尊重してほしいと主張し続けました。そこで問題になったのは，Bさんの主張する「医療に管理されずに自由に生きたい」という生活者としての感覚が，心機能の回復を目標にする治療方針と衝突していたことです。これは，ヘンダーソンが強調していた，入院によって普通の生活の流れが止まらないように援助すべき状況を表しています。

　これは同時に，Bさんの事例によって，先端医療が行われる現代はこうした援助が簡単

ではないということにも気づかされます。私たち看護師は，ともすると患者の生活よりも生命を救うことが重要であるかのように思いがちですが，Bさんはそれに対して異議を唱えていました。科学が進歩するほどに，看護師は生活者としての感覚を忘れがちになることを自ら警戒しなくてはいけません。すなわち，看護師自身の生活者としての感覚こそが，ヘンダーソンの言う看護独自の機能を支える基盤だと言えるでしょう。

　ところで，Bさんは死の不安を抱えていました。しかし，Bさんは生活者の感覚を剝ぎ取るような治療に拘束されており，死の不安を軽減するには最悪の状況です。看護師は，Bさんが生活者として人生の終焉をどう迎えるのかという，人間にとって普遍的な死の不安に向き合えるよう援助しなければなりません。このためには，生活環境に近づけるために物理的な環境に手を入れるだけでなく，やはり互いを思いやる人間的なかかわりこそが最も必要でしょう。つまり，Bさんのニードを充足するという視点でかかわるだけでなく，いつも生活者としての感覚を大切にした看護師の思いやりのあるかかわりこそが重要なのです。

　Bさんの死の不安を軽減するということは，すなわち苦悩の受容を助けることです。こうした援助は，Aさんの事例でも触れましたが，患者と看護師の人間関係やケアリングの視点を持つトラベルビーやワトソンの理論を適用することで，もう一歩踏み込んだ援助が可能になるでしょう。

　看護師がBさんの死の不安に対峙する時，自身の死生観そのものが問われてきます。Bさんも，看護師もいずれは死すべき存在であるという前提に立ち，最期の時を迎えるまでどのように生きたいのかということを一緒に考えていく姿勢こそが，死の不安に対する援助となるでしょう。

　ヘンダーソンの基本的看護ケアの考えに基づいて，看護過程を展開してみました。患者のニードをその人固有のものとしてとらえられているか，患者の問題を明確にして患者と看護師が問題および目標を共有するという段階を踏んでいるか，その人の生活本来の様式で充足できているかという点が，看護成果に大きく影響することがおわかりのことと思います。それぞれの看護師の能力によって自ずと展開は異なるわけですが，この理論は看護上の問題を明らかにする点において優れていると思われます。

ヴァージニア・ヘンダーソン

Ⅶ. 枠組み7：臨床・研究・教育とのリンケージ
この理論を臨床場面や看護研究，そして看護教育の中で使うためには，どうすればよいかを考えてみよう

A. 臨床への適用

　ヘンダーソンが示した看護の独自の機能と14の構成要素から成る人間の基本的ニードと基本的看護ケアについて見てきました。彼女は，看護とは何をするのかという問い対し，最も基本的な答えを示しています。彼女は，看護師が基本的看護ケアの14の構成要素をそれぞれアセスメントし，計画，実施，評価すれば，患者の自立を援助できると考えています。看護師にとって，人間を最初から全体的存在として理解するのはとても難しいことで，誰もができることではありません。また，疾患治療の補助的役割が優先するような状況では，看護師は患者の全体よりも疾患や病理的状態にどうしても目を向けやすくなります。そのような時，ヘンダーソンの看護の定義と14の構成要素は看護師に有用な視点を提供してくれるでしょう。しかし熟練した看護師ならば，14項目それぞれの内容にアプローチする時，複雑なプロセスが必要であることも感じることでしょう。

　看護の独自の機能である自立へ向けた援助は，まず看護師がニードをアセスメントするための，的確な情報をとらえる能力とそれを分析する能力が必要です。さらに計画や実施に当たっては，看護師は「何としてでも」患者の個別のニードを取り入れ，治療計画やチーム医療の方針と矛盾しないよう，かつ継続してニードをアセスメントしつつ計画を修正するといった要求の多い仕事に応えて，自ら意思決定する力がなくては実践には結びつかないでしょう。

　ヘンダーソンの言う自立とは，個人主義の発達した米国文化ならではの概念かもしれません。日本文化も欧米の影響をかなり受けていますが，日本はこれまで「甘え」に代表されるような相互依存の文化が歴史的基盤にありますので，日本での自立という概念は考察の余地があるでしょう。特に重要な意思決定は，患者自身よりも家族の方が主導権を握っている場合もあり，時として看護の対象は患者個人と言うより家族であることもあります。アセスメントでは，その点を十分考慮する必要があるでしょう。

B. 研究への適用

　基本的看護の14の構成要素は，具体的に表現されているため初学者にもわかりやすいという長所がありますが，その表現はよく見ると「正常に」「適切に」「あらゆる」といった抽象的かつ普遍的な表現がなされており，さまざまな健康レベルへの適用が可能です。例えば，「適切に飲食する」は，人工呼吸器を装着している人と糖尿病で食事療法をしている人とでは，"その人における意味"も"看護における"意味や援助方法さえも異なります。こういった健康レベルによってニード充足の目的も，患者の独自の様式の援助方法も全く異なってくるのです。14項目の構成要素は，健康レベルによって，かつ患者の視点と看護の視点から，ニード充足の目的とその方法をさらに詳細な構成要素に分析することができるため，健康レベルの変化に応じたニード充足の援助を予測することができます。このようなマトリックスは，健康レベルに応じた看護援助の予測や評価のツールとして活用することが可能です。

　さらに，基本的ニードに影響する常在条件，病理的状態，14の基本的ニードは，それぞれ質問項目として作成し尺度化することが可能です。これらの尺度は，量的なデータとして活用できるため，大規模な人々を対象に質問紙調査を実施して，平均的なニード充足の自立度やそれへの影響要因を分析することができます。各尺度の信頼性・妥当性が高ければ，個人の状態を判定するのにも使用できるでしょう。これら尺度の活用例として，例えば震災で避難した人々を対象に，震災直後，1週間～1カ月後，1年後というように，復興の段階と共に人々のニード充足がどのように変化していくのか，ニード充足に影響する要因は時間経過と共にどのように変化するのかといったことを明らかにしたり，近い将来必要となる支援を予測したりするのに利用できるのではないでしょうか。

　以上のように，ヘンダーソンの基本的看護の主要概念は"古くて新しい性質"を有していることから，それぞれのニードの解釈・表現を，個人を超えて健康レベルや地域文化にあった解釈・表現に修正することで，どのような状況，どのような国でも人々の生活の質（Quality of Life；QOL）を把握するツールとして活用することが可能になると思われます。

VIII. 枠組み8：さらに詳しく理論を知りたい人のために

　ヘンダーソンの看護の考えについて見てきましたが，さらに詳しく知りたいと思われる方は以下の文献を参照してください。

A. ヘンダーソンの看護の概念に関する文献

① Halloran, E. J. (Eds.) (1995). *A Virginia Henderson reader excellence in nursing.* New York : Springer./小玉香津子.（訳）.（2007）.ヴァージニア・ヘンダーソン選集―看護に優れるとは.医学書院.

　ヘンダーソンの著作から選ばれた秀逸な論文や講演記録が，ⅰ) 患者ケア，ⅱ) 看護教育，ⅲ) 看護研究，ⅳ) 社会的活動の4部に分類して掲載されています。この中には，ヘンダーソンが何度も改訂に携わった大著『看護の原理と実際』の一部も掲載されています。

② Henderson, V. (1991). *The nature of nursing : a definition and its implications for practice, research, and education, reflections after 25 years.* New York : National League for Nursing./小玉香津子.（訳）.（1994）.看護論―定義およびその実践，研究，教育との関連 25年後の追記を添えて.日本看護協会出版会.

　『看護の基本となるもの』のいわば続編として，ヘンダーソンの看護の概念の形成過程について書かれた『看護論』に，25年後の彼女の意見を各章に注釈として追加したものです。彼女の説く看護を実践で展開するための示唆と，看護教育，看護研究に対する考えが述べられています。

③ Henderson, V. (1955, 1968, 1969, 1971, 1977, 1982, 1987) /小玉香津子.（編訳）.（1989）.ヴァージニア・ヘンダーソン論文集　増補版.日本看護協会出版会.

　ヘンダーソンの論文が10編まとめられたものです。彼女は看護の定義を看護過程と比較検討した上で，彼女の考えをさらに詳しく述べています。また，専門職業人としての資質に関する内容，例えば書くということや看護に優れるとはどのようなことかなどについて述べています。

④ Henderson, V. & Nite, G. A. (1978). *The principles and practice of nursing (6th ed.).* New York : Macmillan./荒井蝶子，辛嶋佐代子，季羽倭文子，小島操子，近藤潤子，田島桂子…矢野正子.（訳）.（1979～80）.看護の原理と実際.メヂカルフレンド社.

　1950年代から北米で看護の教科書として活用されているものです。看護ケアの実際に関するヘンダーソンらの具体的な考えが述べられています。

B. ヘンダーソンの生涯に関する伝記的文献

① Smith, J. P. (1989). *Virginia Henderson : the first ninety years.* England : The Royal College of Nursing./小玉香津子，尾田葉子.（訳）.（1992）.ヴァージニア・ヘンダー

ソン―90年のあゆみ．日本看護協会出版会．
　ユニークな人柄で知られるヘンダーソンの自伝記でもあり，彼女が自己の著作や仕事をどのように進めたのか，またそれに関する本音なども打ち明けられています．ヘンダーソンの歩みと共に彼女の生きた時代の看護の様子が描かれています．

C. ヘンダーソンの看護の概念の解説書

① Gerorge, J. B. (Ed.) (2013). *Nursing theories : the base for professional nursing practice* (6th ed.). Edinburgh Gate：Pearson Education Limited./南裕子，野嶋佐由美，近藤房恵．(訳). (2013). *看護理論集―より高度な看護実践のために 第3版*. 日本看護協会出版会．

　ヘンダーソンを含む21篇の看護理論が収められ，実際の看護過程でどのように看護理論を活用するか実例と共に説明されています．

② Alligood, R. M. (Ed.) (2014). *Nursing theorists and their work* (8th ed.). Missouri：Mosby./筒井真優美．(編). (2015). *看護理論家の業績と理論評価*. 医学書院．

　ヘンダーソンを含む39人の看護理論家を取り上げ，看護の歴史に与えた影響や意義を踏まえつつ，鍵となる概念を中心に実践や研究へ適用する際の課題についても説明されています．

D. ヘンダーソンの概念を発展させた理論

① The Nursing Development Conference Group (1979). *Concept formalization in nursing : process and product*. Boston : Little, Brown and Co./小野寺杜紀．(訳). (1984). *看護概念の再検討 第2版*. メディカル・サイエンス・インターナショナル．

　D・E・オレム（D. E. Orem）はヘンダーソンの考えを基盤に，セルフケアの看護理論を生み出しました．両者はニード論において共通性が見られます．この著作の中では主にオレムの看護概念の開発について述べられていますが，ヘンダーソンの看護の概念を概念図式に表し構造化しています．

② Adam, E. (1991). *To be a nurse* (2nd ed.). Canada : Saunders Co./阿保順子．(訳). (1996). *アダム看護論*. 医学書院．

　アダム看護論はヘンダーソンの『看護の基本となるもの』を下敷きに，D・ジョンソンの概念モデルの構成要素を用いて看護モデルを提示しています．ヘンダーソンの考えがさ

らに整理されてアダム解釈による説明がなされています。
③ Roper, N., Logan, W. W., & Tierney, A. J.（2000）. *The Roper-Logan-Tierney model of nursing：Based on activities of living*. Edinburgh：Churchill Livingstone./川嶋みどり．（監訳）．（2006）．ローパー・ローガン・ティアニーによる生活行動看護モデルの展開．エルゼビア・ジャパン．

　ローパー・ローガン・ティアニーの生活モデルは，英国の看護教育や看護実践で長く活用されてきたモデルで，12の生活行動を自立―依存の程度でとらえるなどヘンダーソンの考え方に類似しています。ヘンダーソンの考え方を臨床へ発展的に応用する際のヒントになります。

おわりに

　看護の本質ないし独自性とは患者の自立を助けることである，というヘンダーソンの主張を皆さんはどのように思われましたか。高度化した医療技術を使いこなさなければならない一方で，山ほどある診療の補助業務についつい流されてしまいそうな時，私たちが見失いそうな看護の原点をヘンダーソンは示しているのではないでしょうか。

　ヘンダーソンは患者という言葉を用いて説明していましたが，彼女の主旨から言えば生活者という言葉に変えた方が，基本的ニードの「その人らしさ」こそが必要だという主張がよくわかるのではないでしょうか。ですから，看護師は14の構成要素を活用するに際して，「その人らしさ」をいかに把握しているかが重要となるのです。「その人らしさ」を把握できるかどうかは看護師の資質にかかっているわけですから，14の構成要素のデータを収集した看護師は誰でも優れた看護を展開できる，というものでもありません。ヘンダーソンが求めた看護は，かなり高度な能力を必要としているのです。しかし彼女は，私たち看護師が同じスタートラインに立てるような基盤を提示してくれました。ここからはそれぞれが自分の看護観を発展させていってほしい，そして14のニード以外にも見いだしてほしいと私たちを鼓舞しています。

　ヘンダーソンの看護に注いだ情熱と期待が込められた『看護の基本となるもの』を，ぜひ自分なりの看護に発展させたいものです。

【文献】

George, J. B.（Ed.）（1980）. *Nursing theories : the base for professional nursing practice*. Norwalk：Appleton & Lange.

George, J. B.（Ed.）（1995）/南裕子，野嶋佐由美，近藤房恵.（訳）.（1998）. *看護理論集―より高度な看護実践のために 増補改訂版*. 日本看護協会出版会.

Henderson, V.（1955, 1968, 1969, 1971, 1977, 1982, 1987）/小玉香津子.（編訳）.（1989）. *ヴァージニア・ヘンダーソン論文集 増補版*. 日本看護協会出版会.

Henderson, V.（1964）. *The nature of nursing : a definition and its implications for practice, research, and education*.

Henderson, V.（1964, 1969）/稲田八重子.（訳）.（1980）. *看護の本質*. 現代社.

Henderson, V.（1966）/稲田八重子.（訳）.（1980）. *看護論*. 現代社.

Henderson, V.（1969）. Excellence in nursing. *American Journal of Nursing*, 69（10）, 2133-2137.

Henderson, V.（1969）. *Basic principles of nursing care*. Switzerland : International Council of Nurses.

Henderson, V.（1969）/湯槇ます，小玉香津子.（訳）.（1995）. *看護の基本となるもの*. 日本看護協会出版会.

Henderson, V.（1991）. *The nature of nursing : a definition and its implications for practice, research, and education : reflections after 25 years*. New York : National League for Nursing.

Henderson, V.（1991）/小玉香津子.（訳）.（1994）. *看護論―定義およびその実践，研究，教育との関連 25年後の追記を添えて*. 日本看護協会出版会.

小林冨美栄，樋口康子，小玉香津子，髙﨑絹子，荒井蝶子，兼松百合子…井上智子.（訳）.（2009）. *現代看護の探求者たち―人と思想 増補第2版*. 日本看護協会出版会.

Marriner-Tomey, A.（Ed.）（1994）. *Nursing theorists and their work*（3rd ed.）. St. Louis : Mosby-Year Book, Inc.

Marriner-Tomey, A.（Ed.）（1994）/小玉香津子.（訳）.（1995）. ヴァージニア・ヘンダーソン 看護の定義. 都留伸子.（監訳）. *看護理論家とその業績 第2版*所収（pp.100-114）. 医学書院.

Meleis, A.（1997）. *Theoritical nursing : development & progress*（3rd ed.）. Philadelphia : Lippincott Co.

ライト州立大学看護理論検討グループ/南裕子，野嶋佐由美.（訳）.（1982）. *看護理論集―看護過程に焦点をあてて*. 日本看護協会出版会.

Smith, J. P.（1989）. *Virginia Henderson : the first ninety years*. England : The Royal College of Nursing.

Smith, J. P.（1989）/小玉香津子，尾田葉子.（訳）.（1992）. *ヴァージニア・ヘンダーソン―90年のあゆみ*. 日本看護協会出版会.

アイダ・ジーン・オーランド
Ida Jean Orlando

朝倉京子

はじめに

　アイダ・ジーン・オーランド（Ida Jean Orlando；1926～現在）は，数多く発表されている後発の看護理論の発展に影響を与え，多くの看護研究を導き，看護学に多大な貢献をした理論家の一人として位置づけられています。その理由は，オーランドが臨床の場で看護師として働きながら，3年をかけて収集した膨大なデータから帰納的に看護理論を構築し，その理論の実践性と具体性が看護の本質を鋭く描き出しているからです。そして，彼女の理論構築の方法とその結果の妥当性が高く評価され（Marriner-Tomey, 1994/1995, p.344），その後の看護理論の構築や看護の質的研究に重要な示唆を与えていることも理由の一つです。

　それでは，オーランドの理論を枠組みに沿って見ていきましょう。

I. 枠組み1：理論を書いた人はどんな人だろう

　オーランドは，1926年に生まれました。看護学校を卒業した後の1951年に米国ニューヨーク州のセント・ジョンズ大学で公衆衛生看護の学士号を取得し，1954年にコロンビア大学ティーチャーズ・カレッジで精神衛生コンサルテーションの修士号を取得しています。オーランドは，大学で学びながらスタッフとして，また管理者として，臨床における看護活動を行いました。

　修士号取得後，オーランドはエール大学看護学部で看護教育に携わりました。エール大学に勤務していた期間中，特に1954年から5年間のオーランドは，米国から研究助成金

を得て大がかりな研究を行っていました。この研究は，直接臨床の場に入り，看護に従事し，そこから得た体験と観察に基づいて進められるものでした（Orlando, 1961/1997, p.1）。この研究成果は，1961年に，オーランドの最初の著書『*The Dynamic Nurse-Patient Relationship : Function, Process and Principles*』（稲田八重子訳〈1997〉．看護の探究：ダイナミックな人間関係をもとにした方法．メヂカルフレンド社．）で発表され，この著書は，現在彼女の主要な理論書として扱われています。オーランドが著作を出版した後，続々と彼女の理論を使った研究報告が看護専門誌に発表されるようになりました。また，オーランドの理論は，E・ウィーデンバック（E. Wiedenbach）やV・ヘンダーソン（V. Henderson）の看護理論にも大きな影響を与えました。

1961年に結婚して，エール大学を去った後のオーランドは，臨床看護コンサルタント，病院での研究や教育の担当の副看護部長や，地域の委員会の委員などで精力的に活躍しました。

以上の経歴からわかるように，オーランドは臨床現場での看護実践とその観察結果を理論にまとめ上げることで米国の看護を学問的に高め，地域や施設における看護の教育者・管理者としてもその能力を十分に発揮していたと思われます。

II. 枠組み2：看護理論家は理論を書く時に一体何を材料にしたのだろうか

オーランドは，理論構築にあたって用いた知識体系はないと述べています（Marriner-Tomey, 1994/1995, p.341）。実際，彼女の著書である『看護の探究：ダイナミックな人間関係をもとにした方法』には，引用・参考文献リストは添えられていませんし，本文の中でも，ほかの学問分野の知識や，ほかの看護理論家に言及していません。

オーランドの理論は，臨床の場における看護師と患者の相互作用に関する相当量のデータを収集し，分析することから開発されました。したがって，臨床で得られたデータから帰納的に導き出された理論と言えます。

しかしながら，オーランドが理論を構築する際に，どのような知識体系からも影響を受けなかったということは考えられません。この点について理論を批評しているA・I・メレイス（A. I. Meleis）は，オーランドが看護における人間関係に焦点を当てていることについて，H・E・ペプロウ（H. E. Peplau）の影響を受けているのではないかと指摘しています（Meleis, 1991, p.343）。

また，オーランドの理論の基盤となった研究で用いられた研究方法は，1950年代に社会学のシカゴ学派によって開発された象徴的相互作用論に基づく質的研究方法に類似すると考えられます。時代的・地理的関係を考慮しても，オーランドがシカゴ学派の影響を受けていた可能性は十分にあると思われます。

III. 枠組み3：看護理論の骨格部分に何が書かれているのかを見てみよう

　オーランドの理論は1950年代後半に開発されたものであり，当時の他の看護理論がそうであったように，彼女の理論でも，前提や概念や命題が明瞭に書かれているわけではありません。
　したがって，概念など理論の詳しい内容は「枠組み4, 5」で探索することにして，ここでは，彼女の代表的な著書『看護の探究：ダイナミックな人間関係をもとにした方法』から，この理論の前提を読み取っていきたいと思います。
　① 看護師が取り扱わなくてはならないのは，常に特殊で固有な状況である。患者は，ユニークで個別的な反応をする。

　私たちは，看護師となるために，さまざまな学問の原理や概念を学習します。その学問領域は，病態生理学，医学，精神衛生学，心理学，社会学，公衆衛生学，栄養学などにわたり，私たちはそれらの学問から得た知識を，看護に適用しているわけです。しかし，オーランドはここで注意を発しています。オーランドによると，これらの学問の原理や概念は，人間についてのある特殊な一面的な研究から生まれてきたものであり，実際の看護場面から引き出された原理や概念ではないのです。したがって，ほかの学問分野で一般的に使われている原理を，実際の看護の場でそのまま当てはめることは控え，その状況やその患者の特殊性を観察，理解した上で個別の看護を展開する必要があるということを，オーランドは説いているのです。
　②「看護の目的は，患者のニードを満たすために，患者が求める助けを与えることである。看護師は患者の当面のニードを知り，そのニードを直接，間接に満たす活動にたずさわることにより，その目的を達することができる」(Orlando, 1961/1997, p.19)
　オーランドは，専門職として看護師が行う仕事の中で焦点となるもの，出発点となるものは患者自身と患者のニードであると考えました。
　その際，患者のニードが満たされるということは，ある看護活動により患者の当面の不

安や苦痛が取り除かれるかあるいは軽減されたり，患者の当面の安楽や満足感が高められることを意味します（Orlando, 1961/1997, p.15）。

ここで「当面」という訳語を使いましたが，原語は「immediate」であり，これは「即時の，直接の」という意味を表します。したがって，ここでは患者の「その時その場での」不安や苦痛，患者の「その時その場での」安楽や満足感を扱うことを示しています。

さらにオーランドは，患者が自分でニードを満たすことができない場合，看護師はそのニードを直接，看護師自らの力で満たされるように処理できるとしています。しかし，看護師がそのニードを処理することができない場合，患者を適切な専門職や施設に紹介するなど，間接的に介入することができると述べています。

③ 看護は，患者と看護師が影響を与え合う関係の中で行われる。したがって，患者-看護師関係はダイナミックである。

看護が行われる場には，必ず患者と看護師が存在します。そして，ある患者がすべての看護師に対して同じように反応するわけではないように，ある特定の看護師と特定の患者は，お互いに影響を与え合いながら，ほかの関係では起こることのないダイナミックでユニークな相互作用を生み出します。

④ 患者が自分の力で自分自身のニードを充足できない場合，苦悩や不安に陥る。

患者は，援助を要する自らのニードが満たされない時，苦悩や不安を体験するとオーランドは考えています。その際，看護師は患者の安楽を妨害する因子を排除するべきであるというのが，オーランドの基本的な考えです。

患者は一般に，「身体上の制約」「医療における否定的反応」「ニード伝達の不能力」の3つの原因により，不安や苦痛にかられ，援助を要求するとオーランドは説明します（Orlando, 1961/1997, p.21）。

この中でも特に，看護師と患者の相互作用という点から，ニード伝達の不能力について強調しており，「患者というものは，看護師の助けなしには，あるいは，看護師が積極的に患者と前向きな関係を作るようにしなければ，自分のニードや不安・苦しみの内容を，はっきりと伝えることができない」（Orlando, 1961/1997, p.42）と述べて，患者がニードを伝達するために，看護が行う重要な機能を示唆しています。

以上のような前提の上に，オーランドは彼女の理論を展開しています。その内容を，「枠組み4, 5」に沿って見ていきましょう。

IV. 枠組み4：看護で中心的な概念，つまり人間・環境（社会）・健康・看護などについて理論家はどのように描いているのだろうか

A. 人間

　オーランドは人間について定義をしていません。しかし，彼女が人間について記述する中には，人間はニードを持っているからこそ発達・成長する，ニードを満たされない時には苦悩・苦痛が生じる，という含意があると読み取れます。また，人間は自分でニードを満たせることもあるし，満たせないこともあるということを，患者の例を挙げながら示しています。

　一方で，オーランドの記述には，看護師も患者も含め，人間というものは個々それぞれ異なった反応をするという意味が含まれており，オーランドの人間観には，人間の個別性の重視が大きな位置を占めていると考えられます。

B. 環境

　オーランドは，環境や社会については言及していません。この理論では，あくまでも特殊な状況の中における看護師－患者の相互作用を論じていて，環境による影響や環境と人間の相互作用については記述していません。

C. 健康

　オーランドは，健康についても明確に論じてはいません。しかし，オーランドは看護師の責務が患者のニードを満たすことであり，また「患者が自力でニードを満たすことができ，かつ医師の指示どおり，助けなしに動くことができる場合，看護師の助けはいらない」（Orlando, 1961/1997, p.15）と述べていることから，自力でニードが満たされること，かつニードが満たされることによって苦痛・不安のない状態になることが健康にとって重要な要件であると考えていると思われます。

D. 看護

　オーランドの考える看護の目的は，「枠組み3」でも説明したとおり，「患者のニードを満たすために，患者が求める助けを与えること」ですが，少し補足しておきましょう。

　オーランドは看護を，次のようにも定義しています。「全体的にしろ，部分的にしろ，自力ではまだ負いきれない，あるいは，自力ではもう負いきれなくなってきたいろいろな心身両面の問題を，代って背負ってあげる，あるいは援助してあげる行為が，すなわち看護である」（Orlando, 1961/1997, p.14）。

　一方で，オーランドは，医学と看護を区別しようと試みていました。彼女は，看護を専門職としてふさわしいものにするには，まず何よりも看護を医学の実践から区別することであると考えていたのです。

　以上のことを踏まえて考えると，オーランドは看護の専門職としての独自性を，患者の心身両面の安楽を保つため患者のニードを充足することに見いだしていると考えられます。

V. 枠組み5：この理論にはどのようなことが書かれているか，もう少し詳しく見てみよう

A. 看護師の責務

　以上で見てきたような前提や概念に基づいて，オーランドは看護師の責務について明記しています（**表1.**）。

　オーランドは，看護師の第1の責務として，患者のニードを充足することを挙げています。

表1. 看護師の責務

1. 患者のニードが，直接看護師によって満たされた場合でも，ほかの人々によって間接的に満たされた場合でも，患者が，本当に助けられたかどうかを見極める。
2. 患者の不安や苦しみを確かめるために，患者が彼の当面の言動が意味しているものを，はっきりと表現できるよう，積極的に働きかける。
3. 患者の不安や苦しみを軽減するには，どのような援助を与えたらよいかを確かめるために看護師は，患者が自分の不安や苦しみの原因を探り出すことができるように援助する。

〔出典：Orlando, 1961/1997を参考に筆者が作成〕

第2の責務として，看護師は，不安や苦しみのもととなっているニードを正確に把握するために，患者の表現を積極的に助けていくことが必要であること，第3に，患者自身が自分の不安や苦しみの原因を探り出すことができるよう看護師は援助するべきであると言っています。

　つまり，患者の外見上の行動だけを観察しても，その行動の意味を真に理解することは難しいということです。患者は，自分の行動の持つ意味を正確に伝えることができない場合があり（理論では「ニード伝達の不能力」と説明されています），そのような時には，患者が自己に気づき，自己を表現するための看護師のかかわりが必要だと考えられます。当然，ここには患者と看護師の円滑なコミュニケーションが必要でしょう。オーランドは，「患者が看護師に彼らのニードや苦痛を話せない理由は，看護師と患者の最初の人間関係の中に求められるのではないだろうか」（Orlando, 1961/1997, p.46）とさえ言っています。

B. 看護過程の3要素

　次に，オーランドの理論の主要部分である看護過程の3要素について説明したいと思います。

　オーランドは，看護の基本的な構成要素を，「患者の言動」「看護師の反応」「看護師の活動」の3つとしています。そしてこれらの要素が互いに絡み合っている関係が，看護過程であると定義しました（Orlando, 1961/1997, p.62）（**表2.**）。

　ここで，オーランドの言う看護過程とは，看護が行われる中での看護師−患者間の相互作用に関する一連の過程を表しており，一般的に言われている看護過程，つまり情報収集・アセスメント・計画の立案・実施・評価などで構成される看護過程を指しているのではないことに注意してください。

表2. 看護過程の3要素

1. 患者の言動 　①非言語的な言動　　②言語的な言動
2. 看護師の反応 　①患者の行動を知覚する　　②知覚によって起こる思考　　③知覚や思考によって起こる感情
3. 看護師の活動 　①熟慮した上でなされる活動　　②機械的活動（ただし，効果的でないことがある）

〔出典：Orlando, 1961/1997を参考に筆者が作成〕

1．患者の言動

　オーランドの理論における患者の言動とは，患者と看護師の接触において，看護師が観察した患者の言動です。オーランドによると，看護師によって知覚される患者の言動には，非言語的・言語的に表現されるものがあります。ここでオーランドは，知覚を，「看護師が，直接，感覚（たとえば視覚，触覚，聴覚，嗅覚，味覚）を通して体験した刺激」（Orlando, 1961/1997, p.62）と限定しています。

2．看護師の反応

　オーランドの理論において，看護師の反応は3つの面で構成されています。

　その3つの面とは，①患者の言動を看護師が知覚し，②それによって看護師に思考が引き起こされ，③さらにその知覚や思考によって看護師に感情が引き起こされるという3つの局面です。もちろん，これらの局面は必ずしも順々に引き起こされるのではなく，複数の局面が同時に起こったりすることもあると考えてよいでしょう。

　また，看護師によっても感じ方や考え方は異なっているので，同様の知覚が同様の思考や感情を導くわけではないとオーランドは説いています。

3．看護師の活動

　オーランドの理論における看護師の活動とは，看護師によって実施に移されるあらゆる看護活動であり，看護師が患者のために，あるいは患者と協力して，行動したり話したりしたものだけを含んでいます（Orlando, 1961/1997, p.101）。これには主に，熟慮した上でなされる活動と機械的活動の2つのタイプがあります。

　熟慮した上でなされる活動は，「患者の当面のニードを確かめ，満たすものである」（Orlando, 1961/1997, p.101)」と定義されています。これは次の5つの理由によって，効果的活動とされています（Orlando, 1961/1997, pp.109-110）。

① この活動は，患者の行動が意味するものを知り，その患者のニードを満たすには，いかなる固有な活動が必要かを知った上で実施されるために効果的である。

② この活動は，看護師の活動が患者にいかなる影響を与えるかについて，患者が容易に，はっきりと伝達できるよう，患者を助けることによりその影響を知り，その上で実施されるために効果的である。

③ この活動は，それぞれの患者の固有な状況を考慮した上でなされる活動であるから，患者のニードを満たすと共に，患者の力になるという看護師の目的も果たすことができるために効果的である（もしこの活動が患者の力にならなかった場合には，さらに

探究がなされ，患者のニードを満たす新たな活動が企画され，実施される）。
　④　この活動によって看護師が，患者のニードに応えるために効果的に活動することができるので，この活動は効果的である。
　⑤　この活動によって，看護師は自分の活動が，いかなる影響を患者に与えるかを知ることができる。

　機械的活動は，「患者の当面のニード以外の理由によりなされる活動」（Orlando, 1961/1997, p.101）です。機械的活動は，もちろん患者を援助するために行われる活動の一部と言えるのですが，その中でも，半ば習慣的に行っているような活動を示しています。オーランドはこの活動について，医師の指示や保健の原則によって行う業務，看護師の日常業務として通常行われている業務を，例として挙げています。

　オーランドが例に挙げたような活動を行う際には，看護師は実際には，十分に考えて行うこともあるでしょう。しかし，オーランドが特にこれらの活動を「機械的活動」として批判している背景には，これらの活動を行う際に，看護師が，患者と話し合うことなく反射的に行っていることが多いという事実を指摘するためと思われます。オーランドは，習慣的・機械的に行っている業務をもう一度見直すことを私たちに要請しているわけです。

　機械的活動の過程が，看護活動を無効力にしている理由を，オーランドは以下のように説明しています（Orlando, 1961/1997, p.109）。
　①　この活動は，患者の当面のニードに無関係なほかの理由によって決定されるために無効である。
　②　この活動によって，患者が看護師にその活動がどのような影響を彼自身に及ぼしたかを伝えることができないので，この活動は無効である。
　③　活動が患者の当面のニードに全く関係ないものである場合に，この活動は無効である。
　④　看護師が物事にとらわれていて，患者の言動を追求する余裕を持っていない場合に活動が行われる時に，この活動は無効である。
　⑤　看護師が，自分の行った活動が患者にどのような影響を及ぼしているかに，気づかなかった場合にこの活動は無効である。

C．看護過程に影響する看護師の反応・活動についての指針

　以上，述べてきたことから，オーランドは看護過程への影響という観点から，看護師の反応・活動についての指針と言える内容を導きました（**表3.**）。
　この表の内容を見ると，看護師も感情を持っているのが当然であること，そして，その

表3. 看護師の反応・活動についての指針

1. 看護師の感情がいかに望ましいものであっても，患者の前でそれを表現し，原因追求をしなければ，患者を助けることはできない。
2. 看護師が患者に自分の感情を示し，どうしてそのような気持ちを持つようになったかを説明すれば，患者は看護師の感情の誤りを修正したり，あるいは，彼女の気持ちを理解し確認することができるようになる。
3. 看護師の言動が患者にどのような影響を与えたかを確認するために，看護師は積極的にその追求に乗り出さなくてはならない。

〔出典：Orlando, 1961/1997を参考に筆者が作成〕

看護師の感情が患者との相互作用に影響していることが強調されています。例えば，看護師は患者との相互作用の中で怒りを感じたり，患者の言動が理解できなくなったりすることがあるのですが，そういった感情をうまく扱いながら表現することで，患者との関係が一歩近づくことがあります。看護の場には，常に大前提として，看護師という人間と患者という人間との対等でダイナミックな関係があり，そのような状況の中で，看護師と患者との援助−非援助関係があることを忘れてはならないと，オーランドは私たちに語りかけているようです。

VI. 枠組み6：具体的なケースで看護理論によって対象をどのように見るか，どのような介入（援助）を行うか見てみよう

A. SさんとN看護師の相互作用から

　Sさんは56歳の女性で，腎臓がんです。最初，腰の痛みから症状が始まり，その痛みは右肩にまで広がってきました。Sさんは整形外科外来へ行きましたが，痛みの原因は腎臓がんの腰椎転移であることがわかりました。そしてSさんは，泌尿器科に紹介され，N看護師の勤務している泌尿器科病棟に入院することになったのです。

　Sさんは，身長は165cmですが，体重が82kgもありました。したがって，腰椎の転移部に体重がかかって腰椎が折れる危険性が大きく，Sさんは床上安静を強いられることになりました。

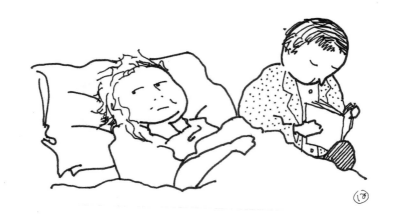

　入院後,シンチグラフィなどで精密検査をすると,骨転移は腰椎だけでなく,全身に及んでいることがわかりました。それで右肩にも痛みがあったわけです。Sさんは,床上安静という苦しい状況に対して不満を表すこともなく,医師や看護師に,治療方針や予後などを聞くことはありませんでした。

　しかし次第に,Sさんは看護師から敬遠されるようになっていきました。どの看護師も皆,Sさんの大変つらい状況に同情し,援助しようとするのですが,Sさんの態度に怒りを覚えてしまうのです。

　Sさんは,日常生活の中での看護師の援助に,事細かに指図しました。例えば,食事をする時のベッドの角度,あるいは物の置き場所について,Sさんが気に入るまで何度も何度もやり直しをさせました。また,排泄量は十分あるにもかかわらず,1時間に数回の頻度で便器の挿入を要求しました。そして看護師のティッシュペーパーの使い方にもいちいち口を出しました。

　そういった状態が何ヵ月と続き,Sさんを受け持っていた看護チームは疲れきってしまいました。そして,「どうしてSさんはあんなに威圧的で,指示的な態度を取るのかしら?」「細かいところまで,あんなにうるさく言われなくたって,私たちはちゃんとできるわよ」「便器の挿入にあんなにこだわる理由もわからないし」というのが看護室での看護師たちの声でした。

　次第にSさんに近づこうとする看護師は少なくなっていきました。Sさんは,大部屋でしたが,ほかの患者に気を使わず,いつも自己中心的な活動をしていましたので,同室の患者からも敬遠されていました。家族は面会には来ますが,息子はビクビクした様子ですぐに帰ってしまいますし,夫もベッドサイドに座って新聞や雑誌を読むだけでした。

　ある日,N看護師がSさんの担当になりました。数日前からSさんは排ガスにこだわっていて,看護師の手を煩わせていることが深夜勤務の看護師からN看護師に申し送られました。カルテを見ると,排便は十分にあるのですが,早朝や深夜勤務にかかわらずガス

抜きを1日15回以上も行っているのです。そのほかに，熱気浴，メンタ湿布，マッサージなどあらゆるケアが行われていました。もちろん，医師の指示によるＸ線検査も行われており，所見に問題はありませんでした。

　Ｎ看護師は，まずＳさんのところに行くと，腹部の状態や朝食の摂取具合を観察しました。Ｓさんの腹部はやや膨満していましたが，腸音は良好で，朝食も全量摂取されていました。Ｎ看護師は，床上安静のためにＳさんの腸の動きは若干鈍ってはいるものの，経過を観察していれば大丈夫だろうと判断しました。

　Ｎ看護師が看護室に戻ってくると，すぐにＳさんからのコールがありました。「ガス抜きをしてください」と言っています。Ｎ看護師は，カテーテルなどの物品を持ってＳさんのところに行き，ガス抜きをしました。また，全身清拭の時にも腹部マッサージや温湿布を試み，排ガスを確認しました。

　しかし，しばらくすると，またＳさんからのガス抜きコールです。このようにしてＮ看護師は，日勤帯のうちに8回のガス抜きを行いました。Ｓさんはどんなに N 看護師が忙しそうでも，当然のようにガス抜きを要求するので，Ｎ看護師はだんだん腹が立ってきました。

　そして，ついに8回目のガス抜きの時，Ｎ看護師は，「Ｓさん，私にはＳさんのおなかにガスがたくさんたまっているというよりも，Ｓさんがガスにこだわりすぎているような気がしてならないんです。どうしてそんなにガス抜きにこだわっているんですか？」と言ってしまいました。

　Ｓさんは一瞬，はっとしたような表情を見せ，それからしくしくと泣き出しました。いつもは態度が大きく，弱音も吐かなかったＳさんが泣き出したので，Ｎ看護師はびっくりしました。

　Ｓさんは，「ああ…私，一回自分の足で立って，座って用を足したいのです…でも，もう無理なんでしょうか…。ええ，それはわかってるんですけど…」

　Ｎ看護師は，何と答えればよいのかわからず，思わずＳさんの肩をさすりました。Ｓさんは「…看護師さん，ごめんなさい，私，寂しいの。…みんなに構ってもらいたいのかもしれない…ごめんなさい…」と言って泣き続けました。Ｎ看護師は納得し，今度は思いやりのある態度で，「看護師はみんな，とてもＳさんのことを心配しているのですよ。でも，看護師も忙しいので，Ｓさんばかりのお世話をするわけにはいかないことがあるのです。それでＳさんが寂しい思いをしてしまったかもしれませんね。ごめんなさい」と言いました。

　その後，Ｎ看護師は用事がなくてもＳさんのところに足を運び，いろいろな話をするようにしました。またチームのメンバーにも協力を求めました。

　Ｓさんにも大きな変化が表れました。まず，看護師に「ありがとう」と言うようになり，

アイダ・ジーン・オーランド

むやみに看護師に指示したりすることが少なくなりました。このようなSさんの変化に，チームのメンバーもSさんに積極的にかかわるようになり，Sさんと良好なコミュニケーションが取れるようになりました。

　幸いにも，Sさんのがんの進行は遅く，彼女は自宅近くの療養専門の施設に転院していきました。数ヵ月後にN看護師の元に入ってきた情報では，Sさんは床上安静の状態は変わらないけれども，明るく，食欲もあり，施設の職員ともとてもうまくいっているということで，N看護師はとても安心しました。

B. 理論に基づいた相互作用の分析

　オーランドの理論に基づいた場合，SさんとN看護師の相互作用をどのようにとらえることができるのか考えてみましょう。

　Sさんの場合，Sさんを不安や苦悩に陥らせている自分のニードを彼女自身が認識していませんでした。したがって，Sさんの不安や苦悩が，事細かな看護師への指示や威圧的な態度，また排泄・排ガスへのこだわりとなって表れていると考えられます。

　オーランドの理論によると，患者-看護師関係は，常に影響を与え合いながら相互作用をしていますから，上記のようなSさんの態度に影響されて，Sさんに近づいてケアしようとする看護師たちの気持ちが阻害され，効果的なケアが提供できない状態に陥っているのです。

　また，このようなSさんの威圧的な態度や，ある特定の事柄に対する強いこだわりが，本当は何を意味しているのか，看護師たちは追求していませんでした。半ば機械的に活動していたとも言えるでしょう。このような相互作用から，Sさんと看護師たちの関係はますます悪化し，Sさんのニードはますます満たされない状況になっていました。

　そのような中である日，N看護師はSさんを担当しました。ほかの看護師と同様に，N看護師もSさんの要求に従ううちに，だんだん怒りが込み上げてきています。ここでN看護師がほかの看護師と異なっていたのは，N看護師自身の感情や，どうしてそのような気持ちになっているのかという疑問を，Sさんに示したことです。

　それによってSさんは，それまでSさん自身も気づいていなかった，排ガスへのこだわりが表しているSさん自身のニードを表出することができました。それは「自分の足で立って，座って用を足したい」ということでした。

　このSさんのニードを聞いてN看護師も，Sさんのニードと，そのニードそのものを永遠に満たすことはできない事実に気づきました。そして，言葉を返すことはできませんで

したが，思わずＳさんの肩をさすることで，Ｓさんの気持ちに寄り添っています。

　このように，Ｎ看護師がＳさんに共感的なかかわりをしたことで，Ｓさん自身に新たな気づきが生まれました。それは「寂しい」というニードでした。Ｎ看護師のかかわりは，Ｓさんとのより良い援助関係を築くことになり，結果的に，Ｓさんの潜在的なニードを表出できるよう貢献することになりました。

　Ｓさんの潜在的なニードを確認できたＮ看護師は，それからというもの，Ｓさんの精神面を重要視したケアを行い始めています。これは，Ｓさんのニードを知り，それを何とか満たそうと考えて行われているため，オーランドの言う熟慮した上でなされる活動と言えるでしょう。

　さらに，このＮ看護師のケアによって，Ｓさんも自己への気づきが深まり，ほかの看護師にも自分のニードを適切に表現することができるようになっていったと考えられます。また，Ｓさんがほかの看護師たちへの態度を改めることで，ほかの看護師による多くの有効な援助を受けられるようになったとも言えるでしょう。

Ⅶ．枠組み7：臨床・研究・教育とのリンケージ
この理論を臨床場面や看護研究，そして看護教育の中で使うためには，どうすればよいかを考えてみよう

1．臨床場面で使うには

　これまで見てきたように，オーランドの理論は，看護師が患者のニードを満たすために患者と相互作用を持つこと，その相互作用は状況が固有であり，また変化しているものなので，ダイナミックであるということを説明している理論です。

　これは，その時，その場での患者のニードを満たすために，看護師が患者と相互関係を持とうとする時には，有用な理論であると考えられます。特に，臨床の現場において，看護師は積極的に患者の感情やニードを知ろうとするでしょう。しかし，看護師自身が持っている感情や，それらが患者に与える影響については，あまり意識していないのではないでしょうか。このように，看護ケアの場面における看護師と患者の相互作用の重要性について，この理論は私たちに多くのことを教えています。

　さらに，この理論が発表された1960年代前半には，看護の独自性を，心身両面のニードを満たすということにおいて，医学と区別したことには重要な意義があったのだろうと考えられます。

しかし一方で，この理論には多くの限界があります。まず，この理論は，看護師という個人と患者という個人との間の，常に変化し続ける相互作用を説明しているので，これを長期的で，かつチームで扱う看護計画，看護診断に取り入れていくには工夫が必要となるでしょう。

　また，オーランドの理論では，患者が自分で，あるいは看護師の援助によって，自分自身のニードを認識できることが大前提ですので，意識障害や認知障害のある患者に適用するのは難しいと考えられます。同様に，乳幼児を対象とする場合も難しいと言えます。

　さらに，この理論は患者個人を扱うものであり，社会や地域システム，家族などを扱うことはできません。この患者個人は，看護師の援助を受けてニードを満たしていくとされていますが，患者のニードをすべて看護師が満たしていくことは不可能ですし，社会や環境による複雑な影響を受ける多様な人間の有り様を理解するために，この理論を使用するのは難しいと言えます。

　以上のような限界はあるにせよ，看護界の中で学術的な理論の開発が盛んに行われるようになった1960年代の初期に開発されたオーランドの理論は，われわれに多くの看護の理論的基礎を示しています。オーランドの理論に記述された看護師－患者のダイナミックな関係や，「熟慮した上でなされる活動」つまり看護の知性的な活動について，今一度考えてみることは，現代のわれわれにとっても有用であると考えます。

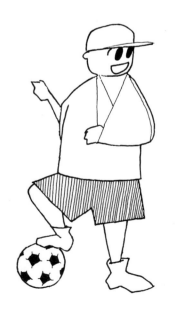
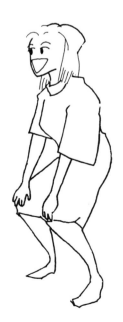

2. 研究で使うには

　オーランドの理論は，後にヘンダーソンの理論に大きな影響を与えています（Marriner-Tomey, 2002/2004）。とりわけ，患者-看護師関係や患者のニーズに関するオーランドの考え方は，ヘンダーソン理論と共通する部分がありますし，ヘンダーソンはオーランドの考え方をより洗練し理論化していると評価できます。そのため，オーランドの理論を研究で使う際には，ヘンダーソンの理論も参照しながらどちらの理論を使うかを決定することをお勧めします。オーランドの理論とヘンダーソンの理論はいずれも，看護師―患者関係や患者のニーズに関する研究で，その理論的前提として採用できる可能性があると考えられます。

3. 看護教育で使うには

　研究で使う場合と同様，オーランドの理論を教育で使う際は，原則としてヘンダーソンの理論と比較しつつ採用するのが望ましいと言えます。オーランドの理論がヘンダーソンの理論に勝る点としては，豊富な具体例を交えて，主要概念や主要な命題を説明していることです。具体例を豊富に用いて教育を展開したい場合には，オーランドの理論はきっと役に立つはずです。

VIII. 枠組み8：さらに詳しく理論を知りたい人のために

A. 原書

① Orlando, I. J.（1961）. *The dynamic nurse-patient relationship : function, process and principles.* New York : G. P. Putnam's Sons./稲田八重子.（訳）.（1997）. *看護の探究：ダイナミックな人間関係をもとにした方法.* メヂカルフレンド社.

　理論の解説については，多くの評価者によるものが出版されていますが，オーランドの理論を理解するには，原書の翻訳を読まれるのが近道であると考えます。
　この著書は，オーランドの看護理論の基礎となっています。また，39例もの具体例を織り交ぜながら説明されているため，看護職には親しみやすい書物です。

② Orlando, I. J.（1972）. *The discipline and teaching of nursing process.* New York : G. P. Putnam's Sons./池田明子，野田道子.（訳）.（1977）. *看護過程の教育訓練：評価的*

研究の試み．現代社．

　この書物は，オーランドが1962年から1972年まで，臨床看護コンサルタントをしていた時の研究業績をまとめた，彼女にとって2冊目の著書です。

　この著書の中では，「熟考した上で行う看護過程」を「看護過程規律（nursing process discipline）」と改めています。また，『看護の探究：ダイナミックな人間関係をもとにした方法』の内容をさらに発展させて，看護師が患者のニードを確かめ，それを満たす能力を訓練する方法が詳しく述べられています。

　しかし，邦訳の書物はすでに絶版となっており，入手が困難です。

B. 理論の解説

① 稲田八重子（1994）．アイダ・J・オーランド．小林冨美栄，樋口康子，小玉香津子，髙﨑絹子，荒井蝶子，兼松百合子…井上智子．（訳）．現代看護の探究者たち：その人と思想（pp.125-145）．日本看護協会出版会．

　これは，『看護の探究：ダイナミックな人間関係をもとにした方法』を訳した稲田による理論の解説です。

　オーランドが理論開発を行っていた時代に米国留学をしていた著者が，その当時の時代背景や看護の状況についても触れながら解説しています。

　また，オーランドの理論を日本に紹介した著者による十分な解説と解釈がなされていて，この理論の理解を助けるのに有用と考えられます。

② George, J. B.（Ed.）（1995）．*Nursing theories : the base for professional nursing practice*（4th ed.）．Norwalk : Appleton & Lange./南裕子，野嶋佐由美，近藤房恵．（訳）．（1998）．看護理論集—より高度な看護実践のために 増補改訂版（pp.157-176）．日本看護協会出版会．

　この書物は，ライト州立大学看護理論検討グループが，12人の主要な看護理論家の理論の主要な構成要素を，看護に共通する基本的概念および看護過程への適用という視点から批評しています。

　オーランドの理論については特に，一般的に使われる看護過程と，オーランドの理論で説明される看護過程（この訳書では，看護のプロセスと訳されている）の違いを比較しています。

おわりに

　オーランドの理論は，H・E・ペプロウ，D・ジョンソン（D. Johnson），F・G・アブデラ（F. G. Abdellah）らに次いで発表された看護理論としては初期の部類に入ります。したがって，今や多くの看護理論に触れ，さまざまな新しい考え方に触れることのできるわれわれにとって，このオーランドの理論は，古くさく感じられたり，あるいは当たり前のように感じられたりするかもしれません。

　しかし，日々臨床の場で行っている看護活動をもう一度見直してみるには，とても有用な理論であると思います。

　また，オーランドの著書の中に，豊富に記述されている数多くの事例には，日々忘れがちな大切な看護のエッセンスが含まれていますので，これを読むことで，われわれ看護職の心の中に刻まれていくような事柄をきっと発見できると思います。

　ぜひ，皆様がオーランドの著書を一読されることを願っております。

【文献】
Marriner-Tomey, A.（Ed.）（1994）/稲田八重子．（訳）．（1995）．アイダ・ジーン・オーランド 看護過程理論．都留伸子．（監訳）．*看護理論家とその業績 第2版*所収（pp.339-352）．医学書院．
Marriner-Tomey, A.（Ed.）（2002）/稲田八重子．（訳）．（2004）．アイダ・ジーン・オーランド 看護過程理論．都留伸子．（監訳）．*看護理論家とその業績 第3版*所収（pp.106-122）．医学書院．
Meleis, A. I.（1991）．*Theoretical nursing : development & progress（2nd ed.）*. Philadelphia : Lippincott.
Orlando, I. J.（1961）．*The dynamic nurse-patient relationship : function, process and principles.* New York : G. P. Putnam's Sons.
Orlando, I. J.（1961）/稲田八重子．（訳）．（1997）．*看護の探究：ダイナミックな人間関係をもとにした方法．*メヂカルフレンド社．

アーネスティン・ウィーデンバック
Ernestine Wiedenbach

川原由佳里

はじめに

　どんなときでも，どんなところでも，看護が行われているところには，常に2人の欠くべからざる人物，患者と看護師がいる。一方は求める者であり，一方は与える者である（Saunders, 1958, pp.969-972）。

　この言葉は1958年，アメリカン・ジャーナル・オブ・ナーシング誌でL・サンダーズ（L. Saunders）が語ったものです。

　この言葉に見られるように，1950年から1960年にかけて，米国では看護師と患者の相互作用という視点から，看護のプロセスをとらえようとする流れが起こり，いくつかの看護理論が現れました。ここで紹介するアーネスティン・ウィーデンバック（Ernestine Wiedenbach；1900～96）の看護理論は，H・E・ペプロウ（H. E. Peplau），J・トラベルビー（J. Travelbee），I・J・オーランド（I. J. Orlando），I・M・キング（I. M. King）などの理論と並び，これに分類される理論です。

　ウィーデンバックの理論には，患者がどのような時に看護師に援助を求めるのか，看護師はどのようにして患者が求めている援助を知るのかが明確に述べられています。以下，ウィーデンバックの理論について，枠組みに沿って見ていきたいと思います。

I. 枠組み1：理論を書いた人はどんな人だろう

　ウィーデンバックは幼いころ，祖母のケアに当たっていた付き添い看護師との出会いを

きっかけに看護に関心を持つようになったのだそうです。

　彼女は1922年，米国マサチューセッツ州ウェリスリィのウェリスリィ大学を卒業した後，1925年にメリーランド州ボルチモアのジョンズ・ホプキンス看護学校で看護を学びました。1934年にはニューヨーク州のコロンビア大学ティーチャーズ・カレッジで公衆衛生看護学の修士号を取得しています。彼女は助産師および公衆衛生看護師として実務に取り組む一方，教員として看護教育にも携わりました。彼女が理論開発に精力的に取り組んだのは1950年代で，エール大学看護学部の母性看護学の准教授の時でした。

II. 枠組み2：看護理論家は理論を書く時に一体何を材料にしたのだろうか

　ウィーデンバック自身が述べているように，彼女の理論は40年にわたる豊かな臨床経験と教育経験を基に書かれています。

　また，彼女がエール大学時代に出会った教員たちとのやり取りも，理論を書く上で大切な資源となりました。同じく看護理論家として知られるオーランド，そして，エール大学で看護理論を教えていたウィリアム・ディコフ（W. Dickoff）教授とパトリシア・ジェームズ（P. James）教授です。ウィーデンバックはこれらの人たちとのディスカッションを通じて，看護理論のアイデアを膨らませていったと述べています。

III. 枠組み3：看護理論の骨格部分に何が書かれているのかを見てみよう

　ウィーデンバックが理論を書くに当たって注目したのは，臨床場面における看護師と患者のかかわりでした。どのようにして看護師は患者のニードを的確にとらえ，援助を適切に行えるのか。彼女はこの疑問を解く鍵を，看護師の思考と感情に見いだしました。

　ウィーデンバックは，「看護は，思考と感情と目に見える行為が織りなす実践である」（Wiedenbach, 1964/1969, p.24）と述べています。看護師が，患者や患者の身に起こっていることについてどのように感じ，考えるか，それこそが看護師の患者に対する振る舞いとその結果を左右する重要な部分であると彼女は考えたのです。

　また，彼女は臨床看護に必要なものとして，看護師自身の哲学，目的，実践，技術の4つ

表1. 主要な概念のボックス図

援助へのニード	「援助へのニードとは，個人が求め望んでいる手段あるいは行為であり，個人がそのときの状況においてもっている要求に対応できる能力をとりもどし，さらにそれを高めていくための力となりうるものである」(pp.18-19)
援助	「援助とは，ある状況において，その個人が機能を有能に発揮する能力を妨げているものに打ち勝てるようにするための手段あるいは行為である。（中略）援助は，それを受ける人によって活用され，その人の可能性を高めたり，拡大したりできなければ，何の意味もない」(pp.18-19)
哲学	哲学とは看護婦一人ひとりの信念や行為に基づく生活や現実に対する態度。看護の哲学の基礎となるものは次の3つの概念 1．生命の賜物に対する尊敬 2．人間存在の尊厳・価値・自立心および個性の尊重 3．自分の信ずるところに従って力強く行為するための決断力
目的	「目的とは看護婦が自らの看護実践を通して達成したいと望んでいること，（中略）臨床看護の持つ意味そのものである」(pp.27-28) 臨床看護の目的は「その人がおかれている状態や，その時の状況や，周囲の環境などから，自分に要請されていることにうまく反応できるように促し，またそのような能力の発揮が妨げられている場合には，その障害を克服しやすくすること」(p.29)
実践	「臨床看護の目的達成にあたって絶対に欠くことのできない多くの活動やその活動の根底にある一連の志向作用を含むものであり，行われるサービス全体に及ぶものである。」(p.26)「〈目的性〉と〈深い思慮〉と〈患者中心〉こそは臨床看護とその他の看護活動とを区別する重要な特性である」(p.39) 「実践の構成要素には，援助へのニードの明確化すること，必要とされる援助を実施すること，実施された援助がはたして必要とされていた援助であったかどうかを確認することがある」(p.48)
技術	「技術とは，望ましい成果を達成するために知識と技能を系統的に適用することであり，援助を行うための看護師の潜在的能力である」(p.26)
援助の原理	看護婦が患者へのサービスを通して達成したいと望む成果を得るための一般的な法則 一致・不一致の原理 目的にかなった忍耐の原理 自己拡張の原理

〔出典：Wiedenbach, 1964/1969より作成〕※表中（　）は，参照ページ。

を挙げています（表1．）。これらについては，次の「枠組み4」で触れながら理論の中身について見てみます。

IV. 枠組み4：看護で中心的な概念，つまり人間・環境（社会）・健康・看護などについて理論家はどのように描いているのだろうか

A. 個人とは

先に述べたように，ウィーデンバックの理論は，人間社会や集団について書かれた理論

ではなく，臨床場面における看護師と患者のかかわりについて書かれたものです。彼女は，患者を看護師と同じように個人としてとらえました。以下，ウィーデンバックの言う個人について考えてみましょう。

1. 人間は，それぞれ自己を維持し，保持する手段を自己の内部に発展させる独自の〈潜在能力〉を賦与されているものである。
2. 人間は，基本的には自己決定（self-direction）と自立の方向に努力するものであり，自己の〈有能性〉と潜在能力を最大限に有効に活用しようと欲するだけでなく，さらに自己の責任をも果たそうと欲するものである。
3. 自己を知ること（self-awareness）と，自己を受容すること（self-acceptance）とは，一個人としての統合性と自己価値（self-worth）の形成にとって欠くことのできないものである。
4. その個人が何を行うにせよ，その人がそれを行っているその瞬間においては，その人の最高の分別が示されているものである。

私たちは仕事場で働いたり，家庭を築いたり，病気になったり，あるいは健康な時でさえ，その時その場の状況からさまざまなことを要請され，それに応じながら生きていると言えます。ウィーデンバックはまず初めに，個人は状況の真っただ中にいる存在であると考えました。

次にウィーデンバックは，個人はどのような状況に置かれても，まず自分の置かれた状況や自分の状態についてよく考え，そしてどのように振る舞うかを自分で決定する能力を持つと考えました。彼女は「個人が何を行うにしても，それが行われた瞬間にはその人の最善の分別が示されている」（Wiedenbach, 1964/1969, p.32）と述べましたが，そのとおり彼女のとらえる個人の姿は，さまざまな困難に出合っても，それを自分なりに解釈し，乗り越えていく能力・責任感・可能性を自ら備え，さらに発展させていこうとする自立的な存在です。

ウィーデンバックはさらに付け加えて，看護はこうした個人の能力を尊重しつつ援助しなければならないと主張します。これらが彼女の言う「看護の哲学」です。

B．援助へのニード

さて，このような自立した個人が看護師に援助を求めるのは，どのような時でしょうか。

今まで述べたようにウィーデンバックは，個人はそもそも自分自身で（人の助けを当てにせず），自分の置かれた状況や自分に要請されていることに応えようとする存在と考え

ました。したがって，その個人が自分で対処しようとしている時には，看護師は援助すべきではありません。援助することで，その個人の能力が発揮されるチャンスが奪われてしまうことになるからです。

　したがってウィーデンバックは，看護師が援助するのは個人が看護師の援助を必要としている時，つまり「援助へのニード（need-for-help）」を持っている場合であると言います（Wiedenbach, 1964/1969, p.20）。

　そうなると「看護の目的」もおのずとはっきりしてきます。ウィーデンバックの言う「看護の目的」とは，患者のその時その場の援助へのニードを満たすことであり，患者が，自分の置かれている状況やその時の状態によって要請されることに，うまく応じることができるように促し，またそのような能力が妨げられている場合には，それを克服しやすくすることです（Wiedenbach, 1964/1969, p.29）。

C. 看護とは

　今述べたように，看護は「援助へのニード」を持つ個人への援助です。そこでウィーデンバックは，患者が自分自身の置かれた状況に対してどのように知覚しているかを看護師が的確にとらえることが大切だと考えました。

　ウィーデンバックは，「援助の原理」として次の３つ挙げています。

　１つ目は，一致・不一致の原理というもので，ある患者の様子が看護師の期待しているものと違う時に，注意をして，なぜそれが起こっているのかを突き止めようとすることを言います。不一致は，「止まれ・見よ・そして耳を傾けよ」の信号でもあります。

　２つ目は，目的にかなった忍耐の原理です。一度目に成功しなくても，何度も試みることを言います。これは，単に我慢し続けるとか，頑固に自分のやり方を貫くとかではなく，患者の〈援助へのニード〉を満たそうとする誠実な願いに基いて，どのくらい忍耐すべきかを判断しながら，自分の持てる力や可能性を最大限に利用して患者にかかわることを言います（Wiedenbach, 1964/1969, p.40）。

　そして３つ目は，自己拡充の原理，すなわち看護師が自分自身の能力を超えて，患者の力を利用したり，周囲の支援を受けることで，より有効に患者にかかわることを言います。看護師は，援助に当たって自分以外の援助者が適切な場合にはその人に任せることができます。さらに，患者を取り巻く医療チームの連携が大切であることを説いています（Wiedenbach, 1964/1969, p.48）。

　そうして行われた看護師の行為は，**表２**に示したように合理的な行為，反応的行為，熟

表2. 看護師の行為

合理的な行為 (rational action)	看護師は，その時その場で知覚したことに応じて行為する。
反応的な行為 (reactionary action)	看護師は，その時その場で知覚したことを，自分が予想したり望んだりしたことと比較する。それにより生じた感情に応じて行為する。
熟考した行為 (deliberative action)	看護師は，その時その場で知覚したことや感情的反応を考慮。かつ明確な目的に向かって，患者の行動の意味を判断・理解する。患者との相互作用に基づいて行為する。

〔出典：Wiedenbach, 1964／1969より作成〕

考した行為の3つに分けることができます。最後の熟考した行為が最も望ましい看護行為と言えるでしょう。ここでは，看護師が知覚したことだけでなく，自らの思考や感情を手がかりにしながら，患者との相互作用を通じて援助へのニードを明らかにしていくプロセスと，看護師がしっかりと哲学・目的を持って患者にかかわる姿が描かれています。

V. 枠組み5：この理論にはどのようなことが書かれているか，もう少し詳しく見てみよう

　先に，ウィーデンバックがディコフ教授やジェームズ教授との共同作業の中で理論を開発したと述べました。彼女の理論は，これらの人々の看護理論についての考えを基盤としています。

　ディコフ教授，ジェームズ教授は理論には4つの種類があると考えました。すなわち因子分離理論，因子関係理論，状況関係理論，状況産生理論です（Dickoff, James & Wiedenbach, 1968a/1970, p.346）。ウィーデンバックは自分の理論を状況産生理論，すなわち規定理論と述べました（Wiedenbach, 1970/1971, p.22）。

　因子分離理論とは，目の前の出来事が何から構成されているかを考え，見極めることによって，現象に命名することを目的とした理論です。

　因子関係理論とは，命名した2つ以上の因子を関係づけることを目的とした理論です。

　状況関係理論とは，関係づけた因子のうち，特に因果関係を持つものに焦点を当てて，それを促進したり，抑制したりする因子について明らかにすることを目的とするものです。

　最後の状況産生理論は，別名，規定理論と呼ばれ，この3つの種類の理論の上に組み立てられます。それは，ある学問が求めている結果を得るために，どのようにすればよいか（＝実践）を示すことを目的とした理論です。規定理論とは英語でprescriptive theoryと書き，「処方」理論と訳されることもあります。看護は人々の病気からの回復や健康の維持，増進を目的としますので，看護における規定理論は，これらの目的に向けて看護師が

表3. ウィーデンバックによる看護学の状況産生理論の構成要素

1. 中核的目的：看護活動の目標を明確に記述すること
   患者にある効果をもたらし，それを維持したいと望むような健康上の質を定義すると共に，患者をケアする時に，それが彼女の独自の責任であると認識するもの

2. 規定：その目標を実現するための処方を明らかにすること
   1）相互理解，相互了解に基づく行為
   2）受け手-志向の行為
   3）実践家-志向の行為

3. 現実：特定の状況の中でその処方を実施するために補足を行うこと
   1）行為者（誰が，あるいは何が行動を起こすのか）
   2）受益者（誰が，あるいは何が行動を受け止めるのか）
   3）目標（看護行為の到達点は何か）
   4）手段（目標を達成する方法）
   5）枠組み（看護が実践される場，その限界）

〔出典：Wiedenbach, 1969/1972より作成〕

どのように援助するかを明らかにする理論と考えられます。

ウィーデンバックは，ディコフ教授とジェームズ教授の言う状況産生理論を参考に，彼女の理論を構築しました。ウィーデンバックの理論は，中核的目的，規定，現実から構成されます（表3.）。

1．中核的目的

中核的目的とは，「患者にある効果をもたらし，それを維持したいと望むような健康上の質を定義するとともに，患者をケアする時に，それが彼女の独自の責任であると認識するものを明確にすること」（Dickoff, James & Wiedenbach, 1968a/1970, p.23）を言います。これは，看護師が患者のケアに当たって自分の目標と責任とをはっきりと定義することを言います。この中核的目的を明らかにするために，先に述べてきたウィーデンバックの「看護の哲学」と「援助へのニード」を明らかにする過程が参考になることでしょう。

2．規定

規定（処方）とは，中核的目的を達成するためにどのような具体的な活動を行うかを明らかにすることを言います（Dickoff, James & Wiedenbach, 1968a/1970, p.25）。規定（処方）は看護師と患者の間で相互に理解され，了解された行為である場合もあるでしょうし，患者の考えのみに基づいた行為であることも，あるいは看護師の考えのみに基づいた行為であることもあるでしょう。看護ケアが，①相互理解，相互了解に基づく行為，②受け手-志向の行為，③実践家-志向の行為のどの形を取るかは，看護師がどのように援助へのニードを明らかにし，患者との合意を得ていくかにかかっていると考えられます。

3．現実

　最後の現実とは，看護師が自分の中核的目的を見定め，規定を明らかにした時に，それを実践する患者の特定の状況を考慮しながら行うことを言うものです。ウィーデンバックはこの現実を系統的に考慮することができるように，5つに分けて考えました。それは，①行為者，②受け手，③目標，④手段，⑤枠組みです（Dickoff, James & Wiedenbach, 1968a/1970, p.27）。

　このように，ウィーデンバックの理論は，看護師と患者が相互に患者の援助へのニードを明らかにし，そのニードを満たすために何をすればよいかを確認し合うというプロセスに従って，看護師は看護の目標すなわち中核的目的を決定し，それを達成するための規定を計画，そしてその患者の現実の状況を考慮しながらその規定を実践するという流れを見ることができます。

　今日，看護過程と呼ばれているプロセスは，アセスメント，計画の立案，実施，評価という要素から成ります。ウィーデンバックの理論は特に，アセスメント，計画の立案の部分に力が注がれています。次に，ウィーデンバックの理論の枠組みを用いた場合にどのような看護が行われるのか，そのプロセスを具体例を示しながら述べてみたいと思います。

Ⅵ. 枠組み6：具体的なケースで看護理論によって対象をどのように見るか，どのような介入（援助）を行うか見てみよう

A. 看護学生Yさんが「援助へのニード」を明らかにした例

　Yさんは，小さなころから看護師にあこがれて，看護学校に入学した看護学生です。Yさんが実習に行くことになった病棟は，消化器外科病棟です。Yさんは，ちょうど1ヵ月前に直腸がんでストーマ造設手術を受けた57歳の男性Ｉさんを受け持つことになりました。

　ウィーデンバックの理論では，アセスメントは個人の「援助へのニード」を明らかにすることに焦点があります。そして「援助へのニード」を明らかにするプロセスでは，看護師自身が感じたことを振り返って十分に考え，そして患者と共に確認することが重要です。ここでは，Yさんが I さんの「援助へのニード」をどのように明らかにしたかを見ていきましょう。

実習でＩさんを受け持ってから２日目，Ｙさんはフランジ交換があることを看護師から聞きました。Ｙさんは，前もってフランジ交換について勉強してきました。フランジとは，ストーマから排出される便をためておくパウチを装着するための台で，これを交換するにはフランジをストーマに沿ってカットし，中央に穴の開いている方を皮膚に直接装着するなどのいくつかの手順があります。しかし，Ｙさんにとってフランジ交換は初めてのことなので，最初は看護師が実施するのを見学することにしました。

　当日，看護師は微温湯を入れたピッチャーとガーゼ，ビニール袋を持って処置室に入り，少し窓を開けました。そしてＩさんに「さて，交換しましょうか」と言い，１，２歩下がって，その様子を見ています。Ｙさんは看護師が交換するものとばかり考えていたので，少し驚きました。

　Ｉさんはいすに座ってシャツをまくり上げ，ガーゼに微温湯を染み込ませ，フランジを外し始めます。Ｙさんには，Ｉさんの手つきがたどたどしく，かなりてこずっているように感じられました。しかしＩさんは時間をかけながら，最後までフランジ交換を一人で行いました。

　看護師がその間にしたことは，フランジを外している間，Ｉさんのストーマの周囲の皮膚を観察し，「うん。うまくいってるわね」と言ったことだけでした。その様子を見ていたＹさんは，「Ｉさんは大変な思いをしてやっているのに，どうして看護師は手伝ってあげないのだろう。看護師の興味のあるのはＩさんの皮膚だけなのかしら」という気持ちになりました。

　看護師が出ていってからＹさんは，Ｉさんに「大変ですね」と言いました。Ｉさんもため息をつきながら「ふうっ，骨が折れます」と言います。Ｙさんはますます，Ｉさんに何かしてあげたいという気持ちになりました。Ｙさんは，Ｉさんがフランジ交換について専門家の援助を必要としている，つまりウィーデンバックの言う「援助へのニード」を持っており，看護師としてのＹさんの責任はその「援助へのニード」を満たすことではないかと思ったのです。

　実習が終わった後，Ｙさんは実習指導の教員からフランジ交換の見学について感想を尋ねられました。Ｙさんは，看護師が冷たいように思えたこと，もっと手伝ってあげればよいのにと思ったことを述べました。教員は「そうね。でもどうして看護師は手を出さなかったのかしら。Ｉさんはそのことをどう思ってるのかしら」と問いかけました。それはＹさんにもわからなかったのですが，何だか腑に落ちない気持ちだけが残りました。

　家に帰ってＹさんは考えました。Ｉさんはどうして手伝ってもらわないのだろう。看護師に遠慮しているのかしら。そしてこの疑問を解くために，自分が感じたことをプロセス

表4. プロセスレコード1

在籍番号　○○○○　　　氏名 Y○　○○子

受け持ち期間　　○○○○年　○月　○日～　○月　○日　　　　実習場所　消化器外科病棟

【場面】実習2日目　午後2時頃　処置室にてフランジ交換（術後1ヵ月）
【この場面を選択した理由】 I さんのニードが明らかにできなかったので。

その場の状況，患者の言ったこと・行ったこと	患者の言動から私が思ったこと・考えたこと	私の言ったこと・行ったこと	考察
①看護師の「さて，交換しましょうか」という言葉かけにより，I さんはフランジ交換を始める。いすに座り，シャツをまくり上げ，お湯で濡らしたガーゼで拭きながら，フランジをゆっくりと外す。		②少し離れて見ている。	実習が始まったばかりで，I さんがストーマのことをどう思っているのかわからず，学生が黙って離れて見ていることが失礼なようで，気詰まりだった。
	③I さんの手つきがたどたどしい。かなりてこずっているよう。何もおっしゃらないけど大変じゃないのかな？黙って見ているのも息が詰まる気がするが，何を語りかけたらよいかわからない。		I さんの様子を見ていて大変そうに思い，この場面では，フランジ交換についてもっと勉強して，次の機会には援助できるようにしようと思った。後で教員から「どうして看護師は手を出さなかったのか，I さんはそのことをどう思ってるのか」と質問された。
④ストーマ周囲の皮膚に発赤・腫脹は見られない。看護師「うん。うまくいってるわね」と I さんに言葉をかける。I さん，看護師に返事をするわけでもなく，黙々とフランジ交換を続ける。最後まで看護師に手伝ってもらわずに自分で行う。	⑤I さんはかなり時間がかかっている。大変そうだけど，看護師が手伝わないのはなぜだろう。看護師の興味のあるのは I さんの皮膚の状態だけなのかしら？	⑥処置室より看護師が出て行った後「大変ですね」と言葉をかけた。	プロセスレコードで振り返ってみると，フランジ交換について援助してほしいか，I さんに直接，聞けていなかったと思う。
⑦ため息をつきながら「ふうっ，骨が折れます」と言う。	⑧I さんに何かしてあげたいという気持ちになった。もう少しフランジ交換について勉強して，I さんに学生がお手伝いすることを提案してみよう。		実習だから何かしなければと焦っていた。明日，直接，I さんに聞いてみたいと思う。

アーネスティン・ウィーデンバック

レコードに書き出して考えてみることにしました。

　なお，プロセスレコードは再構成とも言い，看護師が患者や患者ケアにかかわる人々との相互関係の中で体験したことを思い起こして再現するものです。時間を追って詳しく記述することにより，普段は足早に過ぎていく出来事の中のさまざまな要素を明らかにし，看護の目的に照らし合わせて評価することができます。ウィーデンバックや同じ看護理論家の I・J・オーランドが導入したもので，今でもその価値は認められ，教育や研究に用いられています。

　表4. は，この場面について Y さんが作成したプロセスレコードです。ここでじっくり振り返ってみることで，Y さんは，I さんの様子を見ていただけで，助けてもらえず困っ

ているのではないかと思い込んでしまい，直接Ｉさんに援助が必要かどうか確認しなかった自分に気づき，明日それをＩさんに確かめてみようと思います。

　次の日，ＹさんはＩさんに「昨日はお一人でフランジを交換していらっしゃるのを見て，とても大変そうに見えました。私では心もとないかもしれませんが，今度の交換の時，お手伝いさせてもらえませんか」と聞いてみました。ところがＩさんは「ありがとう。初めは手伝ってもらってたけど，もう５回目だしね。まだまだ十分にはできないけど，徐々にでも自分でやろうって思ってるんですよ」と話してくれました。

　Ｙさんは，Ｉさんは手伝ってもらえずに困っているのではないかという自分の考えが間違っていたことに気づきました。そして「そうですか。頑張っていらっしゃるんですね」と言いました。

　それに対してＩさんは，少し照れた様子を見せながら，「まだまだやらなきゃいけないことがたくさんあるんですよ。会社もやっと息子への引き継ぎが終わって，軌道に乗り始めたばっかりだしね。こんな時に病気になるっていうのはなぁって，ストーマなんかできて，これからどうなるんだろうなぁって思うけどね…，まぁ，できるところまでやろうって思ってるんです。若い時から妻と苦労して，頑張ってきた会社ですから」と答えてくれました。

　Ｙさんは，会社の運営について慎重になっている時期に直腸がんになり，ストーマのケアをしなければならないという状況が，Ｉさんにとってつらいことなのだとわかりました。そして，そうした状況にもかかわらず，自分で立ち向かおうとしているＩさんに尊敬の念を感じました。

　それから，ＹさんはＩさんのつらい気持ちを理解し，Ｉさんが自分でしようとしている意思を大切にしながら，Ｉさんとかかわっていこうと決めました。そして，Ｉさんが自分でやっていく上で困っていることはないかどうかに目を向けるようになりました。**表5.**はこの場面について，Ｙさんが作成したプロセスレコードです。

　さて，このアセスメントのプロセスを振り返ってみます。Ｙさんは初めに，Ｉさんがフランジの交換に困っているようだという第一印象を得ます。そして，Ｙさんはフランジ交換を手伝うことが自分の目標となり，責任となるのではないかと考えました。ここでは，ＹさんはＩさん自身でなく自分自身がどのように感じたかを中心に，Ｉさんの「援助へのニード」を明らかにしようとしています。このままＹさんが確認をせずにケアをしていたとしたら，ウィーデンバックの言う「反応的な行為」となったでしょう。

　しかし，Ｙさんは実習指導の教員のアドバイスを受けて，もう一度考えました。つまりＩさんのフランジ交換を見学した場面を振り返りながら熟考します。そして，Ｙさんは自分が感じたことを，Ｉさんにもう一度確かめてみます。これによって，Ｙさんはストー

表5. プロセスレコード2

【場面】実習3日目　午後1時頃　Iさんの病室にて
【この場面を選択した理由】Iさんの置かれている状況が少しずつ理解できてきた。ケアの方向性が見出せたので。

その場の状況，患者の言ったこと・行ったこと	患者の言動から私が思ったこと・考えたこと	私の言ったこと・行ったこと	考察
②「ありがとう。初めは手伝ってもらってたけど、もう5回目だしね。まだまだ十分にはできないけど、徐々にでも自分でやろうって思ってるんですよ」	③昨日の様子を見て、Iさんは手伝ってもらえずに困っているのではないかと思っていたが、そうではなかった。	①「昨日はお一人でフランジを交換していらっしゃるのを見て、とても大変そうに見えました。私では心もとないかもしれませんが、今度の交換の時、お手伝いさせてもらえませんか」 ④「そうですか。困っていらっしゃるのかと思ってつい…。ご自分でされようと、頑張っていらっしゃるんですね」	Iさんに直接聞いてみたことで、Iさんが看護師の手を借りずに一生懸命ご自分でなさっていた理由がわかった。また、Iさんがご家族やお仕事を大切に思っていることや、直腸がんやストーマケアをしなければならなかったことにショックを感じていることがわかった。Iさんのお話が聞けたことで、自分なりにIさんのことが少し理解できたと思う。
⑤「うん。まだまだやらなきゃいけないことがたくさんあるんですよ。会社もやっと息子への引き継ぎが終わって、軌道に乗り始めたばっかりだしね。こんな時に病気になるっていうのはなぁって、ストーマなんかできて、これからどうなるんだろうなぁって思うけどね…、まぁ、できるところまでやろうって思ってるんです。若い時から妻と苦労して、頑張ってきた会社ですから」	⑥Iさんは家族や仕事のことを大切に思っているんだな。なのに、会社の引き継ぎという大変な時期に、直腸がんで手術して、ストーマのケアをしなければならないのはつらいだろうな。でもそれでも、Iさんは頑張ってやっていこうとされている。	⑦「Iさんにとって大切な会社なんですね。それではストーマに関しては、できるだけIさんがご自身でやっていけるような形で、お手伝いさせてください」	ストーマケアにも前向きに取り組もうとされているIさんに尊敬の念を感じる。これからはIさんの意思を大切にして、Iさんがご自分でやっていく上で困ることはないかを見極めながらケアを進めていきたいと思う。

アーネスティン・ウィーデンバック

ケアに対するIさんの考え方を知ることができました。

　以上のプロセスからも、患者が自分自身の置かれた状況に対してどのように知覚しているかを看護師が的確にとらえることが大切であり、そのために看護師が感じたことを熟考し、患者と共に確認するという作業は重要であることが理解できます。

　ウィーデンバックは、個人はどのような状況に置かれても、まず自分の置かれた状況や自分の状態についてよく考え、そしてどのように振る舞うかを自分で決定する能力を持つ自立した存在と考えています。そして、看護はこうした個人の能力を尊重しつつ援助しなければならないと主張しています。

　Yさんは、Iさんとの話し合いを通じて、Iさんが大腸がんの手術を受け、ストーマを形成するという状況に置かれても、その状況にうまく応じて自立した生活を送ろうとする

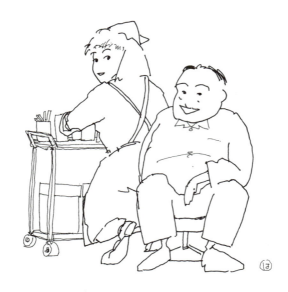

意思や自立心を持っていることを知ることができました。そして，看護の目標を，「Ｉさんが一人でやっていく上で困ることに対して援助すること」としました。

Ｙさんの目標は，慎重なアセスメントに基づいたものであり，個人を「困難に出合っても，それを自分なりに解釈し，乗り越えていく能力・責任感・可能性をおのずから備え，さらに発展させていこうとする自立的な存在」と見るウィーデンバックの「看護の哲学」が反映されています。

以上の目標の下，Ｙさんはストーマを持つ患者の生活上の問題点や看護ケアの要点などについて学習し，そしてＩさんと一緒に，ストーマおよび周囲の皮膚のトラブル防止のための観察やケア，排便コントロールのための食事や運動について学んでいくための計画を立てていくことにしました。ウィーデンバックは計画についても，看護師と患者の間で相互に理解され，了解された行為でなければならないとしています。Ｙさんも，これらの計画をＩさんと話し合った上で進めていくことにしました。

B. 怒りっぽいと思われたＫさんの例

高血圧を持つ72歳の男性Ｋさんが個室に入院してきました。看護師同士で話し合った結果，Ｋさんはその年齢に比べてしっかりしていますし，ほかの入院患者と比較すると軽症で，症状の経過観察が目的でしたので，チームの全員でケアに当たることにしました。

入院して１週間くらいしたころ，Ｋさんからのナースコール（以下，コール）が頻回に鳴り始めました。Ｋさんがコールを押すのは，必要な日常生活行動を看護師に頼むためです。Ｋさんは必要なことを看護師に頼みましたし，看護師もＫさんの要望を満たそうと努力しました。

しかし，いつもＫさんは機嫌が悪いのです。時には怒られて帰ってくる看護師もいました。Ｋさんは，「コールを鳴らしてから看護師が来るのが遅い」と言うのです。

このことは，朝や夕方の忙しい時間帯にケアに当たっている看護師にとってジレンマを

感じさせることでした．大勢の患者の要求をうまく満たすことができず，Kさんを待たせてしまうことに無力感を感じる看護師，Kさんが少しの時間も待てない頑固な性格なのだと考える看護師などさまざまでした．

　Kさんに対する看護師の対応もさまざまです．Kさんの前では，怒られてもなるべく自分の感情を押し殺している看護師，つい冷たい対応をしてしまいがちな看護師，Kさんに怒られないようにと，コールが鳴るたびに全速力でKさんの部屋に走って行く看護師など．

　このようにほとんどの看護師が，Kさんの反応がほかの患者と異なっていることに気づいていました．しかし，自分たちの思い込みについてもう一度疑ってみる看護師はいませんでした．

　しばらくして朝のミーティングの後，Kさんの話題が出ました．深夜勤務の看護師が，例のごとく，Kさんが朝，コールを頻回に鳴らして怒っていたと言うのです．それを聞いていたチームリーダーのHさんは「ふーん，どんなふうに鳴るの？」と尋ねました．深夜の看護師は，「一度コールを鳴らせば，何か用事があるんだなって看護師はわかるのに，コールを切って返事をしてからも，Kさんは何度も何度も鳴らすんです」と答えました．Hさんは，それを聞いて首をかしげながら，Kさんの部屋に行きました．

　しばらくしてHさんが戻ってきました．そして，どうしてKさんが怒りっぽくなったのか，その理由がわかったと言って話し始めました．原因は，Kさんの聴力の低下にありました．Kさんには，ナースステーションでコールを受けた看護師のスピーカーからの声が聞き取りにくかったのです．

　看護師たちは，Kさんと普通に話すことができるので，Kさんがスピーカーの音声を聞き取れるかどうかを疑ってみませんでした．また個室に入院していたので，スピーカーからの看護師の声をKさんに伝えてくれる同室者もいませんでした．Kさん自身も，自分の聴力の低下に気づいていなかったので，病棟の看護師がコールに対して意図的に返事をしないのだと誤解し，怒っていたのでした．

　看護師たちはそれを聞いて，自分たちの思い込みで，Kさんの耳のことまで考えが及ばなかったことに気づきました．一度コールを受けて返事をしてからも，繰り返しコールするというKさんの不自然な鳴らし方も，そう考えれば納得がいきます．

　さらに，Hさんは看護師たちに，Kさんが「去年，妻が亡くなってから一人でやってきたけど，耳が聞こえにくくなってたなんて気づかなかった．確実に年を取ってるんだなぁ．高血圧の方も注意しなきゃなぁ」と漏らしていたことを報告しました．

　看護師たちは改めて，Kさんの病状は現在のところ安定しているけれど，それは看護師側の考えであって，妻を亡くして一人暮らしをしているKさんにとって，聴力の低下や高

血圧は心細いものなのかもしれないと話し合いました。

さて，チームリーダーと看護師たちの違いはどこにあるでしょうか。両者とも，Kさんの行動がどこか違うということを感じていました。

しかし，看護師たちは自分たちの思い込みを疑ったり，確かめたりしませんでした。この時の看護師たちの行為を振り返ってみると，患者の怒りにひたすら耐えたり，コールが鳴るたびに走ったりしていた看護師は「受け手-志向」であり，自分の感情に任せて患者に冷たい対応をしてしまった看護師は「実践家-志向」に分類できるかもしれません。言うまでもなく，これらの看護師の反応は効果的ではありませんでした。

一方，チームリーダーのHさんは，コールの鳴り方について考えて，患者にその印象を確かめました。そして，Kさんの聴力の低下に気づき，さらに，Kさんの寂しさや不安についても考えることができました。つまり，血圧コントロールの悪化をもたらしているのは性格的な問題から来る情緒不安定ではなく，聴力の低下や高齢者の一人暮らしであることから来る寂しさや不安であることが明らかになったのです。

ウィーデンバックは，直観や印象を持つことが良くないと言っているのではありません。むしろこれらを積極的に活用して，それを間違っていないと思い込まず，確かめてみることが大切であると言っているのです。

HさんはKさんと話し合って，Kさんに耳鼻科受診を勧め，コールに出る時は少し大きめの声で返事をすることを相談して決めてきました。また，同じ市内に住む娘夫婦に父親の状態について説明し，退院してから時々Kさんの生活状況を見に行ってほしいことを話しました。

その後，看護師たちはKさんとの間で誤解を解き，コールに大きな声で答え，なるべく積極的にKさんの個室を訪れるようになりました。やがて，Kさんのコールは減って，看護師を叱りつけたりすることはなくなりました。血圧も血圧降下剤の使用などによって安定するようになり，Kさんは退院することになりました。

以上，ウィーデンバックの理論を用いた看護過程について見てきました。事例によって示されているように，ウィーデンバックがとらえた看護過程は，看護師が一方的に患者の問題を明らかにし，解決法を考え出し，それを実行するといった直線的な過程ではありません。常に変化していくその時その場の状況で，患者一人ひとりの援助へのニードを明らかにするために，その都度看護師自身が感じたことや考えたことを，患者本人に確かめながら進んでいくダイナミックな過程であると言えます。「看護は，思考と感情と目に見える行為が織りなす実践である」(Wiedenbach, 1964/1969, p.24)というウィーデンバックの言葉は，このようなダイナミックなプロセスにおいてこそ力を発揮するでしょう。

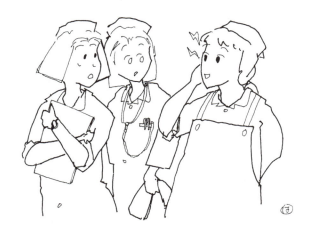

VII. 枠組み7：臨床・研究・教育とのリンケージ
この理論を臨床場面や看護研究，そして看護教育の中で使うためには，どうすればよいかを考えてみよう

　これまで述べてきたように，ウィーデンバックの理論は，看護師が患者の援助へのニードを看護師自身の見たこと，感じたこと，考えたことのすべてを使って明らかにしようとするものであり，臨床実践において有効なものと考えられます。

　患者だけでなく，人は一般に，本当に困っていることこそ言いにくいものです。誰かに聞いてもらいたいと思っても，人が自分のことをどう思うだろうかと気にしたり，他人に迷惑をかけるのではないかと心配したり，自分で解決できないという無力感を感じるのを恐れて，話せない場合があります。また患者の中には，看護師がどのような援助をしてくれるのかわからないということだけで，受けることができるサービスを受けられずにいる場合もあるかもしれません。コミュニケーションを通じて，本人自身にも明らかになっていない援助へのニードが明らかにされることもあるでしょう。

　私たちの直観や第一印象は，ぴったり当たることも，全く外れることもあります。しかし，こうした知覚を頼りに，もう一度その場面を振り返って注意深く考えていくことが，患者が本当に求めていた援助を提供する道になると言えます。

　しかし一方で，その印象が正しいかどうかを相手に確認する作業には工夫が必要です。私たちには，自分の中で本当に必要としていながらも，他者からそれを直接指摘されたくない種類の欲求があります。加えて，私たちには言葉ではっきりと言わなくても察してくれる相手に親近感を感じるという性質もあります。2つ目のケースのKさんの寂しさや不安などは，この分類に入るかもしれません。確認する作業には，その人その人の場合について考慮する必要があるでしょう。

ウィーデンバックの理論は，看護師が患者の援助へのニードを適切に明らかにしていくことによって，患者に良いケアを提供することができるという考えに基づいて構築された理論です。確かに，ウィーデンバックは実際の援助について，看護師は患者との合意に基づいて援助を計画しなければならないと述べています。またその援助においては，知識や技能が求められること，そして援助を行った後はそれが患者の健康の維持，増進，回復に役立ったかどうかについて評価しなければならないと述べてはいます。しかし，看護師は実際にどのような援助を行うべきなのか，それが患者の健康の維持，増進，回復に対してどのような良い効果をもたらすのか，その仕組みについては，具体的に述べられていないのです。

　臨床場面でウィーデンバックの理論を科学的知識に基づいて展開するには，これらのことを補う必要があると思われます。

VIII. 枠組み8：さらに詳しく理論を知りたい人のために

① Wiedenbach, E.（1964）. *Clinical nursing, a helping art*. New York：Springer Publishing Co., Inc./外口玉子，池田明子．（訳）．（1969）．*臨床看護の本質—患者援助の技術*．現代社．

ウィーデンバックの看護の哲学について知ることができます。看護は科学的実践であるだけではなく，ヒューマニスティックな哲学に根差した実践であることが書かれています。また，本編で述べた「援助へのニード」を明らかにするプロセスについて具体例を基に詳述されています。

② Wiedenbach, E.（1969）. *Meeting the realities in clinical teaching*. New York：Springer Publishing Co., Inc./都留伸子，武山満智子，池田明子．（訳）．（1972）．*臨床実習指導の本質：看護学生援助の技術*．現代社．

将来看護師になろうとしている学生のための著書ですが，現場の看護師が理解したり，かかわることの難しい患者へのケアについて何らかの打開策を求めたりする時などに役立つ著書です。

③ Dickoff, J. J., James, P. A. & Wiedenbach, E.（1968a）. Theory in a practice discipline I：practice-oriented discipline. *Nursing Research, 17*, 415-435./矢野正子．（訳）．（1970）．実地修練における理論第一部：実践本位の理論．*看護研究*，3（3），346．

④ Dickoff, J. J., James, P. A. & Wiedenbach, E.（1968b）. Theory in a practice discipline II：

practice-oriented research. *Nursing Research, 17*, 545-554./矢野正子．（訳）．（1970）．
実地修練における理論第二部：研究を方向づける実践．*看護研究*，3（3），367-375.

上記の2つの文献は，ディコフ教授とジェームズ教授との共著ですが，ウィーデンバックが自らの理論を発展させる上で基本的な枠組みとなったものです。

おわりに

今日の医療の現場を見ると，医療の知識や技術などの面で，医療者と患者との間の隔たりが大きくなってきているようです。前にも述べたとおり，患者がどのように考えているのかが重要であるにもかかわらず，それを確かめるのが難しいさまざまな状況があるからです。

しかし，困難だからと言って，患者が感じていることや考えていることを知ろうとしなかったり，思い込みでケアすることを習慣としてしまったりするならば，いつまでたっても患者中心の看護は成り立たないでしょう。

これまで紹介してきたウィーデンバックの理論は，こうした状況で看護師がどのように患者の「援助へのニード」を明らかにするかを，方向づける一助となり得ると思います。

【文献】
Clausen, J. P. et al.（1977）. *Maternity nursing today*. New York : McGraw-Hill Book Co.
Dickoff, J. J., James, P. A. & Wiedenbach, E.（1968a）. Theory in a practice discipline I : practice-oriented discipline. *Nursing Research, 17*, 415-435.
Dickoff, J. J., James, P. A. & Wiedenbach, E.（1968a）/矢野正子．（訳）．（1970）．実地修練における理論第一部：実践本位の理論．*看護研究*，3（3），346.
Dickoff, J. J., James, P. A. & Wiedenbach, E.（1968b）. Theory in a practice discipline II : practice-oriented research. *Nursing Research, 17*, 545-554.
Dickoff, J. J., James, P. A. & Wiedenbach, E.（1968b）/矢野正子．（訳）．（1970）．実地修練における理論第二部：研究を方向づける実践．*看護研究*，3（3），367-375.
Marriner-Tomey, A.（Ed.）（1989）. *Nursing theorists and their work（2nd ed.）*. St. Louis : The C. V. Mosby. Co.
Marriner-Tomey, A.（Ed.）（1989）/都留伸子．（監訳）．（1991）．*看護理論家とその業績*（pp.224-257）．医学書院.
Meleis, A. I.（1991）. *Theoretical nursing : development & progress（2nd ed.）*. Philadelphia : J. B. Lippincott Co.
Riehl-Sisca, J. P. & Roy, S. C.（1980）. *Conceptual models for nursing practice（2nd ed.）*. Norwalk, CT : Appleton-Century-crofts.
Riehl-Sisca, J. P. & Roy, S. C.（Ed.）（1980）/南裕子，野嶋佐由美，近藤房恵．（訳）．（1990）．*看護理論集―看護過程に焦点を当てて*．日本看護協会出版会.
Saunders, L.（1958）. Permanence and change. *American Journal of Nursing*, 58, 969-972.
Wiedenbach, E.（1964）. *Clinical nursing, A Helping Art*. New York : Springer Publishing Co., Inc..
Wiedenbach, E.（1964）/外口玉子，池田明子．（訳）．（1969）．*臨床看護の本質―患者援助の技術*．現代社.
Wiedenbach, E.（1969）. *Meeting the realities in clinical teaching*. New York : Springer Publishing Co., Inc.
Wiedenbach, E.（1969）/都留伸子，武山満智子，池田明子．（訳）．（1972）．*臨床実習指導の本質：看護学生援助の技術*．現代社.
Wiedenbach, E.（1970）. Nurses'wisdom in nursing theory. *American Journal of Nursing*, 70, 1057-1062
Wiedenbach, E.（1970）/都留伸子．（訳）．（1971）．ナースの叡智から看護理論へ．*綜合看護*，6（1），22.

ジョイス・トラベルビー
Joyce Travelbee

吉野純子

はじめに

　看護は，対象である人間を中心に展開されるさまざまな事象と深くかかわっています。そのために，何に焦点を当てて看護を見ていくかによって，いろいろな看護理論が生まれてきます。ここでは，H・E・ペプロウ（H. E. Peplau）のように看護を人間関係の視点からとらえ，『*Interpersonal Aspects of Nursing*』（〈1966〉長谷川浩，藤枝知子訳〈1974〉．人間対人間の看護．医学書院．）を執筆した，ジョイス・トラベルビー（Joyce Travelbee；1926～73）の看護理論を紹介していきます。

I. 枠組み1：理論を書いた人はどんな人だろう

　トラベルビーは，1926年に生まれ，1946年に米国ニューオーリンズ州の看護学校を卒業後，しばらく州内の病院付属看護学校で精神科看護を教えていました。その後，1956年にルイジアナ州立大学で看護学士号を，1959年にはエール大学で修士号を取得しました。

　トラベルビーは精神科の看護師としての経験を持つ臨床家でした。一方，彼女はルイジアナ州立大学やニューヨーク大学，ミシシッピ大学などで，自らの看護経験を生かした精神科看護を教える教育者でもありました。しかし，彼女は，ニューオーリンズのホテルデュー看護学校の教授に任命された後の1973年，フロリダで博士課程の学業中に，不幸にもその短い生涯を閉じてしまいました。亡くなった当時，彼女はルイジアナ州立大学看護学校の卒後教育の指導者でもありました。教育者として，また今後の発展を期待された理論家として，看護界の発展に貢献してきただけに，彼女の早すぎる死は本当に悔やまれます。

Ⅱ. 枠組み2：看護理論家は理論を書く時に一体何を材料にしたのだろうか

　トラベルビーの理論は，まずトラベルビー自身の看護教育での経験と，カソリック慈善施設での看護実践において，彼女が患者に対する看護師の役割のあり方に興味を抱いたことに始まっています。トラベルビー自身の経験から生まれた理論の芽はその後，彼女のエール大学修士課程での教師だったⅠ・J・オーランド（I. J. Orlando）の影響を受けて発展していったと考えられています。オーランドは，「看護師は患者の苦痛を未然に防いだり，軽減できるようにする責任がある」と述べており，また「看護師と患者は互いに影響し合う関係にある」と言っています。この考えは，看護の目的を「個人や家族，地域社会から，病気や痛みの体験を予防し，病気や痛みの体験においては，その体験に立ち向かえるように個人や家族を援助することである」（Travelbee, 1966/1974, p.3）とし，そのためにも「対人関係のプロセスが重要である」とするトラベルビーの主張の中に色濃く表れています。

　また，トラベルビーは，V・E・フランクル（V. E. Frankl）をはじめ，R・メイやK・ヤスパースの人間の自由性と責任を強調し，人生を「意味」と「価値」を持つことによって満たされるものと説く実存主義思想の影響も受けています。特に，フランクルのアウシュビッツ強制収容所における経験から提唱された「人々が疾病や苦難の中に意味を見いだせるように援助する」というロゴセラピー（logotherapie）の概念は，トラベルビーの人間や患者，病気のとらえ方に始まり，理論全体を通して感じ取ることができます。「ロゴセラピー」とは，人間の「精神」または人間存在の「意味」と訳される語に発し，フランクルが精神的に苦しんでいる人々のために，人生の意味を重視して提唱した治療法です。

　こうしてみると，トラベルビーの看護理論は，トラベルビー自身の看護経験から生じた疑問に，患者-看護師関係論や実存主義思想が深く結びついて発展したものと言えるでしょう。

Ⅲ. 枠組み3：看護理論の骨格部分に何が書かれているのかを見てみよう

　トラベルビーは，著書『人間対人間の看護』の中で，看護を次のようにとらえています。
① 人々が疾病や苦難の中に意味を見いだせるように，また立ち向かえるように必要な時にはいつでも援助すること

② 看護の目的は，患者と看護師の関係が，人間対人間の関係として確立することによって達成される

　トラベルビーは，看護師は患者との間に看護師という病院内での立場や役割を超えて，それ以前の人間と人間との関係を築くことがまず必要であると説いています。人間対人間の関係は，看護師と看護を受ける人とが，次に示す4つの相互関係を持った段階を踏みながら確立されていくと述べています。

① 最初の出会い
② 同一性の出現
③ 共感
④ 同感

　トラベルビーは，この4つの段階を経て人間関係は発展し，人間関係の最高度である「ラポール」へ至ると考えています。トラベルビーは，「ラポール」を「関係性」と同義語としてとらえており，前述の4つの段階を経た先に構築されるもので，看護師とケアを受ける人とが，同時に体験するプロセス，出来事，体験と定義づけています。また，お互いがそれぞれの人間らしさを認める能力を用いて，相互理解をすることによって満たされていくものともとらえています。そして，日々の相互関係の中での体験を通して，両者は人間として成長していくと考えているようです。

　さらにトラベルビーは，人間対人間の関係を築く上で強く影響するものとして，効果的なコミュニケーションを挙げています。コミュニケーションには言語的と非言語的なものがあり，そのどちらもが，個人と個人の間で意味を交換することによって成立する相互的で力動的な過程です。トラベルビーは，看護師はケアを行う時にラポールの確立を促し，苦難を軽減するという目標を達成できるようなコミュニケーションの技法を用いる必要があると述べています。こうしたトラベルビーの看護理論における主要な概念を**表1**.にまとめ，主要概念間の構造を**図1**.に示しました。

　トラベルビーの理論は，患者と看護師というステレオタイプ的な1つの分類ではなく，互いを本質的な「人間」としてとらえることが基盤となっています。その上で，人間が共通にして持ち，かつ避けることができない「病気」「苦難」「痛み」という体験を予防したり，それらに立ち向かったり，あるいはこれらの体験の中に「意味」を見いだしたりすることを援助することが看護の目的であると，トラベルビーは主張しています。

　トラベルビーの理論の中心は，「苦難を経験する間に確立されていく人間対人間の関係」であり，それは簡潔に，「看護は，対人関係を築く過程を通して実践される」と言うことができるでしょう。

表1. トラベルビー理論の主要な概念

看護（Nursing）	・対人関係のプロセス ・一人の看護師と援助を必要とする個人・集団との間の体験・出来事
人間（Human Being）	・独自的でかけがえのない個体 ・過去にも未来にもいない，この世界における一度だけの存在者 ・他人と関係の持てる社会的存在
病気（sick）	・文化的信念によって影響を受ける社会的かつ人間的問題
苦難（suffering）	・あらゆる人間が遭遇する個人が知覚する不快感情を伴う日常生活体験 ・強度・持続・深刻さの点でさまざまに変わる不快感情の体験
希望（hope）	・目的到達あるいは目標達成へのある程度の期待によって特徴づけられた精神状態 ・可能な感覚（a sense of possible） ・未来志向的 ・「選択」「願望」「信頼」「忍耐」「勇気」に関係を持つ
コミュニケーション（communication）	・看護目的遂行のために，相互作用のプロセスの諸目標を達成するための手段
意味	・特定の生活体験に対して，個人がそのことを体験することによって与えられた理由 ・力を与えるような生活体験
人間対人間の関係	・看護師とその看護を受ける人との間の一つの体験あるいは一連の体験 ・相互に意味のある体験であり，相互的なプロセス
同一性	・他の人に向けての思考や感情の体験 ・パーソナリティのぶつかり合いを認識し，他者との分離が始まるプロセス
共感（empathy）	・2人あるいはそれ以上の人たちの間に起きる体験 ・個人が他人の心理的状態を理解できるという意識的で中立的なプロセス
同感（sympathy）	・2人あるいはそれ以上の人たちの間に起きる体験 ・苦悩を和らげたいという基本的な衝動や願いを伴うプロセス
ラポール（rapport）	・人間として知覚し合って結ぶ関係性 ・看護師とケアを受ける人とが同時に経験するプロセス，出来事，体験

ジョイス・トラベルビー

〔出典：Travelbee, 1966/1974より筆者が作成〕

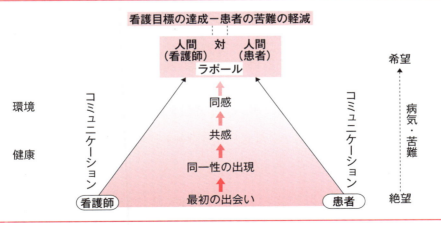

図1. トラベルビー理論の主要概念および概念間の関係

IV. 枠組み4：看護で中心的な概念，つまり人間・環境（社会）・健康・看護などについて理論家はどのように描いているのだろうか

「枠組み3」で示したように，トラベルビーの看護理論の骨格は「対人関係過程」であり，その過程は苦難を経験する間に確立されていく人間と人間の関係というものでした。したがって，この過程を一つの統合されたものとして理論を理解するためにも，人間，病気，苦難など，トラベルビーの理論を構成する主要な概念についてもう少し深めてみていきましょう。

A.「患者」も「看護師」も独自的な存在としての「人間」である

　トラベルビーは，「患者」と「看護師」という用語は一つのステレオタイプ化されたカテゴリー（肩書き）であり，命名されることで「非人間的対象物」と「職務」としての扱いになると述べています。トラベルビーは，「患者」も「看護師」も共に立場の異なる一人の「人間」としてとらえ，「人間」を他人と関係の持てる社会的存在，常に生成，進化，変化のプロセスの中において，過去を思い起こし未来を予想するという人間独自の能力を有している価値ある存在であるとの信念に基づいています。「人間」を「独自的でかけがえのない個人であり，世界においてその時，その場所にたった一人だけの，誰とも同じではない存在」（Travelbee, 1966/1974, p.38）として定義づけているところに，トラベルビーの理論の基盤があると言えるでしょう。

　その上で，患者を「必要な援助を求めている個人」，看護師を「身体についての専門知識を持ち，その知識を健康維持，回復のために用いる個人」としており，「看護師」が「患者」と人間対人間の関係を結ぶためには，「看護師」の役割を超越する必要があると述べています。「看護における超越」とは，「看護師」がケアに責任を持っている各個人を独自な一人の人間として知覚し，また「看護師」自身もその人たちから一人の人間として知覚されていることがわかった時に到達したと言える状態としています。

　このように，トラベルビーは「患者」対「看護師」の関係性を超えて，「人間対人間」としての関係を結ぶプロセスの中に「看護」があると語っています。

B. 疾患や健康についての考え方

　トラベルビーは，健康に関しては明確に述べてはおらず，むしろ「病気」「苦難」の体験に立ち向かい「希望」を見いだすことへの援助が，即ち健康を取り戻す支援となるという一連のプロセスに焦点を当てています。トラベルビーは，「病気」も，「患者」や「看護師」という語同様に一つのカテゴリーであり，個々の文化的信念に影響される人間体験としてとらえているため，明確な定義を述べていません。一方「苦難」に対しては，「個人が知覚する強度・持続・深刻さの点でさまざまに変わる不快感情の体験」であり，絶望的な「無配慮（not-caring）」（悪性の位相）から「無感動的無関心（apathetic indifference）」（末期位相）に進行する「痛み」であり，強い孤独の体験であると深く掘り下げて定義しています（Travelbee, 1966/1974, p.89）。

　トラベルビーの「苦難」は「病気」における「苦難」を強調しており，その上で看護師は，「病気」を一人の人間が被っている人間体験として理解することが必要であり，この理解なくして看護師は「人間対人間」の関係を結ぶことは決してできないとも述べています。

C. 希望の存在と看護師の役割

　トラベルビーは，前述の「苦難」に立ち向かう動機づけの一つとして「希望」の概念を取り入れています。「枠組み3」で見たようにトラベルビーは，「希望」を「可能な感覚（a sense of possible）に基づく，目的到達あるいは目標達成への期待によって特徴づけられた精神状態」で，選択や他者への依存，信頼，勇気などと関係を持つ未来志向的なものとしてとらえています。

　そして，「希望」の対極として，希望が全くなく未来を考えることが難しい状態としての「絶望」の概念も提示しています。「絶望」は，長期にわたって人から援助されず苦難も取り除かれないという体験によって生まれ，他人が自分を助けてくれると信じることができない状態であるとしています。トラベルビーは，この「絶望」を体験している人を再び「希望」を持てるように援助することが看護師の役割であり，たとえその人から求められていなくても，必要な援助を与えることが職務であると述べています。

　人間の病気や苦難の経験を個人の独自性としてとらえ，それを乗り越えて，未来へと向かう精神的なよりどころとして希望の存在を掲げているところに，人間の精神性を重視し，「人間とは，各々が人生という有限の中での独自の価値を実現していく存在である」とする実存主義的な影響をトラベルビーが強く受けていることが感じられると思います。

V. 枠組み5：この理論にはどのようなことが書かれているか，もう少し詳しく見てみよう

「枠組み4」で見てきた概念をまとめてみると，トラベルビーの主張を次のようにとらえることができると思います。

「看護師と患者とが人間対人間の関係を構築し，その関係の中でラポールが確立した時に，最終的には患者の持つ不安や苦しみを軽減し得るような看護実践が可能になるのである」

これまで述べてきたように，トラベルビーは看護を行う上での「人間対人間の関係」を常に強調しています。トラベルビーの「人間対人間の関係」は，看護の目的を達成させるための「必要不可欠な発達課題」としてとらえられており，トラベルビーの看護の目的は次の3点にまとめられます。

① 病気と痛みの体験を予防する
② 病気や痛みの体験に立ち向かうように個人あるいはその家族を援助する
③ 病気や痛みの体験の中に意味を見いだすように病人あるいはその家族を援助する

これらの看護の目的は，看護師と患者（トラベルビーは「人間と人間」としてとらえている）との，日々の相互作用の営みの中で築き上げられるもの，すなわち「対人関係のプロセス」を通して達成できるとしています。

このトラベルビーの「対人関係のプロセス」（「枠組み3」）を段階ごとにもう少し詳しく見ていきましょう。

A. 人と人の最初の出会い

人と人との最初の出会いでは，お互いが各々の知覚や言語的あるいは非言語的コミュニケーションを通して観察し，それに基づいて相手に対する最初の判断をします。いわゆる「第一印象」「（他人についての）感じ」（Travelbee, 1966/1974, p.192）というものです。その時に看護師に求められることは，お互いの立場が看護師と患者でも，「看護師」「患者」というカテゴリーではなく，お互いを「人間」として知覚することができるかということです。少なくとも「看護師」側が，「患者」を「患者」というカテゴリーを越えて「人間」としてとらえることができた時に，「人間と人間」の関係性を確立するステップを踏み出せるからです。

B. 同一性の出現

　第1段階では相手をカテゴリーではなく人間としてとらえますが，ここでは一歩進んで相手を「一人の（自分とは）異なった独自の人間」として知覚し（Travelbee, 1966/1974, p.195），看護師と患者は「人間の独自性」に基づいた絆を確立するようになります。つまり，相手に自分自身との類似性と非類似性とを認識し，理解できるようになるのです。このことは，次の段階である「共感」の土台となります。

　一方，この段階がうまくいかないと，患者を過度に自分と同一視することで，患者の問題を自分（看護師）の問題としてとらえ，巻き込まれることになります。また，自分自身を物差しとしたり，一時的な相手への羨望が，相手への正しい判断や評価を曇らせることになります。

C. 共感

　共感とは，2人もしくはそれ以上の人たちの間に起きる体験であり，それはほかの個人の一時的な心理状態あるいは内的体験を，表面的な行動に表れているものを超えて悟り，正確に感じ取って理解できること（Travelbee, 1966/1974, p.200）を指しています。

　トラベルビーの述べるところでは，この「共感」する能力は，人と人との間の類似性の程度，種類によって決まるとされています。確かに，新人看護師より熟練した看護師の方が，スムーズに患者との親密性を持てることからしても，相手から引き出すべき体験の蓄積の多さや，看護師自身の豊かな個人的な背景が，患者の理解を容易にしていると言えるでしょう。しかし，それと共に大切なことは，何よりもまず「相手を理解したい」という願いや気持ちを看護師自身が持つことです。なぜなら，この気持ちが「共感」への動機づけとなるからです。

　共感という言葉は，しばしば「同一化」「投射」と混同されます。しかし，「同一化」「投射」が無意識的なプロセスあるいは心的機制であるのに対して，「共感」は意識的なプロセスという違いがあります。意識的なプロセスとは，相手の心理状態に一時的にでも入り込み，親密さを体験しながらも，そこから自分自身は離れて立っているということです。そのためにも，このプロセスでは，より意識的に，それぞれの人の独自性や個性を，第2段階よりも一層明確に知覚していくことになります。そして，この共感のプロセスの結果として得た情報や理解は，他者の行動をその後予測する時に役立つものとなり，また看護師にとっては共感した相手の行動を予測する能力ともなるとトラベルビーは語っています。

D. 同感

　同感する能力は共感のプロセスから生じるもので，同感には他人の不幸や苦悩についての本当の関心があり，苦しんでいる人を助けたい，苦悩を和らげたいという願いを伴っています（Travelbee, 1966/1974, p.209）。この願いが自然に生じるということが，前段階の「共感」とは異なり，さらに一歩進んだ人間と人間との関係性の表れとなります。

　前段階の「共感」は他者の心理状態に入り込んでいく体験をすることですが，そこには自己と他者という意識的な距離があります。しかしこの「同感」の段階では，他者の感情に参加し，あたかも自分の感情であるかのようにその他者の心理状態を体験することになるのです。このような体験は，他者との間に距離を持っていてはできることではありません。すなわち「同感」は「共感」から一歩踏み込んだより近しい間柄となるわけです。

　看護師は病人の苦悩の中に入り込み，参加し，そのことによって病人がその苦悩を一人で背負うことの重荷から解放し，救うという形で関係性を深めていくことになります。このプロセスで看護師は初めて，患者の苦悩を救うために積極的な行為を行うことになるのです。そして，ここで看護師に求められることは，患者に情緒的に関与しながらも「今自分が何を考え行動しているのか」を十分に意識し，行動や思考を組み立てていくことです。

　「同感」の結果，患者は看護師を「自分を援助してくれる人」「自分に，患者への義務からだけではなく，独自の人間として関心を持ってくれている人」として信頼し始めるのだと，トラベルビーは述べています。看護師と患者間の信頼は，「同感」のプロセスから生まれると言っていいでしょう。

E. ラポール

　ラポールは，前述したように「関係性」と同じ意味で用いられ，人間と人間の関係が確立した体験，すなわちトラベルビーの主張するところの看護の努力の終着点を示します。看護のさまざまな活動は，患者の苦悩の緩和という点で一貫しており，この目的は看護師と患者とがこれまでのプロセスを通して，お互いを「独自の人間」同士として信頼するようになって，すなわちラポールの段階において，最も効果的に達成できると述べています。

　看護師と患者とが人間同士の信頼の下に，病気による苦難を共有するという体験が，患者の苦悩の緩和につながり，さらにお互いにとって大切で意味深いものになるのだとトラベルビーは述べています。その結果，看護師と患者はお互いにその体験を通して人間として成長し，苦悩に立ち向かう勇気と希望を持つことが可能になるのだと説いています。こ

のプロセスを達成させるためにも，看護学校で学ぶマニュアル的な知識や技術を，ケアを必要とするその特定の個人に役立つような活動へと転換することのできる柔軟性や能力が，私たち看護師には求められていると言えるでしょう。

VI. 枠組み6：具体的なケースで看護理論によって対象をどのように見るか，どのような介入（援助）を行うか見てみよう

ここでは，トラベルビーの看護理論を具体的なケースを通して見ていくことにします。その前に，彼女の看護理論と看護過程との関連について少し考えてみようと思います。

A. トラベルビーの看護理論と看護過程

トラベルビーの看護理論で主張されていることは「人間関係」です。その関係は，「看護師と看護を受ける個人（あるいは家族）という2人の人間の間に生ずるひとつの体験あるいは一連の体験」(Travelbee, 1966/1974, p.180)であり，この体験の特徴をトラベルビーは「看護上のニードが満たされる」ことにある (Travelbee, 1966/1974, p.180) と言っています。そして，その「看護上のニード」を満たすための5段階を示しています。その諸段階と看護過程とを対比したものを表2.に表しました。

表2.に示したように，トラベルビーのニードを満たすための諸段階は，看護過程の各段階にほぼ一致します。しかし，看護師の役割を，患者が自ら体験する病気や苦難の中に何らかの「意味」を見いだし，それを糧に苦難に立ち向かえるように援助すること，という人間の精神性に焦点を当てた看護目標への到達を目指す彼女の理論においては，問題解決型の看護過程のような計画的・予測的な看護活動の立案・実施は難しいと思われます。むしろ，彼女の看護理論を用いた看護過程とは，看護師と患者が人間対人間として「対人関係のプロセス」を踏んでいく間に生じる，お互いの反応・行為の揺れ動きや変容それ自体であると言えるでしょう。

つまり，その個人の抱える苦難（＝ニードの必要性）を把握し明確化することがアセスメント・診断の段階に当たり，個人がその苦難の中に意味を見いだしていく（＝ニードの充足）ための援助手段としての「対人関係のプロセス」を踏んでいく中で変化していくお互いの関係性の歩みそれ自体が，見える形で表現しにくい計画・実施・評価の流れなのではないでしょうか。

表2. 看護上のニードを満たす諸段階と看護過程

看護上のニードを満たすトラベルビーの諸段階		看護過程
個人の抱える苦難の把握・明確化	1. ナースは知識・技能・コミュニケーション能力を駆使して体系的に患者を観察 2. 患者のニードを推定 3. 推察したニードを患者と一緒に確認	アセスメント ↓ 診断 看護目標の設定
ニードの充足（苦難の中に意味を見出す）	4. 患者のニードを満たすための援助内容，あるいはほかのマンパワー活用の有無を決定 5. 看護活動計画の立案 　1）方法の決定 　2）時期（タイミング）の決定 　3）代替案の検討および発展 6. 患者のニードの充足を評価	↓ 計画・実施 ↓ 評価

〔出典：Travelbee, 1966/1974より筆者が作成〕

　そこで，トラベルビーの看護理論が実際の臨床場面でどのようにかかわってくるのかを，前述の「対人関係のプロセス」の視点を通して見ていきたいと思います。トラベルビーの「対人関係のプロセス」の詳細は「枠組み5」で見てきましたが，実際の場面における看護師と患者の関係を，昨日はこの段階，今日はこの段階というように，はっきり段階分けすることは難しいと思われます。人と人とのかかわりには連続性があり，その時点では発展性が何の感じられなくても，日々のかかわりの積み重ねによって，ある日，あることをきっかけにポンと進展したり，反対に後退したりすることもあり得るからです。
　これから見ていく2つの事例においても，「対人関係のプロセス」に沿った明確な段階分けが困難な部分がありますが，流れに沿って見ていきましょう。

B.【事例1】A看護学生とターミナルステージにあるBさんとのかかわり

　Bさんは，7年前に左乳がんで非定型的乳房切除術を受けた現在56歳の女性です。今回，Bさんは食欲不振と，左乳がんからの骨転移による激しい背部痛と両下肢麻痺の出現という状態で入院してきました。背部痛と下肢の麻痺に対しては，医師から本人と家族に，乳がんからの転移によるものであること，痛みに対してはモルヒネなどの鎮痛剤を使用していく旨が説明され，家族にはさらにターミナルステージにあることが告げられました。家族の受けた悲しみやショックは強かったのですが，少しずつ受容していく様子がうかがえました。中でも20代の娘は，母親（Bさん）と共にターミナルの時期を過ごす気持ちを持って，毎日のように見舞いに来ていました。
　Bさんは，両下肢麻痺のためベッド上での生活を余儀なくされ，しかも体動によって右肋骨部から背部にかけて激しい痛みが生じるため，体動もままならず痛みと闘う毎日でした。食欲不振による低栄養状態の改善のため，TPNが施行され，下肢麻痺による排泄困難

のため尿道留置カテーテルが挿入されていました。疼痛に対しては，MSコンチンやロピオン，アンペックなどの鎮痛剤の定時投与および頓用によりペインコントロールが試みられていましたが，完全にはコントロールしきれていない状態でした。

　実習初日A学生は，自分でBさんの受け持ちを希望し，担当看護師と一緒にBさんの病室にあいさつに行きました。Bさんには，事前に看護師より看護学生が受け持たせていただくことが伝えられており，「私みたいのを受け持つなんて大変ね。でもよろしくお願いします」と自分の娘と似た年齢の学生を迎えました。初日はあいさつだけのかかわりでしたが，A学生はホッとし，大変そうな方だけど明日から頑張ろうという気持ちを持ちました。

　次の日，A学生は担当看護師と初めてBさんの清拭をしました。下半身が動かず，右側臥位になると激しい痛みを訴えるBさんの清拭とシーツ交換は思ったより時間と手間がかかり，清拭すること自体がBさんに大きな負担をかけていることを痛感しました。A学生は，清拭時のBさんの痛みに注目し，なるべくBさんの痛みによる苦痛が最小限になるような体位や姿勢を工夫しようと考えました。

　清拭後，A学生は情報収集を兼ねてBさんとゆっくり話す時間を持ちました。ベッドサイドのいすに腰かけ，少しずつ会話の糸口を探しながら話をしていきました。初めのうちは，A学生の知りたい情報，主にBさんの今の状態や痛みの具合，家族についての情報提供のようなやり取りでしたが，そのうちBさんはA学生に対し，自分のこれからへの不安や死について涙ぐみながら話し始めました。A学生は，何か言葉をかけたり話をしたりした方がよいのではないかと思いましたが，適切な言葉も見つからず，ただうなずきながら聴いているのが精いっぱいで，一生懸命耳を傾けて聴いているうちに，何度も涙ぐんでしまいました。「昨日の夜は何度もナースコールを押してしまった。ああいう時に学生さんがいてくれたら，ずっと一緒にいてもらえて心強いのにね」と話すBさんが，A学生にはとても心細そうに見え，実習の間はできるだけ一緒にいてBさんのことを理解し，苦痛の少ないようにケアしていきたいと思いました。

　それからの実習期間中，A学生は，安楽な体位の工夫，全身清拭や足浴，排便を促すための腹部マッサージや摘便など，自分にできるケアを日々試行錯誤しながら行い，その上でBさんとの話の時間も大切にしていきました。そして看護師にアドバイスをもらいながら，娘と一緒にBさんの足浴を行ったりと，家族もケアに参加できる方法を工夫していきました。

　未熟ながらも一生懸命にケアをするA学生に対し，Bさんは，自分は我慢強いこと，多少痛みがあっても無理に清拭の時間帯に清拭をやってもらうのは，忙しい看護師に迷惑をかけたくないからだ，などと自分の心情を漏らすようになりました。また「人から見ると何でもないように思えるでしょうけど，自分でももうすぐ死ぬんだとは思えないのよ」「す

ジョイス・トラベルビー

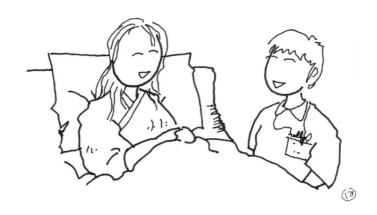

ぐに眠ってしまって，人と話してもすぐわからなくなる。こんな生活はもうイヤだ。こんなふうに生きていくよりも楽になりたい」「（がんでも）治る見込みのある人は闘った方がいいわね。でも，私みたいに治らない人は何しても無駄ね。時々早く楽になりたいと思う」と，死についての話題も多く口にするようになってきました。A学生はその言葉に対し，Bさんは何か答えを求めているのではないことを感じ，「もし治らないのであれば，がんと共に過ごすことを考えてもいいのかもしれませんね。どのくらい生きたかということもありますが，どう生きたのかということも大切なのではないかと私は思います」と自分の考えを話してみました。するとBさんは「そうね。楽しく過ごしたい。外泊などできるといいけど」と微笑み，家族と過ごしたいことなどを話しました。

そのような情報もあって，病棟ではBさんのペインコントロールについて話し合うと同時に，状態の落ち着いた時に一回外泊を試みようと幾度となく話し合われました。しかし，なかなか痛みがコントロールしにくかったことと，本人と家族の痛みへの不安が大きかったため，実行するまでには至りませんでした。日々のケア技術には未熟な部分が多々ありましたが，A学生は毎日「何とか安楽になるように」という気持ちでBさんに接し，話を聴き，そして病棟看護師の励ましや支えもあって，Bさんとは穏やかな関係を築くことができました。2週間の実習を終える時，Bさんは涙を浮かべながら「頑張ってね。あなたがいてくれて心強かった」と言いました。

その後しばらくしてから，Bさんは全身状態が徐々に悪化し，また痛みの増強による訴えも頻回になったため，個室のある病棟に転床していきました。その後はBさんの状態もあって，看護学生が受け持つことはありませんでしたが，Bさんはほかの看護学生を部屋の中から見かけると，「学生さん，学生さん」と呼びかけ，そばに来てもらいたがっていたということを耳にしました。

C. 対人関係のプロセスの視点から見て

この事例を，図1.に沿ってまとめたものを図2.として表してみましたので参照してください。

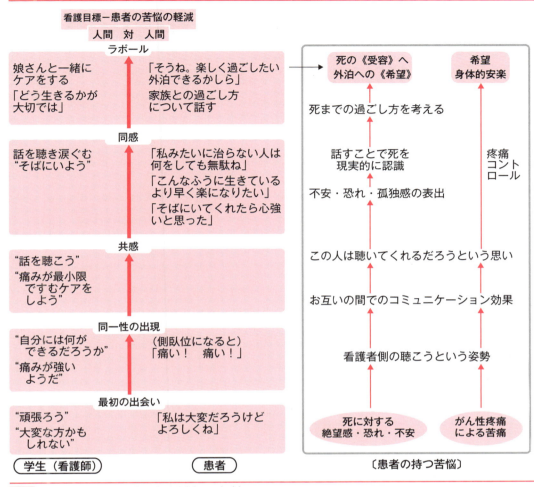

図2. トラベルビーの看護理論と事例1の相対

1. 最初の出会い

　A学生はBさんの受け持ちを希望しており，この時点ですでにA学生にはBさんとのかかわりに対する前向きで積極的な姿勢が感じられます。そして，何をしたらよいのだろうという不安を持ちつつも，頑張ろうという意欲があり，この思いが次のステップへと踏み出させていると言えるでしょう。Bさんは，どんな学生が来るのか期待と不安を交えて迎えたと思われます。

2. 同一性の出現

　翌日のBさんのケアへの初参加から，A学生は，Bさんにとって体動に伴う疼痛が一番の苦痛であると感じ取り，果たしてその痛みがどの程度のものなのか，どのような時に出現するのかなどの情報収集を患者と話しながら確認し，コミュニケーションを図りました。収集の要領や内容には不十分な点はあっても，患者に実際に聞いて確認しようとした

ところはアセスメント・診断の過程と言ってよいでしょう。患者から直に話を聞いていくうちに，A学生は「Bさんの痛みを最小限に抑えるケアはどうしたらよいだろう」とBさん個人の持つ悩み，苦しみを感じ取り，認識することで，次の「共感」への基盤が持てたと言えます。

3．共感・同感

Bさんは徐々にA学生に対し，自分の不安や死への思いを話すようになりました。おそらく，看護学生の特権とも言える時間的余裕がBさんに話しやすい雰囲気を与え，またA学生の一生懸命な姿勢に「この人なら聴いてくれるかもしれない」との思いを抱き，少しずつ自分の心情いわば弱い部分を見せるようになったと考えられます。

A学生は，Bさんの話す死への不安などに心を傾けて聴いているうちに思わず…という感じで涙が出てきたと思われますが，この「涙を流す」という体験は，A学生がBさんの心理状態に一時的にでも同調し，相手の痛みを自分のことのように感じ取ったからと言えると思います。そして心を寄せつつも，痛みと不安を抱えるBさんを独自の存在としてとらえ，Bさんの心細さをそばにいることで和らげようと考え，日々そばにいて話をすることを実行していきました。このことは，すでにトラベルビーの言う「共感」「同感」の体験を踏まえての，計画・実行の段階であると解釈できるのではないでしょうか。

4．ラポール

この段階には，前にも述べたとおり「個人が苦悩に立ち向かう勇気と希望を持つことができる」という看護目標の達成が含まれています。ですから，単にBさんとA学生が信頼し合う段階になっていても，Bさんの苦悩が軽減されていなければ，まだ「ラポール」の状態とは言い切れないだろうと思います。Bさんの苦悩にはさまざまなものがあったと思われますが，中でも耐え難い痛みに対する訴えと，この先の自分の見通しへの不安が顕著に表れていました。予後不良への不安に対しては，外泊への希望を見いだした点において，完全ではありませんが，ある意味での「苦悩の軽減」を見ることができたのではないでしょうか。この場合，Bさんの「私みたいに治らない人は何をしても無駄よね。早く楽になれたらと思うこともある」という言葉に対する，A学生の「どう生きるかも大切になってくるのでは」という答えも，Bさん自身が外泊のことを現実のこととして考えるようになった一因と思われます。

毎日の看護師たちのケアやかかわり，そしてA学生の「共にいる」という姿勢が，Bさんの抱く死への恐れや絶望を，少しずつ外泊という一つの希望，また死を現実的に見つめ

て受容していく段階へと導いていったとは言えるでしょう。そして，死への恐れ・不安という絶望感を，外泊への「希望」あるいは「死の受容」という段階へ持っていく援助ができたという意味において，この関係性はトラベルビーの言う「ラポール」の段階に達したと言えるのではないでしょうか。

　しかし，もう一方の現実的な苦しみである「(がん性)疼痛」による苦痛に対しては，アセスメント・診断を繰り返し行いながら苦痛の少ないケアの提供を試みましたが，Bさんの納得のいく身体的・精神的苦痛の安楽は維持できませんでした。すなわち，上記で見てきたような関係性からのアプローチだけでは，持続的な身体的苦痛の中に「意味」を見いだし，希望を抱かせるには至らなかったと言えます。そう考えていくと，本事例における看護師(ここでは主にA学生)と患者(Bさん)との関係が，果たして「ラポール」の段階に至っていたと言えるのかを判断することは難しいと思われます。

　このことは，トラベルビーが，看護師に単に共感する心だけを求めているのではなく，それをベースに持った上で，さらに「身体についての専門的知識を持ち，ほかの人を助ける目的にその知識を駆使する能力を備えている」ことの必要性を説いている理由を実感させてくれると思います。

　しかし，看護技術や知識の点でスタッフ看護師には到底及びませんでしたが，看護学生として精いっぱいかかわり，スタッフの力を借りながらBさんの身体的な苦痛の軽減を目標としてケアを行い，Bさんにとっての「心強い」存在になったA学生のかかわりは，トラベルビーの看護の考え方から見ても高く評価できると思います。

D.【事例2】身寄りのないDさんを在宅で看取った例

　Dさんは身寄りにない生活保護を受けている60代の男性です。Dさんは日雇い労働に従事しながら暮らしていましたが，バブル崩壊後仕事が減り，川べりにテントを張って生活していました。その時に直腸がんと告知され，人工肛門の造設手術を受けた後，行き場のない人のための在宅ホスピスケア施設K(以下，K施設)で療養生活を送るようになりました。Dさんは自立心が高く，意志のしっかりした男気のある人でしたが，K施設やS訪問看護ステーションのような活動組織に対しては金儲けを目論んでいるのではないかと不信感を抱き，心を許そうとはしませんでした。K施設に来て数カ月後，がんの再発が見つかり，3カ月間入院して手術を受けましたが，治療は奏功せず末期と診断されて退院となりました。退院後は，K施設でなく簡易宿泊所に住みたいというDさんの希望で，3畳1間の簡易宿泊所で療養生活が始まりました。

自分のことは自分で決めて一人で自由に歩いていく，それがＤさんのこれまでの生き方であり，望む生き方でもありました。「今年いっぱいはここで頑張る。動けなくなったら入院する」と断言し，かなり体力が落ちてきたにもかかわらず，身の回りのことは頑張ってできる限り自分で行っていました。Ｄさんの旧肛門部にはびらんがあり，左腹部には人工肛門が，右腹部にはがんの壊死組織からの滲出液を排出する瘻孔が形成されており，その処置や清拭，入浴などのケアを行うために，Ｓ訪問看護ステーションからＣ看護師（臨床看護歴３年，その後訪問看護歴２年目）がほぼ毎日訪問していました。訪問すれば，Ｄさんは表面的には愛想よく対応してくれますが，依然凝り固まった彼の心が溶ける気配はなく，「俺は最初から疑ってかかるからな。自分以外信用しない。誰も信じない」と冷ややかに言い放ち，Ｃ看護師も担当当初はＤさんへの苦手意識もあり，訪問には毎回気合を入れる必要がありました。それでもＣ看護師は，毎日Ｄさんの元に通いながら，「彼は身も心もたった一人で死んでいくのだろうか？」「何を望んでいるのだろうか？」「Ｄさんの心の平安は一体どこにあるのだろう？」と自問自答を繰り返しました。そして，とにかく今はＤさんが決めた「今年いっぱいは簡易宿泊所で頑張る」ことを支えよう，安心して信じてくれるかどうかはわからないけれど，あきらめず最後まで投げ出さないで，心を込めてＤさんのそばにいようと心に決めていました。

　訪問を重ねるうちに，Ｃ看護師はＤさんから昔の話や楽しかった若かりしころの話，親兄弟に迷惑をかけたこと，後悔や無念な気持ちなど，彼の思いをうかがい知るようになりました。「これが成れの果てだ」「友達もいるけど，ここの連中は金のないやつの所には来ない。今の俺には利用価値がない」。病気が徐々に進行しながら，Ｄさんはたった一人で歯を食いしばって歩いているように見え，Ｃ看護師は，Ｄさんと別れた帰り道は無性に悲しく苦しくなって，涙を流すこともありました。そして，「一人で生き，一人で死んでいこうとするＤさんに本当に必要なものは，利害関係を超えて彼を思う心ではないか。Ｄさんの最期の時に信頼し合える関係がなければ，彼の心の平穏はないのではないか」と思うようになったのです。

　Ｄさんは介護保険の対象外で，彼の生活を支援する手は医療保険による訪問看護のみでした。Ｄさんの病状の悪化と共にセルフケアができなくなっていくと，１日に２～３回訪問し，病院への付き添い，買い物，洗濯に至るまで生活全般を援助するようになり，Ｃ看護師のケア内容は看護の域を超えていきました。Ｄさんは，気に食わないことがあるとＣ看護師を罵倒することもありましたが，落ち着いている時はいろいろなことを話すようになりました。「故郷は海のそばで，高校は東京まで通った。夏休みには毎日友人と朝から麻雀やって，海に行って，夜また麻雀。あのころが一番良かった。あのころに戻りたい

なぁ」「最初は大阪で働いた。その日稼いだ金をその時使って暮らしていく。そういう仕事が性に合っていた」「みじめな人生だよ」。

　Ｃ看護師は，Ｄさんの語る人生の一場面を聞くことが楽しみで，Ｄさんの歩んできた道が愛おしくてなりませんでした。病に伏す自分の境遇を「親兄弟を泣かせたしっぺ返しだ」「俺が死んだら，兄弟に連絡してもらって遺骨を取りに来てもらうよ。でも引き取りたくないだろう。川に撒いてもらってもいいよ」と話していました。Ｃ看護師は「お父さんもお母さんも許してくれるし，見守っていてくれていますよ」と言うと，Ｄさんは「俺は地獄だ。天国には行けない」「絶対天国に行けるよ。私もいつか行くから。天国に行っても忘れないでね」「忘れないよ。絶対忘れない」。Ｃ看護師は，Ｄさんのことが愛おしく，あなたが大切な人であること，代わりになる人はいない，いなくなった悲しむ人がいること，愛されているのだということを彼に感じてもらいたいと心から感じ，それがＣ看護師のＤさんへの看護の目標となり一番の願いとなりました。

　年末にかけて，Ｄさんの状態はますます悪化していきましたが，何とか簡易宿泊所で新年を迎え，元日の朝はＣ看護師が差し入れた安倍川餅を「うまい！」とたいらげ，次の目標は３月だと言い「頑張んないとなぁ」とリハビリテーションに意欲も見せていました。「もう（出会ってから）１年だろ。まだ俺のことがわかんないってさぁ」「Ｄさんだって言わないでしょ。本当には心を許してないでしょ？」「いや，そんなことないよ。昔のこと話してるじゃん。俺は他ではそういうこと話さないからな。これ以上の過去は俺にはない」とほほえみながら話すＤさんに，Ｃ看護師はこのころからＤさんの凍り固まっていた彼の心が溶けてきているように感じていました。

　しかし病気は進行し続け，１月下旬にはＤさんはほとんど寝たきりとなり，簡易宿泊所での療養生活も限界を越え，どこで最期を迎えるかを決めなければならない時期になっていました。今後のことをＤさんと話し合う中で，Ｃ看護師は死ぬまでＤさんのそばにいたいと伝えると，Ｄさんは「でも，つらいよ」と答えました。数日後，Ｄさんは「一人だったらふてくされてこんなに生きられなかったよ。Ｃさん，息を引き取るのを看てくれよ」と言い，在宅での看取りが可能なＫ施設に戻ることを決めました。

　Ｋ施設に移ってから１週間ほどでＤさんの病状は急激に悪化し，がんの浸潤による瘻孔から多量出血もあり，意識ははっきりしていても，いつ何があってもおかしくない状態でした。Ｄさんは，「だるいなぁ。寝てても疲れる」とがん終末期に特徴的な身の置き所のない苦しい症状が続き，「何から何まで人の世話になって，生きていたって寝たきりで，何のために生きてるんだ？　生きている意味がない」「すごく一生懸命やってくれるだろ。すごく一生懸命だから，自分は応えたいのに良くならないのがつらいんだよ」とつぶやく

ジョイス・トラベルビー

ことがありました。C看護師には，Dさんのそうした苦しみをどうすることもできず，看護師としてDさんが安心して死に向かえるように…と理解しつつ，生きていてほしいと願う大切な存在となっていたDさんの死に向き合うことができずにいました。

　亡くなる3日前，Dさんは最高血圧が60まで下がり，一時意識を失い，一晩点滴を施行することで対処しました。点滴をしながらDさんは「俺が死んだら，Cさんには旅行に行ってもらいたいな。温泉行きたいって言ってただろ？　あそこにお金があるから」とC看護師に語りかけ，C看護師は「覚えていてくれたんだ。ありがとう。Dさんのことを考えながら行ってくるね」と答えましたが，「死に希望がある」とどうしたらそんなふうに考えられるのか，死がもたらす彼の人生の終わりが悲しくなり涙が止まりませんでした。それでもC看護師が「天国で見ていてね」と言うと，Dさんは優しい顔をして「見ているよ」と穏やかに答え，弔いはK施設でやってもらいたいこと，自分の死後は兄弟に連絡だけはしてほしいことを言い残しました。

　そして死期が迫っていたその日の朝，C看護師は，ちょっと身体を動かすのにも相当の苦痛が伴うDさんが，夜中に上半身だけ後ろに反り返る形でベッドから転落していたことを，K施設の当直から話を聞きました。C看護師は，Dさんが一人苦しみながら長い夜を過ごした苦闘のことを思い，胸がつまりました。Dさんは涙を隠して「つらい。死んじゃいたい…」と嗚咽した時，C看護師は思わず「もう少しで楽になれるよ。もう少しで楽になるよ」と口にしていました。Dさんは「うん」と答え，C看護師は泣きながら「もう頑張らなくていいよ。もう十分だから…」と語りかけると，Dさんは「うん，背伸びするの…疲れたよ」とつぶやきました。そして，「私ももう一生懸命やりすぎないから。ごめんね。もう少しだから，それまで一緒に迎えが来るのを待とうよ」というC看護師に，Dさんは「待とうか」とかすれた声で答えました。

　その夜，C看護師はDさんの部屋に泊まることにし，「そのままでいいよ。Dさん，大好きだよ」と語りかけると，Dさんも「俺も好きだよ。大好き」と返事をし，夕食を少し口にしました。その夜，「ずっとそばにいるからね。安心して眠ってね」と泊まっていくことを話すC看護師に「助かるよ」とほっとした表情を見せたDさんは，安心したように眠りにつき，そのまま目覚めることなく，翌朝，C看護師の腕の中で静かに息を引き取りました。

E. 対人関係のプロセスの視点から見て

　本事例を，図1．(P.179)に沿ってまとめたものを図3.として表してみました。

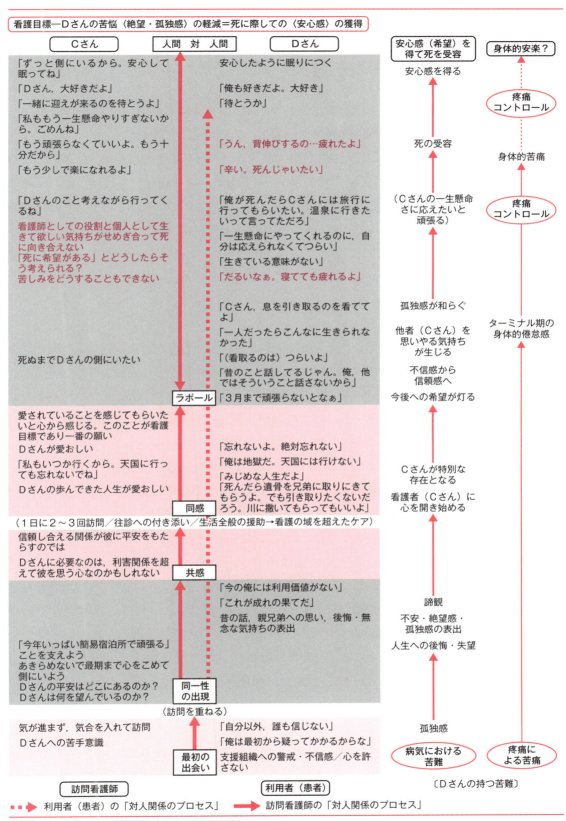

図3. トラベルビーの看護理論と事例2の相対

1．最初の出会い

　Dさんへの訪問看護サービスが開始された当初，Dさんはこれまでの境遇もあってか，自分を支援してくれる団体や保健医療サービスの人々に対して不信感を抱いていました。誰にも決して心を開かずにいたために，がんによる苦難と共に強い孤独を「痛み」として体験していたと言えます。C看護師に対しても「金儲けを目論む一看護師」との認識であったと考えられます。そして，人に踏み込ませず「誰も信じない」という自立心の強いDさんに対して，受け持ちのC看護師も，最初はちょっと苦手な「利用者」として，自分に気合を入れて向き合っていました。「絶望」を体験しているDさんに再び「希望」を持てるように援助するC看護師のかかわりがここから始まりました。

2．同一性の出現

　Dさんに苦手意識を持っていたC看護師でしたが，訪問看護を重ねていく中で少しずつDさんの身の上話や不安や後悔の気持ちを聞き，Dさんが孤独感や寂しさを隠し強がっている一人の「人間」として意識するようになっていったと思われます。「Dさんの望みは何か？」「Dさんの心の安寧はどこにあるのか？」と，Dさん個人の「苦難」や「痛み」を感じ取った上で，その「苦難」の緩和のために自問自答を繰り返しています。そして，彼の望む「年末まで簡易宿泊所で頑張る」気持ちを支えるために，最後まであきらめずに彼のそばに居続けようとC看護師としての職務の方向性を定めました。Dさんにとっての「苦難の緩和」が何なのかの答えはまだ見いだせてはいない段階ですが，Dさんを孤独の中で苦しんでいる一人の「独自性を有した人間」として関心を寄せることで，次の「共感」「同感」のステップを踏み出していると言えるでしょう。

　しかし，C看護師はこの後Dさんへの思い入れがさらに強くなっていき，看護師としての客観的判断や評価とC看護師自身の人としての感情との間で，Dさんに対するケアの方向性について悩むことになります。「同一性の出現」は，相手に人としてかかわっていく上で，すっきりとクリアすることはなかなか難しく，この後の位相においても，相手との距離を自分自身に問いかけていくことが必要なのかもしれません。

3．共感・同感

　Dさんの状態が悪化し，1日2〜3回の訪問看護や生活全般への援助内容など，C看護師とDさんとのかかわりがさらに密になっていくと，C看護師のDさんへの理解も深まっていき，Dさんに必要なことは「利害関係を超えて彼を思う心」であり，「信頼し合える関係」こそがDさんの安寧につながるのではと，C看護師なりの答えを見いだしていきます。

Dさんが一人で頑張って病気と闘っている姿にC看護師は涙しますが，この「涙が流れる」体験は事例1と同様に，C看護師がDさんの心理状態に入り込み同調し，彼の孤独の「痛み」を自分のことのように体験した結果と言えるでしょう。そしてC看護師は，心の底からDさんへの愛しさがあふれてくるという，心から対象者に関心を寄せて苦悩を和らげたいと願う，トラベルビーの述べる「同感」の体験が行われていたと考えられます。

　まさに，Dさんに情緒的に関与しながらも，看護師として何をするべきかを客観的に意識し実践していく「同感」の体験と言えるでしょう。元々，Dさんに最期まで寄り添うことを目標に挙げていたC看護師にとって，Dさんへの「共感」と「同感」は，ほぼ並行して体験されているのではないかと思います。

　そして，常にDさんのためにと考えてケアを行うC看護師の姿勢や思いは，Dさんの態度や心境を動かしています。それまで人を警戒し信用しなかったDさんが，C看護師に対して「（死んでも）忘れないよ。絶対忘れない」と言っており，このことは，DさんにとってC看護師は自分を「利用者（患者）」ではなく「Dさん」という代わりのいない独自の人間として関心を持ってくれる特別な存在として信頼し始めている証と思われます。

　トラベルビーは，看護師と患者間の信頼は「同感」のプロセスから生まれると述べており，本事例はまさにトラベルビーの看護理論が具現化されていると言えるでしょう。

4．ラポール

　C看護師に心を許し始めたDさんは，年末を簡易宿泊所で過ごしたことで「3月まで頑張らないと」という前向きな「希望」的思考が見られ，この変化には，C看護師への信頼や彼女がそばにいることで生まれる勇気が影響していると思われます。Dさんは「一人だったらこんなに生きられなかった」「昔のことを話しているでしょ。他ではそういうこと話さないから」と，この段階でC看護師への信頼はとても厚くなっています。そして「（看取るのは）つらいよ」「一生懸命やってくれるのに，自分はそれに応えられなくてつらい」など，C看護師を思いやり，彼女の頑張りに何とか応えたいと願いを抱くまでになっています。これまで自分以外信用しなかったDさんのこの変化は，C看護師とDさんとが互いに「独自の人間」同士として認め合い，信頼し合った結果生じたもので，トラベルビーのいう「人間対人間」の関係が確立した結果とも言えるでしょう。そして，このラポールの確立によって，Dさんは最期の時に互いに「大好き」という気持ちを伝え合い，孤独という「苦難」から解放されて「安心感」という死への「希望」を見いだせたのではないかと思います。

　しかし，精神的な「苦難」に対しての「希望」を持つことはできましたが，一方で身体的な「苦難」である「（がん性）疼痛」に関しては，ロキソニンや塩酸モルヒネ錠マルピー

などによる疼痛コントロールによっても，亡くなる直前までDさんが身体的安楽を得ることはかないませんでした。本事例も事例1と同様に，持続的な身体的苦痛の中に「意味」や「希望」を見いだすことは難しく，そのことはDさんの「つらい。死んでしまいたい」「背伸びするの…疲れたよ」という言葉からも推察できます。身体的苦痛の中には「意味」や「希望」を見いだせなかったという点では，ラポールの確立による，患者の不安や苦しみを軽減できるような看護実践（Travelbee, 1966/1974, p.18）が完全に達成できたとは言い難いところはあります。しかし，身体的苦痛はもちろんありましたが，Dさんにとって最もつらい「苦難」「痛み」は，強い「孤独」の体験であったととらえると，C看護師との間に築かれた人と人との関係の構築によって，その「孤独」から解放されて，死においても「安心感」を抱いて臨めたことは，Dさんにとっての一番の不安や苦しみの軽減を実現することができたのではないかと考えることができると思います。

　一方，C看護師にとっては，このラポールの段階において，Dさんへの思い入れが強くなっていき，Dさんに死んでほしくないと願うCさんとしての感情と，看護師としてDさんの安らかな死を支援する役割認識との間で悩み迷っていました。Dさんの「だるいなぁ。寝てても疲れる」という身体的苦痛を取り除いてあげられない無力感や，「死に希望がある」とどうしたらそう考えることができるのかと，看護師として「こうあるべき姿」を頭では理解していても，C看護師自身が心情的に納得できないという葛藤に悩んでいたと言えるでしょう。しかしC看護師は，DさんがC看護師に気を使い，C看護師のためにも頑張ろうとして苦しんでいる姿に気づいた時に，自分の看護のあり方がDさんに余計な負担を強いていることにも気づき，「私ももう頑張りすぎないから」「もう十分だから」と自身の看護を自省し，Dさんの現状に素直に向き合えるようになりました。

　後にC看護師は，「対象者のためを思って一生懸命ケアをすることが，対象者にどんな作用や意味を与えるのかと常に問いながら実施していくことの必要性を学び直した」と語っていました。トラベルビーは，ラポールの確立の結果，「看護師と患者はお互いにその体験を通して人間として成長し，苦悩に立ち向かう勇気と希望を持つことができる」（Travelbee, 1966/1974, p.230）と述べています。

　本事例においては，Dさんは死という苦難に「安心感」という「希望」を見いだし，C看護師は，一生懸命看護ケアを行う時にも常に対象者の立場に立ってのケアの意味を考える必要性があることに気づきました。ラポールを築くまでの相互関係そのものも人間的成長をうながすと考えますが，そのプロセスの中で，C看護師は看護専門職としても成長していたと言えるのではないでしょうか。関係性の中で，DさんがC看護師に与えてくれた「成長」という「希望」だったのかもしれません。

本事例は，訪問看護師と利用者としてかかわり合った当初，自分以外誰も信じず，支援者たちに心を閉ざし，孤独という「絶望」の状態にあったDさんが，C看護師の日々の奮闘を通して，信頼感を取り戻し，孤独からの解放を得て「安心感」という「希望」を見いだすという，まさに「人間対人間」の看護のプロセスそのものであったと言えるでしょう。

　ここまで，2つの事例を通してトラベルビーの看護理論の展開を具体的にみてきました。「不安を軽減する」という普段私たち看護師が当たり前のように実施していることの中にも，トラベルビーの看護理論を見つけることができます。トラベルビーの看護理論は目新しいものではなく，日常の私たちの看護活動の中ですでに実施されている内容であることがおわかりいただけたでしょうか。少しでも身近なものとして感じていただけたら幸いです。

F. 苦悩の中に意味を見いだすという視点から

　ターミナルステージにある患者は，多くの苦悩・苦痛を抱えており，事例1のBさん，事例2のDさんも同様でしたが，ここではその中の，①死に対する絶望・恐れ，②（がん性）疼痛の2点について考えてみたいと思います。

1．死に対する絶望・恐れ

　事例1では，A学生とBさんとは共感あるいは同感レベルの関係性に達しており，その関係性の上で，BさんはA学生に対し，自分の死や将来への不安・恐れ・孤独感を幾度となく表出しています。A学生は，Bさんの口に出さずにはいられない思いに耳を傾けて聴いて受け止め，時には自分の思いや感情を伝えながら，Bさんの不安の表出に努めました。Bさんは絶望感を口に出すことで死を現実のこととして徐々に実感し受け入れていったと思われます。「受容」すること，また「受容」の段階を歩むことも，一種の死の「意味」を見いだし，これまでの死に対する恐怖・苦悩の軽減に至ったと言えるのではないでしょうか。

　事例2のDさんは，事例1と同じターミナルステージの利用者（患者）ですが，死への不安や恐れよりも，自分以外を信じられない天涯孤独な境遇に「絶望」し「苦悩」していました。がんを患い，末期を宣告されていたDさんは，がんによる疼痛を抱えながら，強がって表に出すことはせずとも，いずれ訪れる死をたった一人で迎える境遇に強い孤独感を抱いていたと推察できます。

　そんなDさんでしたが，一生懸命自分に向き合い理解しようと奮闘するC看護師とのかかわりの中で，少しずつC看護師に心を開いていき，C看護師との間に築いていった強い

信頼関係がDさんの孤独に苦しむ心を癒し，孤独の「絶望」から救い出しました。孤独感からの救済は，死に臨むにあたって，Dさんに「一人じゃない」という「安心感」，すなわち心の平安を取り戻させ，「過去に後悔は多々あるが，自分なりに精一杯人生を全うした」というある種の満足感を持つに至ったのではないかと思われます。

　対象者の苦難や不安の本質がどこにあるのかを見極めることは，後々患者の持つ「絶望」を救うために看護師には欠くことのできない大切な技術であり，対象者と人間対人間の関係を築くプロセスの中で深められていくものであると考えます。

２．（がん性）疼痛

　がん末期における「痛み」という苦痛に対しては，人間関係の構築の中からだけではどうしても「希望」や「意味」を見いだすことは困難だと言えるでしょう。いずれ軽快すると予測の立つ痛み，例えば術後疼痛などは，見通しや予後の経過を話すことによって「いずれは良くなる」という「希望」を抱かせることができます。しかし，末期のがん性疼痛の場合には，やはり医学的・治療的な疼痛コントロールが不可欠と言えます。

　精神的な支えというケアにおいて，看護師と患者間の関係性は重要ですが，身体的な痛みに対しては，それだけではなくすべての医療スタッフの総合的な力と協力が大切になってくると考えます。そういう意味において，この２つの事例では，どちらも疼痛コントロールがうまくいっておらず，看護目標の達成には至らなかったと言えるでしょう。この問題に対しては，看護師の専門的知識と技術，そしてチーム医療を駆使した，もっと綿密な痛みに対するアセスメントや診断・計画が望まれます。

VII. 枠組み7：臨床・研究・教育とのリンケージ
この理論を臨床場面や看護研究，そして看護教育の中で使うためには，どうすればよいかを考えてみよう

　これまで繰り返し述べてきたように，トラベルビーの理論の中心は，次の２点と言えます。
① 人々が病気や苦難あるいは要求される制限や犠牲の中に意味を見いだし，それに立ち向かえるように援助すること。
② 上記①の目的は，看護師と患者とが「人間対人間」としての関係を確立した時に達成される。

　臨床の場面において，これらのことを実施していくためには，まず対象に心からの関心

を持ち,「病む人の身」になって「聴き」, 共感できる常にニュートラルな感性を維持することが大切であると考えます。看護師にとって, 死や痛みは日常的に目にする現象であり, 無意識のうちに当たり前の出来事になってしまいがちです。しかし, 痛みを持つ患者あるいは死に直面している患者にとっては, それが初めてのことであり「孤独な」体験なのです。看護師はいつもその人の独自性や「その人らしさ」を尊重する姿勢を持っている必要があります。そして, 立場は患者であっても, その人は一人の人間としての尊厳と価値を有しているのだという信念を持つことです。そして看護師自身が, 患者が苦難の状況にあってそれに立ち向かい乗り越えていくことの中に, その人自身の生きる意味を見いだすことができると信じて行動することが大切であると言えます。そうした看護師側の安定した姿勢や態度が, 次第に患者に安心感や心の支えとして伝わり, より高位の「対人関係のプロセス」段階へと進むことが可能になるでしょう。

　トラベルビーの理論は, 臨床経験のない看護学生にも, また経験豊かなベテラン看護師にも同じように用いることができると言えます。しかし,「聴く姿勢」だけではなく, 看護・医学に関連する専門的知識を持ち, それを駆使できる能力を身につけていくことがお互いの関係性を発展させ, さらには患者の苦悩の軽減に大きく影響を与えてくることを忘れずに, 私たち看護師はより深い知識・技術の習得に努める必要があるでしょう。

　また, 臨床だけではなく, 教育における教員と学生との関係構築にも十分活用できる理論だと思います。私たちが人とかかわり, その人と関係性を築いていく状況すべてに, トラベルビーの「人間対人間の関係」の5つの位相の概念は当てはまるのではないでしょうか。

VIII. 枠組み8：さらに詳しく理論を知りたい人のために

　トラベルビーの看護理論について述べてきましたが, もっとトラベルビーについての理解を深めてみようと思われる方は, 次の文献を参考にしてください。

　トラベルビー自身は, 1963年から論文を発表し始め, 1966年に彼女の代表作である『人間対人間の看護』第1版を執筆し, 1971年にその第2版を出版してすぐに他界してしまったため, その後, 彼女の手による理論の発展や展開を見ることができないことは非常に残念です。また, トラベルビーの看護理論をさまざまな視点から簡潔に解説した文献は, 日本の看護雑誌にもよく見ることができますが, 彼女の理論を用いて大きく発展させた研究はまだ見ることができません。

A. トラベルビーの看護理論に影響を与えた実存主義思想を理解するために

① Frankl, V. E.（1947）.*Ein psycholog erlebt das konzentrationslager österreichische dokuments zur zeitgeschichte I*. Wien：Jugend und Volk./霜山徳爾.（訳）.（1961）.*夜と霧 ドイツ強制収容所の体験記録*. みすず書房.

　本文献は，V・E・フランクルがアウシュビッツ強制収容所という極限状態においても人間の尊厳を認めることができた彼自身の体験がつづられており，フランクルによって創始された実存分析の考え方を理解する上での基となる貴重な著書です。フランクル自身の過酷な体験から生まれた，人間を自由と責任のある存在ととらえる視点や「生きる意味」とはどのようなことかという考え方は，トラベルビーの看護理論の「人間存在の意味」や「苦難の中に意味を見いだす」という考え方の根底に大きく影響を与えています。

② Frankl, V. E.（1952）.*Aerztliche Seelsorge*. Wien：Franz Deuticke./霜山徳爾.（訳）.（1957）.*死と愛 実存分析入門*. みすず書房.

　この著書は，V・E・フランクルが強制収容所体験での心理を振り返り，人間に生きる意味を与えたものは何か，「意味への意志」としての「生命」「苦悩」「労働」「愛」の意味についてそれぞれ探究し述べられています。そして，人間の自由性と責任性および人間の未来指向性としての存在を強調し，精神的な面を重視した実存分析（臨床方法としてのロゴセラピー）について語られています。トラベルビーの言う「人間存在の意味」や「苦難の中に意味を見いだすこと」の意味を理解する上でとても重要な書であると言えるでしょう。

B. トラベルビーの看護理論を実践で活用するために

① Travelbee, J. & Doona, M. E.（1979）.*Travelbee's intervention in psychiatric nursing（2nd ed.）*. Philadelphia：F. A. Davis./長谷川浩.（訳）.（1994）.*対人関係に学ぶ トラベルビー看護論の展開*. 医学書院.

　この原本は，トラベルビーの「看護の目的を達成するために対人関係のプロセスを用いる」という看護理論に基づく，精神科看護における展開が看護事例のプロセスレコードからの引用を例示しながら述べられています。焦点は精神科看護ですが，トラベルビーの示す対人関係の考え方とプロセスは，看護師が援助を必要としている，あるいは悩みを持つ患者（個人）にかかわるすべてのケースにおいて適応できると言ってよいでしょう。相手の反応や行為の中にニードを探し，読み取り，かかわっていく過程を深く理解する上でと

② 正木治恵, 酒井郁子. (編著). (2015). *看護理論の活用 看護実践の問題解決のために*. 医歯薬出版.

本書は，看護実践に理論を活用するために事例を挙げて解説しています。トラベルビーに関しても，精神看護実習の事例を挙げてわかりやすく分析をしています。トラベルビーの看護理論の活用の事例をもっと知りたいという方には役に立つでしょう。

おわりに

さて，トラベルビーの看護理論について述べてきましたが，ご理解いただけたでしょうか。トラベルビーの理論は人間の身体面よりもむしろ精神面に焦点を当てて展開されているために，客観的また視覚的にはとらえにくく，とても感性的な部分があると思います。そして，米国的要素の濃い，個人主義的な人間の見方が色濃く反映されていると感じます。個人の尊厳や価値を最優先する傾向の強い米国で生まれたこの看護理論は，米国とは違った文化や習慣を持つ日本ではなかなか適応しにくい部分があるでしょう。しかし，最初から「文化が違うのだから」と言ってしまうのではなく，これまで見てきたように日々の看護ケアの現場を振り返ってみると，意外と似た場面のあることに気づくことがあります。トラベルビーの看護理論の根本は，まず人間理解にあると言ってよいでしょう。文化は違っても看護の対象は人間です。皆さんが看護をする上で必要な患者の理解に，この理論は助けになると思います。トラベルビーの看護理論を実践の場で役立ててもらえることを期待しています。

最後に，本書の改訂にあたって，事例の提供を快くご承諾くださいました看護師様およびS訪問看護ステーションの看護スタッフの皆様に心より御礼申し上げます。

【文献】
Alfaro-LeFevre, R.（1998）/江本愛子.（監訳）.（2000）. *基本から学ぶ看護過程と看護診断 第4版*. 医学書院.
藤枝知子.（1996）. ジョイス・トラベルビー. *Quality Nursing*, 2（6）, 74-77.
稲田三津子.（1997）. 看護の基本から掘り下げて行きつくもの. *Quality Nursing*, 3（8）, 10-15.
小林冨美栄, 樋口康子, 小玉香津子, 髙﨑絹子, 荒井蝶子, 兼松百合子…井上智子.（訳）.（1989）. *増補版 現代看護の探究者たち〜人と思想*. 日本看護協会出版会.
Marriner-Tomey, A. (Ed.) (1994) *Nursing theorists and their work* (3rd ed.). St. Louis：Mosby-Year Book, Inc..
Marriner-Tomey, A. (Ed.) (1994)/藤枝知子.（訳）.（1995）. ジョイス・トラベルビー 人間対人間の関係モデル. 都留伸子.（監訳）. *看護理論家とその業績 第2版所収*（pp.353-363）. 医学書院.
正木治恵, 酒井郁子.（編著）.（2015）. *看護理論の活用 看護実践の問題解決のために*. 医歯薬出版.
髙田早苗.（1993）. J・トラベルビー. *月刊ナーシング*, 13（5）, 212-217.
髙木永子.（1993）. アセスメント段階と診断段階のプロセスの基本. *月刊ナーシング*, 13（5）, 6-13.
Torres, G.（1986）. *Theoretical foundations of nursing*. East Norwalk：Appleton & Lange.
Torres, G.（1986）/横尾京子, 田村やよひ, 髙田早苗.（監訳）.（1992）. *看護理論と看護過程*. 医学書院.
Travelbee, J.（1966）. *Interpersonal aspects of nursing*. Philadelphia：F. A. Davis.
Travelbee, J.（1966）/長谷川浩, 藤枝知子.（訳）.（1974）. *人間対人間の看護*. 医学書院.

マーサ・E・ロジャーズ
Martha E. Rogers

福田和明

はじめに

　マーサ・E・ロジャーズ（Martha E. Rogers；1914～94）は，1991年の来日時に「宇宙時代における看護」と題した講演をされ，非常に大きな反響を呼びました。ロジャーズは，その講演の中で，看護は知識体系であり，職務の総体系ではないとしています。そして，看護科学は統一体としての人間（ユニタリ・ヒューマン・ビーイングズ；Unitary Human Beings）と環境（environment）を対象としている点が独自性であると述べています。

　本書で紹介されている他の看護理論家とは異なり，ロジャーズは看護理論（Nursing Theory）ではなく，看護科学（Nursing Science）を主張しています（本稿では便宜的に「ロジャーズの理論」と呼びます）。また，他の学問分野の知識を借りることなく，看護科学の独自性を強く打ち出しました。筆者は，ロジャーズの考え方は非常に抽象的で，理解することが難しく，臨床現場の看護実践に活用するのも大変であるとイメージしていました。しかし，ロジャーズの著書を読むと，看護に対する熱い思いを感じることができます。難しいかもしれませんが，ロジャーズが考えたことを少しでも理解することができれば，看護や看護学に対する見方が広がることでしょう。

　それでは具体的に，ロジャーズの考え方を見ていきたいと思います。

Ⅰ. 枠組み1：理論を書いた人はどんな人だろう

　ロジャーズは，1914年5月12日，米国テキサス州ダラスに生まれました。看護師の免許は1936年，テネシー州のノックスビル総合病院看護学校で取得しています。そして，1937年には同じテネシー州のジョージピバディ大学から公衆衛生看護学で学士号を取得しました。1945年には，ニューヨーク州のコロンビア大学から修士の学位を取得し，メリーランド州のボルチモアにあるジョンズ・ホプキンス大学から博士号を授与されています。そして，彼女はニューヨーク大学看護学部の教授および学部長に就任し，米国看護アカデミーの研究員でもありました。

　1970年に『An introduction to the theoretical basic of nursing』（樋口康子，中西睦子.（訳）.〈1979〉.ロジャーズ看護論.医学書院.）を出版しています。1979年にはニューヨーク大学から名誉教授の称号を授与されています。日本で講演をした3年後の1994年3月14日，80歳で亡くなりました。

Ⅱ. 枠組み2：看護理論家は理論を書く時に一体何を材料にしたのだろうか

　最初の著書である『An introduction to the theoretical basic of nursing』を見ると，看護の概念的枠組みの背景を示すために，ロジャーズはわざわざ先史時代（旧石器時代）から現代に至る人類の発展の歴史をたどっています。西欧近代科学の発展の歴史，進化の思想などを詳細に語り，看護の目的の中心である人間の説明につなげようとしています。また，ロジャーズは「宇宙」という言葉を頻繁に使用しています。代表的な著作である『An introduction to the theoretical basic of nursing』を出版したのは1970年ですが，その前年にはアポロ11号が月に着陸し，人類が初めて月面に立っています。まさに宇宙開発が本格的に開始された時期と言ってもよいでしょう。

　元々科学に関心が高かったロジャーズにとって，天文学や物理学などの学問が宇宙につながっていることを強く実感していたのかもしれません。また，ロジャーズの理論は物理学や天文学だけでなく，人類学，心理学，社会学，宗教学，哲学，歴史学，生物学，数学，文学など，多様な学問領域の知識に基づいた考え方であると指摘されることがあります。中でも，物理学者のアルベルト・アインシュタインの相対性理論，生物学者のルートヴィ

ヒ・フォン・ベルタランフィが提唱した一般システム理論の影響を大きく受けています。ベルタランフィは，あらゆる科学を物理学に還元すること，対象を物理学的要素に分解することに異議を唱え，生物的・行動的・社会的レベルのものを物理学の構成と法則のレベルに還元することはできないと述べました。伝統的物理学は閉鎖システムを扱いますが，生きた生物体は開放システムであり，成分の流入と流出，生成と分解の中で自己を維持しているとしました。ベルタランフィは，個々の分野の専門的な理論としてではなく，19世紀の古典物理学を基本とする機械論的モデルを超えて，生化学，組織学，細胞学，解剖学に至るまでの生物学的組織体についての概念的モデル構築科学の統一理論を目指しました。一般システム理論は工学的システム理論のほか，W・ケーラーの「ゲシュタルト心理学」，A・N・ホワイトヘッドの「有機体機構の哲学」，W・B・キャノンの「ホメオスタシス」，N・ウィーナーの「サイバネティクス」，C・E・シャノンの「情報理論」などを取り込んだと言われていますが，ロジャーズもこれらの著作に触れていてもおかしくありません。

　最後に，ロジャーズの理論は東洋思想の影響を受けているという指摘があります（Sarter, 1988）。フランスのカトリック司祭で地質学者・古生物学者でもあるピエール・ティヤール・ド・シャルダンの宇宙の全体性の中で人間をとらえること，意識とエネルギーの概念は，ロジャーズの理論構築に影響を与えたと推察されています（手島，1998）。また，エネルギーの場としての人間，自己と環境という二元論を超えた関係性ならびに全体性，時間と空間を超えた共時性などは，東洋思想との共通点であるという指摘もあります（手島，1998）。そして，人間が無限で，時間と空間を超えるといったとらえ方は，日本の悟りや禅の考え方に通じるものがあるとも言われています（筒井，2015）。

III. 枠組み3：看護理論の骨格部分に何が書かれているのかを見てみよう

A. 基本的前提

　ロジャーズは最初の著書の中で，以下に示す人間に関する5つの前提を提案しています。この1〜4は人間のみでなくすべての生物に共通するもので，5だけが人間に特有のものだと考えられています。

> 1. 人間は，分割不能な全体としてとらえられる。また，全体はそれを部分部分に分割することによって理解することはできない（全体性）
> 2. 人間と個々の環境は，常にお互いにエネルギーを交換している（開放系）
> 3. 生命過程は，持続的，創造的に，不確実性を伴って，常に新しく，かつ多様性を増す方向へ進化する（一方向性）
> 4. 人間に見られるパターンは，人間と環境の場の相互過程を示し，常に新しくなっている（パターンと秩序）
> 5. 人間は抽象とイメージ，言葉と思考，感覚と感情の能力があることが特徴で，変化の過程に意識的に参加する（感性と思考能力）

　1については，人間は身体面，精神面，社会面というように分割して理解することはできない，全体性として存在し，全体でとらえるものだと述べています（全体性）。

　2については，人間と環境は区別することはできないもので，後で出てきますがお互いが「エネルギーの場」なので相互にエネルギーを交換し合っているということで，人間と環境は両者共に「開放系」システムということになります（開放系）。

　3については，生命過程も一定の状態を保つのではなく，持続的に，常に変化をする，進化するというとらえ方であり，後戻りすることなく一定の方向に進んでいるということです。つまり，ある限定された時間において，人間はその時点での姿を全体として表出している存在であり，先行する出来事から影響を受けていると考えられます（一方向性）。

　4については，人間の全体性を反映するものは生命のパターンであり，これは常に新しく変化していくというとらえ方です（パターンと秩序）。

　5については，人間特有としていますが，地上に生命を有するすべての中で人間は知覚力を有した，考える存在であり，宇宙の秩序や調和を知覚し，思考するということです（感性と思考能力）。

　ロジャーズは，常に臨床家や研究者，大学院生からの意見を受け，これらの主要概念の検討を続けました。例えば，1980年には「一方向性」を「四次元」に変更し，「感性と思考能力」や「全体性」を削除し，「エネルギーの場」を追加しています。また，1983年には「パターンと秩序」を「パターン」に，1990年には「四次元」を「多次元」に，1991年には「総次元（汎次元）」と変更しています。

　それでは，1991年に示された最終的な4つの主要概念について見ていきましょう。

B. ユニタリ・ヒューマンビーイングズの概念

人間の生命過程における4つの主要概念として，①エネルギーの場（energy field），②開放系（openness），③パターン（pattern），④汎次元（pandimensionality）を挙げていますが，これは看護が取り扱う人間とはどのような特性を持っているのかを示しており，"ユニタリ・ヒューマンビーイングズの科学"を構成しています（**表1**.）。

それでは，順に見ていきましょう。

1．エネルギーの場（energy fields）

「エネルギー」というのは，ダイナミックな活動を意味し，「場（フィールド）」とは統一される場を指しています。つまり，「エネルギーの場」とは「ダイナミックで，統一される場」であるということです。ロジャーズは，エネルギーの場は宇宙であり，無限であること，そして宇宙の場には人間の場と環境の場が共存するが宇宙の場との境界をつけることはできないと述べています。そして，ここで注意しなければいけないのは，人間や環境がエネルギーを保有しているのではないということです。人間と環境はエネルギーの場そのものであるという考え方です。また，人間の場と環境の場は，生物的な場，物理的な場，社会的な場，心理的な場などではなく，またそれらの場の総和でもないとも述べています。

1991年の来日講演でロジャーズは，「エネルギーの場」を人間の持っている力，例えば元気とか気力とかの"気"の字として理解しているのかという聴衆の質問に対し，その定

表1．4つの主要概念と3つのホメオダイナミックスの原理

●**4つの主要概念**
エネルギーの場（energy fields）：生命体および非生命体の基本単位。場というのは統一概念であり，エネルギーは場の動的な性質を意味し，ダイナミックな活動である。そのエネルギーの場は無限であり，人間そのものがエネルギーの場である。
開放系（openness）：エネルギーの場は無限に広がり，開放されている。開放系の宇宙（universe）はエネルギーの場の無限性を説明する。
パターン（pattern）：エネルギーの場を特徴づける波（wave）であり，直接はみることができないが，環境と相互作用しながら刻々と変化するパターン（pattern）の顕在化（manifestation）をみることができる。
汎次元（pandimensional）：時間や空間にとらわれない非直線的（non-liner）な次元である。

●**3つのホメオダイナミックスの原理**
共鳴性（resonancy）の原理：人間の場と環境の場における低周波から高周波にわたる波のパターンの連続的変化である。
らせん運動性（helicy）の原理：人間の場と環境の場におけるパターンの，絶えず革新的で，予測不能（unpredictability）で，次第に増大する多様性である。
統合性（integrality）の原理：人間の場と環境の場の相互のプロセスで，因果関係ではない。

義は狭く，物理学での定義に縛られずに使うためにも広範な定義を置いていると回答しています。ロジャーズの理論構築の初期段階では，エネルギーの場には電気的な性質を有するとしていましたが，その後理論は発展し，物理的な見方を超越したとしています。

そもそも西洋科学では，物質を構成する粒子を探究し，粒子の運動で自然界を説明しようとした歴史があります。その結果，分子や原子，原子核や電子，陽子や中性子などが発見され，最近ではクォークなどの素粒子が見つかっています。さらには，量子力学の発展により粒子と思われていた電子や素粒子にも波動性があることが発見され，物質には「粒子」と「波動性」の二重性があることが判明しました。つまり，「粒子」だけでは説明できない事実が出てきたわけです。

一方，東洋では自然界を固定した粒子でとらえるのではなく，エネルギーと波動でとらえる見方がありました。陰と陽の2つのエネルギーが分化し，水・木・火・土・金の5つの働き（五行）が生まれ，これらが結合して万物が生まれるという陰陽五行説です（「行」とは流れ動くもの）。

このような東洋の自然観が西洋科学に影響を与えた結果，エネルギーの場（field）や波動（wave）の理論が生まれたという説が紹介されています（湯浅，2012）。ロジャーズのエネルギーの場とその特性である波（パターン）の概念の構築には，このような東洋の自然観の影響をうかがうことができると思います。しかし，聴衆が質問したような，単に活動の源となる力や精神力があるということではなく，もっとダイナミックな作用を有する，宇宙にみなぎる生命エネルギーとしての「気」に近いのかもしれません。

2．開放系 (openness)

「開放系」とは人間と環境のエネルギーの場が開放されている，つまり世界は無限に広がり，開放されていると考えます。人間と環境との間ではエネルギーの交換が無限であることを表しています。

システムには，「開放系」「閉鎖系」「孤立系」の3つがあると言われていますが，生物のように，外界とエネルギーや物質の交換を行う系を「開放系」と言います。全く外界と交渉を持たない系を「孤立系」と言います。そして，外界とエネルギーを交換しても物質は交換しない系を「閉鎖系」と言います。身近な例で言えば，密閉された瓶やレトルト食品のパックです。パックを熱湯に入れると，熱エネルギーが移動することでパックは温まります。エネルギーの交換が生じているということです。この現象について，熱エネルギーは必ず温度の高い方から低い方へ移動するという法則が作用した結果，パックが温まったと説明することができます。

この考え方は「原因に法則が作用して結果を生じる」という「因果関係」です。実は，近代科学は「閉鎖系」と「因果関係」を前提としてきました。この「法則」がどのようなものかを研究し解明できれば，どのような状況でも望ましい結果が得られるように，物事をコントロールできるようになるからです。しかし，ロジャーズの「開放系」では「因果関係」は相容れず，否定されると述べています。そして，因果関係的ではなく，相互同時的に事象が存在するとしています。

　また，従来，自然界は放置しておくと「秩序」から「無秩序」へ進むという，いわゆる熱力学の「エントロピー増大の法則」が主張されてきました。そして，宇宙をエントロピーの特性を持つ「閉鎖系」としてとらえる見方がありました。しかし，実際には生物のように，外部からエネルギーを取り入れるために，どんどん逆に「秩序」が形成される現象が見られました。そこで，生物学者のベルタランフィは，生命体システムは「負のエントロピー」を示すと仮定しました。また，ベルギーの科学者であるイリヤ・プリゴジンは「開放系」には「自己組織化」という原理が働くと述べています。

　ロジャーズは，「閉鎖系」「エントロピーの宇宙」などを古い世界観と呼び，逆に，「開放系」「負のエントロピーの宇宙」を新しい世界観としています。

3．パターン（pattern）

　「パターン」は，単一波として知覚されるエネルギーの場の際立った特性，波（wave）とされています。これは抽象的な概念ですが，その性質は個別的であり，持続的に変化し続けていますが，場の姿が可視化されるのはこのパターンのおかげです。

　パターンは直接見えませんが，顕在化したパターンを知覚することはできます。私たちが臨床現場において目にすることのできる情報，例えば，患者のバイタルサインや栄養状態，検査結果，患者の訴える不安や恐怖などは，その患者の「パターン」が顕在化したものです。ロジャーズは，「パターン」を観察するというよりは，「パターン」が顕在化したものを見ることができると述べています。

　そして，このパターンは低周波のパターンから高周波のパターンに変化していきます。ロジャーズは，例として睡眠を挙げています。発育成長過程にある子どもは，起きている時間よりも寝る時間が長いけれども，年齢を重ねて成長するにつれて起きている時間の方が長くなってくるというものです。また，同じ時間であっても，なかなか時間が過ぎないように感じる体験もありますが，逆にあっという間に時間が過ぎてしまうように感じる体験については，周波数が変わっているのだと述べています。これらはいずれも「パターン」の変化を表しています。

4．汎次元 (pandimensional)

　これは，直線的ではなく，空間や時間にとらわれない次元のことを言います。以前は「一方向性」「四次元」「多次元」としていました。

　物理学の分野でアイザック・ニュートンが唱える「時間と空間は絶対的なもので，それらは誰にとっても共通のものである」という常識をアインシュタインが提唱した相対性理論が覆しました。彼は「立場によって，空間や時間は伸び縮みする」「絶対的なものは光速だけである」として，この宇宙の三次元空間と一次元の時間を結び付けて，"四次元時空"としました。

　おそらくこのアインシュタインの影響を受けていたと思われますが，ロジャーズの定義はあくまで空間や時間にとらわれないものとしていますので，最終的には「汎次元」となりました。空間や時間などにとらわれることなく，それらを超えた広がりで限界のない無限の世界であるとしたのです。人間は環境と相互作用していますが，その相互作用はある空間やある時間に限定されず，それらを超えているということでしょう。

C．ホメオダイナミクスの原理

　次に，この汎次元の世界において，人間と環境がどのように変化していくのかについて導き出された原理について見ていきましょう。

　ロジャーズは，「ホメオスタシス」「適応」「閉鎖系」「ダイナミックな均衡」などを古い世界観として否定しました。時代の変化と共にこれらの世界観では意味をなさないと考え，人間は環境と一体となって変化，進化し得る存在であるという考え方の下，「ホメオダイナミクス」という言葉をつくりました。これは看護科学の重要な原理であると述べています。

　それでは，3つのホメオダイナミクスの原理について見ていきましょう（P.208，表1.）。

1．共鳴性 (resonancy) の原理

　ロジャーズは，エネルギーの場である人間と環境との間においては，エネルギーの波（パターン）が低周波から高周波にわたって連続的に変化しているとしました。両者の相互作用によって，さまざまな周波で揺れ動くリズミカルな波，共鳴波が生じます。人間の生命過程というのは，その共鳴波によって変化が生まれるシンフォニーであるとロジャーズは述べています。憂鬱な気分で参加した音楽フェスティバルの会場で，多くの観衆と一体となり声援を送っているうちに，とても幸福な気持ちに変化していることもあれば，逆

に，仲の悪い人と2人きりの空間で同じ時間を過ごすことで居心地の悪さを感じるように変化することもあります。それは，まさに人間と環境との間で生じるエネルギーの波の変化を受け取っていると言えます。

2．らせん運動性（helicy）の原理

　らせん運動性とは，人間が環境との相互作用の中で変化し続ける性質を言います。直線的に変化するのではなく，らせん運動を描きながら進化していく性質を表したものであり，その変化は予測不可能で次第に増大する多様性があるとしています。ロジャーズは1991年の講演で，カオス理論＊においてはすべてが予知不可能，予言不可能であることを紹介しています。つまり，人間と環境との相互作用における変化を予測することはできず，動きを予測することはできません。最後に，変化の方向性は多様性と複雑性を増していくと思われます。

3．統合性（integrality）の原理

　人間と環境の場における相互のプロセスであり，人間は環境と絶えず相互作用し続けているという性質を言います。当初，「同時性」「相互性」としていましたが，「相補性」になり，1986年には「統合性」となりました。この相互のプロセスはAが先に生じ，その結果Bが生じたというような因果関係ではなく，人間がさまざまな環境から影響を受けると同時に，環境にも影響を与え続けているという性質を指しています。

　以上，この3つの「ホメオダイナミクスの原理」は人間を全体として把握する一つの見方であり，看護の対象者を理解する上で参考になるかもしれません。人間の生命過程における変化は，後戻りすることなく，繰り返されることのない貴重なリズムであり，人間はそのリズムを感じながら，らせん運動を描きながら進化していきますが，その進化は予測不可能なものであり，環境との間で絶えず相互作用を続けていくということになります。人間の一生を考えてみてください。人間は誕生から死に至るまで，単調に時間を過ごしていくわけではありません。一人の人間が生きていく中には，いろいろな人々や社会環境，生活環境との間でいろいろなことがあり，その環境から影響を受けたり，逆に影響を与えたりしています。その過程において，人間はさまざまなリズムを感じていると言えます。

＊カオスとは，「混沌」や「無秩序」を意味します。従来の物理学や数学では，法則や方程式が重視されました。しかし，実際はいろいろな要因の影響で結果は異なり，全く予測はできず，不確定なことが起こるとカオス理論では説明されています。

挫折もあれば，成功もあります。人間は，人間と環境との相互作用で生じることをそのリズミカルな波として感じながらも進化していく存在であると言えるのではないでしょうか。

IV. 枠組み4：看護で中心的な概念，つまり人間・環境（社会）・健康・看護などについて理論家はどのように描いているのだろうか

　ロジャーズは，理論を開発したのではなく，理論を生み出す抽象的概念体系，つまり看護科学であるとしていますが，ロジャーズが考える「人間」「環境」「健康」「看護」「看護学」とは何でしょうか（表2.）。

A. 人間

　人間とはエネルギーの場（energy fields）であり，それは無限であり，宇宙であるとしています。宇宙と人間との間を区別することはできないともしています。そして，エネルギーとは，ダイナミックな活動を意味し，場とは統一される場，統一体をつくっていく概念であると言います。身体面や心理面，社会面のように各部分を理解しても予測できない特性を持つエネルギーの場であり，その各部分を総和しても人間全体を理解することはできないような存在であると考えられます。

表2. 主要な定義

- **人間（unitary human beings）**：パターンによって識別でき，また部分の特性とは異なっていて，部分の知識では予測できない特性を示す還元不能な汎次元性のエネルギーの場。人間は部分の総和以上であり，還元することはできない。
- **環境（environment）**：パターンによって明確化される還元不能な（＝部分に還元できない）汎次元のエネルギーの場であり，人間の場とあいまって全体を構成する。また，所定の人間の場と一体をなしている。
- **看護（nursing）**：看護は抽象的な知識体系であり，人間（unitary human beings）とその世界（環境）についての科学（science）であり，アート（art）である。看護を科学として考えると，「看護」は〜するという動詞ではなく，知識体系を意味する名詞となり，多くの理論をもつ。
- **健康（health）**：健康は文化や個人によって定義づけられる価値であり，看護の目的は健康増進である。
- **科学（science）**：科学的研究と論理的分析によって得られた抽象的な知識体系
- **アート（art）**：想像力と創造力を駆使した知識の活用
- **負のエントロピー（negentropy）**：パターンの異質性，差異性，多様性，複雑性の増大

B. 環境

　環境とはある特定の個人のごく近いものととらえるのか，宇宙の境界を越えて広がっているのか，あるいはその中間のどこかに宇宙と環境を分ける境界があるのか，とロジャーズは述べています。これも，部分に還元できないエネルギーの場であり，人間の場と共に全体を構成するものです。

　ロジャーズは，日本で講演を行った際，2枚のカードを用いて次のように説明しました。1枚のカードを人間のエネルギーの場として，もう1枚のカードを環境のエネルギーの場とします。これらのカードの面は無限に続いているとして，2枚を重ねたら，1枚に見えてしまいます。しかし，違うのはそれぞれ独特のパターンを持っているということです。そして，個人にとって環境とは，その個人の外部にあるすべてのものをパターン化した全体であるとしています。また，環境には独自の全体性があり，人間と環境の仕組みが絶えず変わっていくのが人間と環境の相互作用の特徴であるとも述べています。

C. 健康

　ロジャーズは，健康と病気は生命過程の具体的な表現なのであると述べています。また，健康と疾病は同一連続体上の一部で，この2つを切り離すわけにはいかないとも述べています。健康は文化や個人によって定義づけられる価値であり，看護の目的は健康増進であるとしています。「健康」と「病気」というのは2分法的な概念であり，生命過程を全体性のなかで理解することから導き出されるとしています。

D. 看護・看護学

　看護は，抽象的な知識体験であり，ヒューマン・ビーイングズとその世界（環境）についての科学（science）であり，アート（art）であるとしています。そして，看護実践とは，看護の技術的側面のことで，看護学の抽象的知識を利用して人間に奉仕することとしています。そして，看護の独自性は看護の関心がどのような現象にあるかによって決まり，看護はユニタリ・ヒューマン・ビーイングズとその各々の環境を研究する分野としています。

V. 枠組み5：この理論にはどのようなことが書かれているか，もう少し詳しく見てみよう

　ロジャーズは，看護の独自性，看護学の特性について強い関心を持っていました。フローレンス・ナイチンゲールの時代から，看護師は患者の身の回りの世話をして，健康を回復させることが重要とされてきましたが，その後，解剖生理や細菌学などの医学的な知識を背景に，内科疾患患者や外科疾患患者の看護といった疾病中心の看護が展開された時代もありました。しかし，第二次世界大戦以降，徐々に疾病中心ではなく，疾病を持った人間として患者をとらえようという動き，看護を学問として確立しようという気運が高まりました。そのような流れの中で，ロジャーズの理論はとても重要な役割を果たしたと言います（樋口，2009）。

　ロジャーズは，看護はこれまで「（看護を）を行う」という動詞の意味で使用されてきましたが，看護を一つの科学としてとらえるなら，「抽象的知識体系」を意味する名詞になると述べています。したがって，看護師による実践は看護学の知識体系をヒューマンサービスに創造的に活用することであり，看護教育はこの知識体系を伝達することであり，看護研究とはユニタリ・ヒューマン・ビーイングズとその環境についての研究であると述べています。看護独自の仕事がわからず，医師のアシスタントに終わっている看護師に対し，看護に固有な知識体系を示すことで看護の独自性を強く示していると言えます。

　看護教育が病院付属の看護学校から発生してきた歴史の中で，看護基礎教育はこれまで大きく変貌を遂げてきたと言えます。日本でも4年制の看護系大学は年々増加しています。しかし，一方で専門学校での教育，准看護師教育は続いています。看護を科学として確立するために尽力されたロジャーズにとって，看護が学問的専門職として認められることが目標でした。ロジャーズは『2001年の看護のシナリオ』（Rogers, 1982）を書いていますが，それからさらに15年以上が経過した今，看護をめぐる状況はどうでしょうか。ロジャーズの予測どおりではない状況もありますが，いずれにしても人類幸福の達成を目指すという看護の目標が変わることはありません。ただ「看護を行う」だけではなく，他の学問に依存することなく，看護学独自の知識体系を確立し，適用することが，看護学を学び，実践する私たちの共通の課題であると考えます。

Ⅵ. 枠組み6：具体的なケースで看護理論によって対象をどのように見るか，どのような介入（援助）を行うか見てみよう

　ロジャーズの理論は抽象的概念体系ですが，看護の対象をどのようにとらえるか，どのように援助するのかについて，2つの事例を通して考えてみましょう。

A. 喉頭全摘出術を受けた患者を理解しようとした事例

1．事例の概要

　A氏は60代後半の男性で，喉頭がんで喉頭全摘出術を受けた患者でした。長年，小学校の教師を務め，最後は小学校の校長として退職しています。現在は妻と2人暮らしで，子どもはいません。そのA氏を看護学生が担当することとなったのは，手術前日からでした。学生は手術見学を終え，臨地実習指導者の指導のもと手術後の観察や処置を見学していました。手術後，A氏は経管栄養の方法や口腔内の吸引の方法などを看護師から説明を受け，自ら積極的に取り組み，看護師や学生ともホワイトボードを使った筆談にも笑顔でコミュニケーションを取っていました。学生は，大きな手術を受けて声が出せなくなったA氏の笑顔や積極的に取り組む姿を見て，自分は病気や治療の学習だけでも大変で余裕がないのに，なぜあれほど明るい表情で，いつも自分に優しく接してくれるのか，疑問を感じていました。

　そんな学生に，ある日，A氏は自らが書いたという小学校教育の参考書を見せてあげるとボードに文字を書いて示しました。そして，「自分は声が出なくなったけど，教師を目指す若い人たちのために自分の技を伝えていきたい」と書いてくれました。学生は数冊の参考書を抱えて戻ってきましたが，実習担当の教員に対し，「少しA氏のことがわかったように思えます」と笑顔で話しました。

2．アセスメント

　A氏は長年の教員生活で，常に生徒たちに語り続ける仕事をしていました。授業をすることはもちろん，その子どもたちが成長していく上で重要な生活上のルールや態度なども指導し続けてきました。そして，最後は小学校校長として多くの教師を統率する役割を担っていました。そのA氏が病気によって声を失うことは，ほかの人以上に大きな意味が

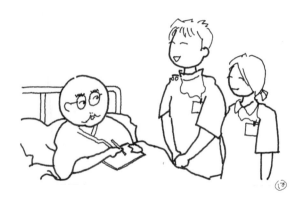

あるように思えます。これまでA氏は教師として授業を行い，校長として他の教師に指導を行ってきました。そのことでA氏は教師としての職業アイデンティティを確立し，自尊感情を高めていたと推測できます。つまり，A氏にとって声を出して「話す」ことは，A氏の人生そのものであったと言っても過言ではないでしょう。

そのA氏が看護師や学生に対し，いつも感謝の言葉をかけ，笑顔で接し，学生に自分の著書を貸してくれた行為に対し，学生の「少しわかったような気がします」という反応は何を示すでしょうか。

担当学生として毎日，A氏のエネルギーの場に触れることで，学生はそのエネルギーの場の特性，つまりパターンを受け取っていたと考えられます。経管栄養や吸引の機器や道具など，A氏が生活する上で必要なものが設置された個室はもちろん，入院病棟，家族，そして看護師や医師，学生など，環境の場との相互作用の中で生じたパターンを感じていたのでしょう。

一方で，A氏もまた，家族や多くの医療者，学生という環境の場のパターンを受け取っていたと考えることができます。A氏は看護師を目指して毎日努力する学生に対し，若手教師を育成するという熱い思いを伝えたくなったのかもしれません。そして，参考書を貸すという行為につながったと考えることはできると思います。仕事に対する情熱の重要さを学生に伝えたかったのかもしれません。

そして，学生はA氏が教育に対する熱い思いを自らの苦悩に負けることなく持ち続けていることに気づき，笑顔や明るさはその強い意志や希望に基づくものであると感じました。これはエネルギーの場であるA氏のパターンを，A氏との相互作用と中で受け取った結果であると考えられます。

A氏を喉頭全摘出術患者として，呼吸状態や栄養状態などの身体面のアセスメント，声を失ったことによる心理面や社会面への影響のアセスメントを別個に行っただけでは，A氏の本当の姿は見えてこないでしょう。まさに，A氏という人間を丸ごととらえることの重要性を示してくれていると思います。

次に，患者の理解から援助につなげた事例について見ていきましょう。

B. 手術後の療養管理について 患者と家族のパターンを理解し援助した事例

1. 事例の概要

　B氏は60代前半の男性で，定年まで建築関係の会社に勤務していました。妻と娘との3人暮らしです。10年ほど前から糖尿病で内服治療を行い，妻が中心となり食事管理をしていますが，正式に食事指導を受けたことはありません。

　今回，かかりつけの病院で腹部CT検査を受けた結果，腎臓がんと診断され，腹腔鏡下腎全摘出術を行うこととなり，手術日も決定しました。ところが，B氏と妻は他の病院でのセカンドオピニオンを希望し，その結果，医師から開腹腎部分切除術の話を聞きました。「少しでも早くがんを治したい」「小さくても，がんはがんであるから，腎臓を全部とらないといけないと前の病院では言われたけど，この病院では部分切除で大丈夫ですよと言われて，すごく気持ちが吹っ切れた」と語っていました。

　妻と共に入院してきたB氏を看護学生が担当することになりました。最初はB氏と妻の3人で話をすること自体に緊張していた学生でしたが，徐々に入院までの経過をB氏や妻から話を聴くことができるようになりました。妻は，今回の手術のこと以上に，10年前に糖尿病になってから自己流ではあるが気をつけて食事を作っていたこと，薬も飲んでいるが食事さえしっかりしていれば何も問題ないのだということをしきりに学生に話をしました。

　その後，無事に手術を終え，手術後の経過も順調であった手術後7日目に，妻の面会時間に合わせて患者教育を実施しました。その内容は，腎臓を部分的に切除したことによる日常生活上の注意点や異常時の対処，これまでどおり糖尿病の内服管理や食事管理が含まれていました。

　学生は自分が作成したパンフレットを用いながら説明を行いましたが，水分摂取について水か茶を勧めたところ，妻は「お茶ね」と一人うなずいていました。学生は，B氏が毎日ブラックコーヒーを飲むことを知っていたため，コーヒーは手術後にはなるべく控えていただき，飲みたい時は1日1杯までにしてくださいと伝えました。それに対し，妻は「いいのよ，コーヒーは止めてお茶にしましょう」と言いましたが，B氏は表情を変えずに黙っていました。しばらくして，必要な内容の説明をすべて終えて，最後に確認したい内容はないかと学生からB氏に問いかけると，「コーヒーは飲んではだめですか？」と質問がありました。その発言を聞いた妻は「お茶でいいのよ」と強く答えました。

　学生はその際，自分の説明があいまいであったためにB氏から質問が出たという認識を持ちました。

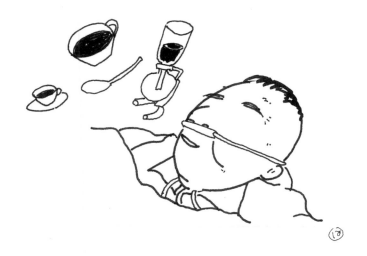

2．アセスメント

　B氏と妻，そして学生の3者関係を中心にロジャーズの理論を基にどのようにアセスメントできるかを見ていきましょう。アセスメントの段階では，人間と環境に関するすべての要因や見解などの情報収集をする必要があるでしょう。その際，ホメオダイナミクスの原理の視点から考えてみると，有用でしょう。

　まず，共鳴性の原理では，その人の人生はどのようなものであったか，その人生の経路でどのような多様性が生じたか，どのような要因がこの多様性に影響を与えたか，環境はこれらの多様性にどのような役割を果たしたかなどを考えます。

　B氏は長年会社勤務をしてきました。その間，糖尿病の内服治療や食事管理は妻の支援の下で行ってきたわけですが，それはまさに妻と共に生きる人生であったのでしょう。この夫婦にとって十分気をつけて生活をしてきたにもかかわらず，がんを発症したことで複雑な思いを抱いているかもしれません。

　そして，妻の存在なくしてはB氏の病気の管理は語れないでしょう。妻が学生に対し，これまでの食事管理について熱く語ったのは，自分がどれだけ食事管理を頑張ってやってきたのかを理解してほしいという気持ちの表れであったのかもしれません。

　統合性の原理では，人間と環境の相互作用，その相互作用を妨げているものはあるのか，逆にその相互作用を促進するものはあるのか，人間と環境がそれぞれどのような影響を受け，どのような影響を与えているのかを考えます。A氏にとって，「妻」も「学生」も"環境"と言えます。そして，長年自分の糖尿病のために食事管理をしてきてくれた妻に対し，不満を言うこともなく信頼している様子がうかがえました。自分のことを心配し，自己流であっても真剣に対応してくれた妻との相互作用はずっと継続してきたと言えます。そして，その相互作用を妨げるものがあるとすれば，今回のがんの発症であり，手術の食事の療養生活に対する不安などが挙げられるでしょう。

　最後に，らせん運動性の原理です。収集した情報の中にどのようなリズムが見いだされ

るか，これらのリズムはどの程度複雑なのか，古くから存在するリズムなのか，それとも新しいリズムなのか，環境はどのようにこれらのリズムを支持しているのか，その人はどのような発達段階を経過してきたのか，環境はその人の発達をどのように促進あるいは遅延させたのかなどを考えます。

　B氏が認識するリズムは，妻が考え，妻が作った食事を食べて生活することだったでしょう。10年にわたって妻と共に糖尿病の療養をしてきた生活は，B氏と妻の相互作用にも大きく影響したでしょう。しかし，妻が主導権を握り，自己流の療養管理を行い，B氏は黙ってその指示に従うという行動は，B氏の発達段階にとって決してプラスの影響ばかりではなかったように思えます。

　今回，患者教育の場面で，コーヒー摂取を控えてお茶にするといった妻に対し，B氏は最後に再度コーヒー摂取の可否を尋ねています。これは，B氏にとってこれまでのリズムとは違う，新しいリズムへの変化を示していると考えられます。

3．看護診断・看護介入・評価

　学生がB氏とその妻に患者教育を行った際，臨地実習指導者であるC看護師もそばに付いていました。B氏からコーヒー摂取の質問が出た際，C看護師は「コーヒーは習慣であり飲みたい気持ちはとてもよくわかります。1杯なら飲んでいただいて構いませんよ」とB氏に返し，妻には「1杯は飲んでよい」ことを強調して伝えました。B氏はとても満足そうな表情で何度もうなずいていました。そして，手術後8日目の退院日，学生はB氏にコーヒーのことを話すと，「いやぁ，よかった。妻にも1日1杯だけって言われましたよ。ありがとうございました」と笑いながら答えてくれました。

　このC看護師のB氏と妻に対する看護援助について，ホメオダイナミクスの原理から見ていきましょう。実は，C看護師はB氏の入院当初からこの夫婦の相互作用に注目していました。これまで糖尿病に関する食事管理について妻が主導権を握り，B氏自身も妻の言うとおりにそれを受け入れ，不満も言わずに従っていることを知り，C看護師はその相互作用のプラス面だけでなく，マイナス面にも注目をしていました。そして，その相互作用に注目していたからこそ，B氏のみならず，妻にもコーヒーを1杯は飲んでもよいと説明をしたのです。変化し続けているB氏と妻の相互作用を把握し，その両者に働きかけたこの援助はまさに「統合性の原理」に基づくものと言えるでしょう。

　また，C看護師はB氏自身のコーヒーを飲みたい気持ちを受け止め，全く禁止するのではなく，1杯のみ摂取することを許可しています。これはコーヒーの代わりにお茶にすると決めた妻と，本当はコーヒーを飲みたいと思っているB氏との相互作用に対し，この

コーヒー摂取のことが影響を及ぼすと考え，このように説明したと言えるでしょう。コーヒーではなくお茶にすると妻に言われて気落ちしたB氏の「波」が，やはり最後は自分自身の正直な思いで質問をすることで大きく変化したわけですが，その変化する「波」をきちんととらえたC看護師の援助は「共鳴性の原理」に基づくものと言えます。

　いつも妻の言うとおりに療養生活を送ってきたB氏が，コーヒーの件では自ら行動を起こしたわけですが，そのB氏の姿を見て，妻も最後は1杯のコーヒーを飲むことを理解しています。これはB氏の「波」の変化を妻が相互作用の中で受け取った結果，妻自身の「波」も変化したと考えることができます。つまり，常に予測不能に変化していく人間を把握した上で働きかけ，その変化を促進させたことから，C看護師の説明は「らせん運動性の原理」に基づく援助と言えます。

　以上，この事例の看護について振り返りました。学生は，B氏に対して行った摂取してほしい水分の説明が不十分であったために，再びコーヒーの質問が出たのではないかと反省をしていました。成長過程にある学生がそのようにとらえるのは無理もありません。C看護師と学生との違いがあるとすれば，それはエネルギーの場としてのB氏と妻の「パターン」のとらえ方かもしれません。実習当初からB氏と妻は仲が良く，妻は真剣にB氏のことを考え，食事管理には頑張って取り組み，B氏自身もその妻の思いを受け止めて療養されてきたことから，学生は，その関係性にプラスの影響ばかりを感じていました。

　しかし，C看護師は，妻のエネルギーの場としてのパターンに対し，学生のようにすべて肯定的にとらえられないものを感じていました。妻が食事管理を中心に主導権を握っているような生活において，B氏自身の真の思い，ニーズはどうなのか，この2人の関係性が必ずしも理想的なものではないとも感じていました。そのような中，患者教育の場面でB氏自身から再度，どうしてもコーヒーを飲みたいという本音の気持ちを知ることができたことで，C看護師はB氏のエネルギーの場としてのパターンの変化を見たのかもしれません。そのパターンの変化をもたらしたのは，先に述べたC看護師の援助だったと思います。そして，そのB氏のパターンの変化は妻にも影響を及ぼし，妻からコーヒー摂取の許可が出るという結果をもたらしたと思います。

　学生は，あの場面で看護師の言葉に満足そうな表情でうなずくB氏を見て，自分がB氏と妻のニーズをとらえた患者教育ができていなかったと反省をしていましたが，実習後の振り返りで自分はB氏の夫婦関係を強みとしてのみとらえていたが，過度で一方的なサポートは決してプラスなことばかりではないことに気づいたと述べています。学生もまた，B氏と妻，そしてC看護師とのかかわりの中で，影響を受け，揺り動かされながらも進化したと言えるのではないでしょうか。

マーサ・E・ロジャーズ

Ⅶ. 枠組み7：臨床・研究・教育とのリンケージ
この理論を臨床場面や看護研究，そして看護教育の中で使うためには，どうすればよいかを考えてみよう

　ロジャーズの理論は抽象的概念体系であるため，そのままでは臨床現場で実際の患者に適用するのは難しいかもしれません。しかし，先の事例で示したように，ユニタリ・ヒューマン・ビーイングズという人間を丸ごととらえようという考え方は，看護独自の視点を示すものと言えますので，看護師が患者の全体像を描こうとする際には重要な示唆を与えてくれると思います。

　ここでは，事例で示したように，抽象的概念体系から導き出したホメオダイナミクスの原理を基に，人間の特性をとらえてみましょう。

　1つ目は共鳴性の原理です。人間と環境とのエネルギーの波のパターンの連続的変化を示していました。よって，その人はこれまでどのような人生をたどってきたのか，その人生の中でどのような多様性を持っているのか，その人の人生と環境との間にはどのようなパターンが生じていたのかなどを情報収集し，アセスメントします。そして，この原理に基づく看護援助を考えた場合，看護の方向性としてはそのパターンの多様性を支持，あるいは修正する援助となります。しかし，その人の以前の状態に戻すのではなく，より高い水準を目指すことになります。

　2つ目はらせん運動性の原理です。人間が環境との相互作用の中で変化し続ける性質を持ち，その変化は多様性と複雑性を増すものでした。ですから，その人はどのように変化し続けてきたのか，どのような発達を遂げてきたのか，そのパターンはどのようなものか，そのパターンは今どのように変化し続けているのか，そのパターンは新しいのか古いのかなどの情報を収集し，アセスメントします。この原理に基づく援助としては，そのパターンを支持し，修正することになります。

　3つ目は統合性の原理です。人間と環境の場における相互のプロセスであり，人間は環境と絶えず相互作用し続けているという性質を示していました。その人は環境からどのような影響を受けているのか，相互にどのような影響を与え続けているのか，その人のいる環境は望ましいと考えられる環境と比べてどのようなものかなどの情報を収集し，アセスメントします。この原理に基づく援助としては，人間と環境との相互作用を支持し，必要に応じて修正するものであり，人間と同様に環境にも行います。

　以上のように，情報収集とアセスメントを行い，健康問題に対する反応を明確化して看

護計画を立案することになります。ロジャーズは，健康と病気を連続的なものとしてとらえ，病気は人間のエネルギーの場のパターンの顕在化したもので，人間と環境は分離できないものと考えています。よって，看護師は人間に援助を提供するのではなく，人間と環境の相互作用に「参加」し，その双方のエネルギーの場のパターンに働きかけることになります。そして，その働きかけによってパターンに変化が生じたのかどうかを評価することになります。ただ，問題は解決するというとらえ方ではなく，その人がより最高の状態になったかどうかで評価することが重要です。なお，ロジャーズの理論は個人だけでなく家族や集団も対象となります。

　ロジャーズは，看護科学について述べており，看護科学に関する研究や理論構築に適用することができます。例えば，現在，世界中で使用されている看護診断分類体系，NANDA-I（当時はNANDA）の開発草創期には，ロジャーズも看護理論家グループのメンバーの一員でした。そのNANDAのタキソノミーIには，ロジャーズの理論の前提や概念などが反映されていました。理論看護学者のジャクリーン・フォーセットは，ロジャーズのユニタリ・ヒューマン・ビーイングズの科学について，「理論」より抽象度の高い「概念モデル」として規定しています（Fawcett, 1993）。ロジャーズの概念モデルを基盤とした看護理論は，マーガレット・ニューマンの「拡張する意識としての健康」理論と，ローズマリー・R・パースィの人間生成理論があります。

　研究の面では，実験的あるいは準実験的デザインは因果関係を扱うために，ユニタリ・ヒューマン・ビーイングズの科学には適さず，記述的・探索的・相関的デザインは適していると言われています。また，ロジャーズの科学における測定用具も開発されています（筒井，2015）。

VIII. 枠組み8：さらに詳しく理論を知りたい人のために

　ユニタリ・ヒューマン・ビーイングズの科学に基づいて看護科学を発展させる目的を持つSociety of Rogerian Scholars（ロジャーズ研究学会）では，現在も活動が続けられており，ジーン・ワトソンのヒューマンケアリング学会との共同カンファレンスなどの活動も行っています。

　ロジャーズ自身の著作や論文は多くありますが，残念ながら日本語に翻訳されたものはわずかです。しかし，ロジャーズと親交の深かった筒井真優美氏が詳細な文献リストを作成されていますので，興味がある方は参考にしてください。

　ここでは日本で比較的入手しやすいものを挙げました。

①Rogers, M. E.（1970）．*An introduction to the theoretical basis of nursing.* F. A. Davis Company/樋口康子，中西睦子．（訳）．（1979）．ロジャーズ看護論．医学書院．

　ロジャーズ最初の著書です。出版から半世紀近くになりますが，この本は新刊書店で購入できます。いわゆる看護理論書を超えた内容と言えると思います。

②Rogers, M. E.（1991）．ロジャーズの概念枠組"宇宙時代における看護"．*看護研究*，24（3），267-279．

　来日講演を記録したものです。最初の著書から20年以上経過しており，ロジャーズの理論のモデルもさまざまに変遷していますが，ここで紹介されている内容が最新です。会場参加者の質問に答えるロジャーズの回答が大変興味深く，わかりやすいと考えます。

③Malinski, V. M. & Barrett, E. A. M.（Eds.）（1994）．Martha E. Rogers：*her life and her work*. Philadelphia：F. A. Davis/手島恵．（監訳）．（1998）．マーサ・ロジャーズの思想─ユニタリ・ヒューマンビーイングズの探究─．医学書院．

　本書は，ロジャーズのユニタリ・ヒューマン・ビーイングズの科学の研究者らによって編まれた文献です。編者らのロジャーズの看護科学の解説がわかりやすく紹介され，ロジャーズの論文も掲載されています。論文集のため，概念や原理の説明がいろいろな論文で読むことができます。最初はわからなくても，あきらめずに繰り返し説明を読むことが重要なことかもしれません。2016年に残念ながら絶版となってしまいました。図書館や古書店を活用してください。

④筒井真優美．（2015）．マーサE．ロジャーズ　ユニタリ・ヒューマン・ビーイングズ．筒井真優美．（編．*看護理論家の業績と理論評価*所収（pp.234-252）．医学書院．

　ロジャーズと生前から親交のあった筒井氏が編纂した看護理論家の業績とその理論評価に関する貴重な文献です。ロジャーズとの個人的なやり取りによる筒井氏がとらえたロジャーズの姿も垣間見えます。もっとロジャーズの文献を読みたいという方は最後の文献リストを活用してください。

おわりに

　ロジャーズの理論について見てきましたが，いかがだったでしょうか。非常に難解であるという印象は変わらないかもしれませんが，本当は臨床現場だけでなく，毎日の生活の中で私たち人間は環境との相互作用の中で，お互いに影響を与え，与えられているということは実感しているのではないでしょうか。ロジャーズの理論のポイントである「人間」と「環境」を改めて考えれば，いずれも常に変化し続け，進化し，多様化するものだとい

うことです。そのとらえ方にはロジャーズの"希望"を感じます。ある1点にとどまることなく，常に前に向かって，どのような荒波を受けても絶えず環境との相互作用の中で変化し続けていく強い存在としての人間の姿，その人間の最高の幸福を目指すものとしての「看護」「看護学」を考えようとしたロジャーズの理論に触れることは貴重な体験であると思います。

【文献】
Fawcett, J. (1993). Analysis and evaluation of nursing theories. F. A. Davis Company／太田喜久子，筒井真優美. (監訳). (2008). フォーセット 看護理論の分析と評価 新訂版. 医学書院.
Gunther, M. E. (2002). Nursing theorists and their work. Mosby：St. Louis. (Ann Marriner Tomey & Martha Raile Alligood. (Eds.)／都留伸子. (監訳). (2004). マーサE．ロジャーズ ユニタリ・ヒューマン・ビーイングズ. 看護理論家とその業績 第3版. 医学書院.
樋口康子. (2009). マーサE．ロジャーズ―人間のもつ全体性―. 小林冨美栄，樋口康子，小玉香津子，髙﨑絹子，荒井蝶子，兼松百合子…井上智子. (訳) 現代看護の探究者たち―人と思想 第2版―所収 (pp.157-172). 日本看護協会出版会.
Rogers, M. E. (1970). *An introduction to the theoretical basis of nursing*. F. A. Davis Company／樋口康子，中西睦子. (訳). (1979). ロジャーズ看護論. 医学書院.
Rogers, M. E. (1991). ロジャーズの概念枠組 "宇宙時代における看護". 看護研究, 24 (3), 267-279.
Sarter, B. (1988). Philosophical sources of nursing theory. *Nursing Science Quarterly*, 1 (2), 52-59.
手島恵. (1998). 連載 ものの見方・考え方と看護実践 (3) 看護理論と東洋思想. 週刊医学界新聞, 第2289号 (1998年5月18日).
Torres, G. (1986). *Theoretical foundations of nursing*. Appleton & Lange／横尾京子，田村やよひ，高田早苗. (監訳). (1992). 看護理論と看護過程. 医学書院.
筒井真優美. (2015). マーサE．ロジャーズ ユニタリ・ヒューマン・ビーイングズ. 筒井真優美. (編). 看護理論家の業績と理論評価所収 (pp.234-252). 医学書院.
湯浅泰雄. (2012). 岩波人文書セレクション 身体の宇宙性―東洋と西洋―. 岩波書店.

ドロセア・E・オレム
Dorothea E. Orem

本庄恵子

はじめに

　ドロセア・E・オレム（Dorothea E. Orem；1914～2007）の看護論『*Nursing concept of practice*』（〈2001〉/小野寺杜紀.〈訳〉〈2005〉. オレム看護論　第4版. 医学書院.）は，セルフケア（self-care）を中心概念とする看護理論で，看護の焦点は患者のセルフケアに向けられています。さまざまな看護理論の中でも，オレムの看護論は，実践的で具体的な理論で，わが国でもよく知られている理論の一つです。オレムの看護論は，アメリカ・カトリック大学，ジョンズ・ホプキンス大学付属病院をはじめ，数多くの教育・臨床施設で吟味されて出版された理論です。つまり，実践で活用できるように吟味された実践的な理論と言えるでしょう。またオレムの看護論は，1971年に第1版が出版され，その後改訂を重ね，2001年には第6版が出版されています。このように，オレムは，自らの看護論をより適切なものにしようと精力的な活動を続けてきました。それでは，看護理論をわかりやすく読むための枠組みに沿って，オレムの看護論について見てみましょう。

I. 枠組み1：理論を書いた人はどんな人だろう

　オレムは，1914年に米国メリーランド州のボルチモアで生まれました。父，母，姉との4人家族でした。1939年にアメリカ・カトリック大学で看護学士号を取得し，1945年に同大学で看護教育の修士号を取得しました。1976年にはジョージタウン大学で理学博士の名誉学位を取得しています。彼女の看護経験には，個人付き添い看護，病院でのスタッフ看護などが含まれていると言います（Marriner-Tomey, 2002/2004, p.197）。

1958～60年，オレムは合衆国保健教育福祉省（HEW）でカリキュラムのコンサルタントとして，実務看護師訓練を向上させるプロジェクトに携わっていました。この頃から，「看護の中心的問題とは何か」という問いの追究に取り組むようになります。この問いの追究がオレムの看護論を生み出すベースとなっていきます。1959年にアメリカ・カトリック大学の看護教育助教授となり，看護とセルフケアに関する概念を開発し，1968年に看護開発協議会議長となります。1970年に大学を離れ，コンサルタント事務所を開所するという経歴をたどりました（Marriner-Tomey, 2002/2004, p.196）。

　彼女が追究してきた「看護の中心的問題とは何か」という問いは，1971年『オレム看護論』（第1版）にまとめられます。また，『*Concept formalization in nursing*』（The nursing development conference group 〈1979〉/小野寺杜紀.〈訳〉.〈1984〉.*看護概念の再検討 第2版*.メディカル・サイエンス・インターナショナル.）の出版にも力を注ぎました。1984年にオレムはジョージア州サバンナへ引退しましたが，その後も自らの理論開発を続け，看護論の改訂を重ねて，2001年には『オレム看護論』第6版を出版しました。オレムは，看護開発協議会をはじめとして，仲間と議論しながら自らの理論の洗練を進めていたように思います。『オレム看護論』第6版の第14章「多人数状況，家族，コミュニティにおける看護の実践」（Orem, 2001/2005, pp.362-396）は，S・G・タイラー（S. G. Taylor）とK・M・レンペニング（K. M. Renpenning）が分担執筆しています。

　このように，「看護の中心的な問題は何か」という問いを自ら追究し続け，やがて看護論を生み出し，その看護論の改訂を重ねたオレムは，看護に対する飽くなき探究心と情熱を持っていた人と言えるでしょう。

II. 枠組み2：看護理論家は理論を書く時に一体何を材料にしたのだろうか

　オレムの看護論のベースとなったものは，オレム自身の中にある問いへの探究でした。そして，彼女自身の問いへの追究の結果生まれた看護論には，V・ヘンダーソン（V. Henderson）の看護論と一般システム論が反映されていると思われるところがあります。

A. 看護論を導いた3つの問い

　オレムの看護論を導き出したのは，彼女自身の中にある問いへの探究でした。看護をよ

り深く知ろうというオレムの思いは，合衆国保健教育福祉省在職中の1958年に始まりました。それは，具体的に以下の3つの問いに向けられていました。
① 看護師は何をしているのだろうか，そして看護師は看護の実践家として何をすべきなのだろうか。
② 看護師は（現在）していることをするのはなぜなのだろうか。
③ 看護の実践家としての看護師が行うことから何が生じるのだろうか。

その後出版されたオレムの看護論は，これらの問いに対する答えを示すものでした。そして，臨床実践家たちや同僚，大学院生の意見に耳を傾けて，オレムの看護論は改訂が重ねられていて，オレムは自分自身の中にある問いを追究し続けたと言えるでしょう。

B. ヴァージニア・ヘンダーソンと一般システム理論を反映

オレムは，看護師と患者の関係は補完的であると言います。セルフケア不足がある時に看護師がセルフケア不足を補完すると言うのです。このような考え方は，ヘンダーソンの14の基本的ニードのうち，患者が自分の力で充足できないようなニードを充足できるように援助するという考え方の影響を受けていると思われます。

またオレムは，看護が合法的なサービスとなるのはセルフケア不足がある時，または予測される時であると言います。セルフケア不足は，患者の能力・行為からとらえられるシステムです。そして，看護は，セルフケア不足を補うために発揮される能力として提示され，オレムは看護実践を「患者と看護師の行動システムから成る看護システム」として提示しています。すなわち，看護システムは，患者のセルフケア不足に応じて看護師が関与するシステムと言えるでしょう。

患者の側にはセルフケア能力と治療的セルフケアデマンドという要素が関係し，そこに看護能力が発揮されます。そして，看護師は，患者のセルフケア不足に応じて看護師の能力をどのように発揮させるか，すなわち，患者のできる部分とできない部分を考慮して，どの程度援助するかを決定します。看護システムは，それぞれ患者の側と看護師の側の要素が関係し，影響し合うシステムと言えるでしょう。この看護システムの考え方には，「部分ではなく全体を見ることを重視し，あるシステムを作用し合う要素の複合体としてとらえる」という一般システム理論が影響していると考えます。

III. 枠組み3：看護理論の骨格部分に何が書かれているのかを見てみよう

　オレムの看護論は，セルフケア不足理論（self-care deficit theory）とも呼ばれるように，看護の焦点はセルフケア不足（self-care deficit）の有無に当てられています。ここでは，オレムの看護理論の骨格部分を見ていきましょう。

A．理論の前提

　オレムの看護論の前提としては，潜在的な能力を有する者としての人間のとらえ方があります。**表1.**は，オレムの看護論の前提として挙げられている内容ですが，その中で，人間の能力（ヒューマン・エージェンシー：human agency）という用語が使用され，人間は能力を持つものとしてとらえられています。

　オレムの看護論では，セルフケア能力（セルフケア・エージェンシー：self-care agency）や看護能力（看護エージェンシー：nursing agency）という概念が用いられています。「能力」に「エージェンシー（agency）」という用語を用いた理由について，オレムは「特定の種類の目標達成行為を行う人間の力をエージェンシー（agency）と呼ぶことにする」と説明しています。すなわち，セルフケア能力（セルフケア・エージェンシー）はセルフケアを行うための力であることが，看護能力（看護エージェンシー）は看護を行うための力であることが表現されていると言えるでしょう。能力（エージェンシー）を持つ人をエージェントと呼びますが，オレムは，看護師と患者を共にエージェントとし

表1. 前提：人間の特性

1. 人間は，本来の人間の資質に調和して生存し機能するために，絶えず自己や環境に対して主体的な働きかけをする必要がある。
2. 人間の能力（ヒューマン・エージェンシー），すなわち，意図的に行動する能力は，自己と他者のニードを認識し，ケアするという形で必要な行動をとることで行使される。
3. 成熟した人間は，自己や他者の生命の維持や機能や調整行動に対して，行動の限界という形で，自己の不足を認識する。
4. 人間の能力（ヒューマン・エージェンシー）は，自己や他者のニードを認識し，自己または他者に働きかける方法を見出して，それを発展させ伝達することによって実践される。
5. 組織化された人間の集団は，課題をこなし，必要とされる自己と他者への意図的な働きかけが不足しているメンバーに対して，ケアを提供する責任を担っている。

〔出典：Orem, 1991/1995, 2001/2005, 黒田, 1996より作成〕

〔出典：Orem, 2001/2005, p.133より引用〕

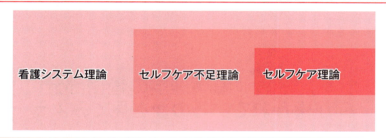

図1. 看護のセルフケア不足理論の理論構成

〔出典：Orem, 2001/2005, p.449より引用，一部改編〕

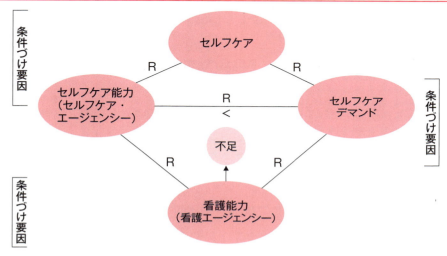

R：関係, ＜：不足関係（現存の，あるいは予測される）

図2. 看護のための概念枠組み

てとらえています。オレムの看護論では，人間は行動主体であり潜在的な能力を持つ存在であるという前提があるのです。

B. 主要な概念

　オレムの看護論はセルフケア理論，セルフケア不足理論，看護システム（nursing system）理論から構成されています（図1.）。セルフケア理論は，人間の生命や健康を維持するためにセルフケアが必要であることを説明しています。セルフケア不足理論は，なぜ看護援助が必要かを説明するもので，オレムの看護論の核を成すものです。看護システム理論は，セルフケア不足という視点から，患者と看護師の関係を説明づけ，看護を通して人々がどのように援助され得るかを説明しています。

　オレムの看護論では，看護の焦点は患者のセルフケアに向けられています。オレムの看護論を理解する助けとなるのが，図2.に示した看護のための概念枠組みです。オレムは，

看護が必要とされるのは，セルフケア不足がある時，もしくは予測される時であると言います。セルフケア不足とは，セルフケア能力（セルフケア・エージェンシー）よりも，治療的セルフケアデマンド（therapeutic self-care demand）が大きい場合を指します。看護能力はセルフケア不足に向けられ，セルフケア不足を補うように看護援助を行うことになります。その時の対象者の状況によって，全代償的システム，一部代償的システム，支持・教育的システムのいずれかが用いられます。セルフケア能力や治療的セルフケアデマンドなど，少し難しい用語が出てきましたが，これらはオレムの看護論の主要な概念です。ここでは主要な概念の一つひとつについて，説明を加えていきます（**表2.**）。

1．セルフケア

　セルフケアという用語の中のセルフという言葉は，人間の全体的存在（whole being）という意味で用いられ，セルフケアは「自分自身のために」「自分で行う」という意味を持ちます。セルフケアは，生命の維持や安寧に必要な機能を調整するために自分自身または環境に向けられる行動を指します。セルフケアは，自分の意思に基づいて行う，意図的な行動であるとされています。しかし，乳幼児などのように「自分自身のために」「自分で行う」ことが困難な場合のセルフケアはどのように考えればよいのでしょうか。他者によるケアを必要とする乳幼児などの場合には，責任ある立場の成人が代わりにその行動を取ることとなり，この成人が行うケアをオレムは「依存的ケア（dependent care）」としています。

2．治療的セルフケアデマンド

　治療的セルフケアデマンドは，生命の維持，健康，発達，一般的な安寧状態の維持増進のための行為のニーズを満たすために必要とされるケアを評価するものとされています。すなわち，人々が健康やより良い状態を維持増進させるために必要とされる行動を評価するものです。治療的セルフケアデマンドとは，セルフケア要件（self-care requisite）のすべてを充足するために必要とされるケア方策の総和を指します（Orem, 2001/2005, p.207-208）。セルフケア要件は，個人が必要とするセルフケアの種類を表現したもので，普遍的セルフケア要件，発達的セルフケア要件，健康逸脱に対するセルフケア要件の3つのタイプがあります（**表3.**）。

　普遍的セルフケア要件は，**表3.**に示したように，①空気摂取，②水分摂取，③食物摂取，④排泄，⑤活動と休息，⑥孤独と社会的相互作用，⑦危険の予防，⑧正常性の促進というライフサイクルのあらゆる段階のすべての人間に共通する8つの要件を含みます。この普

表2. 主要な概念

1. セルフケア
   生命の維持や安寧に必要な機能を調整するために，自分自身または環境に向けられる行動。セルフケアは，自分の意思に基づいて行う意図的な行動
   ＊依存的ケア
   　依存状態にある大人および子どもに対し，彼らに責任がある成人が上記の世話をすること

2. 治療的セルフケアデマンド
   生命の維持，健康，発達，一般的な安寧状態の維持増進のための行為のニーズを満たすために必要とされるケアを評価するもの。治療的セルフケアデマンドは，セルフケア要件（self-care requisite）のすべてを充足するために必要とされるケア方策の総和を指す

3. セルフケア要件
   個人が必要とするセルフケアの種類を表現したもので，普遍的セルフケア要件，発達的セルフケア要件，健康逸脱に対するセルフケア要件の3つのタイプがある
   普遍的セルフケア要件：「空気摂取」「水分摂取」「食物摂取」「排泄」「活動と休息」「孤独と社会的相互作用」「危険の予防」「正常性の促進」というライフサイクルのあらゆる段階のすべての人間の共通する8つのカテゴリーを含む
   発達的セルフケア要件：妊娠など，人間の発達過程やライフサイクルのさまざまな段階で生じる状態や出来事，および発達を阻害する出来事に関連するもの
   健康逸脱に対するセルフケア要件：病気や障害を持つ人々や，医学的な診断や治療を受けている人々のためにつくられたもので，6つのカテゴリーがある

4. セルフケア能力
   セルフケアを実施するための行為に向けられる複合的な能力で，学習することが可能な後天的な能力。「基本的な能力と特質」「パワー構成要素」「セルフケア操作のための能力」が含まれる
   基本的な能力と特質：知覚，認知，記憶などに関係する基本的な能力
   パワー構成要素：セルフケアを可能にする人間の能力。「注意と必要や警戒の維持」「身体的エネルギーのコントロール」「運動の実施における身体のコントロール」「セルフケアの準拠枠での推論」「動機づけ」「セルフケアへの意思決定」「セルフケア知識の獲得と実施可能とすること」「セルフケアスキルのレパートリー」「セルフケアの整理」「セルフケアを一貫して行うこと」という10の要素がある
   セルフケア操作のための能力：セルフケアを実施するための直接的な能力。評価的操作，過渡的操作，生産的操作の3つの能力が含まれる
   ＊依存的ケア能力
   　依存状態にある立場の人に変わってセルフケア行動を行う責任のある立場の人の複合的な能力

5. 看護能力（看護エージェンシー）
   ある範囲内で各種のセルフケア不足を持つ人々のために，看護師が看護の必要性を決定し，看護計画を立案し，看護を実施する時に駆使される複合的な行動能力

6. 看護システム
   人々の治療的セルフケアデマンドを充足させるか，セルフケア能力を調整するために成される一連の継続的な行動。看護状況における看護師と患者の意図的行為から産生される具体的行為のシステム。患者と看護師のいずれかが，患者のセルフケア要件を満たすための行為ができるという原則に立って，3つのシステム「全代償的システム」「一部代償的システム」「支持・教育的システム」が提示されている
   全代償的システム：セルフケアの実施，患者の能力の欠如の代償，患者の支持・保護のすべてを看護師が行う
   一部代償的システム：患者がいくつかのセルフケアを実施したり，セルフケア能力を調整したりして，患者のセルフケアで不足している部分を看護師が補う
   支持・教育的システム：患者がほとんどのセルフケアを実施し，必要に応じて看護師が患者のセルフケア能力を伸ばすようにかかわる

〔出典：Orem, 1991/1995；2001/2005を参考に作成〕

表3. セルフケア要件

普遍的セルフケア要件	発達的セルフケア要件	健康逸脱に対するセルフケア要件
1. 十分な空気摂取を維持すること	発達に関係する出来事が認められるライフサイクルの段階。 a. 胎児の段階および誕生の過程 b. ①満期産もしくは早産，および②正常体重もしくは低体重で生まれた新生児の段階 c. 乳幼児期 d. 思春期および青年期を含む小児期の発達段階 e. 成人期の発達段階 f. 小児期もしくは成人期における妊娠	1. 人間の病理的状態に関連する環境上の諸条件にさらされた場合に，あるいは，病気をもたらしたりそれに関連することが知られている遺伝的，生物学的，心理学的諸条件の証拠が存在する場合に，適切な医療援助を求め，確保すること
2. 十分な水分摂取を維持すること		2. 発達における影響も含め，病理学的な条件と状態がもたらす影響と結果を認識し，それらに注意を払うこと
3. 十分な食物摂取を維持すること		
4. 排泄過程，および排泄に関連したケアを提供すること		3. 特定の病気を予防し，病気そのものを治療し，人間の統合的機能を調整し廃疾を代償するために，医学的に処方された，診断的・治療的処置，およびリハビリテーションを効果的に実施すること
5. 活動と休息のバランスを維持すること		
6. 孤独と社会的相互作用のバランスを維持すること		
7. 人間の生命，機能，安寧に対する危険を予防すること	3組の発達的要件 1. 発達を促進する条件の提供	4. 発達への影響を含め，医師が処方もしくは実施した医学的ケアの不快や害をもたらすような影響を自覚し，注意を払い調整すること
8. 正常性の促進：人間の潜在能力，既知の能力制限，および正常でありたいという欲求に応じた，社会集団の中での人間の機能と発達の促進	2. 自己発達への従事 3. 発達の阻害 3-(目標1). 発達上，有害な影響の発生を予防するための条件を提供し，行動を促進する。 3-(目標2). 発達上，現存する有害な影響を和らげ，克服する条件，経験を提供する。	5. 自分が特殊な健康状態にあり，特別なヘルスケアの形態を必要としていることを受け入れることで，自己概念（および自己像）を修正すること 6. 病理学的な状態と，医学的な診断・治療処置の影響の下で，人間としての発達を促進するようなライフスタイルを守って生活することを学ぶこと

〔出典：Orem, 2001/2005より作成〕

ドロセア・E・オレム

遍的セルフケア要件は，発達段階や環境やその他の要因によって変化するとされています。例えば，「活動と休息」を発達段階から考えてみると，小児と成人では，睡眠と覚醒のサイクルが異なり，適当とされる活動と休息のバランスは異なります。

　発達的セルフケア要件は，例えば妊娠など，人間の発達過程やライフサイクルのさまざまな段階で生じる状態や出来事，および発達を阻害する出来事に関連すると言われています。発達的セルフケア要件は，初めは普遍的セルフケア要件の中に含まれていましたが，理論を洗練させていく中で，独立した要件となりました。

　健康逸脱に対するセルフケア要件は，病気や障害を持つ人々や，医学的な診断や治療を受けている人々のために作られました。**表3**.に示した健康逸脱に対するセルフケア要件

は，簡単に説明すると，①適切な医療援助を求めること，②病理学的な影響と結果への注意，③診断的・治療的処置やリハビリテーションの実施，④医学的ケアの副作用への注意，⑤健康状態の受容と自己概念の修正，⑥医学的に必要なライフスタイルを守ることの6つの要件です。

3．セルフケア能力（セルフケア・エージェンシー）

セルフケア能力は，セルフケアを実施するための行為に向けられる複合的な能力で，学習することが可能な後天的な能力とされています。他者によるケアを必要とする乳幼児などに対しては，依存的ケア能力（dependent care agency），すなわち，依存状態にある立場の人に代わってセルフケア行動を行う責任のある立場の人の複合的な能力が発揮されます。

セルフケア能力は，「基本的な能力と特質」「パワー構成要素」「セルフケア操作のための能力」の3つのタイプの能力から成るとされています（**表4．**）。

「基本的な能力と特質」は，知覚，認知，記憶などに関係する基本的な能力で，セルフケア活動だけでなく，いかなる意図的な行為においても使われる能力です。例えば，視力や聴力や認知力が，この基本的な能力と特質に含まれます。看護師は，患者の視力に合わ

表4．セルフケア能力の構成要素

1．基本的な能力と特質
セルフケアだけではなく，意図的な活動を行う時に必要な能力
　1）選定された基本的能力Ⅰ（感覚など）
　2）選定された基本的能力Ⅱ（認知，記憶など）
　3）思考・実施する能力（理性，操作的思考など）
　4）追求目標に影響を及ぼす性質（自己価値観，自己受容など）
　5）重要な定位能力と性質（時間，道徳，経済，習慣など）

2．パワー構成要素
セルフケア操作の実施を可能とするための能力
　10のパワー構成要素
　1）注意と必要な警戒を維持すること
　2）有用な身体的なエネルギーと利用のコントロール
　3）運動の実施において身体とその部分の位置のコントロール
　4）セルフケアの準拠枠での推論
　5）動機づけ
　6）セルフケアに関する意思決定
　7）セルフケアに関する技術的知識を獲得し保持し実施可能にすること
　8）セルフケアスキルのレパートリーを持つこと
　9）個別的なセルフケア行動を整理すること
　10）セルフケアの実施を生活のほかの側面と統合しながら一貫して行うこと

3．セルフケア操作のための能力
セルフケア活動を実施するために必要な最も直接的な能力
　1）評価的操作：セルフケアに重要な自己と環境の条件と因子を調査する
　2）過渡的操作：セルフケア要件を満たすために行うことを判断し意思決定する
　3）生産的操作：セルフケア要件を満たす方法を遂行する

〔出典：本庄恵子，2002より一部改編〕

せて文字の大きさを工夫したり，聴力に合わせて声の大きさやトーンを変えたりしますが，このことは「基本的な能力と特質」をアセスメントしてかかわっているとも言えるでしょう。

「パワー構成要素」は，セルフケア操作を可能にする人間の能力です。「パワー構成要素」には，①注意と必要な警戒の維持，②身体的エネルギーのコントロール，③運動の実施における身体のコントロール，④セルフケアの準拠枠での推論，⑤動機づけ，⑥セルフケアへの意思決定，⑦セルフケア知識の獲得と実施可能にすること，⑧セルフケアスキルのレパートリー，⑨セルフケアの整理，⑩セルフケアを一貫して行うことという10の要素があります。「パワー構成要素」に「動機づけ」や「意思決定」といった内容が含まれていることに気づきましたか。セルフケアは，「意図的な行動」とされていますので，動機づけや意思決定といったその人自身の「意図」に関する能力も大切です。「パワー構成要素」には，その人の「意図」という能力も含まれているという特徴があるのです。

「セルフケア操作のための能力」は，セルフケアを実施するための直接的な能力で，評価的操作，過渡的操作，生産的操作の3つの能力が含まれています。評価的操作は，セルフケアに重要な条件を自分自身と周りの環境も含めて査定する能力です。過渡的操作は，セルフケア要件を満たすために実施することを判断し意思決定する能力です。生産的能力は，セルフケア要件を満たす方法を行う能力です。すなわち，「セルフケア操作のための能力」に含まれる3つの能力は，セルフケアに必要なことを「評価」し，「判断し意思決定」し，「実施する」ために必要な能力とされています。

H・L・ガスト（H. L. Gast）らは，「基本的な能力と特質」「パワー構成要素」「セルフケア操作のための能力」というセルフケア能力の構成要素を，互いに基盤となる度合いに関連して階層的に説明しました（Gast, Denyes, Campbell et al., 1989, p.27）。そこでは，一番基盤となる最下層に「基本的な能力と特質」，中間層に「パワー構成要素」，そして最上層に「セルフケア操作のための能力」と位置づけた説明がされています。

4．看護能力（看護エージェンシー）

看護能力は，セルフケア能力が不足している人々のために，看護師が看護の必要性を決定し，看護計画を立案し，看護を実施する時に駆使される複合的な行動能力を指します。看護を行う看護師は，この能力を持っていることが必要です。

看護能力もセルフケア能力も，意図的行為のための人間の能力を象徴しているという点では同じですが，セルフケア能力が自分の利益のために行使されるのに対して，看護能力は患者の利益と安寧のために行使されるという違いがあります。

5．看護システム

　看護システムは，看護状況における看護師と患者の意図的行為から産生される具体的行為のシステムです（Orem, 2001/2005, p.319）。患者と看護師のいずれかが，患者のセルフケア要件を満たすための行為ができるという原則に立って，3つの看護システムの型があります（Orem, 1991/1995, p.350）。全代償的システム，一部代償的システム，支持・教育的システムが提示されています（**図3**.）。

　患者のセルフケア能力と治療的セルフケアデマンドの関係をアセスメントした結果，患者が全面的に援助を必要とする場合には，全代償的システムが用いられます。全代償的システムでは，セルフケアの実施，患者の能力の欠如の代償，患者の支持・保護のすべてを看護師が行います。

　一部，患者に代わって看護師がセルフケア方策を実施する必要がある場合には，一部代償的システムが用いられます。一部代償的システムでは，患者がいくつかのセルフケアを実施したり，セルフケア能力を調整し，患者のセルフケアで不足している部分を看護師が補います。

〔出典：Orem, 2001/2005, p.321より引用，一部改編〕

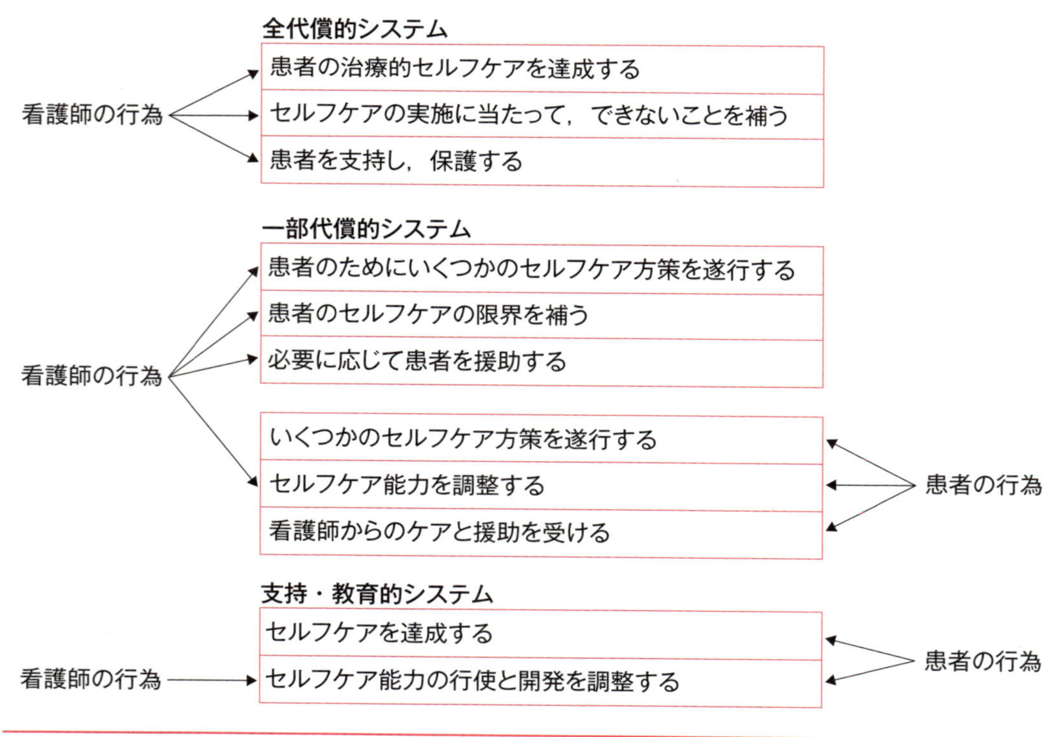

全代償的システム

看護師の行為 →
- 患者の治療的セルフケアを達成する
- セルフケアの実施に当たって，できないことを補う
- 患者を支持し，保護する

一部代償的システム

看護師の行為 →
- 患者のためにいくつかのセルフケア方策を遂行する
- 患者のセルフケアの限界を補う
- 必要に応じて患者を援助する

- いくつかのセルフケア方策を遂行する
- セルフケア能力を調整する
- 看護師からのケアと援助を受ける
　← 患者の行為

支持・教育的システム

看護師の行為 →
- セルフケアを達成する
- セルフケア能力の行使と開発を調整する
　← 患者の行為

図3. 基本的看護システム

ほとんどのセルフケア方策を患者が実施することは可能ですが，患者のセルフケア能力を伸ばすかかわりが必要とされる場合，支持・教育的システムが用いられます。支持・教育的システムでは，患者がほとんどのセルフケアを実施し，必要に応じて看護師が患者のセルフケア能力を伸ばすようなかかわりを行います。

IV. 枠組み4：看護で中心的な概念，つまり人間・環境（社会）・健康・看護などについて理論家はどのように描いているのだろうか

　オレムの看護論における看護の中心的な概念は，オレムの看護論の骨格を成すセルフケアという概念とかかわっています。

A. 5つの人間観

　オレムは，①人格的存在としての人，②エージェントとしての人，③表象者としての人，④統一的人間もしくは具現化された人間，および，⑤物理的力に対応する個人（客体）という5つの人間観を提示しています（Orem, 2001/2005, p.121）。「人格的存在としての人」という見方は，個々人が自分自身と他者に対して持つ普遍的かつ永続的な見解であり，この見解は個人の自己理解や霊的機能や宗教的思考だけでなく，世界とその中の人々への態度を包摂すると説かれています（Orem, 2001/2005, p.122）。「エージェントとしての人」とは，意図的に行動ができる能力を持つ人という意味であり，人はセルフケアに向けて主体的に行動できるとしています。「表象者としての人」とは，自分の意思や物事を伝達するために言葉などの表象を使用することを指します。看護の実施においても，患者や同僚や管理者に看護について伝達する能力が必要とされています。
　「統一的人間もしくは具現化された人間」とは，人間は生活をし，生涯を通して成長・発達を遂げ機能する存在であることや，身体的・心理的・霊的機能を発揮する存在であることなどを含んでいます。「物理的力に対応する個人」とは，ふだんは人は物理的圧力から自己を守ることができ，体位や空間での運動を調整できるということを示しています。これらの5つの人間観は，患者や看護師をとらえる時に参考となります。すなわち，患者も看護師も人格的存在であり，能力を持つ個人であり，コミュニケーションなどを通して自分の意思を伝達することができる存在であり，生涯を通して成長・発達する存在と言え

るでしょう。

　さらに，オレムは「成熟した人間および成熟しつつある人間は，学習を通じて，知的・かつ実践的な技能を開発・行使し，また自分自身および依存者の日常的なケアをある程度効果的に継続するために不可欠な動機づけを保持している」(Orem, 2001/2005 p.133) と説いています。すなわち人間，特に成人は，学習を通して，セルフケアに関する知的・実践的な技能を身につけることができる存在であるととらえていることがわかります。また，成人は，自分や自分に依存する人に対してケアをしたいという気持ちを持っているという考え方が，オレムの看護論にはあると言えます。

B. セルフケアに影響する環境

　人間の環境は，物理的・科学的・生物学的・社会的な特徴という点から分析し，理解することができるとされています（Orem, 2001/2005, p.77）。また，これらの環境は相互に作用し合っていることもあると言い，環境は個人，家族，コミュニティの生活，健康および安寧に，肯定的もしくは否定的な影響を及ぼすとされています。

　セルフケアは，自分の健康やより良い状態のために自分自身と環境を調整することとしていることからも，環境はセルフケアにも重要な影響を及ぼすと考えることができるでしょう。例えば，気管支喘息を持つ子どもの母親は，ハウスダストを少なくするために家の掃除をして，より清潔な生活空間を提供できるように環境を整えるでしょう。この環境を整える母親の行為が，気管支喘息を持つ子どもの健康やより良い状態に影響するのです。

　また，オレム看護論の中心概念であるセルフケアは，社会的な文脈の中で学習されると言います。例えば，欧米と日本では「自立」の考え方が異なると言われています。日本では「すべてを自分で行う」ことのみが重視されるわけではなく，頼れる家族などの力を借りるなど援助を上手に引き出すことも許容されています。つまり，どのような文化の中で育つかによって，そこで身につけるセルフケアも変わってくるでしょう。

　このようなことから，オレムは，環境は個人のセルフケアに影響を与えるととらえていると思われます。

C. 焦点は疾病の有無ではなくセルフケア不足

　オレムは，健康とは人間の構造および身体的・精神的機能の健全性もしくは全体性によって特徴づけられる状態であると述べています（Orem, 2001/2005, p.175）。つまり，

健康には，精神的活動，生物学的生活，対人関係的・社会的生活が含まれていなくてはならないとしています。

健康と疾病について，オレムの看護論では，特有な見方がされています。ほかの理論とは異なり，看護の焦点は，単に疾病があるかないかではなく，セルフケア不足があるかないかに向けられているという特徴があります。つまり，疾病の有無ではなく，セルフケア不足こそが問題になるのです。このことから，セルフケアを行える人，もしくは援助を受けながらセルフケア不足を補い，必要なセルフケアを遂行できる人は，健康でより良い状態を保てる人であると考えることが可能でしょう。すなわち，疾病の有無にかかわらず，セルフケアの遂行ができる人は健康であるととらえることができ，セルフケア不足がある人は健康を保てない状態であると解釈することができるでしょう。

D. セルフケア不足に向けられる意図的な看護

「枠組み3」で見てきたように，看護の対象はセルフケア不足（セルフケア能力＜治療的セルフケアデマンド）がある人，将来の不足が見込まれる人です。つまり，看護の対象である患者は，セルフケア不足があるか，予測されるかという視点からとらえられていることがわかります。したがって，患者をとらえる時には，セルフケア不足，すなわち治療的セルフケアデマンドとセルフケア能力をアセスメントする必要があるのです。アセスメントする視点は，「枠組み3」で示した**表3**．(P.233) と**表4**．(P.234) を参照してください。

そして，看護は，セルフケア不足がある人々のために実施され，患者の治療的セルフケアデマンドを充足させるか，セルフケア能力を調整させるためにされる行動として述べられています。つまり，看護能力はセルフケア不足に向けて発揮されるということです。

また，オレムは，セルフケアの定義と同様に，看護を意図的な行動として述べています。オレムは，患者と看護師の関係は，補完的であると説いています（Orem, 2001/2005, p.94）。このことは，セルフケア不足がある時に，看護師がセルフケア不足を補うことを意味し，看護師のケア提供と患者のケア参画とが互いに補い合って，全体的な行為システムを生み出すというのです。「枠組み3」で述べましたが，看護システムの型としては，看護師がどこまで援助するかという視点から，全代償的システム，一部代償的システム，支持・教育的システムが選択されます。この3つの看護システムを見てみると，看護は，患者の限界を補うために「代わって行うこと」，患者が「自分で行えるように援助すること」，そして，患者が「自分で行う方法を学ぶのを援助すること」によって実践されることがわかります。

E．患者と看護師の関係

　オレムは，患者と看護師の関係についても述べています。看護システムは，健康に関連するセルフケア不足がある人々との対人関係・契約的関係という文脈の中で，看護師が看護能力を意図的に実践することにより形づくられるとされています。患者と看護師との関係は，対人関係的であり契約的であり，看護師と患者との間に，まず初めに「看護師－患者関係」という社会的契約を結ぶのです。例えば，患者はどのような看護援助を必要としているのか，そして，看護師はどのような期間にどのような援助を提供するのかということを初めに契約し，合意しておく必要があるのです。

　看護実践は，①社会的，②対人的，③専門的・技術的な構成要素から理解できます。社会的構成要素は，患者が患者になるという立場を認識し，看護師は看護提供に関する交渉を行い，契約期間なども含めて看護の提供に関する合意を行うことを指し，上述した契約的関係を結ぶということが含まれます。ここで注意したいことは，「セルフケアは意図的な行動である」ということです。患者が今の状況をどのようにとらえ，どのようにしていきたいかという「意図」の部分を，看護師はしっかりと認識する必要があると考えます。対人的構成要素は，看護師が患者と看護関係に入り効果的に看護の提供を行うために，欠くことのできない要素です。看護師は，コミュニケーションなどを通して，患者や家族との対人関係を築き，技術的構成要素である看護実践を可能にするレベルの協力態勢をつくることを目指します。

　このようにして，患者に必要な看護援助は何か，すなわち，患者自身で行うことや看護師の援助が必要な部分は何かについて役割分担をしたり，責任を明確化していくことができるのです。専門的・技術的構成要素は，看護師がセルフケア不足を判断して看護システムを選定し，患者と看護師が互いの役割を果たすことによってセルフケアを満たすという看護実践が含まれます。このように，看護実践は，社会的，対人的，および専門的・技術的な構成要素から成り立っています。

V．枠組み5：この理論にはどのようなことが書かれているか，もう少し詳しく見てみよう

　オレムの看護論では，看護はセルフケア不足がある時，もしくは，予測される時に発揮されます。セルフケア不足は，治療的セルフケアデマンドとセルフケア能力との関係から

判断されます。看護実践場面では，看護過程を用いながらセルフケア不足を評価し，そこに看護能力を向けることになりますが，具体的にはどのようにすればよいのでしょうか。

オレムは，看護実践をデザインとして6つのデザインの単位を提示しています（**図4.**）。この看護実践のデザインを見ていくことで，オレムの理論を看護実践に適用しやすくなると思いますので，ここで解説を加えることにします。

「A.看護の契約と管轄領域」は，看護師と患者の関係の中での，同意・契約の明確化について説明している部分です。看護師が，看護する患者とその家族の構造あるいはヘルスケアシステムの中での位置づけ，契約当事者の氏名などを確認します。簡単に言うと，「患者のセルフケア不足に向けた看護実践」を行うために，まず初めに看護師と患者が自己紹介などを通して，自分たちの役割やヘルスケアシステムを確認し合う場面ととらえてよいでしょう。セルフケアは意図的な行動であるということを意識しながら，患者がどうありたいか，どうしていきたいかという意図の部分の確認も必要でしょう。

「B.合法的で機能的な統一体」「C.現在または過去のセルフケアシステムもしくは依存的ケアシステム」では，患者を取り巻く人々も含めて患者のセルフケアの状況や機能をとらえます。「B.合法的で機能的な統一体」は，人と人の関係を看護実践状況における機能という点から明確化し，看護状況の参加者を特定し，機能の自立と相互依存の領域を確認し，参加者の責任を明確化します。例えば，患者と看護師という2人のみが参加するのか，

〔出典：Orem, 2001/2005, p.329より引用, 一部改編〕

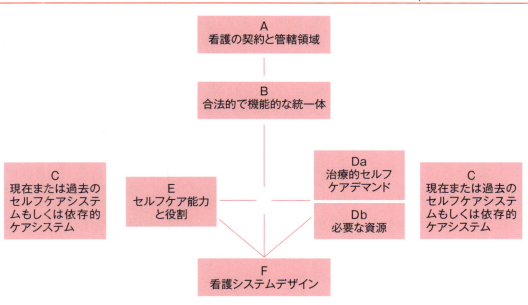

図4. 看護実践状況

患者をサポートする家族や友人なども看護システムに取り入れていくのかを決定します。「C.現在または過去のセルフケアシステムもしくは依存的ケアシステム」は，患者のセルフケアシステムもしくは依存的ケアシステムの構成要素を明確化します。ここでは，セルフケア要件を，ある程度の安定性を持って充足するために現在行っていること，また，これまで行ってきたこと，あるいは最近取り入れたことなどについて確認します。例えば，食事制限が必要な患者の場合，その患者の食事を作る役割を担う人は誰かなどを確認します。また，食事制限を行うために現在もしくはこれまでに患者が工夫して行っていることなどについても確認します。

「Da.治療的セルフケアデマンド」「E.セルフケア能力と役割」は，セルフケア不足の有無を確定するために必要とされている項目と言えるでしょう。オレムは，看護の焦点はセルフケア不足に向けられると言っていることから，このDaとEそれぞれとその関係について明確にすることは，一連の流れの中で中心となる部分だと思われます。

「Da.治療的セルフケアデマンド」は，看護セルフケア不足理論の中での患者特性の一つを確定します。「Da.治療的セルフケアデマンド」では，治療的セルフケアデマンドの明確化を行い，普遍的セルフケア要件が充足されることの質的，量的な価値を確認します。ここでは，**表3**．(P.233)に示した普遍的セルフケア要件を参考にしながら，それが充足されなくてはならない総和を治療的セルフケアデマンドとして明確化しています。「Db.必要な資源」では，患者の治療的セルフケアデマンドの構成要素を充足するのに必要な資源を確認します。例えば，必要な資源としては，患者をサポートする家族や，必要な知識の情報源などが含まれると言えるでしょう。

「E.セルフケア能力と役割」では，セルフケア能力を責任を持って行使できる度合い，およびセルフケア能力を開発し，改善し，促進させることのできる度合いを確認します。ここでは，**表4**．(P.234)に示したセルフケア能力の構成要素を考慮しながら，丁寧にセルフケア能力をアセスメントしていくとよいでしょう。

そして，DとEの関係から，どのような看護システムを選択するのか決定する，すなわち「F.看護システムデザイン」を決定するのです。看護システムデザインには，患者役割，看護師役割，特定の援助方法の使用にかかわるほかの人々の役割，求められる看護の結果，看護システムのデザインなどが含まれます。看護システムは，**図3**．に挙げたように，全代償的システム，一部代償的システム，支持・教育的システムがあるので，いずれを用いるのか決定します。

VI. 枠組み6：具体的なケースで看護理論によって対象をどのように見るか，どのような介入（援助）を行うか見てみよう

A. 食事療法に関心はあるが，自分の生活に合わせて遂行できない例

1．事例紹介

　A氏は50歳の男性で，大手企業の係長職に就いている会社員です。3年前に職場の健康診断で尿糖を指摘され，近所の医院を受診し糖尿病と診断されて入院しました。内服療法（オイグルコン1.25mg）にて空腹時血糖（FBS）110mg/dLにコントロールされていましたが，退院して，内服薬の服用と月1回の通院を続けていました。食事療法（カロリー制限はなし）や運動療法を行うように促されていましたが，本人は「食事や運動について本に書いてあるように行うことは，仕事をしている自分には難しい。入院して薬を1錠飲んだだけで血糖値が良くなったことだし，とにかく薬だけは飲むようにした」と言います。既往歴は，25歳で虫垂炎のため手術したのみです。

　亡くなった母親が糖尿病で，糖尿病性腎症，慢性腎不全となり透析を受けていました。また最近，いとこが糖尿病性腎症，慢性腎不全となり透析を受け始めました。A氏は最近，疲れやすく，口渇，多尿が見られ，自分でも糖尿病が悪くなったのではないかと感じているようです。一人娘が私立大学に進学して一人暮らしを始めており，「一家の大黒柱である自分はまだまだ頑張らなくてはならないので，これ以上糖尿病を悪化させたくない」と考え，栄養相談を行っている当院を受診しました。

　身長170cm，体重70kg，入院時の検査データは，FBS197mg/dL，HbA1c10.2％。1日尿量は2,000mLで尿糖は（＋＋），尿ケトン体は（－）。視力は左右とも1.5であり，眼底検査に異常は認められません。手足のしびれなども見られていません。入院後，内服薬（オイグルコン2.5mg）と食事療法（1,800kcal）の指示が出されています。運動に関しては，特に制限はなく，歩行なら30分程度，毎日継続して行えることを考えるようにという指示が出ています。

　A氏は運動療法や食事療法についての知識を得るために，糖尿病に関する本を読んだりしていますが，「入院してじっと何もしないで一日過ごすならできるだろうが，仕事をしている自分には難しい」と言い，今までは内服療法以外には何も行いませんでした。

ドロセア・E・オレム

ウイークデーは，仕事のために朝7時には自宅を出て，夜は10時過ぎに帰宅します。仕事では役職に就いており，責任のある立場から定時に帰宅するのは不可能のようです。睡眠時間は5～6時間です。通勤はバスで5分と電車で50分で，合計1時間程度です。通勤時の移動以外には運動はほとんど行っていません。

　また，昼と夜は外食で，夜には会議や得意先との交渉などアルコールを含んだ食事をすることが多く，アルコールは1日平均ビール中瓶2本程度。たばこは吸いません。休日は疲れるので家でゴロゴロしていることが多いようです。しかし，娘の一人暮らしの開始に伴い，妻へのサービスも考え，休日は妻と2人で散歩したりハイキングをしたりするようにして楽しむように心がけ始めています。妻は専業主婦で，A氏の健康管理，食事に関心があり工夫をしようと考えていますが，外食が多いので困っているとのことです。

2．情報収集とアセスメント
1）看護の契約と統轄領域

　ここでは，「枠組み5」で述べた看護実践のデザインに基づいてアセスメントを進めて，看護システムを選択していきましょう。

　A氏は，「糖尿病のコントロールを行うために生活を見直したい。これ以上，糖尿病を悪化させたくない」ので，糖尿病の認定看護師であるB看護師に看護援助を受けたいということでした。B看護師は，A氏と生活を振り返りながら改善策を共に考え，6ヵ月間という期間を区切って，A氏の看護を担当する契約を結びました。

2）合法的で機能的な統一体

　糖尿病のコントロールにおいては，食事の管理が重要となります。A氏の食事を作る妻は，セルフケアを行う上での重要他者としてヘルスケアシステムに位置づけることにし，A氏と妻の両者に指導を行うことにしました。

3）現在または過去のセルフケアシステムもしくは依存的ケアシステム

　「2．」で述べたように，食事に関しては妻からのサポートが重要となります。糖尿病の管理としてもう一つ重要な運動に関しても，「休日に妻と散歩やハイキングをして楽しんでいる」といいます。このことから，今後妻と共に楽しみながら行うことができるような運動を取り入れることで，より効果的で継続できる運動内容を考えることができそうです。今のところ，特に行ってはならない運動はなく，30分程度の歩行など，毎日継続できる自分なりの内容を見つけることが必要とされています。

4）治療的セルフケアデマンド

　治療的セルフケアデマンドは，セルフケア要件の各項目からアセスメントしていきます。

a．普遍的セルフケア要件

　空気を十分に取り入れていくことに関しては，呼吸器系に異常はなく喫煙もしておらず今のところ問題はなさそうです。水分を十分に維持していくことに関しては，口渇，多尿（2,000mL/日）が認められ，電解質バランスが崩れる恐れがあります。食事摂取の維持に関しては，FBSが197mg/dL，HbA1cが10.2％と糖尿病コントロール不足の状態で，内服薬（オイグルコン）が増量となり，1,800kcalの食事療法が処方されています。

　本人は，自分で本を読んだり栄養相談を行っている当院を受診するなど，食事療法に関心を示しています。しかし，外食やアルコールを含んだ付き合いの多いA氏自身の生活の中に位置づけて理解するまでには至っていないようです。このようなことから，食事療法には関心はあるのですが，自分の生活に合わせて取り入れることができず，食事療法が遂行されない恐れがあります。食事を作るのは妻であり，妻も糖尿病食には関心があるようです。食事療法に関しては，妻が重要なサポート源となりそうです。

　排泄に関しては，尿糖（＋＋）であり，尿ケトン体は（－）ですが，糖尿病は悪化すると腎機能障害を起こす恐れがあります。母親もいとこも糖尿病性腎症を来しており，遺伝的素因もあると考えられ，A氏も腎機能障害などの合併症を起こし排泄に障害を来す恐れがあります。

　活動と休息のバランスの維持に関しては，ウイークデーは通勤時の移動以外，運動はほとんどしておらず，睡眠は5～6時間程度であり疲れやすさを感じています。最近は妻と散歩したりハイキングに出かけたり活動する時間も増えているようですが，休日は寝ていることが多いようです。このようなことから，A氏は糖尿病で運動療法が必要な状態ですが，具体的に自分の生活の中へ運動を取り入れるところまでは至っていません。したがって，活動と休息のバランスが十分に取れているとは言えないようです。

　孤独と社会的相互作用のバランスを維持することに関しては，A氏は，会社に拘束される時間が長く，夜もアルコールを含んだ付き合いの多い生活をしています。そんなA氏にとって，今後アルコールを制限する食事療法を行っていくことは，社会的相互作用の維持に影響を及ぼす可能性があります。妻とは，休日に散歩したり接触を持つよう心がけ，娘の一人暮らしの開始に伴い，妻との関係を見つけ直して2人で楽しく過ごす方法を考え実施し始めているようです。妻は，今後もA氏のキーパーソンとなりそうです。

　人間の生命，機能，安寧に対する危険を予防することに関しては，糖尿病に罹患しており，糖尿病性腎症，糖尿病性神経症，糖尿病性網膜症などの合併症を起こす恐れがあります。今のところ視力障害などは認められていませんが，糖尿病性網膜症を併発することで視力障害が出現し，危険を避けることが困難となる恐れがあります。また，糖尿病性神経

ドロセア・E・オレム

症を併発することにより易感染となり，さらには壊疽を起こす恐れがあります。

　正常であることに関しては，知覚や認知の異常は認められていません。また，糖尿病の悪化を防ぎたいという気持ちがあり，栄養相談室のある当院を自ら受診していることから，疾病のコントロールに関しては前向きであると思われます。もし疾病コントロールがうまくいかないと，神経障害などの合併症併発により正常であることが障害される恐れがあり，現在行っている会社内での役割，家庭内での役割を遂行できなくなる恐れがあります。

b．発達的セルフケア要件

　一家の大黒柱として働かなくてはならないと考えていることから，父親としての役割，夫としての役割を果たそうとしており，そのためには糖尿病をコントロールしていかなくてはならないと考えているようです。しかし，仕事上も責任のある立場にあり，定時に帰宅するのは不可能と言い，また，本に載っている食事療法や運動療法は仕事をしている自分には難しいと判断しています。このようなことから，A氏の生活パターンに即した情報がなければ，糖尿病をコントロールすることは難しく，社会的な責任が果たせなくなる恐れがあります。

c．健康逸脱に関するセルフケア要件

　いとこが最近糖尿病性腎症，慢性腎不全になり透析を受け始めたこと，そして自覚症状（多飲多尿，口渇，疲れやすさ）があることをきっかけとして，栄養相談室もある当院を受診しています。このことから，現段階の自分に合わせた適切な医療を求めることはできています。また，一家の主人としての責任から，病気を悪化させてはいけないと考えており，自分の病気のコントロールについて成人としての発達課題からもとらえることができています。しかし，必要である食事療法や運動療法に関しては，自分の生活の中に位置づけてどのように行うかについては理解できておらず，セルフケア行動が遂行できない恐れがあります。また，今回内服薬が増量されていますが，今後，高血糖や低血糖の症状や，合併症の初期症状についての理解がなければ，早期に適切な医療を求められない恐れもあります。

5）セルフケア能力と役割

　糖尿病に関する本を読んだり，栄養相談室のある当院を選ぶなど，セルフケア行動の遂行に向けての関心はあるようです。母親やいとこの糖尿病が悪化し透析を受けることになったのを見ており，一家の大黒柱である自分は，糖尿病を悪化させないようにしようと考えています。このことから，糖尿病の脅威と自分の役割という面からセルフケアに向けての動機づけはできているようです。

　認知障害，知覚障害は認められず，情報があればセルフケア行動を行うことは十分可能であると思われます。しかし，現在A氏は，食事療法や運動療法を自分の生活に即して取り入れることができない状態です。つまり，食事療法，運動療法を自分の生活に合わせて

取り入れ保持していく知識・技術が不足している状態と考えられます。妻が食事を作ることや一緒に散歩をすることなどから，A氏の食事療法・運動療法の両方に，妻からの支援を活用することが可能と言えるでしょう。

3．看護計画
1）看護システムデザイン

2の4）と5）の関係から看護システムデザインを選択します。2の4）と5）の関係から次のようなことがわかりました。糖尿病を持つA氏は，糖尿病の脅威や自分の家庭内での役割を認識し，セルフケアに向けての動機づけはなされています。しかし，運動療法や食事療法を自分の社会生活の中で位置づけ実行していく知識・技術が不足している状態です。このような知識・技術の不足により，食事療法，運動療法が行えず，現在もFBS，HbA1cの値が標準値から外れた状態で，この状態がさらに悪化する恐れがあります。さらに，このようにコントロール不良な状態が続くと合併症を併発する恐れがあります。そして，このような糖尿病のコントロール不良状態が続き，さらに合併症を引き起こすことにより，父親としての役割や会社での社会的責任を果たすことができず，壮年期の発達課題を達成できない恐れがあります。したがって，現在の看護問題は，「運動療法や食事療法を自分の生活の中で位置づけ実行するための知識・技術の不足」であると言えるでしょう。

a．看護システムの選択

自分の生活に即して糖尿病を調整し，より良い生活を送るための知識・技術が不足しているA氏の看護援助としては，その知識と技術の不足を補うために，「支持・教育的看護システム」を用いることにします。

A氏の日常生活状況，環境を振り返り，どのようにすれば自分の生活に即した食事療法，運動療法を行えるのか，そのためにはどのような援助が必要かをA氏と看護師で話し合って決めます。話し合った結果，次のような目標，計画を立案しました。

b．看護目標

短期目標：2週間後まで

自分の生活に即した食事療法，運動療法について，自ら計画を立てて具体的に実施することができ，FBSを120mg/dL以下に保つことができる。

長期目標：6ヵ月後

自分の生活に適した食事療法，運動療法を継続して行い，FBSを120mg/dL以下，HbA1cを7.0%以下に維持することで合併症を起こさずに，社会的責任を果たし，安寧を維持することができる。

c．計画
(1) A氏が行うこと
① A氏の生活の中でセルフケア行動を行うのに困難となる状況を確認する。
② 栄養相談を妻と共に受ける。その結果，具体的にどのように今後の食事を変えていくのか自分で選択していく。選択したことを実践できるようにする。外食のカロリー計算やアルコール摂取，弁当の持参などについて検討する。
③ 糖尿病教室に参加する。同病者と意見交換をし，アイデアを取り入れていく。
④ 毎日の生活の中でどのように運動を取り入れていくのか理解し，実施できる。最近行っている妻との散歩を有効に取り入れる。
⑤ 内服薬の効果と作用，副作用について理解する。
⑥ 高血糖および低血糖症状を理解する。
⑦ 合併症について理解を深める。
⑧ アルコールを含んだ付き合いの多い中で，アルコール量を調整しつつ，他者と心地良い関係を保つことができる。
⑨ 退院後も定期的な通院と確実な内服治療，食事療法，運動療法を行う。

(2) B看護師が行うこと
① 栄養相談が受けられるように手配する。
② 糖尿病教室を紹介する。
③ A氏の生活に合わせた食事療法についての情報を提供する（外食のカロリーを提示した本の提供，アルコールの摂取量の検討）。
④ 1日の運動量についての情報を与える（例えば通勤時にバスに乗るのをやめて歩くこと，休日の散歩を日課として位置づけてみることなどの提案）。
⑤ 内服薬の効果，副作用について確認する。
⑥ 高血糖および低血糖症状について確認する。
⑦ 合併症について確認する。

以上のことを主治医や栄養士，糖尿病教室担当者，家族などとの連携を図りながら行う。

4．評価

1カ月後，初回外来時，FBS：120mg/dLでした。A氏は，「血糖値は気にかけているけど，大分安定してきたね。薬もちゃんと飲んでいて，調子もいいよ。昼食は，妻が作ってくれたお弁当を食べている。ただ，仕事に復帰すると付き合いがあるから，夕食のコントロールは難しいね」と退院後の生活のことを語ってくれました。運動についても，散歩を

日課に取り入れることができています。内服管理や妻の弁当を持参するなどの工夫ができており、目標としていたFBS：120mg/dLが達成できていることから、入院時に得た知識や技術をうまく活用しながら、A氏のセルフケアが発揮できていると評価できます。

一方で、付き合いの中での食事については、A氏はもう少し知識などを得ながらセルフケア能力を高める必要があると考えます。付き合いの中での食事の調整に関しては、同じ糖尿病の診断を受けている人の体験談やピアサポートがA氏の支えになると考え、紹介することにしました。

B. ストーマ・セルフケアを対象者の状況に合わせて進める例

1. 事例紹介

C氏は65歳の男性で、栄養士の資格を持ち、飲食店を営んでいます。健康のために、夫婦で受けた人間ドックで、直腸がんが見つかり、手術目的で入院しました。腹会陰式直腸切除術、単口式人工肛門造設術が施行され、現在、術後7日目です。C氏の飲食店は夫婦で営業していて、従業員が2人います。入院中は、妻と従業員に店を任せて、C氏は1ヵ月ほど、休養を取る予定でいます。喫煙は、30年来していません。飲酒は、お祝い事の席でビールグラス1杯程度です。

身長175cm、体重70kgです。病理検査結果およびCT検査等の結果から、今のところ遠隔転移は認められません。今回の手術に関して、C氏は「早くがんが見つかって、命が助かったことがありがたいと思っている。これからも、妻と一緒に定期的に健診を受けたり、この病気に関しても定期的に受診をして、異常があったら早期に対応していきたいね」と言っています。C氏は、術後のバイタルサインや検査結果に興味を示し、値を尋ねては、自分でメモを取っています。「ずっとこうやって、大事なことはメモを取るようにしてきたんですよ。料理もこうやって覚えてきたし。健康についても同じだよね」と言います。

ストーマ・ケアは、C氏に見てもらいながら、看護師がケアをしている状況ですが、そろそろC氏にも手技を覚えてもらう時期が来たとD看護師は感じました。C氏は「この前ちらっとストーマを見たけど、思ったほど嫌な感じじゃなかったね。看護師さんたちも、嫌な顔しないで見てくれてるし、『きれいですよ』って言ってくれるしね」と言い、「ストーマも自分で処置できるようにしなくちゃ、仕事に復帰できないからね。仕事は生きがいだから、復帰したいんだよ。でも、ストーマの処置、あんなにたくさんのこと、一度に覚えられるかが心配だね。下手にやって、途中で便が漏れたりしたら困るなあ」と言ってい

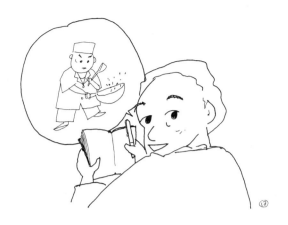

す。C氏は，熱心にパンフレットを読んだりしていて，視力や聴力には問題がなく，理解度も良好です。ストーマの状況は良好で，皮膚トラブルなどは起きていません。

　C氏は妻と2人暮らしですが，近くに娘夫婦が住んでいます。妻は，C氏に代わって飲食店を切り盛りしているので，なかなか見舞いに来ることができませんが，近くに住んでいる娘さんが来て，洗濯などのサポートをしています。娘さんは専業主婦で，その一人息子は大学生で手がかからないとのことです。娘さんは「何かお父さんの手助けができれば…」と言っています。C氏は，10年前から始めた飲食店を経営することが長年の夢だったとのことです。「妻と一緒に，これからも飲食店を続けていきたいと思っている。今回の手術で，妻もかなり心配しているから，病気を治して，妻と一緒に長生きしないとね」と言っています。

2．情報収集とアセスメント
1）看護の契約と管轄領域
　ここでは，「枠組み5」で述べた看護実践のデザインに基づいてアセスメントを進めて，看護システムを選択していきましょう。
　D看護師は，C氏の受け持ち看護師です。これまで全面的に看護師が代行してきたストーマ・ケアですが，C氏自身でセルフケアできる部分を少しずつ増やしていくための援助をすることをD看護師が説明し，了解を得ました。退院時にはC氏自身がストーマ・ケアできることを目指して，退院までD看護師が担当することにしました。

2）合法的で機能的な統一体
　C氏は自分で自分のことができそうですが，ストーマ・ケアを覚えるまでや，退院後，体調が優れない時などには身近な人のサポートがあるとよいと考えられます。今は，妻はC氏の代わりに飲食店の切り盛りをしているためにストーマ・ケアへの参加が難しそうですが，娘さんはサポート源となりそうですので，娘さんにも一緒に指導をすることにしました。

またストーマ・ケアの専門的な知識と技術を有する皮膚・排泄ケア認定看護師とも連携しながら，C氏が自宅に帰って仕事を継続する上で一番良いストーマ用品についてのアドバイスを得ることにしました。

3）現在または過去のセルフケアシステムもしくは依存的ケアシステム

　C氏は，検査結果などをメモに残すなど，これまでも自分のことは自分ですることができた人です。また，これまで妻と一緒に健診を受けてきたC氏は，これからも一緒に健康管理をしていくことができそうです。これから進めるストーマ・ケアに関しては，飲食店を切り盛りしている妻よりも，娘がサポートしてくれそうです。また，ストーマ・ケアの具体的な指導やストーマ用品選びに関しては，皮膚・排泄ケア認定看護師と病棟での受け持ち看護師であるD看護師がケアシステムとして位置づけられます。

4）治療的セルフケアデマンド

　治療的セルフケアデマンドは，セルフケア要件の各項目からアセスメントしていきます。

a．普遍的セルフケア要件

　呼吸器系に異常はなく，空気の十分な摂取は今のところ問題はなさそうです。

　水分を十分に維持していくことに関しては，排泄経路の変更により便性が軟化し水分不足となる恐れがありますが，便性は徐々に落ち着いていくと予想されます。

　食事摂取の維持に関しては，特に食べてはいけない物はなく問題はないのですが，腸の手術をしていることからC氏や妻が不安に感じることがあるかもしれません。便のにおいや便性に影響する食品などの知識が不足して，そのことが不安を引き起こす恐れがあります。

　排泄に関しては，人工肛門造設により，排泄経路が変更となったため，排泄ケアの知識と技術が不足している状態です。今後，ストーマ・ケアを自分自身で実施する必要がありますが，「ストーマの処置，あんなにたくさんのこと，一度に覚えられるかが心配だね。下手にやって，途中で便が漏れたりしたら困るなあ」と言い，手技の獲得に向けての心配もあるようです。また，ストーマ・ケアがうまくいかないと，ストーマ周囲の皮膚トラブルを引き起こす恐れがあります。また，起こり得る合併症として，皮膚トラブルなどがあります。

　活動と休息のバランスの維持に関しては，今後，退院や職場復帰に向けて，徐々に活動範囲を広げていく必要がありますが，大きな問題はなさそうです。「ストーマも自分で処置できるようにしなくちゃ，仕事に復帰できないからね」と言っていることから，ストーマ・ケアのセルフケアを獲得できなければ，活動が阻害される恐れがあります。

　孤独と社会的相互作用のバランスを維持することに関しては，「仕事が生きがい」ということから，飲食店を営むことがC氏にとって社会的相互作用を行う上でも重要なことで

あると考えられます。「ストーマも自分で処置できるようにしなくちゃ，仕事に復帰できないからね」ということから，ストーマ・ケアのセルフケアの獲得は社会的相互作用と孤独とのバランスの維持ということへも影響を与えます。

　人間の生命，機能，安寧に対する危険を予防することに関しては，「これからも，妻と一緒に定期的に健診を受けたり，この病気に関しても定期的に受診をして，異常があったら早期に対応していきたいね」ということから，異常の早期発見への意欲はあります。しかし，腸の手術後であり人工肛門を造設していることから，ストーマ・ケアと周囲の皮膚保護や，便性の確認（イレウス）など，具体的な注意点についての知識や技術がないと，ストーマとストーマ周囲皮膚のトラブルや，イレウスを予防することが難しくなります。

　正常であることに関しては，知覚や認知に関する異常は認められていません。また，ストーマ・ケアを自分でできるようになりたいという気持ちがあり，ストーマ・ケアに関して前向きであることがうかがえます。ストーマ・ケアが自分自身でできるようにならないと，便漏れや皮膚トラブルを引き起こし，正常であることが障害される恐れがあり，生きがいという飲食店の仕事を遂行できなくなる恐れがあります。

b．発達的セルフケア要件

　長年の夢であった飲食店の経営を10年前から始めていて，発達課題である自己実現ができていました。そのような状態の中で健診を受けて直腸がんが発見され，手術となりました。今後，ストーマ・ケアなどのセルフケアを獲得できなければ，飲食店を続けることが困難となり，自己実現が難しくなる恐れがあります。

c．健康逸脱に関するセルフケア要件

　妻と健診を受けるなど，予防的な見地からの健康行動を取ることができています。

　また，妻と飲食店を続けることが生きがいであり，病気を治し，さらにはストーマ・ケアに関するセルフケアを獲得しようとしており，現時点での自分の病気や障害に対する行動は前向きと言えます。しかし，ストーマ・ケアの一つひとつの手技は，これから身につけていく段階であり，いまだ獲得できていない状態です。ストーマ・ケアが獲得されないと，ストーマ周囲の皮膚トラブルなどの合併症を引き起こす恐れがあります。また，ストーマやストーマ周囲皮膚に関する知識がなければ，異常を早期に発見し，早期に適切な医療を求められない恐れがあります。

5）セルフケア能力と役割

　検査データをメモに取る行動や，生きがいである仕事を続けるためにもストーマ・ケアに取り組みたいという意思が見られ，セルフケア遂行に向けての関心はあるようです。

　認知障害，知覚障害は認められず，看護師の教育的なかかわりにより，Ｃ氏がセルフケ

アを行うことは十分可能です。しかし，ストーマ・ケアを自分一人で実施するには，知識や一つひとつの手技がまだ獲得できていない状態であると言えます。

　C氏は基本的には，自分でセルフケアを行えますが，健康状態が優れない時や，今後加齢に伴う衰えが見られた時には，近くに住む娘さんのサポートを期待することができます。

3．看護計画
1）看護システムデザイン

　2の4）と5）の関係から看護システムデザインを選択します。2の4）と5）の関係から次のようなことがわかりました。ストーマ造設をしたC氏は，ストーマ・ケアを自分自身でやっていきたいという動機づけがなされています。しかし，ストーマ・ケアを行うための知識・技術が不足している状態です。このような知識・技術の不足によりストーマ・ケアができないと，便漏れやストーマ周囲皮膚のトラブルなどの合併症を起こす恐れがあります。また，ストーマやストーマ周囲皮膚の観察ポイントを知らないと，異常の早期発見や対応ができない恐れがあります。このように，ストーマ・ケアのセルフケアが獲得されずに合併症を併発した場合には，生きがいでもある仕事の復帰が難しくなり，自己実現が阻害される恐れがあります。よって，現在の看護問題は「ストーマ・ケアを自分自身で実施するための知識・技術の不足」であると言えるでしょう。

a．看護システムの選択

　ストーマ・ケアを自分自身で実施するための知識・技術が不足しているC氏の看護援助としては，「一部代償的看護システム」を用いることにしました。

　C氏の状況に合わせながら，どの部分を看護師が手伝い，どの部分をC氏がやってみるか，退院までの時間も視野に入れながら，C氏と看護師で話し合って決めます。C氏と相談し，「検査データなど大切なことは，自分でメモに取って確認・保存している」というC氏の特性を鑑みて，以下の計画・指導についてもC氏自身でメモを取って確認・保存するという方法で進めることになりました。そして，以下のような目標，計画を立案しました。

b．看護目標

短期目標：2週間後まで

　ストーマ・ケアの一連の手技について理解し，ひととおり自分自身で実施することができる。ストーマ・周囲皮膚トラブルを起こさない。

① 袋にたまった排泄物（ガス・便）の処理ができる（3日後）。
② ストーマ用品のはりかえができる（7〜10日後）。
③ ストーマ周囲のスキンケアができる（14日後）。

長期目標：6ヵ月後

　自分の生活に合わせてストーマ・ケアを自分で実施でき，ストーマやストーマ周囲皮膚トラブルを起こさない。

　異常を見つけたら，すぐに受診し，早期に対応することができる。

C．計画

（1）C氏が行うこと

① D看護師の行うストーマ・ケアを見学しながら，自分でできそうな部分から実施してみる。娘さんにも同席してもらう。

　　ステップ1：ガス・便の処理

　　ステップ2：ストーマ用品のはりかえ

　　ステップ3：スキンケア

② 皮膚・排泄ケア認定看護師とストーマ用品選択やケア方法の相談をする。

　　退院後の自宅での生活などを踏まえて，C氏に一番合いそうなストーマ用品を推薦してもらい試す。

③ ストーマとストーマ周囲皮膚の観察方法を身につけ，観察することができる。

④ 排泄に関連した不安があれば表出し，解決策を得る。

⑤ ①～④の内容を，自分自身のノートにメモを取り，確認をする。わからないところがあれば，D看護師に伝えて確認する。

（2）D看護師が行うこと

① ストーマ・ケアを実施してみせながら，C氏が実施可能な部分から実施を促す。娘さんにも同席してもらう。

　　ステップ1：ガス・便の処理

　　ステップ2：ストーマ用品のはりかえ

　　ステップ3：スキンケア

　　初めは看護師が代行するが，徐々にC氏ができる部分が増えるような援助をする。

② 皮膚・排泄ケア認定看護師と連携し，C氏に適したストーマ用品選択やケア方法について検討する。

③ ストーマとストーマ周囲皮膚の観察方法について，教授する。

④ 排泄の特性（泥状便から徐々に普通便に），食事と排泄の関係（便のにおいが少なくなる食品，強くなる食品，便がゆるくなる食品など）について，知識を提供する。

⑤ C氏が心配なことや不明点がないかを確認し，状況に応じて知識を提供したり，具体的なケアを実施する。

以上を，主治医や皮膚・排泄ケア認定看護師や娘さんなどとの連携を図りながら行う。

4．評価

　2週間後，C氏は一通りのストーマケアを自分自身で行うことができるようになりました。C氏は，「看護師さんに教えてもらったことはメモに書いているよ。ポイントは全部ここに書いているんだ。少しずつ段階を踏んで教えてもらったから，わかりやすかったし，自信が持てた」と笑顔で語りました。ストーマ周囲の皮膚トラブルなどの合併症はありません。術後の経過も良好です。

　確認・保存するというC氏の強みを生かした指導で，徐々にC氏ができる部分を増やすこと（一部代償システムから支持教育システムへの変更）が，C氏のセルフケア能力を高めることにつながり，短期目標に到達することができたと評価できます。

　以降は，退院後の生活を見据えたストーマ・ケアのタイミングやストーマ・ケア用品の選択などを進め，C氏が自身の生活に合わせたセルフケアができるような知識を提供する支援を展開することにしました。

C. オレムの看護理論を使うことで見えてくること

　具体的な2事例を通して，ケースでオレムの看護論を用いて患者をどのように見るのか，どのような援助を行うのかを見てきました。オレムの看護理論は，セルフケアに焦点を当て，患者に必要とされていること（セルフケア要件）と患者のセルフケアを行う力（セルフケア能力）をとらえることからアセスメントが始まります。この理論を活用することで，患者に必要とされていることや患者の持つ力を「セルフケア」という観点からとらえることができ，また「その人が持てる力」を潜在的な力も含めてとらえ伸ばすような支援が展開できるのです。すなわち，オレムの看護理論を用いることによって，患者の持つ力（セルフケア能力）を見ることができ，患者の意思を確認しながら，セルフケア能力を高め，患者自身ができることを増やす支援を展開することができます。

　また，セルフケア理論における看護では，患者の「セルフケア能力を高める」，もしくは患者が自身で満たせない「セルフケア要件（必要なこと）」を看護師が代わりに満たすという視点から看護を考えることができます。オレムの看護理論でいう「看護システム」は，患者のセルフケア能力やセルフケア要件に応じて，看護師が行うことと患者が行うことの観点から支援のシステムを考えていくといってよいでしょう。患者の状況に応じて，徐々にできる部分を増やしていく援助，すなわち患者の状況に応じて選択する看護システ

ドロセア・E・オレム

ムを変更していくことも大切です。このようなステップを踏んで患者のできる部分を増やすことは，患者のセルフケアを無理なくステップアップさせることにつながり，患者の自信にもつながると言えるでしょう。

　看護実践を行う時には，セルフケア不足の査定に関しても，援助の計画に関しても，患者と看護師の間の契約・同意がまず必要であるとされています。いつの期間までにどのような援助を提供するのか，患者と看護師のそれぞれが担う役割は何であるのかについて，まず初めに同意し，契約を結ぶ必要があると言うのです。オレムの看護論は，私たち看護師に，援助における契約・同意の重要さを思い起こさせてくれます。「患者の権利」についての認識が高まりつつある今日，患者と看護師が共に看護援助について契約を交わし責任を明確にするということは，可能であるし必要なことと考えます。ただ，中根が「契約」精神は日本人には欠如している（中根，1967，p.159）と指摘しているように，契約・同意をどのように結ぶか検討する必要があるでしょう。

VII. 枠組み7：臨床・研究・教育とのリンケージ
この理論を臨床場面や看護研究，そして看護教育の中で使うためには，どうすればよいかを考えてみよう

　オレムの看護論は，看護過程という観点から述べられた部分もあり，比較的実践に活用しやすい理論と言えるでしょう。ここでは，オレムの理論が臨床実践や研究といかにリンクしているのかについて，以下の3つの点から述べていきます。

A. セルフケアの尺度開発の基盤理論

　オレムの看護論の中でセルフケア要件，治療的セルフケアデマンド，セルフケア能力などの概念が出てきますが，オレムの理論を臨床で使えるようにするには，これらの概念の意味することを具体的にとらえるための作業が必要となるでしょう。セルフケアを測定するための尺度が，国内外で開発されていますが，これらの尺度の理論的な基盤となっているのが，オレムの看護理論なのです。

　B・Y・カーネイとB・J・フレイチャーの研究（Kearney & Fleischer, 1979, pp.25-34）など，海外ではオレムの看護論の中に出てくる概念を測定するための用具の開発などの研究が進められています。デニーズ（Denyes, 1980, 1998）は，青年期の人々を対象とし

たセルフケアの尺度を開発しています。

　セルフケアが発達段階や文化や健康状態の影響を受けるとされていることを考える時，私たちが看護する患者の特性と合致している測定用具を使用することが大切であると考えます。日本においては，日本の文化的背景が考慮されたセルフケアの尺度を使う必要があるのです。本庄が，日本の文化的背景を考慮して慢性病者のセルフケア能力をとらえる尺度を作成しています（本庄，1997b, 2001, 2015）。本庄によると，日本人を対象としたセルフケア能力の構成概念には，「有効な支援の獲得」という日本に特有と考えられる構成概念が含まれていることが報告されています（本庄1997b, p.53, 2001, pp.33-34）。ここでは，「自分のことは自分で行う」だけでなく，「自分を支援してくれる人を見つけて活用する」能力がセルフケア能力として見いだされています。

B. オレムの理論を看護実践で活用するために

　セルフケア不足は，治療的セルフケアデマンドとセルフケア能力の関係から査定されます。「枠組み6」では，治療的セルフケアデマンドをとらえる時に普遍的セルフケア要件，発達的セルフケア要件，健康逸脱に対するセルフケア要件のそれぞれについて見てきました。そして，セルフケア能力についてアセスメントし，その両者を検討してみました。

　しかし，看護の対象である患者の特性に応じて，アセスメントしやすいように工夫することも必要でしょう。例えば，P・R・アンダーウッド（南・稲岡，1987）は，精神科領域の看護でオレムの看護論を活用するための修正を行い，普遍的セルフケア要件を参考にして，精神科領域で特に重要となる，①空気・水・食物，②排泄，③個人衛生，④活動と休息，⑤孤独と付き合い，⑥安全を保つ能力という6つの領域に焦点を当てています。精神科領域の看護を実践する場合には，このアンダーウッドの考え方も参考になると思います。

　オレムの理論を看護実践に活用するための著書が複数存在しますが，その中のいくつかを紹介しておきましょう。

① 南裕子，稲岡文昭．（監修）．(1987)．セルフケアの概念と看護実践－Dr. P. R. Underwoodの視点から．ゆみる出版．

　セルフケア看護モデルを，日本の精神科看護実践に取り入れるために行われたP・R・アンダーウッドの講義とケーススタディを基に編集されたものです。この書では，看護理論の発展とオレムのセルフケア理論が概説され，精神科看護への応用がオレム－アンダーウッド理論により提示されています。この書は，精神科領域で活躍されている方だけでな

く，精神科領域以外の方にもオレムの理論を実践で活用する時の示唆を与えてくれるでしょう。

② 看護研究特集記事「特集 看護理論を活用するために」
- Underwood, P.（1985）. 第Ⅳ章 オレム理論の概観. *看護研究*, 18（1）, 81-92.
- Underwood, P.（1985）. 第Ⅴ章 オレム理論と看護現象. *看護研究*, 18（1）, 93-100.
- Underwood, P.（1985）. 第Ⅵ章 オレム理論の活用. *看護研究*, 18（1）, 101-119.
- 南裕子（1985）. 第Ⅶ章 オレム理論と日本の看護. *看護研究*, 18（1）, 121-138.

上記第Ⅳ章から第Ⅶ章は，オレムの看護論に焦点が当てられ論じられています。第Ⅳ章では，オレムの理論に影響を与えた著作や理論などが論じられています。また，オレムのセルフケア一般理論についての解説がされています。第Ⅴ章は，理論が現実的な現象をどの程度反映しているかという点から論じられています。第Ⅵ章は，アンダーウッドが精神科看護実践へいかに理論を取り入れたのかということが論じられています。第ⅤⅡ章では，オレムの理論の前提や概念の分析を通じて，日本社会へオレム理論を適用する方略が述べられています。

この文献は，日本においてオレムの理論を活用しようとする時に有用なものと思われます。ただし，この文献は1985年に出版されたものなので，1991年の第4版，1995年の第5版，2001年の第6版といった改訂版に関しては触れられていませんので注意が必要です。

③ 本庄恵子.（監修）.（2015）. *基礎から実践まで学べるセルフケア看護*. ライフサポート社.

オレムの看護論を基盤として，日本の文化的背景を考慮して作成した，セルフケアを行う力を測る質問紙「SCAQ」（Self-Care Agency Questionnaire）を紹介しています。そして，SCAQを活用する看護師と患者の対話を通した支援について，その概要と具体的な看護展開が紹介されています。また，セルフケア看護を行う環境をつくるための組織的なサポートが提示されています。看護実践の場でセルフケア理論を展開する際に参考になるでしょう。

Ⅷ. 枠組み8：さらに詳しく理論を知りたい人のために

オレムの看護論について説明してきましたが，もっとオレムについての理解を深めたいと考えている方は，次のような文献を参考にしてください。

A. オレムの看護論

『オレム看護論』は，1971年に初版が出版されてから，改訂が重ねられ，初版から30年を経た2001年に第6版が出版されています。最新版である第6版の翻訳本は，2005年に『オレム看護論 第4版』として出版されています。第6版は，章立ても洗練されており，われわれに「看護とは何か」を考える示唆を与えてくれると思います。

B. オレムの看護論に用いられる概念

オレムの看護論をより深く理解するために，その理論が生まれた背景や概念の定義について知りたい場合に読むとよい著書として，以下のようなものがあります。

① The Nursing Development Conference Group (1979). *Concept formalization in nursing, process and product (2nd ed.)*. Boston : Little, Brown./小野寺杜紀．(訳)．(1984)．*看護概念の再検討 第2版*．メディカル・サイエンス・インターナショナル．

この著書は，オレムが議長を務めていた看護開発協議会により編集されたものです。オレムの看護論の中で用いられてる「看護システム」「セルフケア能力」という概念が丁寧に解説されています。オレムの看護論で用いられている概念を，その概念が開発されていく過程に立ち戻り，より深く理解する上で参考となる書物です。

② Renpenning, K. M. & Taylor, S. G. (Eds.) (2003). *Self-care theory in nursing : selected papers of Dorothea Orem*. New York : Springer Publishing Company.

オレムの著書を選択し，看護におけるセルフケア理論としてまとめた著書です。米国以外の国にオレムが及ぼした影響についても触れています。

C. 理論の解説書

オレム理論の解説は，オレムの看護論のみを解説した本や，理論家の一人として解説している本に至るまで，さまざまな本で行われています。それらのうちのいくつかを紹介しましょう。

① Cavanagh, S. J. (1991). *Orem's model in action.* London：Macmillan Publishers./数間恵子, 雄西智恵美．(訳)．(1993)．*看護モデルを使う①オレムのセルフケア・モデル*．医学書院．

この原著は，イギリスで出版されたものです。『オレム看護論』第4版（Orem,

ドロセア・E・オレム

1991/1995）を理解しやすいように整理し，理解困難の最大の原因がモデルの用いている用語の特殊性にあるとして，オレムの概念の意味することを説明しています。いくつかのケーススタディが載せられており，オレムのモデルが適用できるさまざまな局面を浮き彫りにしており，また最後に理論のクリティークがなされています。

② Hartweg, D. H.（1991）．*Dorothea Orem self-care deficit theory*. California：Sage Publication./黒田裕子（監訳）．（2000）．*コンサイス看護論　オレムのセルフケア不足理論*．照林社．

　この原著は，米国で出版されたものです。『オレム看護論』第4版（Orem, 1991/1995）までを網羅して解説しています。コンパクトにまとめられた解説書で，看護実践や研究への適用例なども提示されています。

③ Marriner-Tomey, A.（Ed.）（2002）/小野寺杜紀（訳）．（2004）．ドロセア・E・オレム　看護のセルフケア不足理論．都留伸子．（監訳）．*看護理論家とその業績　第3版*所収（pp.197-219）医学書院．

　看護理論家の一人としてオレムが取り上げられ，『オレム看護論』第6版（Orem, 2001/2005）までが解説されています。

④ 本庄恵子（2007）．セルフケア理論　理論編．黒田裕子．（監修）．看護診断のためのよくわかる中範囲理論所収．*月刊ナーシング増刊号*，27（12）．18-26．

　セルフケア理論としてオレムの看護論を解説しています。この中で，オレムのいうセルフケアと，NANDA-I看護診断の「セルフケア」との違いについて論じています。

おわりに

　看護とその対象をセルフケアという視点からとらえるオレムの看護論を見てきました。オレムの理論は，具体的で実際的な理論とされていますが，実際に使用するには，理論で用いられている用語の理解や工夫が必要だと感じた方も多かったのではないでしょうか。実際に，オレムの看護論はジョンズ・ホプキンス大学病院など多くの実践に活用されています。私たちも修正・工夫などを加えることにより，日々の実践にオレムの看護論を活用することは可能であると考えます。

　オレムは，看護論の改訂を重ねるという精力的な活動を続けており，今後もオレムの看護論は改訂され洗練されていくことでしょう。私たちが実際にオレムの看護論を活用し，意見を述べていくことがオレムの看護論のさらなる洗練につながっていくのではないかと思います。

【文献】

Denyes, M. J.（1980）. *Development of an instrument to measure self-care agency in adolescents*. doctoral dissertation, the university of Michigan.

Denyes, M. J.（1998）. Orem's Model used for health promotion : directions from research. *Advances in Nursing Science, 11（1）*, 13-21.

Gast, H. L., Denyes, M. J., Campbell, J. C., Hartweg, D.L., Schott-Baer, D., & Isenberg, M.（1989）. Self-Care agency : conceptualizations and operationalizations. *Advances in Nursing Science*, 12（1）, 26-38.

Hartweg, D. H.（1991）/黒田裕子．（監訳）．（2000）．*コンサイス看護論　オレムのセルフケア不足理論*．照林社．

日野原重明．（総監修）．（1987）．*ナーシングマニュアル第5巻　糖尿病・甲状腺疾患看護マニュアル*．学習研究社．

本庄恵子（1997a）．セルフケア能力の概念の文献的考察．*日本保健医療行動科学会年報*，12，256-273．

本庄恵子（1997b）．壮年期の慢性病者のセルフケア能力を査定する質問紙の開発－開発の初期の段階－．*日本看護科学会誌*，17（2），46-55．

本庄恵子（2001）．慢性病者のセルフケア能力を査定する質問紙の改訂．*日本看護科学会誌*，21（1），29-39．

本庄恵子（2002）．セルフケア能力の構成要素とアセスメント．石鍋圭子．（編）．*リハビリテーション看護研究5　リハビリテーション看護とセルフケア所収*（pp.6-14）．医歯薬出版．

本庄恵子（2007）．セルフケア理論．黒田裕子．（監修）．看護診断のためのよくわかる中範囲理論所収．*月刊ナーシング増刊号*，27（12）18-26．

本庄恵子，野月千春，本舘教子（2015）．*基礎から実践まで学べるセルフケア看護*．ライフサポート社．

Kearney, B. Y. & Fleischer, B. J.（1979）. Development of an instrument to measure exercise of self-care agency. *Research in Nursing and Health*, 2（1），25-34．

黒田裕子（1996）．理論を勉強すると何がどうなるの？．黒田裕子．（監修）．やさしく学ぶ看護理論所収（pp.1-13）．日総研出版．

Marriner-Tomey, A.（Ed.）（1994）/小野寺杜紀．（訳）．（1995）．ドロセア　E・オレム　看護のセルフケア不足理論．都留伸子．（監訳）．*看護理論家とその業績　第2版所収*（pp.180-197）．医学書院．

Marriner-Tomey, A.（2002）/小野寺杜紀．（訳）．（2004）．ドロセア　E・オレム　看護のセルフケア不足理論．都留伸子．（監訳）．*看護理論家とその業績　第3版所収*（pp.197-219）医学書院．

Mcbirde, S. H.（1991）. Comparative analysis of three instrument designed to measure self-care agency. *Nursing Research*, 40（1），12-16．

南裕子，稲岡文昭．（監修）．（1987）．*セルフケアの概念と看護実践－Dr. P. R. Underwoodの視点から*．ゆみる出版．

中根千枝．（1967）．*タテ社会の人間関係*．講談社．

野口美和子．（監修）．（1993）．*ナーシングアプローチ　糖尿病の看護*．桐書房．

Orem, D. E.（1991）/小野寺杜紀．（訳）．（1995）．*オレム看護論　第3版*．医学書院．

Orem, D. E.（1995）. *Nursing concept of practice（5th ed.）*. St. Louis : Mosby Year Book.

Orem, D. E.（2001）/小野寺杜紀．（訳）．（2005）．*オレム看護論　第4版*．医学書院．

竹尾恵子．（監修）．（2000）．*超入門　事例で学ぶ看護理論*．学習研究社．

The Nursing Development Conference Group（1979）/小野寺杜紀．（訳）．（1984）．*看護概念の再検討　第2版*．メディカル・サイエンス・インターナショナル．

宇佐美しおり，鈴木啓子，Underwood, P. R.（2000）．*オレムのセルフケアモデル事例を用いた看護過程の展開*．広川書店．

シスター・カリスタ・ロイ
Sister Callista Roy

下舞紀美代

はじめに

　シスター・カリスタ・ロイ（Sister Callista Roy；1939～現在）は，看護の対象である人間を「適応」と「システム」という視点から説明しています。ロイの適応理論の初版『*Introduction to nursing：an adaptation model*』（1976）が，日本で翻訳され最初に出版されたものが『ロイ看護論—適応モデル』（松木光子.（監訳）〈1981〉，メヂカルフレンド社.）です。その後，『ロイ適応看護理論序説［原著第2版・邦訳第2版］』（HBJ出版局，1993）と『ザ・ロイ適応看護モデル』（医学書院，2002），『ザ・ロイ適応看護モデル 第2版』（医学書院，2010）が出版されています。

　ロイの適応理論は，臨床現場や看護教育の場で活用され，日本においても多くの研究的な実践報告があり，その報告には実践活用に有効であることが示されています（日高，2003）。ロイ適応理論の大きな特徴は，人間を全体的適応システムととらえ，理論の中で看護過程を明確に示しているところにあります。

　それでは，ロイ適応理論を理解するために枠組みに沿って見ていきましょう。

I. 枠組み1：理論を書いた人はどんな人だろう

　シスター・カリスタ・ロイは，1939年に米国ロサンゼルス市に14人兄弟姉妹の2番目で，長女として生まれています。1963年にマウント・セント・メリーズ大学（Mount St. Mary's College）で学士号を，1966年にカリフォルニア大学ロサンゼルス校（UCLA）で看護科学修士（M.S.）を取得しています。また，1973年に社会学修士号，1977年には看

護学哲学博士号を修得しています。ロイ適応理論の基本的概念は修士課程在学中に開発されています。

　ロイは，修士課程在学中に，指導者であるドロシー・E・ジョンソン（Dorothy E. Johnson）から看護における適応の説明を求められたことがきっかけとなり，看護を概念化する必要性を感じ，精力的に理論開発に力を注ぐようになりました。また，ロイは小児看護病棟のスタッフとして勤務し，子どもの適応能力と回復力に驚かされた経験があり，この経験は環境への適応を見いだすきっかけとなっています。

　ロイが適応理論を発表するまでの米国の状況は，第2次世界大戦（1939～1945年）やベトナム戦争（1965～1975年）が勃発しています。また，ロサンゼルスでは黒人住民の暴動が起こったり，原子爆弾が作られたり，アポロ11号が世界初の月面着陸を成功（1969年）させたりしています。錯綜する思想や目覚ましい科学の発達が人間を死に至らしめたり，未知を既知に変え，差別のない平等で平和な人間愛と隣人愛が求められたりと複雑な時代背景がうかがえます。

　また，ロイ自身も1967年に体調を崩し，1979年と1995年に脳腫瘍（良性）で手術をしています。この時，右の聴力を失っています。このように，ロイを取り巻く環境は疾風怒濤のごとく変化しています。どのような苦境の中でも適応的であろうとするロイは，彼女の理論の礎と言えるでしょう。

　ロイは，聖ヨセフ・カロンデレのシスターでもあり，カロンデレ教会の長老（一番地位の高いシスター）の任にあります。キリストの教えである深い人間愛と隣人愛は，ロイ適応理論の人間のとらえ方に影響しています。

　現在，ロイはボストン・カレッジ看護学部大学院の教授として，国内外のロイ適応理論の研究者たちの研究指導や適応の定義の見直しのための研究，執筆活動を行いながら，適応への促進に向けて活躍中です。

　ロイは現在までに，看護の専門的標準の向上に努めた功績を認められ，国家創立者賞を受賞（1981年），アルベルノ大学人文学名誉教授（1984年），東部ミシガン大学名誉教授（1985年）となり，『Essentials of the Roy adaptation model』（ロイ適応看護論入門）が1986年のAJN（American Journal of Nursing）年間最優秀図書に選ばれています。最近では，ロイ適応看護理論の検証研究を行動アセスメントした著書『The Roy adaptation model-based research：25 years of contributions to nursing science』で，2000年の「Alpha Sigma Nu National Jesuit Book Award賞」を受賞しています。また，北米看護診断協会（NANDA）の看護理論家グループ委員長を10年間務めました。

　以上，ロイ適応理論を書いた人とその理論が生まれた時代背景を述べてきました。次に，

ロイ適応理論の基盤になっている理論やロイ自身の経験を説明したいと思います。

II. 枠組み2：看護理論家は理論を書く時に一体何を材料にしたのだろうか

　ロイは大学院の学生時代（1964～1966年）にドロシー・E・ジョンソンに学び，看護を定義づけることの重要性を自覚し，看護についての自分の考え方を彼女の最初の出版物（「Adaptation：a conceptual framework for nursing」*Nursing OutLook*，18，No.3，March 1970）で公にしました。

　そのロイ適応理論の基盤となったものは，ハリー・ヘルソン（Harry Helson，1964）の適応レベル理論（Adaptation-level Theory）と，システム論『一般システム論』（Ludwig von Bertalanffy，1968）です。また小児科の看護師として働いていた時，子どもの回復力と適応力に気づき，その経験から，適応は看護の概念として適切であるという印象を得たのです。

　ロイは，自分が勤める大学の看護カリキュラムの基礎としてこの考え方を応用し，その後10年にわたってマウント・セント・メリーズ大学の1,500人以上の教職員と学生が，ロイ適応理論の基礎概念の明確化・精密化・拡大に力を尽くしました。

　その骨子となった適応レベル理論とシステム理論を紹介します。

A. ロイ適応理論の骨子となった適応理論

　ヘルソンの適応理論においては，適応反応は刺激の影響を受けた時の内部環境の変化を反映したもので，適応レベルは3つの刺激の共同効果によってつくられます。3つの刺激とは，焦点刺激（focal stimuli）：その人が直面している刺激，関連刺激（contextual stimuli）：存在する焦点刺激以外のすべての刺激，残存刺激（residual stimuli）：関連はあるが明確にできない刺激です。この3つの刺激に対して肯定的反応が生じるか否定的反応が生じるかどうかを決定するものが適応レベルとなります。肯定的反応とは，環境の変化に安定した生命体として反応することを言い，否定的反応とは，不安定な生命体として反応することを言います。

　例えば石につまずいて転びそうになった時，とっさに手を出して何かにつかまったり，長い赤信号で足止めが生じた時にいら立ったりしたとします。この例だと"石につまずく"

"長い赤信号"は刺激です。この刺激に注意が集中して、それに対処する反応を起こします。このように人が直接的に遭遇する刺激を焦点刺激と言います。しかし、転びそうになったのは、石につまずいただけでなく、靴が大きすぎたり、久しぶりに長く歩いたりということもあります。長い赤信号でいら立った場合も、急ぐ用件があったり、暑い日差しが全身を照らしたりと、ほかにも影響する刺激があります。この刺激を関連刺激と呼びます。

また、過去の経験で転びそうになった時の記憶は残っていなくとも手を出してけがから身を守るという行動につながったり、赤信号で足止めされて何かに遅れた経験があれば、さほど急ぐ理由はなくともいら立つかもしれません。しかし、その経験と反応の関係性が明確にできない場合、残存刺激となります。そしてここで言う反応は"とっさに手を出す"と"いら立ち"ですが、"とっさに手を出す"は肯定的、"いら立ち"は否定的反応と言えます。適応レベルが高いほど反応は肯定的となり、適応レベルが低いと反応は否定的となります。しかし、その適応レベルは、刺激や個人によって異なるものです。例えば、夏の暑さは大丈夫だけれど冬の寒さには耐えられないとか、その逆もあると思います。暑さという刺激に対する適応レベルは高いのですが、寒さという刺激に対する適応レベルは低いということになります。ヘルソンの適応レベル理論は3つの刺激と適応反応、適応レベルを明確にした理論なのです。

B. ロイ適応理論の骨子となった一般システム理論

一般システム理論（Bertalanffy, 1968）の基本的なプロセス（単純システム）として、入力、出力、制御、フィードバックがあります。例えば、情報は伝達されて入ってきますが、これを入力と呼びます。この情報を受け取るところが受容器です。受容器から伝達された情報は制御機構を通ります。情報は実行器を通って反応します。これが出力です。その出力された反応が入力にフィードバックするという一連の流れをシステムと言います。この考え方は、開放システム、生体システム（Bertalanffy, 1968）に依拠しています。

人の体の動きで考えてみましょう。あなたが散歩している時に、急に雨が降ってきました。雨音や皮膚が濡れる感触、雨水が情報として受容器に入力されます。その情報は制御機構に伝わります。"走れ"と制御機構が情報を出します。その情報は実行器に伝わります。そして走るために筋肉が動き出します。これが出力です。"走る"という行動はフィードバックされ、また走り出したという情報を受容器に伝えるのです。制御機構（人の体で言えば脳）は「もう少し速く」という情報を出すかもしれませんし、「屋根のあるところに走り込め」という情報を出すかもしれませんが、実行器はこの情報を得て、筋肉をフル

に使うか，辺りを見渡して雨宿りの場所を探すなどの反応をするのです。これがシステム理論の入力，制御，出力，フィードバックです。

　もう少しこの現象を説明しましょう。人の体は雨に濡れると体温を失います。そこで制御機構である脳は，低体温にならないように，雨から逃れ，筋肉を動かしてエネルギーを燃焼して体温の恒常性を保とうとするのです。つまり，人のホメオスタシス現象でもあるのです。システム理論は，生物学的な視点でとらえると，何かの刺激が情報として脳に伝わり，不安定な状態になった時，安定した状態に戻すための行動の過程を説明しているのです。

　ロイは，この2つの「適応」と「システム」という考え方を基盤に理論の概念化をしてきました。そして，将来に向けて適応の定義を見直すという課題に取り組み，創造力を持つ宇宙における人間の有意味性に視点を置き，さらなる理論の開発に取り組んでいます。

III. 枠組み3：看護理論の骨格部分に何が書かれているのかを見てみよう

　ロイは，1966年にロイ適応理論の基礎となる概念を開発し，その後現在に至るまで検証研究を重ねてきました。ここでは，1999年に出版され，2002年に松木光子氏が監訳した『Roy adaptation model 2nd ed.』（松木光子．（監訳）．〈2002〉．ザ・ロイ適応看護モデル．医学書院．）から，仮説を紹介します。

　ロイ適応理論の基本となる仮説は，科学的仮説（システム理論，適応レベル理論）と，哲学的仮説（ヒューマニズム，ヴェリティヴィティ）で構成されています。ヴェリティヴィティ（veritivity）とはロイ（Roy, 1999）の造語で「人間存在の有意味性」を示します。

A．ロイ適応理論の概念となる視点：科学的仮説

1．システム理論

　ロイは，適応システムとしての人間を，相互に依存している各部分が，ある目的のために統合に向かって機能するものと見ています。そして，システムとして，人間が機能するためには調節機構が欠かせません（Roy, 1999）。生命・生活システムのプロセスは，単一の刺激が単一の反応を引き起こすとは限りません。

　このプロセスは，まず刺激が受容器を介して伝わり，制御を経て実行器を介してアウトプットされます。そのアウトプットされた反応は再度，刺激となって受容器に伝達されま

す。この伝達をフィードバックといいます。このフィードバックがあることで，自己制御され安定した反応を示すことができるのです。

　この単純なシステムから，人間の適応システムを考えました。その人間の適応システムは，複雑な相互作用を示すことより「適応システムとしての人間」としたのです。この適応システムは，先ほどの単純なシステムに加えて，インプットされる刺激には個人の異なる適応レベルが関与するとし，制御を経てアウトプットされます。この反応は，適応反応と非効果的反応をとります。そして，アウトプットされた反応はフィードバックにより新たな刺激となり，制御へと伝わります。人はこの伝わった刺激により，適応に向かって努力をするかどうかが制御で決められるのです。

2．適応レベル理論

　ロイは"適応"について，個人としてまたは集団としてものを考え，感じている人間が，人間と環境の統合をつくり出すために，自覚的な意識と選択肢として使うプロセスとその成果であると定義しています（Roy, 1999）。適応レベルについては，環境の変化に肯定的に反応する能力は，人間の適応レベルの機能ととらえています。さらにこの適応レベルは，置かれている状況からの要請や人間の内的な資源によって影響を受けて変動していると考えられています。肯定的に反応する能力には，その人の基本的能力や希望，夢，抱負，動機づけなど，人間を成熟に向けて絶え間なく動かしているものすべてがあると述べられています（Roy, 1999）。

　ロイは，この適応レベルを，人と環境の相互作用の中で生命・生活過程の構造や機能が全体として効果的に働いていれば統合レベル，統合に向かって制御（対処機制：個人であれば認知器・調節器，集団であれば安定器，変革器）が活性化している場合を代償レベル，統合と代償が不十分な適応レベルを障害と3つのレベルに分けています。インプットつまり刺激が，制御機構（対処機制：個人であれば認知器・調節器，集団であれば安定器・変革器）でコントロールされ，行動または反応としてアウトプットされるのですが，その時の内的・外的環境の変化で，適応レベルも変化するということです。

B．ロイ適応理論の概念となる視点：哲学的前提

　ロイの哲学的前提は，ヒューマニズムとロイ自身の造語であるヴェリティヴィティという2つの哲学原理に基づいた8つの仮説から成ります。ヒューマニズムにおける4つの仮説は，①個人として，あるいは集団として創造的な力を共有する，②単に因果関係の一環

表1. ロイ適応モデルの基本となる仮説

科学的仮説	
システム理論	適応レベル理論
全体性（holism） 相互依存 コントロールプロセス 情報のフィードバック 生命体システムの複雑性	適応としての行動 刺激と適応レベルの機能としての適応 個別でダイナミックな適応レベル 肯定的で活動的な反応のプロセス
哲学的仮説	
ヒューマニズム	ヴェリティヴィティ（veritivity）
創造性 目的性 全体性（holism） 対人関係のプロセス	人間存在の有意味性 目的の単一性 活動性，創造性 人生の価値と意味

〔出典：Roy, 2009/2010, p.35〕

としてではなく目的を持って行動している，③固有の全体性を持っている，④統合性を維持し，人間関係のニーズを実現するために努力する（Roy, 2009/2010）です。

ヴェリティヴィティは，社会における人間には，①人間存在の有意味性，②人類の目的の単一性，③普遍的な善を実現するための活動性と創造性，④人生の価値や意味の4つがあるとしています（Roy, 2009/2010）。**表1.**はロイ適応看護理論の基本的な前提を表したものです。

ロイは，将来に向けて適応の定義を見直すという課題に取り組んでいます（Roy, 1997）。システム理論と適応レベル理論の考え方から，科学的前提と哲学的前提を提示しています。ロイが示す哲学的な立場は，「看護は人間を物理的・社会的環境と同じ広がりをもつものと考える。看護専門職者は価値観に基礎を置く立場をとる。そして人間に対する信頼と希望に基づいて，人々の幸福に参画する学問を作り出す」（Roy, 1997）とされています。

ロイ適応理論の基本原理は，ここで述べてきた仮説に基づいています（**表2.**）。

C. ロイ適応理論の概念となる視点：文化的前提

ロイは，看護師が直面する文化的背景の違いがあることを理解しており，ロイ適応モデルは文化的ニーズに応じて調整できると主張していました。しかし，調整に関するガイドラインがなかったことから，その国の文化に合った方法でロイ適応モデルの発展を図るために文化的前提を提示しました。

表2. 21世紀に向けてのロイ適応モデルの前提

哲学的仮説
・人間は世界および神との相互関係をもつ。
・人間がもっている意味は宇宙の最終地点の収束に根づいている。
・神は森羅万象のなかに身近なものとして存在し，創造物の共通の目的である。
・人間は気づき，悟り，信仰という人間の創造の力を活用する。
・人間は宇宙を継承させ，維持させ，変容させる過程に対して責任をもつ。
・特定の文化のなかでの経験は，ロイ適応モデルの各要素の表現に影響をおよぼすであろう。
・ある文化のなかには，その文化にとって重要で，より広い範囲でロイ適応モデルの構成要素のいくつかあるいはすべてに影響する概念がある。
・ロイ適応モデルの構成要素の文化的な表現は看護アセスメントなどの実践活動に変化をもたらすことがある。
・ロイ適応モデルの構成要素が文化的な枠組みのなかで発展するとき，教育と研究への影響は独自の文化の経験と異なることがある。

科学的仮説
・物質やエネルギーのシステムは，複雑な自己組織の高いレベルまで進歩向上する。
・意識と意味は人と環境の統合によって成立する。
・自分自身と環境に対する認識は，思考と感情に根づいている。
・人間はその意思決定によって創造的過程の統合に対して責任をもつ。
・思考と感情は人間の行動の成立の媒介となる。
・システムの相互関係には，受容，防護，相互依存の促進が含まれる。
・人間と地球は共通のパターンをもち，補完的な関係にある。
・人間と環境の変容は人間の意識の中でつくられる。
・人間と環境の意味の統合は適応を生じる。

文化的前提
・特定の文化のなかでの経験は，ロイ適応モデルの各要素の表現に影響をおよぼすであろう。
・ある文化のなかには，その文化にとって重要で，より広い範囲でロイ適応モデルの構成要素のいくつかあるいはすべてに影響する概念がある。
・ロイ適応モデルの構成要素の文化的な表現は看護アセスメントなどの実践活動に変化をもたらすことがある。
・ロイ適応モデルの構成要素が文化的な枠組みのなかで発展するとき，教育と研究への影響は独自の文化の経験と異なることがある。

〔出典：Roy, 2009/2010, p.39〕

IV. 枠組み4：看護で中心的な概念，つまり人間・環境（社会）・健康・看護などについて理論家はどのように描いているのだろうか

A. 人間は全体的適応システム

　ロイは人間を全体的適応システム（Roy, 2009）としてとらえています。全体的（holistic）という考え方は，人間の行動は統一して全体して機能するという，哲学的仮説に由来する人間システムに依拠したものです。人間は，変化する環境の中で絶えず成長・発達する適応システムと認識されています（Andrews & Roy, 1986/1992）。
　全体的適応システムとしての人間は，宇宙を含む環境と絶えず相互作用し，成長発達をしつつ全体的適応システムとして機能します。

個人や集団の全体的適応システムは，反応を起こさせるものとしての刺激によるインプット，その刺激をコントロールする対処プロセスを経て人間の反応としてアウトプットされます（Andrews & Roy, 1999）。この対処プロセスは，先天的なものであり，神経系や化学物質の働き，内分泌系の働きが関与する調節器サブシステムと，後天的なもので知覚と情報処理，学習，判断，感情という4つの認知・情動のチャンネルを通して行われる認知器サブシステムがあります（Andrews & Roy, 1999）。

　また集団では，構成員が社会システムの目的を達成するための機能や価値観にかかわる安定器サブシステムと，変化や成長のための構造やプロセスに関与する変革器サブシステムとされています（Roy, 2009）。

　刺激は対処プロセスを経て，行動としてアウトプットされるのです。そして，その反応はフィードバックされ，新たな刺激としてまたインプットされます。身体の生理的恒常性は，ほぼ自動的にこの生体システムによって調整され，制御され，保たれます。このように，ロイ適応理論では人間を，環境との相互作用を行う全体的適応システムとして説明しているのです。適応とは，環境の変化に効果的に反応し（行動も含む），またフィードバックによって環境に影響を与える（Andrews & Roy, 1986/1992）ことを言います。ここで言う行動とは，特定の状況下での内的外的な行為や反応を意味します。

　さて，アウトプットされた行動（特定の状況下での内的・外的な行為や反応）ですが，この行動には，適応的行動と非効果的行動があります。そしてその行動は4つの様式である生理的-物理的様式，自己概念-集団アイデンティティ様式，役割機能様式，相互依存様式に分類されます。しかし，行動は必ずこの4つのどれかに分類されるというものではありません。ある母親の"食欲がない"という行動は，生理的様式とも言えるでしょう。しかし，食欲がない理由が病気の子どもを亡くした悲しみであるような場合に，自己概念-集団アイデンティティ様式，役割機能様式，相互依存様式に含まれる行動となるかもしれません。つまり，子どもが亡くなったことを，自分の観察が至らなかったためだと思い，自尊心が低下すれば自己概念-集団アイデンティティ様式に分類されるかもしれないし，子どもとの相互関係が断たれたことで悲しみが増しているのであれば，相互依存様式に分類されるかもしれないのです。

　このように，行動は1つの様式に分類される場合もあれば，複数の様式に分類される場合もあるのです。図1.に示したように，行動と書かれた矢印の先端は，適応範囲内にとどまっているものと，適応範囲を超えたところにあるものが示されています。適応範囲内の行動は適応レベルにあり，そのレベルを超えた行動が非効果的な行動なのです。図3.はロイ適応理論で実際に看護を展開する場合，アセスメントの基本的な概念となります。

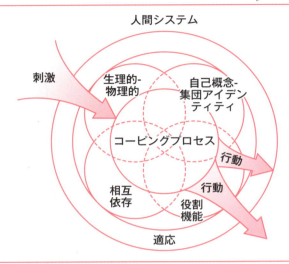

図1. 人間の適応システム

B. 環境には人間の発達と行動, 入力される刺激が含まれる

　環境は, 適応システムとしての人間の内部の世界と外部の世界としています。このシステムとしての人間を説明する上で, 先に述べたヘルソンの3つの刺激で適応レベルが示され, 個人または集団は環境の変化と相互作用して適応反応を起こすとされています (Andrews & Roy, 1986/1992)。人間は, 常に変化し続けている環境に対して反応する能力を持ち, 成長・発達しているのです。ロイの説く環境には, 全体適応システムとしての人間の発達と, 行動を取り囲みかつ変化を与えるあらゆる条件, 状況, 影響, つまり意識的・無意識的にインプットされる刺激が含まれていることになります。例えば, 気温が高い時は, 薄手の衣服をまとって涼しい日陰で過ごすといった, 高い気温という刺激に対して肯定的に反応します。

C. 健康は統合された全体としての人間

　ロイ適応理論の健康は, 統合された全体としての人間であること, あるいはそうなりつつある状態やそのプロセスであると定義されています (Roy, 2009)。適応システムとしての人間の健康は, 人間と環境が相互作用し, 変化に応じて絶え間なく成長・発達していくことを意味しています。また, アウトプットされた行動は, 健康である場合は肯定的な適応行動であることを意味します。健康への働きかけは, つまり適応行動への促進と言えます。

例えば，腎不全や糖尿病の患者は，慢性的疾患の症状を安定させるために自己コントロールが必要となります。この人たちが疾患を抱えながら可能な限りの努力とサポートをすることによって日常生活を営み，家族の一員としての役割を果たしていれば，健康と考えるべきです。

D. 看護は4つの適応様式に適応を促進すること

　ロイは看護の目標を，4つの適応様式の各々の行動における適応を促進することとしています（Roy, 1984）。看護師は，適応を促進させることによって，人間の健康や生活の質，あるいは尊厳ある死に貢献するという役割を持ちます。個人や集団に対する看護は，入力としての刺激を減らしたり，少なくしたり，また対処機制の活性化を行ったりします。4つの様式のそれぞれに対して適応へと促進することを看護ととらえています。
　健康であっても疾患があっても，死が目前に迫っていても，刺激を操作・強化しつつ適応を促進することと言えます。

V. 枠組み5：この理論にはどのようなことが書かれているか，もう少し詳しく見てみよう

　ロイ適応理論は「システム理論」「適応レベル理論」を基礎的な概念とし，全体的適応システムとしての人間を，個人と集団の側面から定義しています。この枠組みでは，全人的適応システムを，4つの適応様式（生理的様式，自己概念様式，役割機能様式，相互依存様式）を中心に，もう少し詳しく説明していきます。
　ロイ適応理論は当初，個人の適応様式だけを取り上げていましたが，その後，集団の適応様式についても，個人の4つの適応様式に対応させて，物理的様式，集団アイデンティティ様式，役割機能様式，相互依存様式（Roy & Andrews, 1999）として定義づけています。
　全人的適応システムでは，人間は絶えず変化する環境からの刺激を対処機制で処理し，行動します。この対処機制は，個人では調節器サブシステムと認知器サブシステム，集団では安定器サブシステムと変革器サブシステムとされています。安定器サブシステムは，集団における価値観や日常生活に関係し，その集団の関係者が共通する主要な目的を達成するというものです。個人の認知器が環境の変化に反応するために認知・情動的な経路を持つように，集団も変革や変化に対する情報プロセスを働かせる変革器サブシステムが存

在するのです。

しかし，この対処機制は人の内面で行われるプロセスのために，直接観察できるものではありません。直接観察できるのは，この対処機制によってアウトプットされた行動だけなのです。この行動はロイが開発したアセスメントの枠組みである4つの様式で観察できます（Roy, 1984）。4つの様式は，個人と集団の双方のアセスメントが可能なように，生理的-物理的様式，自己概念-集団アイデンティティ様式，役割機能様式，相互依存様式に分類されています。それでは，それぞれの様式について説明します。

4つの適応様式

1．生理的-物理的様式

この適応様式は，物理的・科学的プロセスにかかわる様式です。環境からの刺激に対しての身体的な行動を扱います。個人に対しての生理的様式の行動は，人間の身体を構成するすべての細胞，組織，器官，そして生理的活動から生じるもので，生理的機能に結び付いたものです。人体を構成する細胞や組織，臓器，器官などの生理的活動で刺激が対処機制を活性化し，行動を生じさせます。生理的様式は，5つの基本的ニードとして，①酸素化，②栄養，③排泄，④運動と休息，⑤防衛，そして，人間の複雑な生理的な適応に複合的な過程である4つの行動を，⑥感覚，⑦体液電解質，酸・塩基平衡，⑧神経機能，⑨内分泌機能で表しています。

この様式は，解剖学や生理学，病態生理学，化学に裏づけられる行動と言えます。主に活動する対処機制は調節器サブシステムとなります。このシステムを介して生理的機能に関与します。

集団や集合体に対する物理的様式では，集団の適応システムを基本的な操作資源や参加者（集団や集合体の人々），物理的施設，財政的資源に関係する適応を明らかにする仕方と定義しており，基本的ニードは操作的統合とされています（Roy & Andrews, 1999）。物理的様式の場合，参加者の能力は，適応システムの主要な資源となります。参加者の能力が物理的適応様式の基本的ニードである操作的統合を充足させることはできません。

集団の参加者の能力は，適応という目標に向かうために重要な要件となります。集団における適応システムの目標とは，集団が家族，集団，組織，地域，あるいは社会のいずれであっても，効果的な適応反応は通常，その集団の存続や持続的な成長，思念，価値観，文化遺産を伝える能力，理想と目的を達成する自信と成功を指しているとしています（Roy, 2009/2010, p.111）。

シスター・カリスタ・ロイ

2．自己概念-集団アイデンティティ様式

　自己概念様式は，人間システムの人格的側面にかかわる適応様式です。個人の人間システムに対応する個人の自己概念様式と，集団の人間システムに対する集団アイデンティティ様式を示しています。集団とは，個人の自己概念様式と関係のある人々のことを指します。

　ロイは，集団における適応可能な理論へと発展しています（Roy, 2009）。自己概念様式は，主に人間の心理的・精神的側面に焦点を絞り，基本的ニードは精神的・霊的統合の名で呼ばれ，精神的統合性を示しています。自分は何者であり，何になることができ，どのように存在しているのかを知るニードです。

　自己概念様式は2つの構成要素から成ります。一つは身体的自己で身体感覚とボディイメージが含まれます。もう一つは個人的自己で，自己一貫性，自己理想，道徳的・倫理的・霊的自己から構成されます。

　集団アイデンティティ様式は，集団の参加者が自分たちをどのように認識しているかを表すものです。対人関係，集団自己イメージ，社会的環境，文化から構成され，基本的ニードはアイデンティティの統合です。

　自己概念-集団アイデンティティ様式は，内的知覚と他者の反応の知覚によって形成され，自分が抱く信念と感情の合生体の感覚による行動をアセスメントする様式なのです（表3.）。例えば，「私は，背が高い」は身体的自己のボディイメージに関連した行動です。また，「私は社会が求める人材になりたい」は個人的自己の自己理想に関連した行動です。そして集団では，体育大会で競うための複数の集団が結成されたとします。その集団は誠実に健全に，同じ目標に向かって行動します。このような行動は集団を構成する人によって，ある集団は「勝利」という目標となったり，ある集団は「団結」という目標であったりします。「勝利」や「団結」を目指して行われる集団的な行動は，その集団の参加者が体験する環境や文化，価値観などが基盤になって構成され，その集団のアイデンティティとなります。

3．役割機能様式

　役割機能様式は，人間が社会の中で担っている役割に焦点を当て，他者との関係の中で果たす役割に対する人の適応を，アセスメントする場合の指標となるように開発され，個人や集団の場合の双方で応用されます（表4.）。個人の役割機能様式は，個人が社会の中で果たす役割に焦点を当て，社会の機能単位としての役割は，ある一つの立場を占めている人が，ほかの立場にいる人に向かってどのように行動するかということについての一連の期待を言い，役割機能とは，与えられた社会的位置づけに基づく任務の実行機能を言います。

　役割機能様式の基礎にある基本的ニードは社会的統合です。社会的統合とは，個人が他

表3. 自己概念-集団アイデンティティ様式の重要概念

重要概念	定義
アイデンティティの統合 (identity integrity)	集団および集団員の正直さ，健全さ，および安全性を意味する
外集団の固定観念 (out-group stereotyping)	自分自身の集団以外の人々の集団を，あるタイプの特性に関連づける信念．これらの信念は個人の判断に影響を及ぼす
家族の結合力 (family coherence)	家族員の統一の状態か，一貫した思考の概念
共有アイデンティティ (shared identity)	集団メンバーが環境についての共通の知覚，認知的・感情的指向性，目標と価値の共有に至るプロセス
個人的自己 (personal self)	自己の性格，期待，価値観，価値についての個人の評価を示し，自己一貫性，自己理想，道徳的・倫理的・霊的自己が含まれている
コーピング方略 (coping strategies)	適応を維持するために人が習慣的に用いる反応．日常生活時やストレスの時期に統合性を維持するために人が機能する仕方
コミュニティ (共同体)（community）	互いに近隣に住む，住まないにかかわらず，ある共通の絆をもつ人々の集団．例えば，同じ信仰をもつ人々，あるいは出身国が同じ人々など
コミュニティの結束 (community cohesion)	サポート，信用，および愛情を通しての共同体のメンバーとの結合
シェーマ（スキーマ） (schema)	情報をコード化して表すための構造
自己一貫性 (self-consistency)	一貫した自己機能を維持し，不均衡を避けようとすること．自己に関する観念の組織化されたシステムのこと
自己概念 (self-concept)	個人がある時点で自分自身に対した抱く信念と感情の合成体であり，内的認知と他者との反応についての知覚によって形成される．人の行動を導くもの
自己シェーマ（スキーマ） (self-schema)	過去の経験から導き出される自己についての認知の一般化であり，他者との相互作用の中に含まれる自己に関する情報を処理し，組織化し方向づけること
自己尊重 (self-esteem)	自己の価値についての個人の知覚．個人的自己において顕著にみられる
自己の焦点づけ (focusing self)	全体の人間社会の中にあって個別的な自己でありつづけるという希望，エネルギー，持続性，意味，目的，誇りを浮き上がらせるような仕方で，身体的・個人的自己と接しつづけるプロセス．自己についての知覚（awareness），人間と環境の統合の要素である．人間は，思考と感情を通して，自己についての認識に焦点をあてる
自己の知覚 (Perceiving self)	環境において，起こっていることを取り入れ，知覚を通じてそれが誰であるかを定義するプロセス．この定義には，どのようにインプット（入力）を解釈するかに基づいている
自己の発達 (developing self)	身体的・心理的・認知的発達．自己に対する他者の反応についての知覚に基づく自己知覚の成長

表3. の続き

重要概念	定義
自己理想 (self-ideal)	自分がどのようでありたいか，または何をすることができるかということにかかわる個人的自己の構成要素の1つ
社会的環境 (social milieu)	そのグループを取り囲むすべての人工的な環境（その環境もはめ込まれている）について言及すること
社会的文化 (social culture)	そのグループの中の環境あるいは社会的文化的環境特定の部分が社会経済的な状態と特に民族性から成り立っている
集団アイデンティティ（集団同一性）(group identity)	社会的環境と文化，集団の自己イメージ，目標達成に対する共同責任を生み出す関係，目標，価値観の共有をいう
集団文化 (group culture)	集団によって合意された期待をいい，これには価値観や目標，関係づけのための規範が含まれる
人生の終焉 (life closure)	人生の意味の問題を解決し，やがて訪れる死の現実を受容するプロセスであり，その人が歩んだ人生の締めくくりをいう
身体感覚 (body sensation)	自己を身体的存在として感じ，経験する能力をいう
身体的自己 (physical self)	自己の身体的属性，機能，性（セクシュアリティ），健康－疾病状態，外見を含む身体的存在についてのその人の評価，身体感覚とボディイメージが含まれる
精神的・霊的統合 (psychic and spiritual integrity)	個人レベルでの自己概念様式の基本ニード．自分が何者であるかを知るという，宇宙の中での統一的感覚．人と宇宙には共通するパターンがあり，宇宙の中で人は統一された感覚を有すると受け止めることができる．意味と目的をもって存在したいというニードをいう
性的不能 (sexual ineffectiveness)	身体的・心理的な要因に関連した非効果的な性行動．性的自己の感覚や攻撃的性行動の減少によって明らかになる
道徳的・倫理的・霊的自己 (moral-ethical-spiritual self)	個人的自己の構成要素の1つ．信念体系，宇宙との関係の中で自分が何者であるかについての評価が含まれる
不安 (anxiety)	漠然とした非特異的な脅威によって心が苦しく，落ち着かない状態．個人の自己一貫性の感覚を脅かす
ボディイメージ（身体像） (body image)	自分自身の体についての見方．自分の個人的外見についての見方
モラールの低下 (low morale)	結束へと向かう通常の傾向に問題が生じ，アイデンティティの共有のプロセスがうまく進まない場合に集団が陥る状態．集団の目標または関係にかかわる活動のためのエネルギーが低下することで明らかになる

「Roy & Andrews (1999)／松木光子．（監訳）．(2002)．ザ・ロイ適応看護モデル (pp.369-371) 医学書院．Roy (2009)／松木光子．（監訳）．(2010)．ザ・ロイ適応看護モデル 第2版 (pp.403-404, p.541) 医学書院．を参考にして作成」

〔出典：小田正枝，2016，pp.91-92〕

表4. 役割機能様式の重要概念

重要概念	定義
役割（role）	役割とは，個人が集団の中で占めている地位にふさわしいものとして期待されている行動様式を指す
一次的役割 （primary role）	年齢，性別，発達段階に基づいて社会から個々の人間に与えられた役割をいう．人生のそれぞれの成長期に人がとる行動の大半をこの一次的役割が決定する
二次的役割 （secondary role）	個人が発達段階と一時的役割の期待に応えるために引き受ける役割をいう．例えば，夫，妻，父，母，会社員，教員，看護師，学生などの役割がそれにあたる
三次的役割 （tertiary role）	一時的な役割である．それは，個人の一次的，二次的役割における期待に伴って選択されるものである．例えば，地域のサッカークラブのメンバー，PTAの会長などの役割がそれにあたる．病人役割もそれが一時的なものなら三次的役割に分類される
役割発達 （developing roles）	人のライフサイクルに応じて新しい役割が加わることや従来の役割が使命を終えること，このような役割の変化を通して，人が成熟していくことをいう．これは役割の期待を学習することを伴っている
社会的統合 （social integrity）	個々人にとっての役割様式に対して個人が感じる基本的ニーズであり，それはまた行動するために自分が他者とどのような関係にあるかを知ろうとするニーズである
道具的行動 （instrumental behavior）	人が目標の達成に向けて効果的な手段を選択しながら行う行動のこと
表出的行動 （expressive behavior）	個人がその役割を遂行するにあたって他者に示す感情や態度のこと
役割期待 （role expectation）	ある役割に対して，他者や社会から期待されている行動をいう．例えば，「先生らしく」や「学生らしく」といわれるものである
役割克服 （role mastery）	個人が役割セットに伴う社会的期待にみあう表出的行動・道具的行動をとれること
役割セット （role set）	個人がある時点でもっている役割の束のことをいう．例えば，母親の役割セット，看護師の役割セットという言い方ができる
役割取得 （role-taking）	個人が相手の役割の領域に現れることを眺めその行動を熟視し，あるいは予想する過程のことをいう．この概念によれば，個人の相互行為は他者の役割についての判断に基づいており，この概念は役割の相互行為の両当事者にとっての意味に焦点を合わせる
役割移行 （role transition）	個人が新しい役割を身につけていく過程をいう．この過程において，個人は適応的な表出的役割行動と道具的役割行動（目標志向的な役割行動）が次第に効果を表していくという経験をする．例えば，1人の看護学生が一定の仕事を任される看護師になっていく場合，このような役割移行があるといえる
役割葛藤 （role conflict）	その人の役割セットの中で，ある役割に対する自分や他者の期待が矛盾すること（役割内葛藤）．あるいはその人の役割セットの中で，いくつかの役割に対する自分や他者の期待が矛盾すること（役割間葛藤）
役割失敗 （role failure）	人のとっている役割に表出的行動や道具的行動が欠けている，あるいはその行動が非効果的な状態

シスター・カリスタ・ロイ

表4. の続き

重要概念	定義
社会化 （socialization）	広い意味で子どもが社会の一員へと変容を遂げていく過程．特に集団において役割期待を習得していく過程
集団の役割機能 （role function for group）	集団組織の目標がどのようにして達成されているかの一連の行動に焦点をあてる．集団の機能を達成するためにメンバーが行うことに対するフォーマルまたはインフォーマルに開発された期待の構造
役割統合 （role integrating）	集団の機能が遂行されるようメンバー全員の異なる役割を管理する過程．補完的役割を持つ個人や集団のメンバー全員の責任と期待を調節する
役割の明確化 （role clarity）	集団レベルの役割機能の基本的ニード

「Roy & Andrews（1999）／松木光子．（監訳）．（2002）．ザ・ロイ適応看護モデル（pp.419-420）．医学書院．Roy（2009）／松木光子．（監訳）．（2010）．ザ・ロイ適応看護モデル 第2版（p.451, p.575）．医学書院．を参考にして作成」

〔出典：小田正枝，2016，pp.106-107〕

者との関係において自分がどのような存在であるかを知り，行動できるためのニードと言えます。

集団での役割機能は，集団の使命や課題，集団の機能の達成に役立つことを言い，集団の役割機能様式の基本的ニードは，役割の明確化です。ロイ適応理論では，1次的役割，2次的役割，3次的役割の3つに分類されています。この3つの役割機能は手段的行動と表出的行動から成ります。1次的役割は，発達段階の範囲内で性別と年齢で示されます。例えば，0歳女性や15歳男性などです。2次的役割は，発達段階と一時的にその役割の期待に応じるもので娘，妻，夫，母親，学生などです。3次的役割は，1次的役割と2次的役割における期待に伴って選択されるもので，町内会長やサークルのキャプテンなどが該当します。

4．相互依存様式

相互依存様式は，愛情，尊敬，価値，知識など人間が提供できるすべてのものを他者に与え，また受け取るといった相互作用に焦点を当てています。個人の場合であっても集団の場合であっても，基本的ニードは関係的統合を言います。ロイ適応理論では個人に適用される特定の2つの関係性，「重要他者」と「サポートシステム」を相互依存様式の視点にしています。「サポートシステム」とは相互依存のニードの充足に寄与する他者を言います。行動は受容的行動と貢献的行動でアセスメントします。例えば，ある子どもにとっての重要他者は母親でしょう。子ども側から考えると，子どもが傷ついた場合，子どもは母親からのいたわりを受け（受容的行動），子どもは母親に対して「ありがとう」という言葉を返す行動（貢献的行動）を取るかもしれません。時には，このような行動を示す場合，非言語的な行動で慈愛に満ちた視線を向けたり，穏やかな表情で抱きついたりという行動で表されるかもしれません。

VI. 枠組み6：具体的なケースで看護理論によって対象をどのように見るか，どのような介入（援助）を行うか見てみよう

A. ロイ適応理論の看護過程の展開

　ロイ適応理論の看護過程は，行動のアセスメント，刺激のアセスメント，看護診断，目標設定，介入，評価の6段階で示されます。ロイ適応理論の看護過程のアセスメントは，行動のアセスメントと刺激のアセスメントの2段階に分かれています。人間適応システムに関するロイの記述に示される看護過程は，図2.に示し説明しています。

　看護過程の第1段階は，行動のアセスメントです。データは4様式すべてにおいて収集されます。次に，収集されたデータが適応的反応であるか，非効果的反応であるかを判断します。人間システムの目標である生存，成長，再生産，熟達に向けて人間の統合性や全体性を促進する反応であるかどうかは，人間システムの目標に貢献せず統合性を妨げる反応であるかどうかが判断の基準となります。

　第2段階は，刺激のアセスメントです。刺激のアセスメントは，4つの行動様式を統合して行います。例えば，生理的様式の活動/休息で不眠を示す行動があったとします。不眠状態という行動の刺激は，痛みであったり，今後の病状変化に対する不安であったり，また活動の不足であったりと複数の様式が関与していることがわかると思います。このように，その行動が関連する領域にだけ刺激が存在するわけではないのです。刺激は3つの刺激で表します。

　第3段階は，看護診断を行います。ロイの看護診断は，肯定的な適応の指標と，適応問題で示されます。また，ロイは看護過程にNANDA-Iの看護診断を用いることを容認しており，看護診断は，ロイの示す肯定的な適応の指標と適応問題を活用しても，NANDA-Iの看護診断を活用してもよいとされています。

　第4段階は，目標の設定です。目標は看護ケアによって達成される行動の成果を示すものです。対象となる人や集団の参加者の行動レベルで記述します。

　第5段階は介入です。介入は，行動に影響する刺激を管理し，行動を生み出すコーピング・プロセスに働きかけます。適応的な行動を強化し，非効果的行動を変化させ適応へと促進することを目指します。

　第6段階は看護過程の最終段階です。評価は，目標の達成や看護介入の有効性を明らかにします。この6段階の看護過程を以下のとおり事例展開していきます。

[出典：Roy, 2009/2010, p.84]

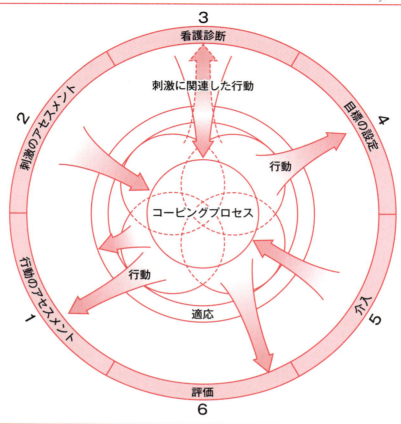

図2. 人間適応システムに関するロイの記述に示されている看護過程

B. 失語症によって言語的コミュニケーションが困難な人と適応的な相互関係を築いた例

1. 事例紹介

　A氏は76歳の男性で，妻に先立たれ一人暮らしをしていました。子どもは2人で，県内に在住しています。2015年5月10日，左下肢の筋力低下と意識障害があり，自宅前の庭で倒れているところを近所の人に発見されました。救命救急センターに搬送され，精査後，左脳出血と診断されました。同病院にて集中治療を受け，日常生活自立訓練目的で2016年1月10日にリハビリテーション専門の医療施設に転院となりました。

　現在は失語症，右片麻痺による立位保持困難，歩行困難，嚥下障害があり，嚥下訓練，発語訓練を含むリハビリテーションを行っていました。失語症のために思いを他者に伝えることができずに，同室者や看護師の問いかけにはほとんど反応を示さないように感じられました。また，紙おむつを除去し放尿したり，便を手につけたりするなど毎日数回の着衣交換が必要でした。このA氏の行動を適応の促進という視点で看護展開していきます。

既往歴：40歳　胃がん2/3摘出（手術）
　　　　60歳　右大腿骨頸部骨折（手術）　白内障と老眼

2．A氏のアセスメント
a．行動のアセスメント（第1段階のアセスメント）

　行動のアセスメントは，それぞれの行動が効果的行動か，非効果的行動であるかを判断しながら，4つの様式の基本的ニードごとにアセスメントをします。

b．刺激のアセスメント（第2段階のアセスメント）

　刺激のアセスメントでは，行動のアセスメントの非効果的行動，または効果的行動に影響する刺激をアセスメントします。例えば，酸素摂取が非効果的行動である場合でも，4つの様式すべての行動からアセスメントします。
　A氏の行動と刺激のアセスメントを**表5**．に示します。

3．看護診断

　看護診断は，看護過程の第3段階で，行動のアセスメントと刺激のアセスメントで得られたデータから作成します。観察された行動や刺激を要約したものを記述します。ロイ適応モデルには，診断名を選ぶ場合に，2つの分類リストが示されています。一つは適応の指標で，もう一つは適応上の問題リストです。
　A氏の適応問題は「換気障害」です。観察された行動と刺激の要約で看護診断を表すと，「＃1高次脳機能障害（失語を含む）による口唇，歯，舌，口蓋，咽頭，喉頭，声帯の運動機能の低下による気道内分泌物の停滞に関連した換気障害」となります。ほかにも「＃2右片麻痺による運動機能低下，筋力の低下による活動量の低下に関連した不適切な活動と休息のパターン」と，「＃3相手の話していることが理解でき，意思を伝えることができることに関連した貢献と受容の安定的パターン」を診断しました（以下，看護診断は＃1，＃2，＃3と省略）。

4．目標

　目標設定は，実施した看護ケアの結果として期待される行動の変化を，具体的な患者の行動で記述します。目標の記述には，行動，期待される変化，達成時期が含まれます。
　A氏の＃1の目標は，「1月25日までに自分で口腔内の分泌物を口腔外に出すことができ，水泡音が聞かれなくなる」です。同じように＃2の目標は「1月25日までに夜間の睡眠継続時間が4時間は取れる」です。＃3の目標は，「他者との関係性において貢献的

表5．A氏のアセスメント

a．生理的・物理的様式

	行動のアセスメント	刺激のアセスメント
①酸素摂取	湿性咳嗽あり、喀痰吸引は2～3回/日程度行っている。喀痰症状は無色透明。呼吸音は頭部より水泡音が聞かれる。呼吸数15回/分、脈拍数73回/分、血圧104/78mmHg、SpO₂94％、チアノーゼはなし。喫煙はなし。	酸素摂取の非効果的行動に影響する刺激を4様式の行動を統合しながらアセスメントします。 右片麻痺による腹直筋・胸筋運動の低下、腹圧をかけることが困難になるため、喀痰能力も同時に低下しています。そのために、非効果的気道浄化が見られています。喀頭蓋によって痰が流出してしまうことがあり、気管への通路が気管支、縦舌筋の収縮が推察されます。これらの症状は、高次脳機能障害によるものであり、直面している刺激と言えます。そのために起こっている、喀痰の気管内貯留や口腔内分泌物が気道をふさぎ、効果的な換気を行うことができない状態にあります。 以上のことから、以下に示す刺激を特定しました。 **焦点刺激**：高次脳機能障害（失語症を含む）による口唇、舌、口蓋、咽頭、喉頭、声帯の運動機能の低下 **関連刺激**：右片麻痺による腹直筋・胸筋運動の低下 **残存刺激**：嚥下機能のうち、喉頭への入り口である喉頭蓋が閉鎖していない可能性
①酸素摂取（続）	正常に機能していることが推察されます。循環機能は血圧が正常範囲で、脈拍数、呼吸器系機能では、嚥下困難があり、睡液などの分泌物が気管内に流れ込んでいる危険性のある状態にあります。自力での喀痰喀出は困難な状態です。したがって、酸素摂取は非効果的行動の反応と判断します。	
②栄養	身長157cm、体重45kg　BMI18.3。ゼリー3口摂取でむせ込みあり、経鼻経管栄養中である。総義歯で咀嚼は可能。「食事を始めますね」という看護師の声かけに無表情で雑誌の食事メニューが写されたページを折り曲げていつもそのページを見ている。摂取カロリーは1,200kcal/日である。 Hb13.7g/dL　RBC411×10⁴/μL　Tp7.5g/dL 総コレステロール 227mg/dL	BMIは痩せを示しています。嚥下困難があり経口的摂取はできておらず、一日に必要なエネルギーは経鼻経管栄養で摂取している状態です。栄養を摂取し体に取り入れるということでは効果的ですが、経口摂取による満足感は得られていないことから非効果的行動と判断します。
③排泄	尿意・便意の訴えはない。毎晩、スボンやおむつを脱ぎ捨てる。便を手でこねている。ベッド上に便失禁。尿失禁がある。排尿によるおむつ交換5回/日、排便によるおむつ交換1回/日。下痢や便秘はない。	尿、便ともに、老廃物を体外に出すということでは効果的に行われています。しかし排泄のための準備行動やその後始末行動は行われていないため、非効果的行動と判断します。
④活動と休息	衣服の着脱は全面介助。寝返りは打てる。介助がなければ車いすへの移乗はできない。座位になると2、3分で右に傾くため、姿勢保持のための固定枕を使用している。 いす乗車時に立ち上がり動作があり、転落防止のためセーフティーベルトを使用している。ほとんど毎日、23時頃よりベッド柵につかまり、明け方まで覚醒している。 右利きであるが、リハビリテーションでは左手の使用を勧めている。放尿、便がついた手で臀部を強く紙おむつを動かしていたりしている。（1時間程度）	活動は、片麻痺があることで身体的機能の低下により制限されるため非効果的と判断します。夜間覚醒時間が長く体動も盛んで休息は取れておらず、日中1時間程度の睡眠で休息を取っていることから、活動と休息のバランスは保たれておらず、非効果的行動と判断します。 活動と休息の非効果的行動に影響する刺激を4様式の行動を統合しながらアセスメントします。

A氏は、左脳出血後遺症の影響で右片麻痺があり、立位を保持するための右下肢の運動機能が低下していることから、活動の制限や座位時の体の傾きは右片麻痺によるものと直面しています。立位保持困難や座位時の体の傾きは右片麻痺による筋力の低下、利き手ではない左手での体位支持によるものと推察します。これらの影響で、夜間の覚醒は関節可動域を制限します。また、夜間の拘縮は関節可動域を制限します。体を思うように動かすことができません。紙おむつによる違和感や夜間の排便により十分な睡眠を妨げていることが推察されます。不快であることを言語で伝えることができないことも、関係していくかもしれません。以下のことから、以下に示す刺激を特定しました。

焦点刺激
・右片麻痺による運動機能低下、筋力の低下
・活動量の低下

関連刺激
・両膝関節の拘縮
・座位姿勢による傾き
・利き手ではない左手での体位支持
・紙おむつの使用による違和感
・失語症による意思伝達の遅れ

残存刺激
・夜間の覚醒による休息の不足
・失語症による意思伝達困難性

⑤保護
皮膚に湿潤や同一部位の圧迫が加わる危険性があります。また、嚥下障害による誤嚥や喀痰喀出困難があり、保護機能は非効果的行動の適応と判断します。

⑥体液と電解質
体液と電解質バランスは保たれており、効果的行動と判断します。

⑦感覚
大きな声で話さないと聞こえない程度の難聴があり、雑誌の写真は何であるかを理解する視力と理解力はあると判断します。関節可動域訓練の時の膝関節痛を認めますが、持続しないため一過性の痛みと判断します。聴力、視力も低下していることより、非効果的行動と判断します。

⑧神経学的機能
危険を回避する行動は取られていません。この行動が、何かの目的があり繰り返されているのか、危険性が高い行動であることを記憶できないがための行動なのか判断することは現時点ではできません。失語症が運動性失語症と推察します。中枢の障害から、非効果的行動と判断します。

⑨内分泌機能
内分泌機能の障害を示すデータはなく、効果的行動と判断します。

⑤保護
臀部、陰部周囲の湿潤あり、長時間座位を保つ時、除圧クッションずれ防止マットを使用している。皮膚の発赤、びらんはない。喀痰喀出困難がある。WBC6,700/μL、CRP2mg/dL 体温35.6℃

⑥体液と電解質
皮膚の乾燥や舌の乾燥はない。浮腫はない。痙攣や振戦はない。経管栄養以外で600mL/日。1日の水分摂取量は、経管栄養以外で600mL/日。
検査データ：Na131mEq/L、Cl94mEq/L、K4.8mEq/L

⑦感覚
右片麻痺、両膝拘縮があることから右に傾く。関節可動域訓練の時は膝を痛がることがあるが、他の時間は座位保持は困難で体が右に傾く。大きい声でしか話しかけないと気がつかない。雑誌に掲載されている食べ物の写真のページに折り目を入れている。「おいしそうですね」と言うと「うなずく」。写真は見えるが、小さな文字（新聞の文字など）は老眼鏡がないと見えない。

⑧神経学的機能
夜間に覚醒し、ベッド柵に両足をかけ、降りようとする行動があり、危険であるためベッド柵を外すが、数分後にはまたベッド柵に足をかけている。意識障害はなく、見当識障害も確認できない。家族が話しかけるとうなずく。文字を左手で書く訓練をしているが、ひらがな程度、単語で複写することしかできない。「ご飯を」「食べる」と並べると、「ご飯を」「食べる」という文章に組み立てることができる。名前はひらがなで書くことができる。

⑨内分泌機能
空腹時血糖値97mg/dL。成長を阻害するホルモン異常はなし。

表5. の続き

	行動のアセスメント	刺激のアセスメント
b. 自己概念-集団アイデンティティ様式 人格的自己：不明・宗教なし 身体的自己：不明	A氏からの言語的表出がなく、判断することはできません。	
c. 役割機能様式 1次的役割：男性、父親。 2次的役割は、病人役割（慢性的疾患で今後も継続されるものであるため、2次的役割と判断します）。子どもは2人で息子と娘がいる。週に2回程度、面会に来ている。顔を見るとどうにか財布を持ち出し、お金を渡そうとする。子どもが声をかけるとうなずき、笑顔が見られる。毎日行われているリハビリテーションに参加し、拒否はない。以前の仕事は大工をしていた。地域での社会参加の経験はない。	子どもに対して小遣いを渡そうとする手段的行動があり、子どもの問いかけにはうなずきという表出的行動を示しています。このことより、身体的機能や入院中であることを考慮すると、現在の機能でできる父親役割は遂行拒否はなく遂行されていると言えます。病人役割も治療拒否はなく遂行されていることから効果的行動と判断します。	
d. 相互依存様式 1月10日（入院時）～1月14日 看護師の問いかけには、たまにうなずく程度の反応をする。紙おむつを交換する時、左手で看護師の手を払いのけようとする。排尿・排便時、ベッド柵に足をかけ降りようとする。何回説明してもベッドから降りようとする。 1月15日（入院5日目） 排泄の後始末を終え、清拭後に手を握ると握り返す。ベッドにある雑誌は食事のメニュー写真のページで折り曲げられ、いつもそれを大切に持っている。うなずきながら「口から食べたいですか」と問いかけると、うなずく。「夜は眠れない時もあるが、ほとんど無表情である。「紙おむつは嫌いですか」と問うと、紙おむつを首を横に振るように嫌がる振る舞いがあり、一時的に紙おむつを取ると、拝むように臀部から両手を合わせる。	A氏の重要なサポートシステムは、看護師でもあります。看護師との関係性の行動としては、問いかけにうなずくなどの行動で反応しています。受容的行動では言語で表現できない気持ちを、臀部をたたく、うなずく、両手を合わせるという行動で示されて、効果的行動と判断できます。入院5日目には、非言語的なコミュニケーションが図られていることにより、新たな人間関係を築く能力を持っていますが、失語症があることで他者とのコミュニケーションは効果的に行われているとは言えません。	相互依存様式の行動から考えられる刺激を4様式の行動を統合しながらアセスメントします。非言語的コミュニケーションにより、看護師との関係性は取れつつあります。これは、相手の言葉が理解できるという能力が影響しています。また、A氏の失語症に適応するという現在の状況において、看護師は重要なサポートシステムと言えます。看護師との相互疎通が容易になることで、意思疎通が容易になることで、他の人との関係性を築くきっかけを得ることができます。そこで、A氏の持っている適応する能力を促進することを考えました。 以上のことから、以下の刺激を特定しました。 焦点刺激 ・相手の話しかけに非言語的行動でニードを伝える・相手の話していることが理解できる、意思を伝えることができる 関連刺激 ・看護師の問いかけに非言語的行動でニードを伝える ・新たな人間関係（転院先の看護師）を持つための行動が取れる 残存刺激 ・転院先の環境に適応することができる

行動と，受容的行動を増やすことができる」としました．＃3の診断に対しては，現在の適応状態をさらに維持し，促進する目標になります．

5．看護介入

　看護介入は，刺激を管理し，行動を生み出すコーピング・プロセスに働きかけることですので，どの刺激を意識したものかを考えながら立案します．今回は，＃1の介入計画の末尾に意識した刺激を記入しています．すべての刺激を管理していることが確認できます．

O−①呼吸音（水泡音など）……………………………………………焦点刺激
O−②咳嗽（回数・持続，食事・姿勢・睡眠との関係など）…………焦点/関連/残存刺激
O−③経管栄養時の誤嚥の有無…………………………………………残存刺激
O−④舌の動きと嚥下状態……………………………………… 焦点/関連刺激
T−①嚥下訓練　毎日3回10分間行う．発語訓練と併用する…………焦点/関連/残存刺激
T−②アイスマッサージ　毎日3回（10時，12時　17時各10分間）…… 焦点/残存刺激
T−③口腔ケア，口腔内の清潔と口腔内停滞の分泌物の除去を行う…… 焦点/残存刺激
T−④リハビリによる腹筋・腹直筋・胸筋の筋力の強化………………………関連刺激
E−①痰は飲み込まないで外に出すよう，左手を使って口腔外に出すことに説明する
　　　　　　　　　　　　　　　　　　　　　　　　　　………焦点/残存刺激
E−②頻回に話しかけたり，タッチングしたりする（外的刺激を脳に与える）…焦点刺激

　ここに示すように，介入計画は，すべての刺激を管理していることが確認できます．
　＃2の看護介入は，以下のとおりになります．

O−①夜間の覚醒時間
O−②夜間の排泄回数
O−③昼寝の時間
O−④リハビリテーション参加状態
T−①定期的に尿意の有無を確認し，排尿を促す
T−②セルフケアに対するどんな小さな成果も称賛する
T−③排便は朝の経管栄養終了後にトイレに誘導し，排泄習慣を確立する
T−④日中は紙おむつを除去する，夜間は尿取りパッドを使用する
T−⑤夜間は時間を決めて排尿を促す　23時，4時の2回
E−①尿意を感じた時は，尿が出た後でもいいので，いつでもナースコールを押すことを
　　説明指導する
　＃3の看護介入は，以下のとおりです．

O-①声をかけた時の反応

O-②手を握り返す動作や，うなずき

O-③視線

O-④他者に対する関心（話し声の方向に目を向ける，相手の話を聞こうとする）

T-①看護行為の際，必ず声をかけるだけでなく，その反応を確認する

T-②部屋や同室者，担当看護師をできるだけ変えない（適応できるまでは環境の変化を最小限にする）

T-③文字盤を使用し，意思伝達の手段を増やす

T-④同室者や入居者が集うデイルームに誘い，他者との交流の場を設ける

T-⑤車いすによる散歩を行い，自分が今いる場所の認知や季節感覚を体験できる機会をつくる

E-①伝えたいことがある時は，手を握ったり，指さしで教えてくださいと説明する

6．評価

　評価はまず，目標に挙げた患者の行動が時間内に変化したかどうかを判断します。目標が達成できたかどうかを評価する場合は，焦点となった行動の変化を見ます。そして評価は，診断ごとに行います。この事例展開では，SOAPで記述します。

S（Subjective-date）主観的データで，患者の症状や患者自身がどう感じているか，患者から直接得られる情報を記述します。

O（Objective-date）客観的データ。患者の症状の観察や検査データなど客観的なものを記述します。

A（Assessment）S，Oデータの解釈や判断，その根拠，目標の達成。

P（Plan）患者の問題についての計画で表します。

　＃1の評価記録です。

S：

O：水泡音は早朝覚醒時に聞かれるが，朝1回の吸引で消失する。口腔内の分泌物は口腔外には出すが，ティッシュペーパーで拭き取る動作はない。むせ込みはない。体温36.1度，SpO_2 96〜97％を示す。チアノーゼなし。おやつのゼリー5口摂取。むせ込みなし。

A：口腔内の分泌物を口腔外に出す行動はできているが，早朝覚醒時には水泡音が聞かれ，吸引を必要としている。入眠中の唾液分泌が気管に流れ込んでいるため，咳嗽反射の低下がある。酸素摂取は改善している。目標は達成している。

P：問題解決。

　＃2の評価記録です。

S：

O：夜間の尿失禁が2日に1回はあり。日中は紙おむつを除去してトイレ誘導を行うが，尿漏れで下着の汚染がある。ナースコールは夜間何度も押すようになるが用件がわからない時がある。排便は日中に済ませ，おむつを剥ぎ取り，手につける行動はなくなる。睡眠時間は24時から3時までは平均して休むようになった。経管栄養時は話しかけても寝てしまうため，雑誌の写真などを見せながら時間を過ごす。

A：目標は達成されていない。昼寝時間の短縮なし。介入がA氏の生理的反応に一致していないため，排尿誘導時間設定の変更が必要。

P：T－⑤夜間は時間を決めて排尿を促す。23時，4時の2回を21時，0時，3時に変更する。

　plan続行。

　＃3の評価記録です。

S：よい。

O：看護師が話しかけるとうなずいたり，手を握り返したりする行動が看護師の訪室時，毎回行われる。散歩に行き施設内を案内すると，壁の釘などに目をやり，笑顔が見られる。紙おむつによる不快感は自分で剥ぎ取るのではなく，看護師に指で取り外しを示す行動がある。廊下ですれ違うほかの患者に頭を下げる。ナースコールで排尿を伝えることができる。文字盤の活用はなかった。

A：表情変化は笑顔が見られたことや，他の患者とあいさつするという行動である。貢献的行動の増加あり。目標に向かって行動が変化し，適応へ促進している。

P：続行。

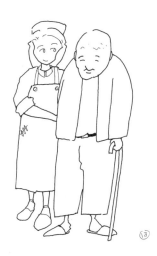

役割機能様式
子どもに対しての小遣いを渡そうとする手段的行動があり、子どもとの間いかけにはうなずきという表出的行動を示しています。問いかけにうなずくなどの行動や反応を示しており、身体的機能や入院中であることを考慮すると、現在の状況下でできる父親役割は遂行されていると言えます。病人役割も効果拒否はされていることから効果的行動と判断します。

感覚
大きい声で話さないと聞こえない程度の難聴があり、雑誌の写真は食物であることを知るための視力と理解力はあると判断します。関節可動域訓練の時は膝関節痛を認めますが、持続していないため一過性の膝関節痛と判断します。右片麻痺があり知覚は正常とは言えず、聴力、視力も低下していることにより非効果的行動と判断します。

排泄
尿、便ともに、老廃物を体外に出すという機能は効果的に行われています。しかし失禁状態があり、排泄のための準備行動や後始末行動は行われていないことから非効果的行動と判断します。

相互依存様式
A氏の重要なサポートシステムは、看護師でもあります。看護師との関係性を築くための看護師への貢献的行動としても手を握る、問いかけに言語や身体的反応を示しています。また、受容的行動では言語で表現できないがための行動では言語で表現できないという気持ちを、両手を合わせるという行動が示されます。両手を合わせるという行動が示されるということは現時点ではできません。また、失語症は運動性失語症に類似されていると推察します。入院5日目において、非言語的なコミュニケーションが図れていると判断できます。しかし、新たな人間関係を築く能力を持っていません。失語症は効果的に行えているとは言えません。

活動と休息
活動は、片麻痺があることで日常生活動作は自立できておらず、身体的機能の低下により制限されるため非効果的と判断します。日中1時間程度の睡眠も盛んで休息は取れていることから、活動と休息は効果的行動と判断します。

栄養
BMIは痩せを示しています。嚥下困難があり経口的摂取はできておらず、一日に必要なエネルギーは経鼻経管栄養で摂取している状態です。栄養的に摂取し、体に取り入れられるということでは効果的ですが、経口摂取による満足感は得られていないことから非効果的行動と判断します。

体液と電解質
体液と電解質バランスは保たれており、効果的行動と判断します。

神経学的機能
危険を回避する行動は取られていません。これは危険の目的があり繰り返されている行動であるのか、短期記憶障害により、危険性が高いということを記憶するための行動なのか判断することは現時点ではできません。また、失語症は運動性失語症で言語中枢の障害があり、非効果的行動と判断します。

酸素化
呼吸数、脈拍数、血圧は正常範囲で循環機能は正常に機能していることが推察されます。呼吸器系機能では嚥下困難があり、唾液などの分泌物が気管内に流れ込んでいる危険性があります。喀痰する気管支の状態です。自力での喀痰排出は困難な状態です。したがって、酸素摂取は非効果的な反応があり、保護的行動の反応はは非効果的と判断します。

保護
皮膚に湿潤や同一部位の圧迫が加わる危険性があります。また嚥下障害による誤嚥や、喀痰排出困難があり、保護の機能には非効果的行動と判断します。

自己概念-集団アイデンティティ様式
データなく判断は困難。

内分泌機能
内分泌機能の障害を示すデータはなく、効果的行動と判断します。

図3. 事例Bの関連図

C. 適応問題：「無力」である患者の死への適応への介入例

　この事例は，適応問題：「無力」の刺激管理を中心に，自己概念様式への看護介入を紹介します。

1．事例紹介
　B氏68歳，女性です。B氏は，2015年3月にS状結腸がんと診断され開腹手術を受けましたが，腫瘍の浸潤が広範囲で摘出困難でした。腫瘍を残したまま，人工肛門造設術を施行しています。手術後，化学療法を行って同年10月に退院しています。
　その後も外来で化学療法を行っていました。化学療法中は嘔気や倦怠感，発熱などの身体的な苦痛が生じましたが，「必要な治療ですもの，頑張って続けなくちゃね」と言い，前向きに治療を受け入れてきました。ところが，腰部痛が出現し，排便もなく，腫瘍の増大によるイレウスと診断され，再度同年11月19日に入院となりました。また，膀胱にもがんの浸潤があり，血尿が持続し，今後化学療法の効果は期待できない状態でした。苦痛に耐えながら治療してきたにもかかわらず，疾患の悪化を食い止めることができないことを知らされた時の心理状態に視点を当てて事例を展開します。
既往歴：卵巣腫瘍良性；1994年に手術。右乳がん；2008年に右乳房切除術を施行。

2．アセスメント
　B氏の行動のアセスメントと刺激のアセスメントを**表6**.に示します。

3．看護診断
　B氏の看護診断は，「治癒の望みが絶たれ，治療してきたことの意味が失われたことに関連した無力」としました。

4．目標
　目標は，「11月26日までに，家族とB氏の苦悩を話し合える時間がつくれる」。

5．看護介入
O－①：表情や言動
O－②：睡眠状態
O－③：食欲・食事量

シスター・カリスタ・ロイ

表6. B氏のアセスメント

行動のアセスメント		刺激のアセスメント
a. 生理的-物理的様式 ①酸素摂取 体温：37.3度、脈拍：65回/分、末梢動脈触知あり、血圧：112/75mmHg 呼吸器疾患、循環呼吸障害、呼吸困難はない、喫煙歴なし。チアノーゼなし。 検査データ：Hb8g/dL、RBC280×10⁴/μL ②栄養 身長156cm、体重54.0kg、BMI22.18 より3割程度。 嘔吐は11月17日早朝より5回あった。 悪心あり。 検査データ：Hb8g/dL、RBC280×10⁴/μL、Tp5.8g/dL、総コレステロール148mg/dL、Alb1.9g/dL ③排泄 排便は11月15日までは2回/日あったが、11月18日より排便なし、定期的に下剤を使用していた。 排尿回数は7回/日で血尿。 尿量は1,500〜1,800mL/日。 検査データ：Na136mmol/L、K4.8mmol/L、Cl102mmol/L、Ca8.3mmol/L、BUN8.5mmol/L ④活動と休息 睡眠時間は、約8時間/日。痛みがあり、夜間にも目覚めており、熟眠感はない。7時に起床し、22時に就寝している。運動機能障害はないが、腹部膨満があり、足元が見えにくい。起立時ふらつきがある。排尿は病室内のトイレで自立できている。排便は人工肛門にあり、パウチ内の破棄はできるが、パウチ交換は位置の固定に自信がなく一人ではできない。下肢に浮腫がある。 S：夜は起きているのが嫌です、いろいろ考えて。私の病気治りますか、もうだめですか、先生に何か聞いていませんか。私には何も言わないんです。気にするからないのに。がんじゃなくて腸に便が詰まっているだけだからね、看護師さん。怖いです。病気じゃなくて体がガクブル震える んです。怖い夢を見ました。地獄の夢です。奈落の底に突き落とされて、何度も「助けてー」と叫ぶのに誰も見えなくて、怖くて、怖いて。私の病気はも	①酸素摂取 呼吸困難はなく、呼吸・循環機能に障害を示すデータは見られていないことより、酸素摂取は効果的反応としました。 ②栄養 S字結腸がんの増大や周辺組織への浸潤により、消化・吸収の機能低下が見られ、食事量の減少によるそ栄養状態の悪化が予測されます。 貧血状態は、膀胱出血によるものと推察することができます。栄養は、非効果的行動としました。 ③排泄 S状結腸がんの浸潤と腫大により、腸管の狭窄を来し、便が腸管に停滞している状態です。尿は膀胱浸潤により血尿であり、貧血状態を悪化させたり、膀胱穿孔の可能性があり、排泄機能は非効果的行動としました。 ④活動と休息 入院前から痛みがあり、活動が制限されています。現在は「寝ると怖い」という思いがあり、夜間も興奮し、睡眠による休息が取れていません。また、腹部膨満、貧血状態のため起立時ふらつきがあること、下肢には制限がある状態です。活動と休息のバランスは保たれておらず、セルフケアが自立していないことにより、非効果的行動と判断しました。	

シスター・カリスタ・ロイ

⑤保護
炎症反応は高いですが、白血球数は正常範囲であることにより、がんによる炎症反応の上昇と見ることができます。化学療法を繰り返していることにより免疫力が低下していることが推察されます。また、夜間興奮し、ベッド上に立つ行為は転倒・転落の危険性が高いので、非効果的行動と判断しました。

⑥体液と電解質
電解質の値は正常範囲ですが、低タンパク血症および貧血が顕著で浮腫が生じています。膠質浸透圧の低下により間質への水分の移動が特に認められ、非効果的行動と判断しました。

⑦感覚
視覚、聴覚、嗅覚の異常を示すデータはありません。極度の近視であり、眼鏡が必要な状態です。また、腹部と背中に疼痛があり、非効果的行動と判断しました。

⑧神経学的機能
意識や見当識は正常ですが、興奮状態で夜間不穏行動が見られています。

⑨内分泌機能
出産、育児を経験しており、女性ホルモンの異常を示すデータはありません。また、成長や発達を阻害する遺伝的な疾患はないため、効果的行動と判断します。

O：眠れないのですか、と言うと「別にそうじゃないの」と答える。「遺言書を書いておこうかと思って。うそよ」と作り笑いされる。

⑤保護
感染リスクファクターは、膀胱ろうの疑い、化学療法を繰り返している。アレルギーはない。
パウチをはずし、便汁がベッド周囲に落ちている。下半身は裸状態。上半身はパジャマで覆っているが、前ボタンはすべて除去。切除した胸部も露出して泣き叫ぶ。「あー」「あああーああ」と大きい声で泣いている。ベッド柵に仁王立ちとなっている状態。
検査データ：CRP定量11.35mg/dL、WBC4,360/μL、RBC280$\times 10^4$/μL

⑥体液と電解質
下肢の浮腫あり、皮膚の乾燥はない。
検査データ：Na136mEq/L、Cl102Eq/L、K4.8mEq/L、Hb8g/dL、RBC4,280$\times 10^4$/μL、Tp5.8g/dL

⑦感覚
視覚は、裸眼で0.04、両方とも眼鏡を使用して0.3。聴力、嗅覚、味覚、触覚障害はない。下腹部、背部に鋭いチクチクした痛みがある。疼痛時にはボルタレンSp50mgを使用している。

⑧神経学的機能
意識は鮮明で見当障害もない。夜間興奮してパウチをはずす、ベッド柵に仁王立ちになるという行動があるが、その行動を自覚できている。痙攣、振戦なし。

⑨内分泌機能
結婚している。子ども2人あり。
右乳がんで2008年3月に右乳房切除術を施行している。ストレスだと感じていることは、パウチ部分が視界的に見えにくくパウチの交換ができないことである。
がんの転移：膀胱浸潤しており、治療はできない状態。

表6．の続き

行動のアセスメント	自己概念のアセスメント	刺激のアセスメント
b. 自己概念-集団アイデンティティ様式 医師からの説明は、夫、娘に同席しています。「腫瘍は増大傾向にあり、今までの抗がん剤では治療効果は期待できない。再度、抗がん剤メニューを検討します。現在は、血尿があり、腸が腫瘍の増大で狭窄しているので痛みが強い場合は麻薬の使用も考えています」。 本人には「便が腸に詰まっておなかが張っている。便を軟らかくする薬を使います。痛みがあるので鎮痛剤の増量と内容の変更も考えています」と少し説明して点滴をしましょう。 家族は、腫瘍が腹腔内に残っていることや、がんが大きくなっていることはまりわかっていないようだが、それを知らせるかどうか迷っていると、医師の説明後に話している。 本人は、「化学療法が効いているらしいです。人工肛門の手術をした時、私はがんを取ると思っていたから、便が詰まったのは、人工肛門が小さくなったからでしょうね。最近小さくなったみたいだからと医師が話した」。 入院後、化学療法が始まらないことや医師が何も言ってくれないと興奮していた。「本当に先生にどう治してほしいと言っちゃった。もう少し治療を頑張って。人工肛門も治してほしいと泣く。そんな私は頑張り屋さんと言ってますよ」と言う。その夜はベッドに立ち、バンザイを叫びて泣く。医師は現在の病状では腫瘍は現在の効果は望めない状態であることを説明した。化学療法はしないから、無気力でもう一度治療することを自分からでできない、やはり嫌なのはだめでもです。人前には出たくない。 身体的自己 身体の形態的変化、機能的変化に対しての考え：どうして人工肛門になったのかいまだにわからない。信じられない、仕方がないかもしれないけどいきなりなったから自分でできない、やはり嫌ですね。この人工肛門、人前に出たくな	b. 自己概念-集団アイデンティティ様式 人工肛門があることを自覚しているのですが、人前に行きたくなく、人工肛門そのものを「嫌だ」と言い、変化したボディイメージを受け入れていません。また、がんを治し本来の肛門からの排便を望んでいましたが、このような自己理想とはかけ離れた状況にあり、治癒の望みも断たれ、極度の不安から、自分ががんに向き合い療養したことの意味が失われ、無力感を抱いていることも推察されます。心の安寧は得られておらず、非効果的行動と判断しました。	自己概念様式に影響する刺激を4様式の行動よりアセスメントします。 B氏は、人工肛門のある自分を肯定的に受け入れることができないでいます。今までがんを治したいという自己理想を持ち、意欲的に化学療法を受けてきました。今回の入院でも今まで同じように化学療法を行い、すぐに化学療法が行われなかったこと、いらだちと不安を感じています。B氏はその過度な緊張状態から一時的な混乱を来し、医師から今後は化学療法による治療効果は得られない状態と説明を受け、今までの努力が何のためのものであったか、希望を失うに至りました。B氏は、今までの努力が治癒に結びつかない状態に至り、自己コントロールができないと知覚し、無力感を発生したと推察しました。また、家族もそのような状態B氏に何もしてやれないことを悲しみ、見守っている状態です。以上から刺激を挙げました。 焦点刺激 ・治癒の望みが絶たれ、治療してきたことの意味が失われた 関連刺激 ・今回の入院で化学療法が開始されなかったことで生じたいらだちと不安 ・症状が化学療法により改善してきた経験 残存刺激 ・真実を知らせなかった家族への不信感

人格的自己
本人は自分の性格を几帳面でまじめ、きれい好き、のんびり屋と言う。
家族から見た性格は几帳面。短気ではない。納得のいかないことは追求するタイプ。信仰はない。

c. 役割機能様式
以前は、会社の事務をしていた。家族構成は夫と2人暮らしで、娘が2人おり結婚している。夫と娘2人は、B氏が今まで病気と向き合い、治療を続けてきた姿を見ており、もう治らない状態まで進行していることを伝えると傷つけるであろうと心配している。面会は毎日あり、娘が毎日も申し訳ないと夜間になって「横になって寝なさい」と声をかける。

今までは、抗がん剤の治療を続け、何とか治したいという気持ちから、病人役割を遂行してきました。入院後は化学療法が始まらないいらだちも立たず不安を感じ、過度な緊張を起こしています。その後、治療効果が得られない事実を知り、B氏の言動や態度が変化しています。役割遂行は困難な状況となっています。まだ、介護者に緊張をもたらす危険性があります。非効果的行動と判断しました。

d. 相互依存様式
キーパーソンは、配偶者（72歳）と次女。
次女は、毎日面会し、夜も付き添っている。家族は「もう事実は言わないでください。化学療法は効かなくてもしてください。体にあまり障らない弱いのでいいですよ」と言い、B氏に現在の病状を伝えることを拒んできた。しかし、B氏は入院後、化学療法の見込みがないことの説明を求め、医師から回復の見込みがないことの説明を受ける。その後、医師が訪室しても治療の必要性がないと言い、家族とも自分からは話さなくなる。

夫や娘との関係性は良好でしたが、現在は、家族や医師と話しても、打ち解けることができない状態で、相互関係を維持することができなくなっています。非効果的行動と判断しました。

栄養
S状結腸がんの増大や周辺組織への湿潤により、消化・吸収の機能低下が見られ、食事量の減少による栄養状態の悪化が予測されます。貧血状態は、膀胱出血によるものと推察することができます。栄養は、非効果的行動としました。

排泄
S状結腸がんの浸潤と腫大により、腸管の狭窄を来し、便が腸管に停滞している状態です。尿は膀胱浸潤により血尿であり、貧血状態を悪化させたり、膀胱瘻孔の可能性があり、排泄機能は非効果的行動としました。

体液と電解質
電解質の値は正常範囲ですが、低タンパク血症および貧血が顕著で浮腫が生じています。膠質浸透圧の低下により間質への水分の移動が特に認められ、非効果的行動と判断しました。

役割機能様式
今までは、抗がん剤の治療を続け、何とか治したいという気持ちから、がん治療の役割を遂行してきました。入院後は化学療法が始まらないでいらいらだと立ちに不安を感じ、過度な緊張から一時的な混乱を起こしています。その後、治療効果が得られない事実を知り役割遂行は困難な状況となっています。また、B氏の言動や変化は、介護者に緊張をもたらす危険性があります。非効果的行動と判断しました。

自己概念・集団アイデンティティ様式
人工肛門があるということを自覚しているのですが、人前に行きたくなく、人工肛門そのものを「嫌だ」と言い、変化したボディイメージを受け入れられていません。また、がんを治し本来の肛門からの排便を望んでいましたが、このような自己理想とは、かけ離れた状況にあり、治療の望みも絶たれ、極度の不安、自分ががんに向き合い療養していくことの意味が失われ、無力感を抱いているさらなる高い療養は得られておらず、非効果的行動が推察されることより、心の安寧は得られておらず、非効果的行動と判断しました。

相互依存様式
夫や娘との関係性が良好でしたが、現在は、家族や医師と会話し、打ち解けることができない状態で、相互関係を維持することができなくなっています。非効果的行動と判断しました。

保護
炎症反応は高いですが、白血球数は正常範囲であることにより、がんによる炎症反応の上昇と見ることができます。化学療法を繰り返していることにより免疫力が低下していることが推察されます。また、夜間興奮し、ベッド上に立つ行為は転倒、転落の危険性が高いので非効果的行動と判断しました。

活動と休息
入院前から痛みがあり活動が制限されています。現在は「寝ると怖い」という思いがあり、夜間も興奮し、睡眠による休息が取れていません。また、腹部膨満により足元が見えづらく、下肢の浮腫、貧血状態のため起立時ふらつきがあることから、活動にはは制限があるので、活動と休息のバランスは保たれていない状態です。セルフケアは自立していないことにより、非効果的行動と判断しました。

感覚
聴覚、嗅覚の異常を示すデータはありません。極度の近視があり、眼鏡が必要な状態です。また、腹部と首中に疼痛があり、非効果的行動と判断しました。

酸素摂取
呼吸困難はなく、呼吸・循環機能に障害を来すデータは見られていないことより酸素摂取の反応は効果的としています。

神経学的機能
意識や見当識は正常ですが、興奮状態で夜間不穏行動が見られています。

内分泌機能
出産、育児を経験しており、女性ホルモンの異常を示すデータはありません。また、成長や発達を阻害する遺伝的疾患はないため効果的行動と判断します。

図4. 事例Cの関連図

T-①：患者が苦痛と感じていることについて話し合える時間をつくる

T-②：タッチングを治療的に用いる

T-③：患者が期待していることについて話し合う

T-④：患者の孤独感や無力感の表出のために傾聴する

T-⑤：患者の気持ちの共感を伝える

T-⑥：患者の信念や価値を家族が共有できるよう，話し合える場を提供する

E-①：家族に共有できる人生の目標を患者と共に考えていくように指導する

6．評価

S：もう治療がないのであれば死ぬしかないですよね。悲しいです。でも，これからのことも考えないと。今までの頑張りは何だったのかと思うとつらいけど。今までのことは無駄じゃなかったと，主人が言ってました，治療しなければもっと悪くなったかもしれないって。家族が旅行に行かないかって言うんですよ。1泊でもいいので旅行に行きたいと思います。今はその旅行の計画をみんなでしています。旅行に行けるように少しでも元気になりたいです。痛みがなくなって便が出れば旅行に行ってもいいらしいです。もう少し痛みが取れないのと，血尿があるんですよね。少し輸血をすれば体が楽になると先生がおっしゃってましたので，貧血がひどくなれば輸血してもらいます。

Fs：（娘と夫）彼女は，私たちと少しでも長くいたいと言っていました。私たちも同じ思いです。そして，庭に木を植えたいそうです。残したいのかもしれません。先生の説明で，もう病気のことは何も隠していないので話しやすくなりました。看護師さんや家族みんなで正直に話し合えたことが一番良かったです。今まで病気のことで隠していたこともあったので，腹を割った話ができなかったから。

O：表情は穏やか。看護師や医師と会話することができ，旅行に行くという目的を持ち，家族と気持ちが分かり合えるよう会話することができている。病状を理解した上で，これから家族とどのように過ごすかを考えている。

A：旅行に行くことや自宅に帰るという目的を持ち，建設的な行動へと変化している。

P：解決。

　2つの事例展開から，ロイ適応理論の看護過程を述べてきました。看護診断が2段階のアセスメントで明確に示され，目標設定は患者の行動レベルで記述でき，看護介入も刺激の管理という視点で考えられるため，比較的容易に計画立案が可能になるという利点があります。

一方で，4つの適応様式には重複するデータも多く含まれていることから記入に時間を要するという欠点もあります。これは4つの適応様式の行動が重複していることを示しています。

VII. 枠組み7：臨床・研究・教育とのリンケージ
この理論を臨床場面や看護研究，そして看護教育の中で使うためには，どうすればよいかを考えてみよう

　ロイ適応理論は，適応という概念が段階的に開発された理論です。つまり，看護過程はロイの理論の実践を示すものと言えます。ですから，ロイ適応理論を使えるようにするには，6段階で構成されている看護過程を科学的に進めていくことが重要となります。ロイの看護過程の特徴である2つのレベルのアセスメントでは，人の反応がどのような刺激によって起こっているのかをアセスメントするので，看護診断が明確になります。また，行動のアセスメントは目標設定する時の人の反応を明記するのに役立ち，刺激のアセスメントは看護介入の方向性を示すのに役立てることができます。

　行動のアセスメントや刺激のアセスメントの際には，ロイ自身がこの理論開発で活用したエリクソン，ピアジェ，ミード，ラザルス，セリエなど，多数の理論やモデルを検分することも必要だと思います。

　また，看護診断においては，看護記録の電子化の急増により，医療施設では，北米看護診断協会の診断分類システムが使われています。しかし，この診断分類は，ロイ適応理論の視点で類型されたものではないため，肯定的な適応の指標の類型や適応問題の類型との整合性は明らかにされていません。ロイ適応理論に基づく看護過程の展開を，より実践的なものとして活用するには，ロイ適応理論の視点から看護診断類型の開発することが今の最も重要な作業と言えます。また，4つの適応様式に含まれる行動の重複を整理していかなければなりません。

VIII. 枠組み8：さらに詳しく理論を知りたい人のために

　ロイに関する著書は数多く出版されています。この出版されたものには，ロイ適応理論に基づいて全般的に書かれたもの，ロイの看護過程を中心に事例展開を通して臨床で活用

しやすいように解説されたものがあります。それぞれ研究や教育，臨床現場で活用するために必要な著書だと思われます。学ぶ人が目的に応じて選択できるようにいくつかの書籍を紹介します。

A. ロイ適応理論に基づいて全般的に書かれたもの

① Andrews, H. A. & Roy. S. C.（1986）. *Essentials of the Roy adaptation model.* CA：Appleton & Lange./松木光子．（監訳）．（1992）．ロイ適応看護論入門．医学書院．

　ロイ適応理論の重要概念や看護過程に関してまとめられている著書です。このモデルの概要が簡潔明瞭に示されています。本書の中では，4つの適応様式の相互関係を示し，適応システムを図で表し，刺激と行動の関係が理解しやすく解説されています。本書は1986年のAJN（American Jouurnal of Nursing）の年間最優秀図書に選ばれています。

② Roy, S. C.（1984）*Introduction to nursing：an adaptation model（2nd ed）.* NJ：Prentice Hall./松木光子．（監訳）．（1995）．ロイ適応看護モデル序説［原著第2版・邦訳第2版］．HBJ出版局．

　ロイ適応看護モデルに基づいて，看護の全分野に対する記述がされています。本書の特徴は，心理社会的適応に関係する，喪失や不安をはじめとする重要概念が解説されており，適応した人生の終焉の概念が紹介されています。ロイ適応理論を理解するための必読の一冊と言えるでしょう。

③ Roy, S. C.（2009）. *Roy adaptation model（3rd ed）.* New Jersey Peason Education, Inc./松木光子．（監訳）．（2010）．ザ・ロイ適応看護モデル 第2版．医学書院．

　本書では，ロイ適応理論の4つの様式が個人と集団の両方から説明されています。生体の機能や活動には物理的，化学的プロセスが伴うということより，生理的様式と称していた様式を生理的-物理的様式としています。自己概念様式も，集団への適応を視野に入れ自己概念-集団アイデンティティ様式と呼んでいます。また，ロイ適応理論の前提として，新たに文化的前提が説明されています。人間，環境，健康，看護の目標も初期の構成要素との違いも説明されています。今後の理論開発の方向性やヘルスケアに関連した内容も含まれ，最も基本的な理論書と言えます。

④ Marriner-Tomey, A.（Ed.）（1994）. *Nursing theorists and their work（3rd ed.）.* St. Louis：Mosby-Year Book, Inc./都留伸子．（監訳）．（2007）．看護理論とその業績 第3版．医学書院．

　20人以上の理論家の理論が紹介されています。本書では，ロイ適応理論の全般にわた

シスター・カリスタ・ロイ

る解説が簡潔にまとめられています。理論開発の理論的資源や理論上の主張などを詳細かつ明瞭に解説してあります。また，ロイ適応理論に関する研究が多く紹介されており，末尾に掲載されている文献も学習を深める資料となります。複数の理論家の理論が掲載されていますので，それぞれの理論開発や理論的資源，概念などをこの一冊で読み取ることができます。

B．ロイの看護過程を中心に事例展開を通して臨床で活用しやすいように解説されたもの

① Akisanya, J., Cox, G., Crouch, C. Fletcher, L.（1994）. *The Roy adaptation model in action（nursing models in action series）.* London：Macmillan Publishers Ltd./木村留美子，小形賀津子，乾留美子.（訳）.（1995）. 看護モデルを使う④ロイの適応モデル. 医学書院.

　ロイ適応理論に基づく看護過程を事例展開によって示しています。理論の理解と，実際の事例に理論をどう展開していけばよいのかについて解説されており，看護実践に活用するための学習に役立つものと思います。

② 小田正枝.（編著）.（2008）. 事例でわかる看護理論を看護過程に生かす本. 照林社.

　ロイ，ヘンダーソン，オレム，ペプロウ，家族看護モデルほか7つの看護理論を紹介しています。これらの理論を基にした詳細な事例展開が記載され，複数の看護理論に基づく看護過程を実践的に学ぶことができます。看護過程と看護理論を簡潔に解説しており，看護理論に基づく看護展開を概観することができます。

③ 小田正枝.（編著）.（2016）. ロイ適応看護理論の理解と実践. 医学書院.

　本書は，ロイ適応理論を臨床で活用していく上で必要となる用語の解説，事例展開が小児，老年，精神，在宅，急性期，慢性期別に記録様式と共に示されています。具体的な展開を知るための一助になります。

④ 津波古澄子.（2003）. ロイ適応看護モデルに基づく研究1995～2001年の研究のクリティークを中心に，焦点：ロイ適応看護モデルを用いた看護研究. 看護研究, 36(1), 13-30.

　雑誌掲載の論文です。この論文は，1995～2001年に発表された主要なロイ適応看護モデルの実証的研究を概観しています。ロイ適応理論を適用した研究を行う際の重要な資料と言えます。

おわりに

　ロイ適応理論は，人間を全体的適応システムとして，看護を展開するための方法論を明確にしています．人を取り巻く環境は，複雑で理解困難な現象も多く存在します．この事象を，ロイは人間愛に基づく看護の探求と，人間に対する敬愛を抱きながら，適応の促進という視点で開発を続けています．今後も健康への貢献という使命に基づき，多くの看護職者によって研究され，有用な看護理論へと発展していくことでしょう．

【文献】
Akisanya, J., Cox, G., Crouch, C. et al.（1994）．*The Roy adaptation model in action（Nursing models in action series）．* London：Macmillan Publishers Ltd./木村留美子，樋口康子，小玉香津子，髙﨑絹子，荒井蝶子，兼松百合子…井上智子．（訳）．（1995）．看護モデルを使う④ロイの適応モデル．医学書院．
Andrews, H. A. & Roy, S. C.（1986）．*Essentials of the Roy adaptation model．* CA：Appleton & Lange/松木光子．（監訳）．（1992）．ロイ適応看護論入門．医学書院．
Bertalanffy, V. V.（1968）/長野敬，太田邦昌．（共訳）．（2001）．一般システム理論．みすず書房．
Erikson, E. H.（1967）/岩瀬庸理．（訳）．（2001）．アイデンティティ　青年と危機．金沢文庫．
Erikson, E. H.（1982）/村瀬孝雄，近藤邦夫．（訳）．（1996）．ライフサイクル，その完結．みすず書房．
橋本剛．（2005）．ストレスと人間関係．ナカニシヤ出版．
日高艶子，松尾ミヨ子．（2003）．日本におけるロイ適応看護モデルを用いた看護研究．看護研究，36（1），31-38．
亀井俊介．（編）．（1992）．*USA GUIDE 6—CULTURE* アメリカの文化―現代文明をつくった人たち．弘文堂．
小島操子．（2006）．看護における危機理論・危機介入　フィンク/アグィレラ/ムースの危機モデルから学ぶ．金芳堂．
Marriner-Tomey, A.（1986）/都留伸子．（監訳）．（1991）．看護理論家とその業績．医学書院．
Marriner-Tomey, A.（Ed.）（1994）．*Nursing Theorists and Their Work（3rd ed.）．* St. Louis：Mosby-Year Book, Inc./都留伸子．（監訳）．（2007）．看護理論とその業績　第3版．医学書院．
Mead, J. H.（1934）/稲葉三千男，滝沢正樹，中野収．（訳）．（1999）．現代社会学体系　10　ミード　精神・自我・社会．青木書店．
小田正枝．（編）．（2008）．事例でわかる看護理論を看護過程に生かす本．照林社．
小田正枝．（編）．（2016）．ロイ適応理論の理解と実際　第2版．医学書院．
Lazarus, R. S., Folkman, S.（1984）/本明寛，春木豊，織田正美．（監訳）．（1998）．ラザルスの心理学［認知的評価と対処の研究］．実務教育出版．
Roy, S. C.（1984）．*Introduction to nursing : an adaptation model (2nd ed.)．* NJ：Prentice Hall./松木光子．（監訳）．（1993）．ロイ適応看護モデル序説［原著第2版・邦訳第2版］．HBJ出版局．
Roy, S. C. & Andrews, H. A.（1999）．*Roy adaptation model (2nd ed.)* CT：Model：Appleton & Lange/松木光子．（監訳）．（2002）．ザ・ロイ適応看護モデル．医学書院．
Roy, S. C.（2009）．*The Roy adaptation model (3rd ed.)．* New Jersey：Pearson Education, Inc.
Roy, S. C.（2009）．*The Roy adaptation model (3rd ed.)．* New Jersey：Pearson Education, Inc/松木光子．（監訳）．（2010）．ザ・ロイ適応看護モデル　第2版．医学書院．
Stewart, J. R.（1954）/原島善衛．（訳）．（1981）．アメリカ文化の背景．北星堂書店．
津波古澄子．（2003）．ロイ適応看護モデルに基づく研究　1995～2001年の研究クリティークを中心に．看護研究，36（1），13-30．

アイモジーン・M・キング
Imogene M. King

佐々木幾美

はじめに

　1960年代から1970年初頭は，看護を学問として確立するためにさまざまな看護理論が生まれ，看護が科学として，あるいは専門職として地位を求めて努力している時期でありました。アイモジーン・M・キング（I. M. King；1923～2007）はそういった状況の中で，看護師が看護実践を研究し続け，その科学的基礎を解明しようとするのならば，理論的公式化が必要であると述べ（King, 1971/1976, p.8），理論的知識体系を持つことの必要性を訴えています。そういった信念の下，キングは看護実践を理論へと体系化することに力を注ぎました。キングは1971年に『Toward a theory for nursing』（杉森みど里．（訳）．〈1976〉．看護の理論化．医学書院．）を初めて出版しました。そして1981年に『A theory for nursing. systems, concepts, process』（杉森みど里．（訳）．〈1985〉．キング看護理論．医学書院．）を発表しています。1986年には『Curriculum and instruction in nursing：concepts and process』を出版し，目標達成理論を活用した看護学でのカリキュラム開発とその展開について述べています。

　さらに1995年に『Advancing King's systems framework and theory of nursing』（Frey & Sieloff, 1995）が出版されました。この著書は，多くの研究者がキング看護理論を看護実践領域に適用した論文を収めています。この著書の中でキング自身は理論の哲学的な概観を分担執筆しています。2005年には理論分析で有名なフォーセット（Fawcett）と共に『The language of nursing theory and metatheory』（King & Fawcett, 1997）を編集しています。この著書の中でキングは「看護における知識開発：プロセス（Knowledge Development in Nursing：A Process）」について記述しています。2007年に『Middle range theory development using King's conceptual system』（Frey & Sieloff, 2007）が出版され，その

中で21世紀におけるキング理論の構造，過程，成果について分担執筆しています。

　キングは看護実践の中で，とりわけ看護師とクライアントの相互作用に焦点を当て，この相互作用が全体としてどのように位置づくかを示した理論家であると言えるでしょう。また，クライアントに対する看護を広い視点でとらえることの重要性を示していると思われます。

　それでは，キングの看護理論を詳しく見ていきましょう。

I. 枠組み1：理論を書いた人はどんな人だろう

　キングは，1945年に米国ミズーリ州セントルイス，セント・ジョン病院附属看護学校を卒業し，1948年にセントルイス大学で学士を取得しました。1957年には同大学で修士号を取得し，その後1961年にはコロンビア大学，ティーチャーズ・カレッジで教育学博士号を取得しています。卒業後すぐにイリノイ州ロヨラ大学の講師を2年間務めた後，助教授として3年間勤めています。

　1966年から1968年までは米国保健局ヘルス・マンパワー部看護部門研究開発課，課長補佐として活躍した後，1968年から1972年までオハイオ州立大学看護学部長に就任し，この間，1971年に『看護の理論化』を発表しています。さらに，1972年から1981年まではイリノイ州ロヨラ大学看護学部教授として研究を重ね，1981年に『キング看護理論』を出版しています。その後，南フロリダ大学看護学部教授として活躍し，マイアミ大学から博士課程の教員として招聘されました。1990年に南フロリダ大学を退職しましたが，名誉教授として教授活動を続けていました。また，州や国家レベルでの看護における専門的活動も続けていました。キングはその業績に対して多くの団体から表彰されており，1996年にはアメリカ看護協会のジェシー・スコット賞（Jessie M. Scott Award）を受賞しています。

　キングは学生を教えることが最も重要な業績であったと考えており，晩年は熟練看護者，看護教員，研究者となった教え子を訪ねることを楽しみにし，「これが何にも勝る名誉である」と話していたそうです（Houser & Player, 2007）。

Ⅱ. 枠組み2：看護理論家は理論を書く時に一体何を材料にしたのだろうか

　キングは，理論の第1の目的は研究を通して新しい知識を生み出すことであると考えています。そして，彼女自身，看護の知識を統合するために，看護とその関連領域における研究や実践・教育・研究から得られたデータと情報を使用する方法を用いてこの理論を生み出しました。

　キング理論の中心を成す目標達成理論の開発には，システムアプローチの考え方が用いられています。看護の目標が個人の健康だけでなく，集団のヘルスケアにかかわっていかなければならず，ヘルスケア組織の変化と複雑さを理解して対応する必要があるので，そのためにシステムアプローチが有効であると考えたからです。人間はほかの人々や社会と独立して存在するのではなく，相互に関係しており，開放的でダイナミックな構造を持つものとして理論化しています。

　また，私たちが目標達成のための有意義な活動をするためには，人々との相互作用や相互交流が非常に重要であるという考え方を基盤に，キングは目標達成理論を構築しています。相互作用，相互交流については，J・F・ホワイティング（J. F. Whiting），I・J・オーランド（I. J. Orlando），J・ブルーナー（J. Bruner）の研究を活用しています。特に，オーランドの研究は，目標達成を導くような看護師とクライアントの相互作用の過程が記述されている点で非常に注目しています。フォーセットは，キング理論にはシステムモデルと相互作用モデルの両方の特徴が表れている（Fawcett, 1989/1990, p.117）としています。キングは個人間システムに関連しているものとして，ストレスやコミュニケーションといった多くの概念を用いています。ストレスについては，H・セリエ（H. Selye）やR・S・ラザルス（R. S. Lazarus）の研究を引用していますし，コミュニケーションについては，J・ウォーツラヴィック（J. Watzlawick），J・H・ビーヴァン（J. H. Beavin），D・D・ジャクソン（D. D. Jackson），D・クリーガー（D. Krieger）の研究を引用しています。

　このように，キングは多くの既存の研究から影響を受けて，この理論を開発しています。

Ⅲ. 枠組み3：看護理論の骨格部分に何が書かれているのかを見てみよう

　キングの看護論は，大きく分けて「力動的相互作用システム」と「目標達成理論」の2つから構成されていると考えてよいでしょう（**表1.**）。

　キングの看護論は多くの概念が含まれていますが，目標達成理論における主要な概念は，「相互作用（interaction）」「知覚（perception）」「コミュニケーション（communication）」「相互交流（transaction）」です（**表2.**）。目標達成理論とは，クライアントの健康状態をより良い方向へ導いていくために，看護師とクライアントがお互いの相互作用の中で目標や達成手段を確認して同意し，それぞれの役割を十分に認識して，その機能を果たしていくための理論です。

　「相互作用」とは，一人の人が相手についてどのように考えたり，感じたりするのか，お互いに相手をどのように知覚し，どのような対応をするのかといった，相互の状況を把握するためのやり取りであるとしています。このやり取りは漫然としたものではありません。自分自身の状況だけでなく，相手の状況，周囲の状況をしっかりと把握した上で，そこに含まれる情報を順序立てて整理し，自分の中にイメージをつくっていくことが必要です。このことをキングは「知覚」という用語で説明しています。そして，知覚したことを「コミュニケーション」を通して確認していきます。「コミュニケーション」には言語だけでなく，表情やしぐさといった非言語的な情報も含まれています。言語的な情報と非言語的な情報を統合して，可能な限り正確に情報を蓄積していくのです。

　看護師が知覚していることとクライアントが知覚していることは，必ずしも一致していません。看護師がアセスメントしているクライアントのニーズや目標は，クライアント自身が知覚しているニーズや目標と異なっていることも多いと思います。クライアントは，

アイモジーン・M・キング

表1. キングの看護論の構成要素

力動的相互作用システム 　看護状況における人間行動の複雑な力学を説明するダイナミックで開かれたシステム。これは，看護が個人の健康や集団のヘルスケアにかかわり，人間が環境との相互作用を営む開かれたシステムであるという前提から導かれる。
目標達成理論 　開放システムの中で目標達成を導く看護師－クライアントの相互作用の性質を記述する理論。それぞれの役割を機能させて健康状態を維持するために，ヘルスケアシステムにおける2者間の相互作用を説明し，相互作用に関する実践の基準として役立つ。

〔出典：King, 1971/1976, King, 1981/1985より作成〕

表2. 目標達成理論の主要な概念

相互作用（interaction）
　人間と環境，ならびに人間と人間の間の知覚とコミュニケーションのプロセスである。目標を目指す言語的もしくは非言語的行動という形で示される。

知覚（perception）
　個人が実在をその心の中に組み立てることである。①情報によって組織化された環境からのエネルギーの移入，②エネルギーの交換，③情報処理，④情報の蓄積，⑤目に見える行動による情報の移出という5つの要素が含まれている。

コミュニケーション（communication）
　直接的または間接的に情報が人から人へと伝えられていくプロセスである。

相互交流（transaction）
　人間と環境との間で相互に行われている観察し得る行動のことであり，人間的な相互作用に関する価値判断の要素である。

役割（roll）
　社会システムにおいて，ある立場を占める人間に期待される一連の行動のことである。

ストレス（stress）
　成長，発達および役割遂行の調和を保つために，人間が外界と相互に作用し合う力動的な状態である。

成長と発達（growth and development）
　細胞レベル，分子レベル，そして行動レベルにおける人間活動の継続的な変化である。

時間（time）
　将来に向かって進んでいく出来事の連鎖である。

空間（space）
　あらゆる方向に向けての存在であり，このことはあらゆる場所についても同じである。

〔出典：King, 1981/1985より作成〕

　自分自身のヘルスケアについて決断していく権利も持っています。一方，看護師はクライアントが最良の決断ができるような情報を提供する責任があり，そこで専門家としての役割を果たす必要があるのです。そこでお互いの目標を設定するために相互作用を行い，お互いの目標や達成手段に同意すると，相互交流を通して目標達成のための行動を相互に実行していくことを意味しています。

　キングは，看護の中心は人間のケアであるとして，社会的存在である人間のケアを一個人という視点のみでとらえるのではなく，看護の概念的枠組みの中に開放系としてのシステムという考え方を組み込むことで包括的にとらえようとしています。そして，個人システム，個人間システム，社会システムといった階層的な構造を考えています。クライアントの健康問題はクライアント自身の日常生活に起因することが多く，そのことを個人のシステムとして全体的にとらえる必要があります。その一方で，クライアントを取り巻く両親，配偶者，子どもといった家族もその健康問題にかかわっています。また，クライアントは学校，企業，コミュニティといった社会の一員であり，彼らの健康問題が彼らを取り巻く社会の状況に起因することも少なくありません。そして，これらのシステムは相互に関係を持ち，常に静止することなく，ダイナミックに変化しています。その中で看護が展開されると考えています。

Ⅳ. 枠組み4：看護で中心的な概念，つまり人間・環境（社会）・健康・看護などについて理論家はどのように描いているのだろうか

　キングは看護の中心的な4つの概念，すなわち「人間」「環境」「健康」「看護」について，明確に説明しています。次に，それぞれの概念について見ていきましょう。

A. 人間は問題状況を感知し，整理し，対応できる存在

　キングは，哲学的前提として，「人間は社会的存在，感知する存在，理性的存在，対応する存在，知覚する存在，自律的存在，目的をもつ存在，行為志向的な存在，時間志向的な存在である」（King, 1981/1985, p.178）としています。すなわち，何か問題を抱えたり障害を持った場合でも，そのような状況を感知し，理性的に整理し，筋道立てて考えて，解決したり対処していったりすることのできる存在としているのです。元来，人間にはそういった問題に対処できる能力が備わっていると考えています。

　さらに，人間は自分自身を知る権利，自分の人生，健康，コミュニティサービスに影響を及ぼす決定に参加する権利，ヘルスケアを受けたり拒否したりする権利を有している（King, 1981/1985, p.178）と述べています。クライアントが自分自身の健康状態を正確に認識した上で，どのような治療を選択するのか，何を目標にどのような方法で健康問題に立ち向かっていくのかを決める権利を明確に規定しています。

　したがって，看護師がクライアントの目標を設定するだけでなく，クライアントと共に看護上の障害を越えていくための目標を確認し，それに向かって相互交流していくという目標達成理論が重要となるのです。

B. 環境は絶えず変化し，人とダイナミックな相互作用を持つ

　キングは「人間が健康維持のために環境と相互作用する方法を理解することは，看護師にとって必要不可欠である」（King, 1981/1985, p.2）と述べています。看護師もまたクライアントにとっては環境の一部であると考えています。看護の概念的枠組みとして，力学的に開かれたシステムを考えていますが，これは各システムの間に相互作用が生じることを意味し，環境が絶え間なく変化していることを示しています。各個人の環境との相互

アイモジーン・M・キング

作用が生活と健康に影響を与え，各個人は，その環境の中のさまざまな人間や物事との相互交流によって全体的な人間としての世界を知覚しているとしています。すなわち，環境は個人に影響を与え，個人から影響を受けるダイナミックな相互作用を持つものとして考えられていることがわかります。

C. 健康はライフサイクルにおける機能的な状態でダイナミックな人生体験

　キングは，健康の概念を明確に，「健康は，1人の人間のライフサイクルにおける機能的な状態でダイナミックな人生体験である」（King, 1981/1985, p.6）と定義しています。病気は，ライフサイクルにおける障害であり，正常から逸脱した状態として定義されていますが，健康と病気を両極とする考え方をしていません。

　健康とは，「日常生活において最大限に潜在能力を全うするために，その人がもっているものを最適条件で活用することによって，内的・外的環境のストレスに継続的に適応することを意味する」（King, 1981/1985, p.6）ととらえています。

　このようにキングは，健康をライフサイクルを通して環境の中でダイナミックに適応した状態としてとらえていることがわかります。

D. 看護は看護師とクライアントが共同して目標達成していく過程

　キングは，看護を看護師とクライアントという2者間の相互作用の過程であり，コミュニケーションを通して，クライアントの障害について共同の目標を設定し，目標達成のための手段を明確にし，それに同意して，目標を達成していく過程としてとらえています。そして，「看護の目標は，健康への到達，保持，回復のために個人ならびに集団を援助することであり，これが不可能な場合には，個々人を人間としての尊厳を保ちつつ，死に臨むことができるように援助することである」（King, 1981/1985, p.17）と述べています。

　ここには人間が自己の状態を理性的に認識し，自律的に自己決定していく存在であるという前提が反映され，クライアント自身が備えている力を発揮できるように援助することが看護師の役割であるとされています。そして，クライアントが環境に適応し健康な人生体験を送れるように，相互作用を行いながら看護師がかかわっていく過程が示され，この看護の定義が目標達成理論の基盤になっているということがわかります。

V. 枠組み5：この理論にはどのようなことが書かれているか，もう少し詳しく見てみよう

A. 看護のための概念枠組み

　キングは看護のための概念枠組みとして，「個人システム（personal system）」「個人間システム（interpersonal system）」「社会システム（social system）」から成る「力動的相互作用システム」を構成しています。

　人間としての看護師は一つの全体を示すシステムであり，クライアントもまた一つの全体を示すシステムです。これを「個人システム」と呼んでいます。この個人は，お互いにやり取りをしながら交流をしています。これを「個人間システム」と呼んでいます。さらに，人間は共通の目標や興味などによって集団を形成し，その集団に所属する個人はお互いに影響を及ぼしながら，その中で個人間の交流とは異なった経験を積んでいます。これを「社会システム」と呼んでいます。

　これら3つのシステムは，相互に影響を及ぼすような開かれたシステムであり，常にダイナミックに変化しているシステムとして定義されています。

　キングは，目標達成理論で個人間のシステムに焦点を当てていますが，単なる看護師とクライアントの関係という枠組みでは考えていません。それは，看護師とクライアントの相互作用や相互交流を考える際にも，看護師やクライアントがそれぞれ，何を知覚し，自己をどのようにとらえ，どのような身体像を抱き，どのような成長・発達を遂げているのかといった個人の状況を考慮しなければ，相互の関係を正確にとらえることはできないと考えたからです。

　また，看護師とクライアントの関係を考える時に，彼らを取り巻く社会を考慮する必要があると考えていたからです。さらに，看護師は地域住民に対するヘルスサービスを担う必要もあると考えていたからです。そのような理由から，看護のための枠組みとして，力動的相互作用システムを構築したというわけです。

B. 目標達成理論

　キングの目標達成理論は，個人間のシステム，特に看護師とクライアントの協同関係の中で生じる相互作用に焦点を当てています。この相互作用のプロセスにおいて，看護師と

クライアントがいかに相互作用を行い相互交流を図っていくかが，目標を達成し効果的なケアを展開するための鍵となるのです。目標達成理論のプロセスを図1.に示しました。

看護師とクライアントは最初の出会いからお互いを知覚し，その状況を判断していきます。その際に，正確な判断を行うことが重要であり，そのためにはコミュニケーションが重要です。看護師はクライアントのことをアセスメントする際に，クライアントが話す内容，表情，態度，行動といったすべての情報を統合して，そのイメージを正確に形づくっていくことが重要なのです。クライアントもまた自分自身の状況を判断していますし，看護師に対して，看護師が自分のことを正確に把握してくれているのか，健康問題を任せてもよい人間なのかを査定しています。その結果を踏まえながら，看護師とクライアントは対応を考え，相互作用を深めていくのです。

看護師とクライアントの関係はダイナミックに変化し，お互いに影響を及ぼし合うような開かれたシステムです。もし，そこで看護師がクライアントの状況を正確に把握しており，クライアントもそのような看護師の状況を正確に認識できれば，相互作用はさらに深まります。そして，その過程の中で，看護師が認識した役割がクライアントの期待する役割と一致すれば，その結果として相互交流が生じるのです。

〔出典：King, 1971/1976, 1981/1985より作成〕

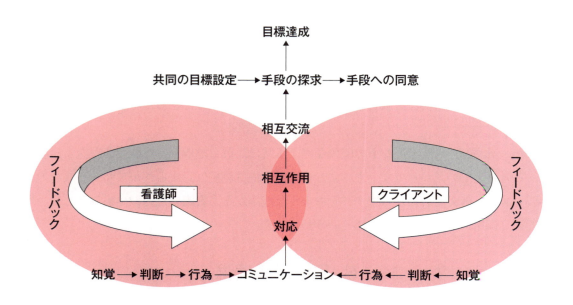

図1. 目標達成理論のプロセス

さらに，お互いがクライアントの健康問題に対する共同の目標を設定し，それらを達成するための手段を共に探求し，それらに対して同意することができれば，相互交流が深まります。相互交流とは，目標達成へと導く一定の目的を持った相互作用であり，相互交流の中で集められた情報は，さらに正確な判断を導くためにそれぞれフィードバックされていきます。看護師とクライアントの相互交流が行われれば，目標は達成され，効果的なケアが生まれるとキングは規定しています。

　さらに，キングは最初の著書の中で「新知識が看護師の実践に活用されうる方法で継続的に現場の看護師のもとに広められなければならない」（King, 1971/1976, p.124）と述べています。つまり，キングは理論を実践に応用していくことの重要性を説いているのです。

　そして，目標達成理論を看護へ適用するために，具体的な方法として目標志向的看護記録（Goal-Oriented Nursing Record : G.O.N.R）を提唱しています。これによって，看護師とクライアントの共同の目標やそれに到達するための手段を正確に記録することが可能となり，目標達成理論のプロセスを記述することができます。目標志向的看護記録は，①データベース，②問題リスト，③目標リスト，④計画書，⑤経過記録という5つの要素から成り立っています。目標志向的看護記録については，次項の具体的なケースで詳しく紹介していきます。

Ⅵ. 枠組み6：具体的なケースで看護理論によって対象をどのように見るか，どのような介入（援助）を行うか見てみよう

　キングの目標達成理論は，インフォームドコンセントが叫ばれ，クライアントの自己決定が重要視されている今日では，注目すべき点が含まれています。それは，看護師とクライアントが共同で目標設定していくという点です。これまでは，看護計画が立案されても，看護師が独自にアセスメントをし，目標を設定していくことが多かったと思われます。

　しかし，現在のようにクライアントが自分自身の生活の質を考え，その人の信念・価値を重要視する状況にあっては，看護師が単独に目標設定することは，クライアントの主体性を軽視する行為とも言えるでしょう。キングは既に今から40年近くも前から，この点を強調したと考えられます。

　以下の具体的な事例では，目標志向的看護記録を用いて考えていきましょう。

A. 糖尿病のSさんの例

1．事例紹介

　糖尿病を長年患っているSさんは身長168cm，体重76kgの53歳の男性です。外資系企業の中堅管理職でデスクワーク中心の仕事をして，年に3～4回海外出張があるような状況でした。趣味はゴルフですが，最近は仕事が多忙で年2～3回しかできず，それも接待ゴルフがほとんどという状況でした。5年前の定期健康診断で高血圧と糖尿を指摘されていましたが，自覚症状がなかったので放置していました。今回は全身倦怠感，口渇という症状が出現し，血糖値も悪化したため，入院となりました。

　仕事の関係で外食が多く，食事も取ったり取らなかったりで時間も一定ではありません。嗜好品は1日に日本酒3合，たばこ40本で，これはずっと変化がありませんでした。妻と子どもとの3人暮らしですが，仕事の関係上一緒に食事をすることはほとんどなかったようです。血糖値のコントロールがあまりよくないために，経口血糖降下剤の内服が開始になり，食事療法は1,800kcal，食塩8gという指示が医師から出されました。営業や昇進に影響するので，会社関係者には「糖尿病」ということを伏せておいてほしいと何度も医療サイドに訴えてきていました。

　Sさんは病室にいる際もビジネス書を読み，書類に目を通したりしていました。糖尿病については「母親が糖尿病だったから，仕方がない」と話し，「だんだん目が見えなくなって，全身ぼろぼろになってしまうんだ」とつぶやいたこともありました。「自分には時間がないから早く退院したい」「リストラの対象にならないように今まで努力してきたのに」と，この入院について割り切れない様子でした。

　病院では病院食だけを摂取し，間食は取りませんでした。内服薬と食事療法で血糖値のコントロールはよくなり，体重も少しずつ減少傾向にあります。

　その一方で，看護師の食事指導についてはあまり熱心に聞いてくれませんでした。「仕事に戻ったら，どうせそんなことはできないよ」「頭で考えるのは簡単だけど，実際にするのは難しいな」とこぼしたりしていました。そして「とにかく薬を飲めばいいんだから。そうすれば症状もなくなるんだろ」と話していました。

2．データベース

　データベースとは，ヘルスケアシステムに登録している個人について収集されたすべての情報で構成されたもので，看護歴や健康状態のアセスメント，医師記録や理学的所見，臨床検査やレントゲン検査の結果，家族やソーシャルワーカーからの情報などを含んでいます。

Sさんのデータベースで，主に看護歴や健康状態に関するアセスメントを**資料1.**に示してあります。ここから，Sさんの病態の重症度や日常生活活動の能力をアセスメントしていくわけですが，彼の場合，食習慣や個人的習慣，社会歴の状況に問題点があることがわかります。また，一般的態度や病気に対する認識という点からも問題点が挙げられるようです。

3．問題リスト

　問題リストは，通常の役割を果たすクライアントの能力の中で障害を示すような症状や徴候を，主観的・客観的にアセスメントするための指針となります。また，看護診断を明確にし，クライアントの当面の看護ケアを立案するための指針ともなります。さらにこれを用いることによって，看護ケア計画を実施する際に多数の看護師が一貫した方法を取ることができます。Sさんの場合の問題リストを**表3.**に示しました。

4．目標リスト

　問題リストを受けて目標リストが提出されます。目標リストは援助のための系統的アプローチを提供し，ケアの継続性を提供します。ここで重要なのは目標リストを作成する際に，看護師とクライアントが相互に作用し合い，情報を共有する中で，共同で目標を設定し，目標達成のための手段を探求し合意するという点です。Sさんの目標リストもSさんとのかかわりの中から提出されました（**表4.**）。

　Sさんの場合，まず糖尿病の理解ということを目標に掲げました。Sさん自身も糖尿病については，よくわかっていないと思っていたので，その点はすぐに同意をしました。それと同時に，糖尿病をSさんがどのように認識し，感じているかという点を看護師が少しずつ時間をかけて確認していきました。Sさんは最初，その点については不安が強く，悲観的でなかなか語ることができず，非常にいら立っていましたが，そこから自分の糖尿病に対する認識や感情というものを確認する必要性を自分の目標として考えることに納得しました。それと同時に，糖尿病を持って生活を続けていくことをどのように考えていくのかも自身の目標であるということに気づいて，共同の目標として掲げました。

　看護師は問題点2の方がSさんの健康の障害としては大きいと考えていましたが，Sさん自身がそのことに気づき，納得できなければ，共同の目標を立案できないと考え，あえて問題点1を先に掲げました。そして，糖尿病の知識を確認する中で過去の生活を振り返ってもらいながら，問題点2を認知してもらい，問題点1と並行しながら目標をSさんに提示した方がよいと考え，目標リストの後半に載せることにしました。また，Sさんを取り巻く環境を十分考慮するように留意しました。

資料1. Sさんのデータベース

クライアントデータベース

氏名：T・Sさん
日付：2016.7.10
入院：歩行 レ　車いす___　ストレッチャー___　___により搬送
　　　年齢 53　性別 男　身長 168cm　体重 76kg
補助具：眼鏡 レ　コンタクトレンズ___　補聴器___　義歯___　義眼___　義足___
情報提供者：本人 レ　家族___　友人___　その他___

バイタルサイン：
　血圧：162／92mmHg（右上腕）
　体温：36.5℃（腋窩）
　脈拍：82回／分
　　　正常 レ　徐脈___　頻脈___　不整___　微弱___　結滞___
　呼吸：20回／分
　　　正常 レ　速い呼吸___　浅い呼吸___　無呼吸___
　　　チェーンストークス___　過呼吸___　呼吸困難___
　主訴：全身倦怠感, 口渇
本疾患の時期：5年前の定期健康診断で指摘される。

以前の入院経験：なし

その他の疾患：高血圧

入院に伴う経験：期待に沿う___　期待はずれ レ
入院の影響（結果）：問題発生 レ　金銭上___　職業上 レ　子どもの世話___　保険___
個人的習慣：
　皮膚：清潔 レ　打撲傷___　水疱___　障害___　発疹___　瘢痕___　創傷___
　褥瘡：位置___　臭気___　排液___　なし レ
　入浴：独力 レ　介助___　浴槽を好む レ　シャワーを好む___　その他___
口腔：
　義歯：上顎___　下顎___　局部義歯・上___　局部義歯・下___

食習慣：
　通常3回食／日：___
　通常省略：朝食 レ　昼食___　夕食___
　定期的間食：レ　間食せず___
　食事アレルギー：特になし
　好きな食品：肉類, 卵　　嫌いな食品 納豆, 牛乳
　特別な食事療法：入院前：特にしていない　入院後：1,600kcal, 塩分8g食→1,800kcal

個人的習慣：
　睡眠／休息：通常起床時 6：30　　通常就寝時 1：30
　　　睡眠への援助：なし レ　服薬___　睡眠困難 レ
　喫煙：紙巻きたばこ レ　数／日：40本　　葉巻___ 数／日___　パイプ___
　　　その他___ 過去に喫煙していた

資料1. の続き

　アルコール
　　量：日本酒3合
　　頻度：毎日　レ　　週数回＿＿＿　週1回＿＿＿　月数回＿＿＿　月1回＿＿＿　なし＿＿＿
　運動
　　運動のタイプ：ゴルフ
　　頻度：毎日＿＿＿　週数回＿＿＿　週1回＿＿＿　月数回＿＿＿　月1回＿＿＿　なし　レ
　排泄
　　排便：規則的　レ　　頻度：毎日　レ　　何日間隔＿＿＿
　　　　　下痢　レ　　便秘＿＿＿　痔疾＿＿＿　直腸部痛＿＿＿　緩下剤使用＿＿＿　浣腸頻回＿＿＿
　　排尿：頻度　9回　　夜尿症＿＿＿　排尿困難＿＿＿　失禁＿＿＿　疼痛／灼熱痛＿＿＿　その他＿＿＿

　社会歴：
　　習慣：喫煙　レ　　アルコール　レ　　薬剤＿＿＿
　　婚姻関係：結婚生活25年
　　子ども：1人
　　職業：外資系企業の管理職
　　教育：○○大学卒　経済学部 経済学科

　　家庭環境：一人住まい＿＿＿　家族と同居　レ　　友人と同居＿＿＿

　レクリエーション：
　　趣味：ゴルフ，読書
　　積極的参加：＿＿＿

　健康に関する機能の概観：
　　神経系：
　　呼吸器系：
　　循環器系：高血圧，軽い動脈硬化
　　消化器系：
　　泌尿器生殖器系：やや頻尿である
　　骨・筋肉系：
　　心理状態：
　日常使用する薬剤（含，薬量その他）：特になし

　一般的態度：非常に緊張度が高く，ピリピリした印象を受ける。
　　　　　　　周囲の人とあまり交流を持たない。

　病気に対する認識：糖尿病になったことは仕方がない。母親が糖尿病で死亡しており，
　　　　　　　　　　経過に関しては悲観的である。糖尿病の知識は不十分。
　　　　　　　　　　食事療法に対しては消極的である。

　当面の看護ケア：空腹時血糖値のチェック
　　　　　　　　　食事の摂取量のチェック
　　　　　　　　　糖尿病の知識，受容に対するアセスメント

〔出典：King, 1981/1985より作成〕

アイモジーン・M・キング

表3. Sさんの初期問題リスト

氏名：T・Sさん
日付：2016.7.16
問題点1：糖尿病の知識が不十分である。
問題点2：糖尿病を現実的に受け入れ，それに向き合うことができない。

表4. Sさんの初期目標リスト

氏名：T・Sさん
日付：2016.7.16
問題点1：糖尿病の知識が不十分である。
　目標1．糖尿病の原因，発症因子，症状経過について理解できる。
　目標2．糖尿病の治療，コントロールについて理解できる。
　目標3．糖尿病の合併症について理解できる。
　目標4．糖尿病の日常生活における留意点について理解できる。
問題点2：糖尿病を現実的に受け入れ，それに向き合うことができない。
　目標1．Sさんが糖尿病に対してどのように考え，感じているかを話すことができる。
　目標2．Sさんが糖尿病を持って生活するということをどのように感じているかを話すことができる。
　目標3．Sさんが糖尿病を持って生活することを現実的に考えることができる。

5．計画書

　計画書はアセスメント，問題リスト，目標リストを受けて，問題解決と目標達成のために同意が得られた手段を具体的にどのように展開するかについて明記します。

　Sさんの場合，糖尿病の理解を看護師が計画を立て，ビデオやパンフレットを用いて行うことになりました。必要な場合には医師にもその教育に携わってもらうように時間の調整もしました。また，Sさんを取り巻く社会という視点を取り入れた計画を立案するために，同年代の糖尿病の入院患者が3人ほどいたので，一緒に糖尿病の知識を学ぶという機会を設けることにしました。その中では，家族も一緒に参加できるような機会も何回か設定することにしました。

6．経過記録

　経過記録は，クライアントの経験をまとめる記述的記録と，クライアントの変化やルーティン情報，ルーティンケアなどの記録をするためのフローシート，最終的要約・退院時記録などを指します。これらは病院で通常使用している記録を活用するとよいと思います。

　ここでは，経過記録の書式については省略しますが，Sさんの場合，最初は糖尿病で亡くなった母親の印象が強く，糖尿病に対して非常に悲観的でした。しかし，糖尿病の理解が進むにつれて，日常生活でうまくコントロールしていけば，何とか仕事を続けられるということが理解できたと明るく答えるようになりました。そして，「仕事に対する自分の過剰な思い入れを実感しました」と話し，「ほかの患者さんと話すと，自分がこれからの人生をどう生きていくかをしっかり考えなきゃいけないなと思いました。それに妻とも話

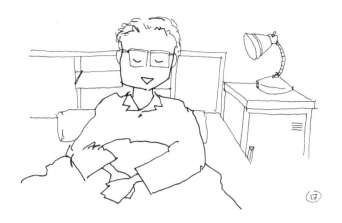

したんですが，会社での働き方を見直す必要があるのかなと感じるようになりました」と話されました。

しばらくして，「会社の人にも自分が糖尿病だって話したんですよ。でも，自分が（会社に）捨てられるような感じはしなかったな」と笑顔で話されました。その後，食事療法についても，看護師と共同で目標を立て，それをしっかりマスターした後，無事に退院となりました。

B. 脳出血のKさんの例

1. 事例紹介

Kさんは85歳の女性です。夜間に激しい頭痛のため，救急車を要請し，緊急入院となりました。左側頭葉から頭頂葉の脳出血と診断され，保存的治療を行いました。経過は比較的順調で，麻痺，運動障害は残りませんでしたが，感覚性失語・失読・失書，軽度の失認，失行といった高次脳機能障害が残りました。

Kさんはこれまで一人暮らしで，畑作りと週1度のゲートボールを楽しみにしていました。近所の人たちが毎日家を訪れ，相談役となっていました。子どもは62歳の長女Yさん，60歳の長男Tさん，50歳の次女Nさんがおり，それぞれ車で2時間ほどかかるところに住んでいて，特に長女が月に1～2回訪問していました。

病状が落ち着いてくると，Kさんは「早く退院して自宅に戻りたい。畑が心配だ」と繰り返しました。家族は「すぐに一人暮らしをするのは難しいから，取りあえずY姉さんのところに帰ろう」と説明していました。Kさんはその時は納得するのですが，同じ訴えを繰り返していました。家族には「何度，説明してもわからない」といら立つ様子も見られました。また，着替えを介助しながら，家族が「練習すればできるようになるから」とKさんに話し，「もう，どうしてわからないのかしら」とつぶやいている場面もありました。

病状が落ち着いたのを聞いて，近所の方々が見舞いに来るようになりましたが，Kさんは近所の方の話に相づちを打ち，にこやかに対応していました。その様子を見て家族は安心し，近所の方々も「思ったよりよくなっていてしっかりしているじゃないの。多少，言葉が出にくいみたいだけれど，落ち着いたら戻ってこられそうだね」と話していました。Kさんは近所の方々が来るのを楽しみにし，そこで何事もなく対応できると，安心したように「私はもう大丈夫だから」と看護師や家族に伝えていました。

　しかし，新聞を見ながら「何が書いてあるのかさっぱりわからん。どうしてわからないのか…」と考え込み，自分の名前を書く練習を繰り返しながら，うまくいかないことに落ち込んだりしました。また，リハビリテーションでハサミを問われてわからなかったり，実際に使えなかったりすることがあると，いら立つ様子も見られました。精神的に不安定な状態があると，特に朝の血圧が高めになりました。食事や排泄，更衣など，一人で行えないことも多いので，見守りが必要ですが，一人で何もかもしようとする様子がありました。

　看護師は，退院も視野に入れて，長女Yさんに今後のことをどのように考えているのか尋ねてみました。「洋服が一人で着られなかったりすることもあるけど，麻痺が残らなかったから，本当によかった。ご近所で脳卒中の後に麻痺が残ったお年寄りがいらっしゃるんですが，食事もトイレもとても大変そうなんですよ。そう思うと母は一人で動けるから。でも，説明してもいろいろなことがわからないのが不安です。少しずつ言葉の状況も回復しているけれども，理解したり判断したりというのはリハビリテーションを続ければもう少しよくなるんですよね。あんなにしっかり者だった母が，今のような状況なんてちょっ

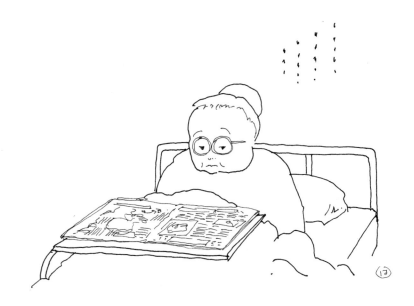

と信じられないんですよ。でも，お見舞いの人たちにはそれなりに対応しているから，なんだかもっとよくなるようにも思えるし…」と答えました。

看護師は，家族にとってこれまでのしっかり者のKさんという印象はとても強く，感覚性失語・失読・失書，失認，失行といった高次脳機能障害を持ったKさんの状況を，家族が理解できていないのではないかと考えるようになりました。そのことが，Kさんにしっかりしてほしいということを求める態度となって伝わるため，Kさん自身にも影響しているのではないかと考えました。

2．データベース

Kさんのデータベースで主に看護歴や健康状態に関するアセスメントを**資料2.**に示してありますが，この事例の場合はクライアントのみの情報だけでなく，家族やKさんを取り巻く地域社会の情報も掲載しています。キングは看護のための概念枠組みとして「力動的相互作用システム」を考えていますので，クライアントの状況に応じて，必要な情報やアセスメントを組み込むことが重要です。また，ここでは入院時のデータベースではなく，入院から10日後のデータベースを紹介しています。受傷直後で急性期にあるKさんの情報に，回復期の情報が付加され，退院に向けてのアセスメントを進める時期に来ていることがわかります。

これらの情報からKさんについてアセスメントを進めていくと，Kさんが高次脳機能障害によって，自尊心が傷つけられ，不安や疎外感を感じていることや，これまでと同じように何でも一人で行おうとすることによって事故が起こる可能性もあり，これらが問題点として挙げられそうです。そしてこの問題は，Kさんに対する周囲のかかわり，特に家族のかかわりが大きく関係しているように考えられます。家族が高次脳機能障害を持っているKさんの状況を十分に受け入れられず，以前のKさんの印象を思い描き，期待と落胆といった気持ちを持ったままKさんにかかわっていることが，さらにKさんの自尊心に影響し，不安や疎外感に拍車をかけているのではないかと考えることができます。

3．問題リスト

問題リストを**表5.**に示しました。まず，Kさんの問題として「Kさんが高次脳機能障害によって，自尊心が傷つけられ，不安や疎外感を感じ，つらい状況にある」ということを問題点1として挙げました。

キングは社会的存在である人間のケアを一個人という視点のみでとらえるのではなく，開放系としてのシステムとして，階層的な構造を考えています。すなわち，患者の健康問

資料2. Kさんのデータベース

クライアントデータベース

氏名：E・Kさん
入院日：2016.6.15
入院：歩行___　車いす___　ストレッチャー レ　救急車___ により搬送
　　　年齢 85　性別 女　身長 148cm　体重 40kg
補助具：眼鏡 レ　コンタクトレンズ___　補聴器 レ　義歯 レ　義眼___　義足___
情報提供者：本人 レ　家族 レ　友人___　その他___

バイタルサイン：
　血圧：〈入院日〉178／98mmHg（左上腕），〈2016.6.26.〉126／76mmHg（左上腕）
　体温：〈入院日〉38.2℃（腋窩），〈2016.6.26.〉36.4℃（腋窩）
　脈拍：〈入院日〉82回／分，〈2016.6.26.〉80回／分
　　　　正常___　徐脈___　頻脈___　不整 レ　微弱___　結滞___
　呼吸：〈入院日〉20回／分，〈2016.6.26.〉20回／分
　　　　正常 レ　速い呼吸___　浅い呼吸___　無呼吸___
　　　　チェーンストークス___　過呼吸___　呼吸困難___
　主訴：頭痛
本疾患の時期：6月14日22時ごろ頭痛出現，様子を見ていたが治まらず，救急車要請

以前の入院経験：なし

その他の疾患：高血圧にて内服継続。気管支喘息は指摘されていたが，特に内服治療は行わず。

入院に伴う経験：期待に沿う___　期待はずれ レ
入院の影響（結果）：問題発生 レ　金銭上___　職業上___　子どもの世話___　保険___
個人的習慣：
　皮膚：清潔 レ　打撲傷___　水疱___　障害___　発疹___　瘢痕___　創傷___
　褥瘡：位置___　臭気___　排液___　なし レ
　入浴：独力 レ（入院前）　介助 レ（2016.6.26）　浴槽を好む レ　シャワーを好む___　その他___
口腔：
　義歯：上顎___　下顎___　局部義歯・上 レ　局部義歯・下 レ

食習慣：
　通常3回食／日：レ
　通常省略：朝食___　昼食___　夕食___
　定期的間食：レ　間食せず___
　食事アレルギー：特になし
　好きな食品：野菜，麺類　嫌いな食品　納豆，牛乳
　特別な食事療法：入院前：特にしていない　入院後：1,400kcal，高血圧食

個人的習慣：
　睡眠／休息：通常起床時 4：30　　通常就寝時 21：00
　　睡眠への援助：なし レ　服薬___　睡眠困難 レ
　喫煙：紙巻きたばこ___　数／日：0本　葉巻___数／日___　パイプ___
　　その他___過去に喫煙していた___

資料2. の続き

- アルコール
  - 量：日本酒1合
  - 頻度：毎日＿＿ 週数回 レ 週1回＿＿ 月数回＿＿ 月1回＿＿ なし＿＿
- 運動
  - 運動のタイプ：ゲートボール
  - 頻度：毎日＿＿ 週数回＿＿ 週1回 レ 月数回＿＿ 月1回＿＿ なし＿＿
- 排泄
  - 排便：規則的＿＿ 頻度：毎日＿＿ 何日間隔 レ
    下痢＿＿ 便秘 レ 痔疾＿＿ 直腸部痛＿＿ 緩下剤使用 レ 浣腸頻回＿＿
  - 排尿：頻度 9回 夜尿症＿＿ 排尿困難＿＿ 失禁＿＿ 疼痛／灼熱痛＿＿ その他＿＿

社会歴：
- 習慣：喫煙＿＿ アルコール レ 薬剤＿＿
- 婚姻関係：夫と死別し，一人暮らし
- 子ども：3人，62歳の長女Yさん，60歳の長男Tさん，50歳の次女Nさん
- 職業：特になし，年金暮らし
- 教育：高等女学校

- 家庭環境：一人住まい レ 家族と同居＿＿ 友人と同居＿＿
  ＊農村部であり，比較的地域の交流が盛んな地区である。
  　昔ながらのご近所付き合いが残っている。
- レクリエーション：
  - 趣味：ゲートボール
  - 積極的参加： レ

健康に関する機能の概観：
- 神経系：老眼，難聴，今回の受傷で，感覚性失語・失読・失書，軽度の失認，失行あり
- 呼吸器系：気管支喘息
- 循環器系：高血圧
- 消化器系：
- 泌尿器生殖器系：
- 骨・筋肉系：麻痺，運動障害はない
- 心理状態：

日常使用する薬剤（含，薬量その他）：〈2016.6.15〉緩下剤　降圧剤

一般的態度：
〈2016.6.15〉頭痛の訴えはあるものの，比較的しっかりしている。意識レベルはⅠ-2で，コミュニケーションも問題なく取れる。
〈2016.6.26〉家族関係は良好であり，キーパーソンは長女Yさん。Kさん自身は長男Tさんを頼りにしている発言もあり。
ご近所の方との交流が盛んだったようで，社交的な様子が見られる。

アイモジーン・M・キング

資料2. の続き

病気に対する認識：
〈2016.6.15〉Kさん自身にも医師から脳出血という診断名は伝えられ，本人もうなずいている。子ども3人は医師からの説明で納得しているが，今後について不安を訴える。

〈2016.6.26〉Kさんは「早く退院して自宅に戻りたい。畑が心配だ」と繰り返し，退院できないことにいら立ちが見られる。近所の方々との対応で自分が回復していることを感じる一方，リハビリテーション訓練などで失読，失書，失行といった障害に直面すると落ち込む様子が見られ，自分の現状を受け入れられない葛藤が見られる。食事や排泄，更衣など，自分一人で何もかもしようとする様子が見られる。

　家族は「麻痺が残らず，一人で動けるからよかった。しかし，説明しても説明しても，いろいろなことがわからないのが不安だ」と話す。家族にとってこれまでのしっかり者のKさんという印象はとても強く，高次脳機能障害を持ったKさんの状況を家族が理解できていない可能性がある。家族はKさんに対して期待と不安の混在した態度で接しているため，Kさん自身にも影響している可能性がある。

当面の看護ケア：
〈2016.6.15〉全身状態・バイタルサインの観察から，再発作などの早期発見，早期対処。
　長期臥床による肺炎，褥瘡などの2次的合併症の予防。
　心身の苦痛の緩和。
〈2016.6.26〉再発作や合併症の早期発見。
　日常生活動作の自立への援助。
　危険行動の回避。
　患者・家族の病識，疾患の受け入れ状態に関するアセスメント

〔出典：King，1981/1985より作成〕

表5. Kさん（家族を含む）の問題リスト

氏名：E・Kさん
日付：2016.6.26
問題点1：Kさんが高次脳機能障害によって，自尊心が傷つけられ，不安や疎外感を感じ，つらい状況にある。
問題点2：家族が高次脳機能障害を持っているKさんの状況を受け入れられず，期待と不安といった気持ちを持ったままKさんにかかわっている。

題は患者を取り巻く家族も密接にかかわっているという考え方です。この事例でも，問題点1は家族のかかわりによって大きく変化するとも考えられます。そこで「家族が高次脳機能障害を持っているKさんの状況を受け入れられず，期待と不安といった気持ちを持ったままKさんにかかわっている」を問題点2としました。

4．目標リスト

　問題リストを受けて抽出された目標リストを**表6.**に示します。キングは看護師とクライアントの間の協同関係において，いかに相互作用を行い，相互交流を行っていくかが目

表6. Kさん（家族を含む）の目標リスト

氏名：E・Kさん
日付：2016.6.26
問題点1：Kさんが高次脳機能障害によって，自尊心が傷つけられ，不安や疎外感を感じ，つらい状況にある。
　目標1．Kさんが今の生活の中でつらいことを話すことができる。
　目標2．Kさんが精神的に安定した状態で過ごせる。
問題点2：家族が高次脳機能障害を持っているKさんの状況を受け入れられず，期待と不安といった気持ちを持ったままKさんにかかわっている。
　目標1．家族がKさんを受け入れるまでの戸惑いや不安といった気持ちを認め，表出することができる。
　目標2．家族がKさんに対して受容的な態度で接する必要を理解する。

標を達成し，効果的なケアを展開するために重要であると述べました。事例1ではクライアントとの話し合いの中で目標を設定し，目標達成のための手段を探求し合意していきましたが，クライアントの認知力が十分でない場合には，家族との話し合いやクライアントの意向を取り込みながら看護師が設定することも必要です。そこで設定された目標や目標達成のための手段は，相互作用や相互交流によって見いだされたものであり，決して看護師だけが独断で設定したものではないと考えることができます。

　問題点1については，目標1として「Kさんが今の生活の中でつらいことを話すことができる」ということを立てました。また，「Kさんが精神的に安定した状態で過ごせる」ということを目標2としました。

　問題点2については，「家族がKさんを受け入れるまでの戸惑いや不安といった気持ちを認め，表出することができる」を目標1としました。これは，家族が自分たちも混乱状況にあるということに気づかず，無意識のうちにKさんを責めるような言動が出ていると考えたからです。まず，そのことを認め，自覚することを目標としました。次に「家族がKさんに対して受容的な態度で接する必要を理解する」ことを目標2としました。退院後は常にKさんと接する家族の場合，受容的な態度を常に取り続けることはできず，時には厳しい言動が出ることもあるでしょうが，受容的な態度で接することが必要であることを理解することによって，そのような態度を取ろうと心がけていけるのではないかという考えから，この目標を設定しました。

5．計画書

　Kさんの場合，精神的な安定を図るかかわりのヒントになるものは，近所の方々とのやり取りでした。近所の方々は周囲の人の近況や畑の様子といったKさんのなじみのある話をし，それに対してKさんは驚いたり感心したり納得したように相づちを打ったりしていました。そこで，できるだけ近所の方々に来ていただくようにお願いすることにしました。

　また，Kさんがリハビリテーション訓練の中でイライラする様子が見られた時には，「う

まくできないとイライラしますね」と言葉をかけるようにしました。さらに，Kさんが今後したいことは何かを尋ね，それに向けて無理のない可能な訓練を病院の中で取り入れることにしました。Kさんは真っ先に「畑作業がしたい」と言ったので，移動や歩行訓練の場所に，病院の敷地内にある花壇の近くを取り入れ，草花と触れられる機会を設けることにしました。

　家族に対しては，Kさんのいないところで，今の状況をどう思っているのか，どう感じているのかについて，少しずつ言葉をかけるように計画しました。家族がKさんのことをどう考えていけばよいかわからないことに対して，看護師がとらえているKさんの状況を具体的に話すことで，Kさんの状況の理解が進むのではないかと考え，計画に加えました。

6．経過記録

　経過記録には，ルーティン情報，ルーティンケアなどを記録するだけでなく，クライアントの経験をまとめたり，クライアントの変化などを記録していくことが重要です。

　Kさんが「前は読めたのに，何でわからないんだろうね」と話すことに対して，「不思議な感じですか？　読めないことはつらいですか？」と看護師が問いかけると，「つらいっていうことはないね。すごく妙な感じだね」と話されました。Kさんは多くのことは話されませんでしたが，看護師が積極的に言葉をかけるようになると，比較的言動が安定してきました。また，花壇で草花を眺めたり，さわったりすることはとても楽しいようで，笑顔も見られ，自分から「そろそろ時間ですか」と看護師に尋ねることが多くなりました。

　看護師はKさんの家族が来るたびに話す機会を設け，Kさんの状況をどのように感じているのかなどについて尋ねるようにしました。高次脳機能障害について，看護師が「ハサミや箸といった身近なものがわからないといった障害をお持ちの患者様に初めて出会った時，看護師である私自身もなんだか納得できないような，了解できないような思いを持ったんですよ。おそらく以前の患者様の状況を知っている家族にとっては，頭に知識として入っても，何だか腑に落ちないような感覚があるんじゃないかと想像できます」と自らの経験を話したところ，「そうなんです。ああ，そうです。私たちも何だか割り切れないような，妙な思いがあったのですが，それが何かよくわからなかったんです」と涙ぐみながら答えました。そして「でも，これが事実なんですよね。そういった母として考えていかなくてはいけないんですね」と話しました。看護師は少しずつ家族がKさんの状況を受け入れられる準備が整いつつあると判断しました。

　また，看護師は「近所の方々のかかわりがKさんにとっては快適で楽しい時間みたいですね。なじみのある話を相づちを打ちながら聞くということが比較的無理がないのかもし

れませんね」「今日のリハビリテーションではペンのことがわからなかったようで，少し落ち込んでいました。前はできていたのにという思いもあるようで，つらいですね」というように，自分たちがとらえているKさんの状況を家族に伝えるようにしました。すると，家族も「そうですね。前は本当にしっかりした母だったから，よりつらいでしょうね」と答えました。そして「私たちもあまり焦らないように考えていかなくてはいけませんね。少し話す内容や話題を考えてみます」と話されました。次第に，家族はゆったりとKさんにかかわるようになり，Kさんの精神的に不安定な様子も少なくなりました。

　このような内容を経過記録の中に記載することで，掲げられた看護問題や看護目標，計画などが妥当なものであったのかを評価し，振り返ることができます。

VII. 枠組み7：臨床・研究・教育とのリンケージ
この理論を臨床場面や看護研究，そして看護教育の中で使うためには，どうすればよいかを考えてみよう

　目標達成理論は概念の数が多いのですが，一つひとつの概念はきちんと説明されていて，それらの関係も説明されていますので，じっくり読んで理解していくことが大切だと思われます。一方，問題解決的な思考を用いて，クライアントの目標と達成手段を考えていきますので，実践の場面では非常に受け入れやすいと思われます。理論を実践の場面に適用した研究もありますので，それらを参考にするとよいでしょう。目標志向的看護記録は各病棟の特徴を考えて，データベースを工夫しながら取り入れていくことをお勧めします。

　キングは『キング看護理論』の「目標達成理論の看護への適用」の中で，コミュニケーションが取りにくいクライアントの例を挙げています。これは，キングが「コミュニケーション」という概念の中でも「非言語的コミュニケーション」を重要視しているからでしょう。看護師がクライアントの怒りや悲しみといったメッセージを受け取るのは，言語によるものよりも態度や表情といった非言語的なものによることが多いのです。そのような点で，事例では脳血管障害のクライアントを取り上げたと思われます。

　キングは相互交流について，コミュニケーションが取りにくい乳幼児や意識障害のクライアントでも可能だとしていますが，その場合，共通の目標や達成手段をお互いどのように確認し，設定していくかが課題となります。我々が実際にこの理論を考えていく時には，まずクライアントの意思がはっきりわかる場合を考えていく方が取り組みやすいかもしれません。

研究については，キングの理論を枠組みにして，現象を記述的に明らかにしたり概念の相関関係を明らかにしたりした研究から，介入的な研究やアセスメントツールの開発などさまざまな形で応用されています。キングの理論の概念は，個人システム，個人間システム，社会システムが常にダイナミックに変化し相互交流するものですから，現象を広くとらえて研究に応用するには使いやすい枠組みとも言えるでしょう。

VIII. 枠組み8：さらに詳しく理論を知りたい人のために

　キングの看護理論について説明してきましたが，さらにキングについての理解を深めていきたいと考えている人は，以下のような文献を参考にしてください。

A. 理論の解説

① 筒井真優美．（編）．（2015）．*看護理論家の業績と理論評価*，医学書院．

　看護理論書は翻訳版が多い中，日本人の執筆による書籍が発刊されています。位置づけとしては，『*看護理論家とその業績 第3版*』（Marriner-Tomey & Alligood, 2002/2004）の後継書籍とされていますが，原書が改訂される中で重要な理論家を広く詳細に紹介するために，翻訳ではない形でまとめられました。筆者と理論家との出会いが書かれ，キングがどのような人物だったのかが記載されていますので，理論を理解する助けになると思います。日本の看護系大学・大学院教育に即したものを目指したため，少し難しい部分があるかもしれませんが，学術的な内容にまとめられています。

② George, J. B. (2001). *Nursing theories : the base for professional nursing practice (6th ed.)*. Appleton & Lange./南裕子，野嶋佐由美，近藤房恵．（訳）．（2011）．*看護理論集—より高度な看護実践のために 第3版*．日本看護協会出版会．

　この著書は多くの理論の中でキング看護理論の特徴を学びたい方に適していると思います。実践での適用についてはあまり触れられていませんが，目標達成理論に関する研究の一覧が示されているので，その適用の範囲が広いことがわかります。ほかの理論と比較検討するにはわかりやすい著書です。改訂を繰り返していますので，理論解説書としては完成度の高い著作だと思います。

③ Fawcett, J. (1989). *Analysis and evaluation of conceputual models of nursing (2nd ed.)*. Philadelphia : F. A. Davis./小島操子．（監訳）．（1990）．*看護モデルの理解：分析*

と評価．医学書院．

　この著書は看護実践の中で目標達成理論を適用させることの有用性について紹介しています．ほかの理論の解説書では，概念の説明や理論の主張などは詳しく述べられていますが，実践での適用ということが詳しく述べられていません．この著書は，目標達成理論がどのように実践で用いられていくのかを把握するには非常に適していると思います．

④ 舟島なをみ．（1990）．キングの目標達成理論．松木光子．（編）．*看護理論とその実践への展開　看護Mook35*所収（pp.56-62）．金原出版．

　この論文は，キング看護理論を理解しやすい平易な用語を用いて概説しています．したがって，キング看護理論の概念間の関係が不明確な場合など，キング看護理論全体をわかりやすく把握する上で役に立つと思います．

B. キングの看護モデルを用いた研究

① Frey, M. A. & Sieloff, C. L.（1995）．*Advancing King's systems framework and theory of nursing*．Thousand Oaks：SAGE publications Inc.

　この著作は，前半でキング看護理論を解説しており，後半で具体的な看護場面でキング看護理論を応用した研究が数多く紹介されています．キング看護理論の概念を深めた研究から，具体的に目標達成理論を適用した研究まで幅広く示されているので，広い視点で理論を理解していく上での助けになると思います．

② Goodwin, Z., Kiehl, E. M. & Peterson, J. Z.（2002）．King's theory as foundation for an advance directive decision-making model．*Nursing Science Quarterly*, 15（3），237-241．

　この論文は，看護の教育的な場面における直接的な意思決定モデルをキング理論に基づいて展開しています．キングの概念枠組みを用いることで患者の自律性を高め，自己決定を促進し，コンプライアンスを高めるのに非常に有用であることが論じられています．キングの概念枠組みをどのように実践に応用していくかを理解するには良い論文であると思います．

③ Hampton, D.C.（1994）．King's theory of goal attainment as a framework for managed care implementation in a hospital setting．*Nursing Science Quarterly*，7（4），170-173．

　この論文は，キング理論に基づいていかにケアを管理していくかについて論じています．これまでも看護教育者，看護管理者，臨床の看護師の乖離は問題となっており，それ

それが独自の理論でケアを進めるといった現象が見られてきました。この論文は，キングの目標達成理論が看護の概念枠組みをいかに提供するかに焦点を当てています。実践の中で起こっている問題にキング理論がどのように貢献するのかを考えるには良い論文であると思います。

おわりに

キングの目標達成理論は，看護の問題解決的な考え方を支える理論であり，クライアントと共同で目標を設定し，目標達成に向かっての努力を双方がしていくという点では，非常に現代に即した理論であることがわかったと思います。

また，システムという考え方を看護の概念枠組みに取り入れたことで，個人だけでなく，家族を取り込んだケアの視点が明示され，さらに病院でのケアだけではなく，退院後のケアや在宅ケア，それらを支える社会的なシステムといった点にまで視野を広げることが可能になったことでしょう。

キングが理論を生み出した米国の状況を追随するように，日本もクライアントの意思決定を重視するようになっている現在，改めてキングの理論に注目し，さまざまな観点からこの理論を活用していってほしいと思います。

【文献】

Brown, S. T. & Lee, B. T.（1980）. Imogene King's conceptual framework：a proposed model for continuing nursing education. *Journal of Advanced Nursing*, 5（5），467-473.
Daubenmier, M. J. & King, I. M.（1973）. Nursing process models：a systems approach. *Nursing Outlook*, 21, 512-517.
Fawcett, J.（1989）. *Analysis and evaluation of conceputual models of nursing（2nd ed.）*. Philadelphia：F. A. Davis Company.
Fawcett, J.（1989）/小島操子．（監訳）.（1990）. *看護モデルの理解：分析と評価*. 医学書院.
Frey, M. A. & Sieloff, C. L.（Ed.）（1995）. *Advancing King's systems framework and theory of nursing*. Thousand Oaks, CA：SAGE publications Inc.
George, J. B.（2011）. *Nursing theories：the base for professional nursing practice（6th ed.）*. Norwalk：Appleton & Lange.
George, J. B.（2011）/南裕子，野嶋佐由美，近藤房恵．（訳）.（2013）. *看護理論集—より高度な看護実践のために 第3版*. 日本看護協会出版会.
Goodwin, Z., Kiehl, E. M. & Peterson, J. Z.（2002）. King's theory as foundation for an advance directive dicision-making model. *Nursing Science Quarterly*, 15（3），237-241.
Hampton, D. C.（1994）. King's theory of goal attainment as a framework for managed care implementation in a hospital setting. *Nursing Science Quarterly*, 7（4），170-173.
Houser. B. P. & Player. K. N.（2007）. *Pivotal moments in nursing.；leaders who changed the path of a profession, Volume II*. Sigma Theta Tau International.
舟島なをみ．（1990）. キングの目標達成理論. 松木光子．（編）. *看護理論とその実践への展開 看護Mook35*所収（pp.56-62）. 金原出版.

King. I. M. & Fawcett. J.（1997）.*The language of nursing theory and metatheory*. Indianapolis：Sigma Theta Tau International.　Center Nursing Publishing.
King, I. M.（1971）.*Toward a theory for nursing*. New York：John Wiley & Sons.
King, I. M.（1971）/杉森みど里.（訳）.（1976）.看護の理論化　人間行動の普遍的概念.医学書院.
King, I. M.（1981）.*A theory for nursing, systems, concepts, process*. New York：John Wiley & Sons.
King, I. M.（1981）/杉森みど里.（訳）.（1985）.キング看護理論.医学書院.
King, I. M.（1986）.*Curriculum and instruction in nursing：concepts and process*. Norwalk, CT：Appleton-Century-Crofts.
Marriner-Tomey, A. & Alligood, M. R.（Ed.）（2002）.*Nursing theorists and their work 3rd ed.*. St. Louis：The C. V. Mosby Company.
Marriner-Tomey & Alligood, M. R.（2002）/都留伸子.（監訳）.（2004）.看護理論家とその業績　第3版,医学書院.
筒井真由美.（編）.（2015）.看護理論家の業績と理論評価,医学書院.
Sieloff, C. L. & Frey, M. A.（Ed.）（2007）.*Middle range theory development using King's conceptual system*. New York：Springer Publishing Company.

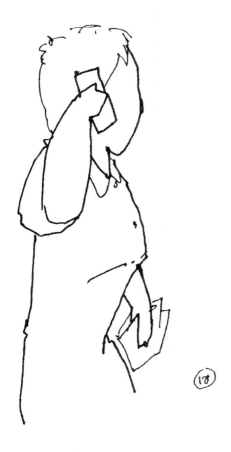

ベティ・ニューマン
Betty Neuman

内田千佳子　小林真朝
（Ⅵ. 枠組み6のAのみ）

はじめに

　本章では，ベティ・ニューマン（Betty Neuman；1924〜現在）が開発したニューマンのシステムモデルについて解説します。ニューマンの個人的背景も含め，このモデルがどのような経緯で開発されてきたかを知り，この理論への理解を深めると共に実際の看護にどのように活用できるかということも学んでほしいと思います。

Ⅰ. 枠組み1：理論を書いた人はどんな人だろう

　ベティ・ニューマンは，1924年に米国オハイオ州の南東部の農場で生まれました。ニューマンの家族は父，母，兄，弟の5人家族でしたが，ニューマンが11歳の時に父親は37歳の若さで亡くなりました。入退院を繰り返す父親はいつも病院の看護師を褒めており，このころからニューマンは看護師を理想的な職業と考えるようになりました。また，独学で助産師になった母親が，自宅出産する母親たちのために夜でも奔走していた話をニューマンにしてくれたことも，ニューマンが看護師の道を選ぶきっかけとなりました。しかしニューマンは，金銭面の問題からすぐに大学へは入学できず，3年間は軍用飛行機の修理工として働きました。

　1947年，ニューマンは，オハイオ州のピープルズ・ホスピタル（現在のGeneral Hospital Medical Center）で3年コース看護師養成プログラムを修了しました。その後，ロサンゼルスのジェネラル・ホスピタルで感染症の看護師を6カ月，ロサンゼルス市内で産業看護師と学校看護師（日本の養護教諭に当たる）をそれぞれ1年経験し，1950年か

ら再びジェネラル・ホスピタルに戻り6年間勤務しました。1954年には産婦人科医と結婚しました。ニューマンはその後，カリフォルニア大学ロサンゼルス校（以下，UCLA）で公衆衛生看護学を専攻し，1957年に卒業しました（Neuman, 2011, pp.330-331）。

1964年，ニューマンは40歳でUCLAの修士課程に進み，修了までの2年間に週末や休暇を利用して精神科病棟で働いたり，自殺予防センターでカウンセリングのボランティアをしていました。1967年からはUCLAの教員として地域精神保健看護の教育を始め地域での精神保健相談に関する教育と実施のモデルを開発し，1971年に『地域精神保健看護における相談と地域組織』という教科書を出版しました。また，これと併行してニューマンは，大学院で学生が人間の持つ生理学的変数，心理学的変数，社会文化的変数，発達的変数を新たに取り入れた臨床プログラムを包括的かつ効果的に学べる方法をニューマンシステムモデルとして開発しました。このモデルは2年をかけて評価し，1972年にこのモデルを基にした「患者への全人的なアプローチに対する指導モデル」を雑誌『Nursing Research』に掲載しました（Neuman, 2011, pp.331-332）。

1974年，ニューマンはJ・P・リール（J. P. Riehl）とS・C・ロイ（S. C. Roy）が看護モデルに関する初めての著作となる『看護実践のための看護モデル』の中で，「ベティ・ニューマンのヘルスケアシステムモデル：患者の問題に対する全人的アプローチ」を執筆しました。リールとロイはこのニューマンの看護モデルをシステムモデルとして位置づけました（Neuman, 2011, p.332）。ニューマンのヘルスケアシステムモデルがこの著作により注目されたことで，ニューマンは現在に至るまでニューマンシステムモデルに関する相談や講義，講演，執筆を行っています。

ニューマンのシステムモデルは，1982年に『The Neuman system model：application to nursing education and practice（ニューマンのシステムモデル：看護教育と実践への適用）』として初めて出版されました。ニューマン自身は1985年に61歳でパシフィックウェスタン大学で臨床心理学の博士号を取得しました。1989年には『Neuman system model』の第2版が出版され，創られた環境（created environment）と霊的変数（spiritual valuable）が加えられました（Neuman, 2011, p.335）。1995年には第3版，2001年に第4版，2011年には第5版が出版され，新たな実践や教育，研究への事例やこのモデルに基づくアセスメントと介入のためのツールなどが加えられるようになりました。

ニューマンは地域の精神保健に携わっていく中で，看護師のみならずほかの分野の専門職も共に用いることができるモデルを構築しようと考え，ニューマンのシステムモデルを発展させていきました。ニューマンの広い社会的視野に立ったこのモデルは，教育，研究，実践だけでなく，他の保健医療分野の対象にも応用できるもので，彼女の多方面での活躍

と「人は互いに助け合いながら生きていく（Helping each other live）」（Neuman, 2016, p.376）という基本哲学を反映しているように思われます。

II. 枠組み2：看護理論家は理論を書く時に一体何を材料にしたのだろうか

　ニューマンのシステムモデルは，多分野の学問領域から得られた知識とニューマン自身の臨床・教育経験，そして多様な観察とから組み立てられた演繹的推論＊と帰納的推論＊＊を用いています（Elmore, 2010, pp.5-6）。

　ニューマンのシステムモデルが看護理論の中でシステム理論であると位置づけられているように，彼女はL・ベルタランフィ（L. Bertalanffy）によって概念化された一般システム理論（Bertalanffy, 1968/1973）を用いています。これは，人間や共同体のような複雑なシステムは常に外部の環境との間で物質の交換，相互作用を行っている開放システムであること，そしてこの開放システムはフィードバックによりシステムを維持する機能があるという考えです（Gertrude Torres, 1993）。

　このモデルでは，有機体が環境との相互作用と相互依存によって平衡状態が保たれると論じたゲシュタルト理論が反映されています。クライアントではクライアントを取り巻く環境との相互作用によって平衡状態，つまり安定性を保つと考えられています。クライアントという言葉は，人がケア提供者（caregiver）と新しい協力関係を持つということを尊重し，ニューマンが選びました。クライアントとは，一人の人間だけでなく，家族や地域社会あるいは社会問題を抱える集団も一つのシステムの単位としクライアントと見なしています。

　T・シャルダン（T. Chardin）とA・コーヌ（A. Cornu）は部分の組織化されたシステムは，それらを含む全体に規定されていると述べています（Neuman, 2011, p.13）。つま

＊一般的な原理から，個別的な内容を予測する過程を言う。例えば，配偶者を失った女性が同じ状況を体験した人たちの集まるサークルに参加することで，（一般に）うつは1年以上持続しないと仮定すれば，こうしたサークルに参加しない女性は，1年以上うつが持続すると予測ができる。こうした場合は演繹的推論を用いたことになる。

＊＊事例などの個別的な観察から一般化を導いていく過程を言う。例えば，看護師が突然配偶者を失った女性を何例か観察し，同じ状況を体験した人たちが集まるサークルに参加しない女性に，うつが（一般に）1年以上続くという結論を得たという場合は，帰納的推論を用いたことになる。

り，それぞれの部分の働きは全体に影響を及ぼし，また全体のパターンは一つひとつの部分に影響を及ぼしているため，切り離すことができない関係にあるとしています。ニューマンのシステムモデルが，全体は部分の相互作用で成り立つ分割不可能なシステムであること，また個人であれ集団であれ，人は環境と常に互恵的な関係を持っているとしているのは，ベルタランフィやシャルダンの理論とニューマンの「人は互いに助け合いながら生きる」という基本哲学が調和してつくられてきたと考えられます。

ニューマンは看護介入に1次予防，2次予防，3次予防という方法を取り入れるためにG・カプラン（G. Caplan）の予防レベルの概念モデルを利用しました（Fawcett, 2001, p.211）。そのほか，A・プット（A. Putt）の環境に開かれた生命体は常に安定性を保ち発展していくために外部とのエネルギーや情報のやり取りがあるとする理論（Neuman, 2011. p.11），H・セリエ（H. Selye）が提唱したストレス学説（Freece & Lawson, 2010. p.310）などがニューマンのシステムモデルをさらに発展させました。

III. 枠組み3：看護理論の骨格部分に何が書かれているのかを見てみよう

ニューマンは個人，集団，社会をクライアントシステムとして考え，それぞれが環境との相互作用を持つ固有の開かれたシステムであると考えています。クライアントシステムは，常に自身の内的環境とシステムを取り巻く外的環境から影響を受けていますが，逆に外的環境や内的環境にも影響を与えています。このシステムは内部の一つひとつの部分が相互作用し合ってできた全体（wholism）＊（Neuman, 2011, p.10）と見なされています。クライアントシステムは，内部環境や外部環境から受けるさまざまな影響に対処し，相互作用とフィードバックを行いながら内部の調和を図り，システム全体が最適の状態で安定すること（Wellness）を理想としています。

クライアントシステムは生理学的，心理学的，発達的，社会文化的，霊的の5つの変数から成る複合体で，それぞれが相互作用を及ぼし合いながら安定性を保とうとしています。しかし，内的および外的環境から来る何らかの緊張状態を生み出す刺激，これをスト

＊ニューマンが哲学的および生物学的概念から見いだした言葉。外部および内部環境を調整する統一的，動的な自在性，創造性がこの言葉に含まれている。ニューマンが第2版からholistic（全人的）をwholisticに変更し，人間をシステムとしての全人的存在として見なしている（Freece, 2010／1991, p.309）。

レッサー（stressor）と呼びますが，このストレッサーがクライアントシステムの5つの変数に何らかの影響を与えると，システム内に不安定性を起こすことがあります。ストレッサーにはクライアントシステムの内部環境（intrapersonal），外部環境（extrapersonal），外部環境との相互作用（interpersonal）により生み出されたストレッサーの3種類があります（図1.）。クライアントシステムは，ストレッサーによる刺激あるいは侵入により，クライアントシステムに備わっている3つのメカニズムである柔軟な防護ライン，通常の防護ライン，抵抗ラインにおいて段階的にストレッサーに抵抗することで，システムにとって最適の安定性を維持しようとします（Neuman, 2011, p.14, 17-18）。

クライアントシステムには，中心部分に基本構造（Basic structure）あるいは中心核（central core）と呼ばれるシステムの存続のための基本的なエネルギー源があります。個人であれば，身体の機能を正常に保つ機能，宗教，その人の持つ価値観や役割などです。システムが集団であれば，その基本構造には集団の中にいる個々を結ぶ大切なのもの，つまりその集団の持つ価値観，考え，態度，信念などです。もし，ストレッサーによりすべての防護ラインが効果的に働かなければ，クライアントシステムのエネルギーがなくなり，システムは壊れ，死あるいは集団の解消が起こります。

看護の働きは，このクライアントシステムの安定性を保ち，クライアントにとって最良の状態が維持できるような介入をすることです。つまり，クライアントシステムのストレッサーに対する抵抗性を強めたり，ストレッサーの侵入を防いだりするための支援を行うことです。ニューマンのシステムモデルは，クライアントシステムのどの部分に看護が働きかけるかによって，1次予防，2次予防，3次予防という看護介入方法を取っています（図2.）。

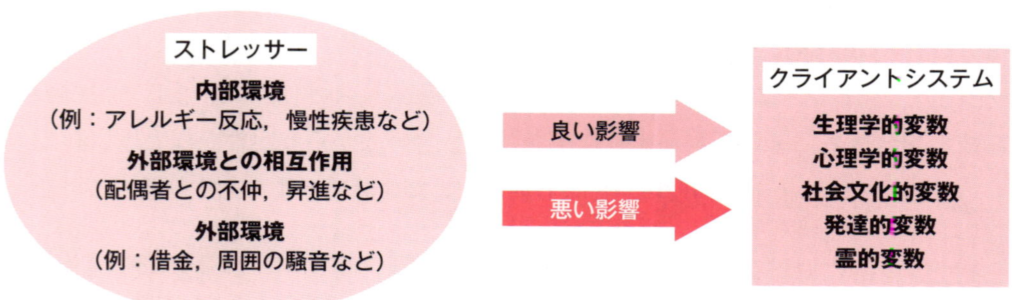

図1. ストレッサーのクライアントシステムへの影響

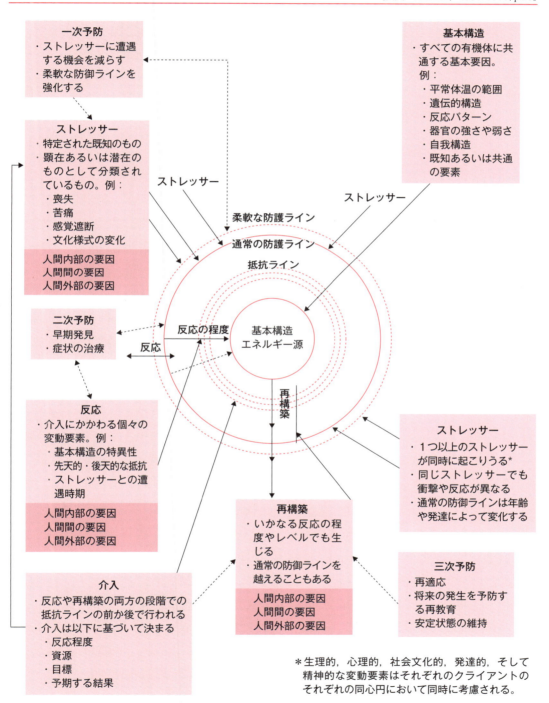

図2. ニューマンのシステムモデル

IV. 枠組み4：看護で中心的な概念，つまり人間・環境（社会）・健康・看護などについて理論家はどのように描いているのだろうか

A. 人間-クライアント/クライアントシステム

1．クライアント/クライアントシステムの成り立ち

　ニューマンシステムモデルでは，人間をクライアントあるいはクライアントシステムと考え，常に環境とエネルギーの交換をダイナミックに行っている一つの開かれたシステムと見なしています（クライアントはクライアントシステムと置き換えることができるとしています）。クライアントという言葉は，クライアントとケア提供者（caregiver）の新しい協力関係に対する尊重を示すために選ばれました。ここで特徴的なのは，ニューマンシステムモデルではクライアントあるいはクライアントシステムを一人の人間にとどまらず，相互作用する環境の中にいる複数集団（家族や地域集団など）あるいは共通の社会問題を抱える集団（薬物中毒患者や一人暮らしの高齢者など）も看護ケアの対象としていることです。

　クライアントシステムは，「枠組み3」でも示したとおり5つの変数の複合体で，それぞれが相互作用し合いながらシステムを維持しています。5つの変数は次のように説明されています。

① 生理学的変数（physiological variable）：身体の構造や機能に関すること。例えば，個人の骨格や呼吸・循環・排泄機能，家族であれば家族構成や家族成員の健康状態など。

② 心理学的変数（psychological variable）：精神面での変化のプロセスや関係性に関すること。例えば，個人の感情や認知，自己概念，家族であれば家族間の精神的サポートの仕方や健康に対する考え方など。

③ 社会文化的変数（sociocultural variable）：社会と文化の両面からの機能に関すること。例えば，個人であれば他者との関係性やコミュニケーションの取り方，役割，習慣，家族であれば家族のライフスタイルや家族成員の就業状況など。

④ 発達的変数（developmental variable）：発達段階に関すること。例えば，個人であれば成長，年齢に伴う行動，家族であれば家族の発達段階，組織であれば組織の成熟度など。

⑤ 霊的変数（spiritual variable）：クライアントが持つ信念や価値観などに関すること。例えば，個人であればその人が持つ価値観や宗教，家族であれば皆が共通に持つ価値観や考え方など。

2．クライアントシステムモデル

　クライアントあるいはクライアントシステムはこれら5つの変数の複合体ですが，その構造は，基本構造を3つの同心円が囲んでいます。3つの同心円は，外側から柔軟な防護ライン，通常の防護ライン，抵抗ラインと呼ばれ，クライアントの基本構造を保護しています（**図2.**）。

　柔軟な防護ラインは通常の防護ラインを保護し，クライアントあるいはクライアントシステムの安定性を保っています。通常の防護ラインの内側にある抵抗ラインは，基本構造を守っています。これらについてもう少し詳しく説明しましょう。

a．柔軟な防護ライン (Flexible line of defense)

　破線で表されている柔軟な防護ラインは，クライアントあるいはクライアントシステムの最も外側にあり，初めにストレッサーの侵入を防ぐ緩衝役を果たしています。この防護ラインは，短期間にアコーディオンのように通常の防護ラインから離れたり，近づいたりしています。柔軟な防護ラインが通常の防護ラインから離れているほどストレッサーの内部への侵入をことができます。例えば，暑い日に水分摂取を心がけることや，疲れた日は早く寝ることなど，私たちが日々起こることに対して対応していることです。もし暑い日に十分な水分を取らなかったり，心配事が重なって睡眠不足になったりすると，柔軟な防護ラインは短期間に縮まり，ストレッサーが通常の防護ラインへ到達してしまいます（Neuman, 2011, pp.17-18）。

b．通常の防護ライン (Normal line of defense)

　通常の防護ラインは抵抗ラインの外側にある実線で表された円で，日常の生活習慣や物事への対処パターンなどを表し，クライアントシステムの安定性を保持しようとするものです。毎日の歯磨き，外出後の手洗いとうがい，寝る前の戸締りの確認などで，5つの変数が長期間にわたってつくり上げてきたものです。ストレッサーが通常の防護ラインを突き抜けてしまうと，内側にある抵抗ラインが活動し始めます。例えば，ストレッサーである細菌が通常の防護ラインを突き抜けてしまった場合は，抵抗ラインでその細菌の侵入を食い止めようとします（Neuman, 2011, p.18）。

c．抵抗ライン (Line of defense)

　抵抗ラインは基本構造を取り囲む破線でできた円で，通常の防護ラインを突き抜けてきたストレッサーの侵入で活動し始め，クライアントあるいはクライアントシステムの基本構造を守る働きをします。例えば，細菌感染を起こした生体で白血球が増加する反応や細菌感染に対する抗生物質の服用はその一例です。この抵抗ラインでストレッサーの侵入を防ぐことができれば，クライアントシステムの再構築（reconstitution）が行われ，シス

テムは回復していきます。再構築とは，ストレッサーに侵入による対処に続き，クライアントシステムを回復させ，安定性を再度維持させていくことです。例えば，クライアントへの再教育などがこれに当てはまります。しかし，ストレッサーの侵入が抑えられない場合は，クライアントシステムのエネルギーが枯渇し，クライアントを死へと導くことになります。

　これら3つの防護ラインには5つの変数がかかわり，それぞれが相互に作用し合っています。クライアントのライフスタイルや対応方法，生体反応などはそれぞれ違うので，3つの防護ラインもクライアントごとに異なります（Neuman, 2011, pp.18-19）。

d．基本構造（Basic structure）

　基本構造は中心核（central core）とも呼ばれ，クライアントシステムの中心にあり，5つの変数の源となる部分です。クライアントを一人の人間とした場合の基本構造には，生存に必要な身体器官の正常な働き，遺伝学的な特徴，クライアントの持つ価値観や長所・短所，信仰などが含まれています（Neuman, 2011, p.16）。

B．内的環境と外的環境

　ニューマンは，環境をクライアントにかかわるすべての内部および外部の力（force）であるとし，この力がクライアントに影響を与えると共に，クライアントから周囲へも影響を与えているとしています。この環境には，内的な環境，外的な環境，創られた環境があります。

　内的環境は，クライアントあるいはクライアントシステム内部の環境のことで，クライアントとの相互作用によりクライアントの中に起こったこともすべて含まれます。外的環境は，クライアントあるいはクライアントシステムを取り巻く外側の環境で，クライアントとの相互作用がクライアントの外で起こったこともすべて含まれます。これに加えてニューマンは，創られた環境（created environment）があると考えています。創られた環境は，クライアントが無意識的に内的環境と外的環境との相互作用によってシステムを統合し，安定性の維持を進めていくことです。このことにより，内的・外的環境もクライアントシステムを保護していくように変化していくと考えられます。したがって，環境の一因子であるストレッサーに対するクライアントの対応もシステムを守っていく方向に変化していきます（Neuman, 2011, pp.19-23）。

C. 連続体としてとらえる健康

　ニューマンは，健康あるいは良好な状態は病気と連続した状態の両サイドに位置していると考えました。クライアントの健康状態は，クライアントあるいはクライアントシステムと環境とのエネルギーのやり取りのために絶えず流動的であると考えられています。健康は，クライアントにとって最良の安定性を維持することを意味しています。ストレッサーの侵入に費やされるエネルギーがクライアントあるいはクライアントシステムの生み出すエネルギーより小さければ，健康を維持していくことが可能となります。

　健康は，ストレッサーの侵入を柔軟な防護ラインで抑えることができればその安定性を保つことができます。しかし，通常の防護ラインにまでストレッサーが侵入してしまうと，クライアントの健康状態は良好な状態から反対方向の病気へと向かうことになります。抵抗ラインでは，この時多くのエネルギーを使って安定性の維持を図りますが，エネルギーが使われすぎてしまうと，クライアントは自身のシステムを維持することができなくなり，死を迎えることになります（Neuman, 2011, pp.23-24）。

D. クライアントシステムの安定性保持にかかわる看護

　ニューマンは，看護をクライアントあるいはクライアントシステムの5つの変数にかかわる専門的，かつユニークな職業であると考えています（Neuman, 2011. p.328）。そして看護にとって重要なことは，ストレッサーの影響（まだ起こっていないが起こり得る影響）を詳しく正確にアセスメントし，クライアントにとっての最適な健康レベルへの順応性を助けることで，クライアントあるいはクライアントシステムの安定性を保持し続けることであるとしました。この安定性を維持するために看護師は，クライアントあるいはクライアントシステムと環境との関係やクライアントの健康状態を理解した上で，看護ケアに結びつけていくことが必要となります。

　ニューマンは看護介入を，予防という言葉で表しています。看護師は，クライアントの状況に応じて1次予防（primary prevention as intervention），2次予防（secondary prevention as intervention），3次予防（tertiary prevention as intervention）という看護介入を行います。

　1次予防は，看護師がストレッサーによるクライアントへの影響を事前に把握あるいは予測し，ストレッサーによる反応が起こる前に行う看護介入です。これは，クライアントの柔軟な防護ラインを強化し正常な防護ラインを守るための看護介入で，クライアントシ

ステムは良好な状態を維持・促進することができます。ヘルスプロモーションはこの1次予防に当たります。

2次予防は，1次予防が実施されなかった，あるいは1次予防に失敗し何らかの問題（症状）が顕在化している場合に行う看護介入あるいは治療です。ここでは，クライアントの防護ラインを強化し，最適なクライアントシステムの安定性を獲得することがゴールとなります。2次予防により，クライアントはシステムの立て直しを同時に行っていきますが，これをニューマンは再構築（reconstitution）と呼んでいます。

3次予防は，2次予防によってクライアントの問題（症状）が改善し，システムの再構築が行われ始めた時期の看護介入で，クライアントの強みを生かし，システム内のエネルギー消費を節約してクライアントシステムが最適な状態に維持できるよう支援することです。

これらの看護介入は，ストレッサーの種類，数，クライアントの状態などによって1次予防あるいは2次予防だけで終わることもありますが，1次予防から3次予防まですべて同じ時期に介入する場合もあります（Neuman, 2011, pp.25-30）。

V. 枠組み5：この理論にはどのようなことが書かれているか，もう少し詳しく見てみよう（看護過程とニューマンシステムモデル）

ニューマンのシステムモデルは，看護の診断，看護の目標，看護のアウトカム（成果）の3段階で看護プロセスを示しています。このプロセスはニューマンが作成したニューマンシステムモデルの看護プロセス様式（Neuman System Model Nursing Process Format）(Neuman, 2011, pp.339-340)，ニューマンシステムモデルのアセスメントと介入方法（Numan System Model Assessment and Intervention Tool）のクライアントのアセスメントと看護診断（Client Assessment and Nursing Diagnosis），根拠を示した目標の概要（Summary of Goals with Rationale），介入としての予防形式（Format for prevention as intervention）に細かく記載されていますので，実践する時の参考になります（Neuman, 2011, pp.339-345）。

ここでは，ニューマンのシステムモデルに基づく看護の診断，看護の目標，看護のアウトカムがどのような内容なのかについて説明します。ニューマンシステムモデルで特徴的なのは，クライアントも看護のプロセスを理解し，解決に向けて共に取り組むということです。クライアントが個人で理解や判断が難しい場合は，家族がその代わりをします。

A. 看護の診断

　看護の診断では，まず必要な情報の認識から始まります。看護師が必要とする情報は非常に多く，次のような内容が含まれます。クライアントシステムの安定性を脅かすストレッサーの明確化，クライアントシステムの基本構造の状態のアセスメント，柔軟な防護ライン，通常の防護ライン，抵抗ラインの状態や特徴のアセスメント，クライアントと内的および外的環境との関係，クライアントの生活様式や安定性を保つための対処方法の評価，最良の状態を維持するための資源の明確化，クライアントと看護師との認知の違いの明確化などです。看護師は，クライアントへの聞き取りも含めてこれらの情報収取やアセスメントを行っていきます。

　これらのデータを基に，看護師は包括的な看護診断を行い，クライアントシステムの状態，システムの安定性の必要度，利用可能な資源を考慮し，看護介入の優先順位を決定していきます。つまり，柔軟な防護ラインや通常の防護ラインを良好な状態に維持することを看護師側の目標として，一応設定するのです。

B. 看護の目標

　看護の診断が行われた後は，看護目標を決定します。看護師は，クライアントシステムの安定性の保持・獲得・維持のために最も適した介入方法を，クライアントと共に決めていきます。

　1次予防としての看護介入は，クライアントシステムの強化・維持に必要な情報の提供，クライアントシステムを脅かす可能性のあるストレッサーの侵入防止あるいは回避，クライアントへの教育によりストレッサーに対する反応を弱めることにより柔軟な防護ラインを強化していきます。

　2次予防は，ストレスの侵入に対し基本構造を保護すること，クライアントあるいはクライアントシステムの内部および外部の資源を有効に活用すること，適切な処置を進めていくこと，必要に応じて1次予防を提供することなどが含まれます。ここでは明らかに問題が生じているので，解決すべき問題の優先順位を考慮しながら看護介入をする必要があります。

　3次予防は，2次予防によってクライアントシステムが救われた時から行われます。ここでは，看護介入によってクライアントを最良の状態に回復させることが大きな目標となります。看護師はクライアントへの再教育，行動の変容，利用可能な資源の活用，クライ

アントの精神的なサポート，場合によっては1次予防の導入などの介入が必要となります。この部分は，クライアントにとっては新しい知識や情報を学び，これまで自分がやっていた行動を変えていかなければならないため，難しいことです（Ume-Nwagbo. P, et al, 2006, p.33）。したがって看護師は，クライアントに合った学習方法や行動変容のための動機づけを工夫する必要があります。

C. 看護のアウトカム

　看護のアウトカムは次のことから決定されます。1次予防，2次予防，3次予防としての看護介入から，看護目標の達成度，あるいはクライアントの状況を把握し，看護の提供が妥当であったかどうかを評価することができます。ここで得られた評価は，フィードバックを行うことで看護の中期目標・短期目標に生かされ，必要に応じてクライアントあるいはクライアントシステムの看護介入をさらに発展させていくことができます。

VI. 枠組み6：具体的なケースで看護理論によって対象をどのように見るか，どのような介入（援助）を行うか見てみよう

A. 出産後に情緒不安定になったAさんとC保健師の例

1．事例の概要

　Aさんは36歳の女性で，アパートで夫と暮らしています。1ヵ月前に第1子が誕生しました。産後25日目，里帰り先の保健センターの保健師が新生児訪問に行ったところ，児は順調に成長していましたが，Aさんは元気がなく，Aさんの母親から「娘はマタニティーブルーではないだろうか。安産だったが，産後1,2日目から疲れた様子で，誕生を喜んでいる様子があまり見られなかった」と相談されました。Aさん夫婦と児は10日後に自宅へ戻る予定だったので，里帰り先の保健センターから，Aさんの自宅がある地区のB保健センターへフォローしてほしいとの連絡が来ました。

　担当のC保健師は，Aさんがまだ実家にいる時から電話で連絡を取り，Aさんの母親や夫からも様子を聞きました。母親は「母乳は2時間おきぐらいであげているが，そのほかはおむつ交換や家事などもほとんど私がやっていて，本人はぼーっとしていたり，積極的

に話をすることもあまりない」「娘はこれまで大学受験や就職，仕事なども順調にこなしてきた．3年前に結婚したが，なかなか妊娠しなかったので，本格的に不妊治療をするために退職し，専業主婦になった．妊娠してとても喜んでいた」，夫は「気分転換に一緒にスーパーに行ってみたが，突然店内で号泣し始め，訳を聞いてもよくわからなかった」と話しました．Aさん本人とは話せませんでしたが，帰宅後の家庭訪問については本人も希望していたので，帰宅後早いうちに家庭訪問することにしました．

2．情報収集

　Aさんが自宅に戻って数日後にC保健師が訪問すると，Aさんは表情は明るくはないものの，C保健師とは落ち着いて自分から話をすることができました．母子手帳を見ると，数日前に受診した1ヵ月健診では母子ともに問題なく，児は順調に育っていましたが，Aさんはたくさん質問を書きためたメモを見ながら，「母乳が足りていないのでは」「呼吸が苦しそうだ」「寝すぎではないか」など次から次へと質問してきました．C保健師は体重の伸びもよく母乳は十分足りていることなど，一つひとつの質問に丁寧に答えていき，それをAさんはうなずきながら聞いていましたが，遠くを見ているような表情だったため，C保健師はAさんが本当に納得しているようには感じられませんでした．

　C保健師がAさんに出産や育児への思いを聞いてみると，「お産は安産でよかった．でも何か疲れてまだいろいろなことはできない．夫は仕事で忙しくしているが，帰宅後や休みの時は，手伝ってくれるので助かっている．夫の方があやすのが上手で赤ちゃんも早く泣き止んでくれる．日中一人になってしまうと不安でどうしたらよいかわからなくなる．不安になった時に話せる人が欲しい」「赤ちゃんが突然泣いたりすると，もうどうしてよいかわからなくなる．（児は）まだかわいいとは思えない」などと，せきを切ったように話しました．C保健師は，Aさんの話を時間をかけてじっくりと聞き，不安なことや聞きたいことがあればいつでも保健センターに電話できることを伝え，保健師からも今後電話などで様子をうかがってもよいか尋ね，訪問を終えました．

3．アセスメント

a．ストレッサー

内的環境：初めての妊娠・出産・育児，母親への役割変化
外的環境：母親としての役割への期待，生活環境の変化，家族構成員の変化など
相互作用：育児に対するイメージと現実とのギャップ（期待したとおりに育児ができない自分，夫との子育て）

ベティ・ニューマン

b．クライアントシステム

生理学的変数：産後1ヵ月であるため出産・育児による疲労，睡眠不足，ホルモンバランスの変化などがあり，不安定さが生じている。

心理学的変数：自分が持っていた出産・育児へのイメージと現実とのずれ，母親役割獲得への適応過程，出産・育児による精神的疲労，ストレス

社会文化的変数：今まで大学受験，就職，仕事などを順調にこなしてきたが，不妊治療のために退職して専業主婦となり，ようやく妊娠した。

発達的変数：第1子の出産，母性の獲得が追いついていない。

霊的変数：育児・家事など実母や夫の方が上手にできてしまうと感じており，自分の「母」としての存在意義を認識できず，自我の揺らぎが生じている。

　C保健師は，Aさんの育児に関する多くの質問，思いを話している時の興奮気味な様子と時折遠くを見る様子などから，Aさんは育児不安により情緒不安定な状態であると考えました。初めての妊娠・出産・育児，役割変化，生活環境の変化，周囲の期待，育児へのイメージと現実とのギャップなどのストレッサーが，Aさんというクライアントシステムの柔軟な防護ライン，通常の防護ラインを越えて，抵抗ラインに侵入し，Aさんに情緒不安定などの症状を引き起こしているのではないかと考えられました。

4．看護診断の関連図（図3.）

5．看護目標

#1．育児不安が軽減され抑うつ状態が改善し，自分なりの育児を行うことができる【2次予防】。

#2．今後育児に問題が生じた時に，身近なサポート源，社会資源などを利用して自分で解決することができる，またその術を知っている【3次予防】。

6．看護計画

#1．育児不安が軽減されて情緒不安定な状態が改善し，自分なりの育児を行うことができる

育児不安が軽減される：

・Aさんの疑問・不安に丁寧に答え，育児不安を軽減する。

・児の発育状況を確認し，順調であることを伝え，不安を軽減する。

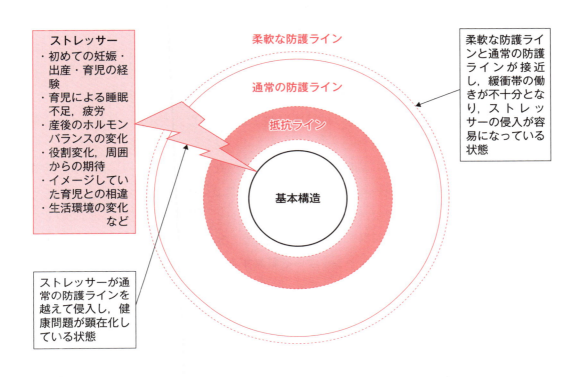

図3. クライアントシステムの不均衡状態

自分の育児に自信が持てる：
- Aさんが自分に合ったペースで育児ができるよう，Aさんの子育てを保健師が肯定し，支援していく。
- Aさんが自分の育児に価値を見いだせるよう支援する。

＃2．育児に問題が生じた時，夫・実母・ママ友達など周囲の人へ不安を表出したり，サポートを得たりすることができる

相談できる場所・人を得る：
- 夫の帰宅後や休日は育児を任せたり，わからないことがあった時には実母へ電話をして聞いてみたり，身近な人を巻き込んだりして育児をしていくように働きかける。
- 「不安になった時に話せる人が欲しい」という本人の思いに対し，電話相談・来所相談・育児相談・育児学級などの保健事業や近所の子育てサロンを紹介し，不安を一人で抱え込むことがないように支援する。
- 子育て体験を共有したり，相談し合ったりできるよう，母親学級で知り合ったママ友達と連絡を取ってみることを勧める。

7．看護の評価（表1．）

2週間後，Aさんの実母より保健センターに電話があり，「自宅に戻ってからすぐに保健師さんがかかわってくれてよかった。自分の子育てを褒めてくれると，うれしそうにしていた。赤ちゃんを連れて少しずつ友達と散歩や買い物などにも出かけているようだ。お互いに育児の愚痴をこぼしたりして，ストレスを発散しているみたいだ」と話していました。

C保健師はひとまず♯1および♯2の短期目標は達成できたと考え，今後は4ヵ月児健診や育児学級などを通じて経過を追うこととしました。

また，Aさんが出産する前に保健センターの母親学級を受けていたことを踏まえ，今後は，新米ママ向けの母親学級や両親学級では一層の仲間づくりに重点を置いたり，地域の子育て支援のための社会資源の充足や社会資源アクセシビリティについて確認したりすべきではないかと考え，保健センターで検討することとしました。

⇒♯3．住民の子育てに関するストレッサーを軽減するため，行政サービスや社会資源の見直しなどを行い，環境を強化する【1次予防】（図4．）

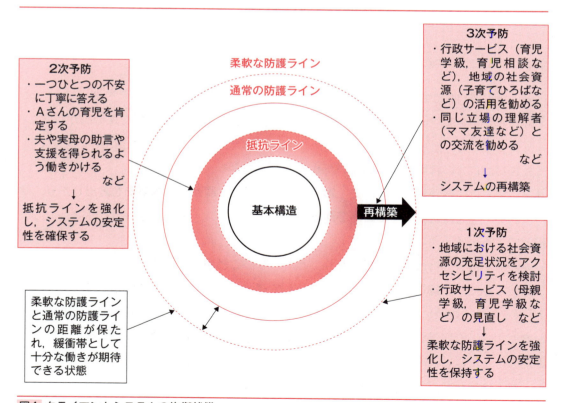

図4．クライアントシステムの均衡状態

表1. 家庭訪問後の支援プロセス

		目標	支援	反応	評価
電話にて訪問（3日後）		♯1．育児不安が軽減され抑うつ状態が改善し，自分なりの育児を行うことができる。	電話でその後の児の様子や，不安なことがないか，実母と連絡を取っているかなどの状況を確認した。	Aさんは「赤ちゃんは元気。母は時々電話をくれ，夫も帰宅すると手伝ってくれるので，できる範囲でやっています」と話し，また沐浴についての質問をした。	口調も落ち着いており，夫や実母の協力を得ながら，育児をしている様子であった。
		♯2．育児に問題が生じた時，夫・実母・ママ友達など周囲の人へ不安を表出したり，サポートを得たりして社会資源を利用することができる。	1ヵ月後の育児学級の申込日が近いので，Aさんに参加してみてはどうかと勧めた。また，母親学級で知り合った近所の人と連絡を取ってみることを勧めた。	育児学級については「考えてみます」とのことだった。母親学級の知人へは「連絡していいのかしら…」と不安な様子であった。	母親学級で知り合った人はいたが，連絡してよいのか，また，そのタイミングなどがわからなかったため，連絡を取っていなかった。
電話にて訪問（7日後）		♯1． ♯2．	Aさんに電話をし，児の様子や不安なことはないか，母親学級の知人と連絡を取ってみたか，訪問の必要があるかなどを確認した。	Aさんは「来週，子どもと一緒に保健センターへ行きます。母親学級の時に知り合った友達と一緒に明日行ってもいいですか」と話した。	近所のママ友達に自分で連絡を取ることができ，来所相談という社会資源も利用できる。
来所にて訪問（10日後）		♯1． ♯2．	Aさんが来所 ・児の計測 ・質問への対応 計測だけでもいつでも来所相談を利用できることを伝え，気軽に来所するよう勧めた。	（来所時の様子） 来所したAさんは近所のママ友達と楽しそうに話をしながら，計測したり，保健師に育児上の質問をしたりしていた。帰り際，Aさんからは「赤ちゃんは1日1日少しずつ豊かになってきている気がする。とてもかわいい」との感想が聞かれた。	Aさんは笑顔が多く見られ，育児の大変さなどを友人と相互に表出し，共有することで安心感を得られている。 また，児について「かわいい」と肯定的な感想が聞かれた。 ↓ 「通常の防護ライン」のレベルでの安定が達成できたと考えられる。
		♯2．	改めて2人に育児学級などへの参加を勧め，また近くの「子育てひろば」を紹介し，帰りにでも寄ってみることを勧めた。	その場で友人と共に育児学級に参加申し込みをした。「子育てひろば」にも，「近いので寄ってみます」と話した。	今後，ほかの社会資源の利用にもつながるのではないか。 ↓ 柔軟な防護ラインの再構築が順調に進んでいると考えられる。

ベティ・ニューマン

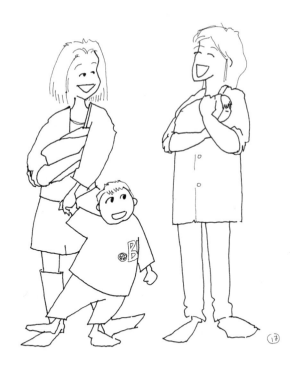

8．ほかの理論を使うことによって見え方がどのように変わるか
（1）看護
　オレムの看護システム理論を用いて考えてみると，対象のセルフケアの要件と能力に応じて看護を考える点においてニューマンの理論と共通するものがあります。ニューマンの理論では，初めの段階において1次予防・2次予防・3次予防という視点で考えるため，短期から中長期にわたるアセスメント，目標，計画設定をしていくことになります。

（2）情報収集・アセスメント
　オレムの理論ではセルフケア要件について，その普遍的要件では空気・水・食物の摂取であるとか，排泄，活動と休息，孤独と社会的相互作用，危険防止，社会の一員としての正常な人間の機能など，細かく設定されており，事例に適用していくのが容易です。また，病態レベルについてもアセスメントしやすいのですが，ニューマンの理論ではアセスメントのための因子が概念的なものが多く，事例への適用がそれほど容易ではありません。
　情報収集の量でも，クライアントシステムの中の特定の変数（身体的変数，心理的変数，社会文化的変数，発達的変数，霊的変数），環境に関する因子（内的環境，外的環境，相互作用的環境），1次～3次予防の観点からの因子，個々の防護ライン（柔軟な防護ライン，通常の防護ライン，抵抗ライン）のレベル，各ストレスの起源，そのレベルなど多彩であり，すべてについて把握・理解し，包括的にアセスメントするには少し時間がかかるでしょう。

（3）対象

オレムの理論ではその人の不足した，または課題とする「セルフケア能力」を高めること，すなわち能力の育成や獲得に重点が置かれるのに対し，ニューマンの理論ではその人の持っている力（柔軟な防護ライン，通常の防護ライン，抵抗ライン，基本構造）に応じた支援に重点が置かれています。個々に異なる「防護ライン」の概念により，個人に対しても集団に対しても効果的な介入を検討することが可能であり，あらゆる対象に適用することができます。

したがって，本事例における「Ａさんという個人」「Ａさん家族」「新米ママという集団」「Ｂ地区という地域」のように，個人・家族から集団・地域というように対象を拡大してＡさんの問題をとらえ，個人の健康課題への対処能力や健康増進のみならず，そこから集団，組織，地域へと，環境を強化していくような看護を考えていく際には，ニューマンの理論は非常に役立つでしょう。

B. 介護負担により心身に問題が生じ始めた介護者の例

最近は，医療機関での治療を終えても脳梗塞，心疾患，がん，認知症などのために自宅でケアを必要とする患者が増えています。在宅で療養する患者の主な介護者はほとんどがその家族であり，訪問看護師にとっては介護者に対する支援も重要となります。ここでは患者の主たる介護者に生ずる問題を事例として挙げます。

１．事例の概要

Ａさんは78歳の女性です。２年前に脳梗塞を起こし，軽い左麻痺を残したものの日常の生活に支障はありませんでした。しかし，６カ月前にＡさんは２度目の脳梗塞を発症したため入院し，治療を受けましたが，ほぼ寝たきりで意思疎通も困難となり，３カ月前に退院しました。嚥下も困難となったため入院中に胃ろうを造設し，排泄はおむつを使用しています。

自宅で患者を介護しているのは２年前から同居している54歳の長女Ｂさんです。Ｂさんには56歳の会社員の夫，大学４年の長女，大学受験を控えた高校３年生の長男がいます。Ｂさんは３年前の職場健診で高血圧と肥満傾向を指摘されたため，近くの診療所に月１回受診し，降圧剤を処方されています。

今回Ｂさんは，Ａさんの退院を機に20年以上勤めていた会社を辞め，介護に専念することにしました。もともと活動的であったＢさんはダイエットのために週末はスポーツク

ラブに通っていましたが，介護が落ち着くまでしばらく休むことにしました。

　Aさんに提供されているサービスは，診療所の医師による月2回の訪問診療，週1回（1時間）の訪問看護，週2回（1回1時間）の訪問介護（清拭，寝衣・シーツ交換，部屋掃除，おむつ交換など），週1回の訪問入浴サービスです。

　訪問看護師は訪問時，Aさんの全身状態チェック，特に褥瘡などの皮膚の問題や呼吸器・尿路感染の有無，口腔ケア，摘便など排泄の援助を行っています。Bさんに対しては，ケア上の指導や介護者自身の健康状態にも気を配っています。

　今回，訪問看護師が訪問した際，介護者であるBさんは，「家で母を見るようになって3ヵ月たったので，だいぶ慣れてきました。多少疲れますが，それは仕方ないですね」と言っていました。しかし，「夫は帰りが遅く，子どもたちも学校や受験勉強が忙しいと言って，ほとんど手伝ってくれないんです」と，家族の協力があまりないことへの不満も漏らしていました。

　Bさんは夜間もAさんの体位を変えたり，おむつを交換するために1，2回は起きると言っていました。Aさんの部屋は1階で，Bさんの寝室は2階にあるため，介護のたびに1階と2階を行き来しなければならなかったことから，BさんはAさんのベッドサイドに布団を敷いて寝るようになりました。また，家屋の構造上，キッチンが2階にあるため，Bさんは経管栄養の準備と片付け，食事の準備とその合間の介護のために1階と2階を行き来することが多くなりました。

　Bさんはここ数日，肩こりと頭痛が続くと訴えたため，訪問看護師が血圧を測定したところ，190／94mmHgでした。Bさんは，Aさんの介護を始めてからは，近くのスーパーに買い物に出かける以外は，ほとんどを自宅で過ごしていること，家にいるとつい菓子類の間食をしてしまうこと，夕食以外は食事の時間や内容が適当になっていること，体重がこの2ヵ月で2kg増えてしまったこと，長男の大学受験が迫り気持ちが落ち着かないことなどを訪問看護師に話しました。

　仕事をしていた頃のBさんは職場の同僚に相談をしたり，愚痴をこぼしたりすることで気が楽になっていましたが，今の状況では意思の疎通が困難な母親しか近くにいないため，一人でいろいろなことを考えてしまい，イライラしたり気分が落ち込んだりすることがあるとも言っています。

　訪問看護師は，BさんがAさんの介護や長男の受験など生活全体の変化により，心身に負担が生じてきていると考え，早急にBさんへの支援が必要であると判断しました。

2．看護アセスメント

ここでは，ニューマンのシステムモデル（P.333，図2．）を参考に，介護者Bさんの状況をアセスメントしクライアントシステムを脅かすストレッサーを明らかにしていきます。現在のBさんは，生理学的，心理学的，社会文化的，発達的，霊的変数がさまざまなストレッサーの影響を受けていて，クライアントシステムとしてのBさんの安定性が崩れつつある状況にあると考えられます。表2．に示すように，ストレッサーにはBさんの内部環境，外部環境および外部環境との相互作用により生ずるストレッサーがあり，5つの変数に影響を与えています。

これらのストレッサーの侵入を防ぎ，システムの安定性を保とうとするBさんにとっての柔軟な防護ラインは，高血圧や肥満の予防を考えた食事，健康を保つためのスポーツジムでの運動，買い物などの外出や職場の友人と話すことによる気分転換などが考えられます。通常の防護ラインは1日3食，少なくとも6時間はとっている睡眠時間，定期的な服薬，問題が生じた時に取るいつもの対処法や知識などがあります。抵抗ラインは細胞レベルでの防御反応やBさんの忍耐強さなどが考えられます。

Aさんの介護を始めてからは，Bさんの柔軟な防護ラインは十分な機能を果たさず，通常の防護ラインも規則正しい生活ができなくなっていることから，弱まっていました。このような状況でいくつものストレッサーがクライアントシステムとしてのAさんに侵入し，通常の防護ラインを突き抜けてしまったことで，Bさんに頭痛，肩こり，血圧上昇，イライラ，気分の落ち込みなどが生じたと考えられます。このままの状態が続くと抵抗ラ

ベティ・ニューマン

表2．Bさんのストレッサー

	Bさん個人の内部環境	外部との相互作用によるもの	外部環境
生理学的変数	介護による身体的負担，仕事を辞め介護を始めたことによる生活リズムの変化	介護支援の不足	家屋の構造（Aさんの病床は1階で，キッチンとBさんの寝床は2階）
心理学的変数	介護に対する不安，長男の受験の心配，外出の制限	介護に協力的でない家族への不満	身近に相談する相手がいない
社会文化的変数	外出が制限され，ほとんどの時間を家で過ごす	職場の同僚とのコミュニケーションがなくなる。新たに加わった介護者としての役割	仕事を退職したことによる収入減，介護・受験などの支出増
発達的変数	浅い介護経験と知識	Aさんの介護による家族機能の変化	
霊的変数	介護を始めた自分のこれからの生き方への不安	仕事を辞めたことによるやりがいの喪失感	

インも衰退し，最悪の場合，Ｂさんが心筋梗塞や脳出血，うつ病などを発症する恐れが出てきます。

３．看護診断

　Ｂさんはａさんの介護を始めてから多くのストレッサーの影響を受けています。特に身体的負担，心理的負担，社会的な活動の制限，社会資源の導入不足といったストレッサーは，5つの変数に悪影響を及ぼし，血圧の上昇，気分の落ち込みなどからクライアントシステムを不安定にしています。

　Ａさんの療養生活は長期にわたる可能性があるため，訪問看護師はＢさんが安定したクライアントシステムを回復し，継続できるような支援を行う必要があります。

４．看護目標

　訪問看護師は，Ｂさんがストレッサーによる悪影響を受けず，身体症状が改善すると共に，柔軟な防護ラインと通常の防護ラインを強化する必要があると考え，看護目標を次のように設定し，これをＢさんと共有しました。

＃１：Ｂさんの身体的・心理的負担が軽減する（１次予防）。
＃２：Ｂさんに生じている頭痛，肩こり，血圧上昇が改善する（２次予防）。
＃３：Ｂさん自身が良好な健康を維持しながら，Ａさんの介護を続けることができる（３次予防）。

５．看護計画

＃１：Ｂさんの身体的・心理的負担となっているストレッサーを可能な限り除去し，柔軟な防護ラインの強化をする（１次予防）。

① ケアマネジャーに相談し，Ａさんが週に１回（水曜日），療養通所介護を利用することで，10～16時の間はＢさんが介護から解放される時間をつくる。
② Ａさんの介護とＢさんの健康に関する相談は，訪問看護師が対応できることを知ってもらい，Ｂさんが悩みを抱え込まないようにする。訪問看護師は相談の内容によって，医療・福祉などの専門職と連携をとり，Ｂさんの支援を行う。

＃２：Ｂさんの身体症状を取り除くための支援を行い，抵抗ラインの強化，クライアントシステムの安定を図る（２次予防）。

① 高血圧の治療を受けている診療所を受診し，Ｂさんの血圧上昇が介護疲れや体重増加によるものだけかどうか，服薬内容に変更があるかどうかなどを含めて診察をしてもらう。

② Bさんと訪問看護師で，自宅で継続できる運動を工夫する。食事や間食の内容も確認し，摂取する塩分や熱量が過剰にならないように工夫する。血圧や体重を毎日測定する。
③ 訪問時は，Aさんの介護だけでなくBさんの健康状態にも気を配り，必要に応じて心身両面の負担軽減を図る。

♯3：Bさんが自分で良好な健康状態を維持しながら，Aさんの介護が続けられるようになり，クライアントシステムの安定性が回復する（3次予防）。
① BさんにAさんが利用できる社会資源の情報を提供し，必要に応じてBさん自身がタイムリーに資源を活用できるようにする。
② 心身の負担がBさんの健康に影響を及ぼすことがないように，レスパイトケアを定期的に活用する。
③ 家族との話し合いの場をつくり，Bさんが行っている介護や家事を他の家族分担できるかどうかを相談する。

6．看護介入

　Bさんの場合，2次予防を最優先し，1次予防と3次予防を2次予防の状況を見ながら実施していきました。
① Bさんにかかりつけの診療所受診を勧めました。その結果，医師からは血圧の上昇は心身の疲労と睡眠不足，体重増加が原因であろうと説明があり，十分な休養と間食などによるカロリーオーバーに気をつけるようにと指導がありました。また，降圧剤も増量し，様子を見るようにと指示を受けました（2次予防）。
② 訪問看護師は，Bさんから電話で報告を受け，朝晩の血圧チェックと血圧の変動などで体調がすぐれない時はすぐ医師に連絡をするよう指導しました（2次予防）。
③ 訪問看護師は，ケアマネジャーを含め，Bさんの受診の翌日，Aさん宅で今後のケアの態勢についてBさんと話し合いました。その結果，Bさんのレスパイトケアのためのショートステイを1週間行うことにしました（2次予防）。
④ Aさんに週1回の療養通所介護（10〜16時）を導入し，Bさんの介護負担の軽減を図ることにしました（1次予防）。
⑤ Bさんには気になることがあれば，Aさんのことだけでなく，Bさんの健康のこと，家族のことについても一人で考え込まずに，訪問看護師に相談するように伝えました（1次予防）。
⑥ Bさんの家族には，訪問看護師からBさんの状況を説明すると共に，他の家族が介護や家事を協力が可能できないか話し合いました。その結果，2週間ごとではあります

が，日曜日の午後にBさんの夫と長女がAさんの介護をすることになりました。受験勉強中の長男は就寝時間が遅いことから，就寝前にAさんの体位を変換することにしました（3次予防）。
⑦ Bさんには，ショートステイの定期的な利用，夜間巡回型介護サービスなど，必要に応じて利用できる社会資源があることを伝えました（3次予防）。

7．評価

　Bさんは，Aさんのショートステイの間，心身共に十分な休養を取ることができました。また，週1回の療養通所介護と家族の協力により，Bさんの介護負担はかなり軽減しました。Bさんは時々外出して気分転換もできるようになり，頭痛や肩こりもなくなりました。上昇していた血圧も徐々に低下し，降圧剤も1カ月で以前の量に戻すことができました。

　Bさん以外の家族は，Aさんの介護を手伝うようになってから，自然と時間を見てAさんの下へ顔を出すようになったそうです。家族全員が介護に協力するようになってからは，家族同士のコミュニケーションも良くなったとBさんは話していました。

　Bさんへの看護介入は，1次予防，2次予防，3次予防により，安定したクライアントシステムをようやく取り戻すことができたと考えられます。しかし，訪問看護師は，Bさんの安定したクライアントシステムの継続にはBさん自身のことだけではなく，母親であるAさんを含む家族との相互作用や家族を取り巻く環境が絶えず影響を及ぼしていることを忘れずに，AさんのケアとBさんへの支援を続けていくことが大切です。

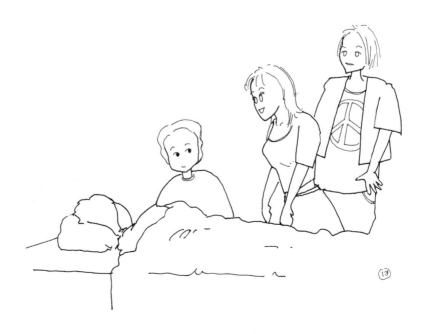

Ⅶ. 枠組み7：臨床・研究・教育とのリンケージ
この理論を臨床場面や看護研究，そして看護教育の中で使うためには，どうすればよいかを考えてみよう

　ニューマンのシステムモデルは，クライアントを個人や集団あるいは組織と見なすことができるため，看護の実践に限らず教育や研究にも活用でき，適用範囲は非常に幅広いものです。

1．実践への活用
　看護実践の場面では，1人の患者あるいは患者を含めた家族をクライアントあるいはクライアントシステムととらえることができます。図2．(P.333) ニューマンシステムモデルを参考に，対象となるクライアントシステムを当てはめてみましょう。
　看護プロセスの展開を始めるに当たり，まずは詳細に情報を収集し，アセスメントしていくことが大切です。クライアントシステムの5つの変数，クライアントの内的・外的環境，創られた環境，柔軟な防護ライン，通常の防護ライン，抵抗ラインに当てはまるものは何か，またクライアントに影響を与えている，あるいは与えようとしているストレッサーは何か，またそれによってどのような状況が起こっているのか，あるいは起ころうとしているのか，1つずつ具体的に考えていきます。
　情報の収集やアセスメントは，看護師が1人で行うのではなく，クライアントと協力しながら，双方の認識に食い違いが生じないようにします。予防としての看護介入についても，看護師はクライアントシステムの安定性の保持・獲得・維持のために最も適した介入方法を，クライアントと共に決めていきます。その上で，看護師は問題解決のための目標を設定し，1次予防，2次予防，3次予防としての看護介入を行い，ストレッサーの除去，防護ラインの強化，教育などによるクライアントシステムの再構築を行っていきます。
　実施した看護介入については，クライアントが最良の状態にまで回復することができたか，あるいは今まで以上に良好な状態を得ることができたか，看護介入はモデルに基づいて実施されたか，介入の優先順位は適切であったかなどを振り返ることで評価します。具体的な実践内容は，枠組み6に示した2事例が参考になります。

2．研究のために
　ニューマンは，ニューマンのシステムモデルに基づく研究を行うためのガイドラインで

次のような内容を示しています。

　ニューマンは研究の目的を，ニューマンのシステムモデルにおけるクライアントシステムの安定性を保持・獲得・維持する1次予防，2次予防，3次予防の効果を示すこと，また予防としての介入にかかる費用，メリット，有用性を知るためであるとしています。

　研究では，ニューマンシステムモデルで用いられる概念（5つの変数，クライアントシステムの基本構造，3つの防護ライン，創られた環境，ストレッサー，1次・2次・3次予防など）を含む，クライアントあるいはクライアントシステムで起こる現象が対象になるとしています。5つの変数や防護ラインにより安定性を保っているクライアントシステムに対するストレッサーの影響といったクライアントシステムに生ずる問題も，研究の対象となります。

　研究のデザインについては，質的あるいは量的方法を使って帰納的あるいは演繹的研究のどちらも使うことができます。対象は個人，家族などの集団，組織と幅広く設定することができます。家族が研究の対象である場合は，家族成員の一人ひとりを分析する必要があるとしています。また，さらに大きな集団や組織では，その中の個人に焦点を当てるのではなく，集団や組織を一つの単位と見なして研究を進めていくべきであるとしています。分析は，研究デザインに基づき質的あるいは量的分析を行い，ニューマンのシステムモデルがクライアントシステムに利用できるという個別的な研究結果やこのシステムが看護の概念モデルとして有用であるという結果を導き出していくことが望まれます。

　このような研究を積み重ねていくことで，ニューマンシステムモデルの有効性と有益性が示されていくことになります。

　研究は実践を，そして実践は研究を支えています。研究の成果は，実践につなげることでより良い看護介入につながり，結果としてクライアントあるいはクライアントシステムの安定性の維持につながります。また実践の中で起こる問題からは，新たな研究課題が生まれ，ニューマンシステムモデルに関する研究がさらに行われていくことになります（Neuman, 2011, p.162）。

Ⅷ. 枠組み8：さらに詳しく理論を知りたい人のために

① 黒田裕子．（2015）．ベティ・ニューマン．筒井真優美．（編）．*看護理論家の業績と理論評価*所収（pp.284-299）．医学書院．

　ニューマンのシステムモデルの解説と理論のクリティークが書かれています。ニューマ

ンに関する書籍や文献はそのほとんどが海外のものですが，これは日本人によって書かれたもので，わかりやすく説明されています。

② Freese B. T.（2002）. Betty Neuman：system model. In. A. Marrier-Tomey.（Ed）. *Nursing theorists and their work*（5th ed）（pp.306-327）. St. Leuis：C. V. Mosby/近田敬子，奥野信行.（訳）.（2010）．ベティ・ニューマンシステムモデル．都留伸子．（監訳）．*看護理論家とその業績　第3版*所収（pp.306-341）．医学書院．

翻訳された書籍ですが，ニューマンのシステムモデルについて詳しく説明されています。ニューマンのシステムモデルを活用した多くの実践，教育，研究に関する文献の概要が説明されています。この書籍の英語版は既に第8版が出版されています。

③ Fawcett, J.（1989）. *Analysis and evaluation of conceptual models of nursing. (2nd ed.)*. Philadelphia：F. A. Davis Co./小松浩子，前田夏美，岡谷恵子，黒田裕子，大岩外志子．（訳）．（1994）．第6章 Neumanのシステムモデル．小島操子．（監訳）．*看護モデルの理解：分析と評価*所収（pp.173-209）．医学書院．

この本は現代の看護理論を研究しているJ・フォウセット（J. Fawcett）がニューマンのシステムモデルの発展の経緯，モデルの概念構成を詳細に分析しています。この分析によってニューマンのシステムモデルが理論的適合性，理論の検証，社会的適合性，社会的有用性などの視点から包括的に評価されており，より深くこのモデルを理解することができます。

④ Neuman, B., Fawcett, J.（2011）. *The Neuman system model（5th ed.）* Pearson.

これは，ニューマン本人とフォウセットが監修して書き上げた本の最新版です。最初の部分は，ニューマン自身がニューマンのシステムモデルをどのような知識や経験を用いて作り上げ，発展させてきたかについて詳しく説明しています。その他の部分は，ニューマンのシステムモデルを研究，教育，実践にどのように使っているかを事例を取り上げながら説明しています。

おわりに

ニューマンのシステムモデルで用いられる概念や定義は，複雑かつ抽象的で，モデル全体を理解するまでに何度もその説明を読み返す必要があるかもしれません。しかしニューマンは，人間あるいは集団を開かれたシステムという広い視野からとらえていることから，あらゆる看護現象にニューマンのシステムモデルが適用でき，幅広く活用されています。

残念ながら欧米でのニューマンのシステムモデルの評価が高いにもかかわらず，日本で

はこのモデルがあまり活用されていません。皆さんの身近なところで生じている看護現象を，わかる部分からニューマンのシステムモデルに当てはめてみて，少しでもニューマンのシステムモデルを身近に感じてほしいと思います。

【文献】
Bertalanffy, L. V.（1968）. *General system theory*. New York : George Braziller.
Bertalanffy, L. V.（1968）/長野敬，太田邦昌.（訳）.（1978）. 一般システム理論. みすず書房.
Elmore, D.(2010), Empirical testing of the Neuman systems nursing education model:exploring the created environment of registered nursing students in Nevada's college and universities, *Digitalscholarship@UNLV*. Retreived from http://digitalscholarship.unlv.edu/cgi/viewcontent.cgi?article=1847&context=thesesdissertations.
Fawcett, J.（2001）. The nurse theorists : 21st-century updates-Betty Neuman. *Nursing Science Quarterly*, 14（3）, 211-214.
Freese, B. T.（1991）/近田敬子，奥野信行.（訳）. 第18章 ベティ・ニューマン，Alligood, M & Tomey, A（Eds）. 都留伸子.（監訳）. 看護理論家とその業績 第3版所収（pp.306-341）. 医学書院.
Freese, B. T. & Lawson, T.（2013）Betty Neuman system model, In Alligood（Ed）. *Nursing theorists & their work*（x 8th ed）（pp.281-302）. 2010, St. Louis：Mosby/Elsevier
Neuman, B.（1995）. The Neuman system model（3rd ed）. Norwalk, CT：Appleton & Lange./野口多恵子，河野庸二，塚原正人.（訳）.（1999）. ベティ・ニューマン看護論（p.23）. 医学書院.
Neuman, B. & Fawcett, J.（2011）*The Neuman system model*（5th ed）. Boston. Pearson.
Neuman, B.（2016）. Thoughts about the Neuman system model：a dialogue. *Nursing Science Quarterly*, 25（4）, 374-376.
Ume-Nwagbo. P, DeWan. S, Lowry. L（2006）. Using the Neuman systems model for best practice. *Nursing Science Quarterly*, 19（1）, 31-35.
Torres, G.（1985）/横尾京子，田村やよひ，高田早苗.（監訳）.（1993）. 看護理論と看護過程. 医学書院.

パトリシア・ベナー
Patricia Benner

谷口好美

はじめに

　「この道，数十年のベテラン」と言えば，腕の良い伝統工芸の職人や技術者に対して尊敬を込めて使われる言葉で，私たちが決して真似のできない離れ業をやってのける，そんな人々の姿を思い浮かべることができます。

　どんな職業に就いても，一人前になるには長い年月をかけて技を磨く必要があります。当然，看護師の世界でも同じことが言えるでしょう。臨床経験を積めば積むほど，その人の看護の技は磨かれ，患者に対して質の高いケアを提供できるようになります。また，頼もしさの点から言っても，新人看護師はその道10年，20年のベテラン看護師にかなわないことが多いものです。

　しかし，ここでよく考えてみてください。看護師はどのような過程をたどって一人前になっていくのでしょうか。

　このように尋ねられて，「人それぞれだと思う」と答える人もいるでしょう。ですが，ちょっと待ってください。この点がベナーの看護論を語る上で，あえてこだわりたいところなのです。

　臨床経験を何年も積んだ看護師であれば，看護学生や新人看護師だった頃に比べて採血も手術前オリエンテーションもリラックスして，失敗も少なくてできるようになっているはずです。初々しかった昔を振り返って，「なぜ，あんなことができなかったのだろうか」と首をかしげるほどに成長しているかもしれません。どうやら駆け出しの頃の失敗や血のにじむような努力は，臨床経験を積むにつれてだんだん忘れてしまうようです。

　また，看護学生の頃，受け持ち患者の状態を把握するために，頭の先からつま先まで観察し，カルテも隅から隅まで読み，患者に対して質問攻めにして，一晩寝ないで考えて，

ようやく状態をアセスメントできたという思い出はありませんか。慣れないうちはデータ収集一つ取っても，どれほどの時間を費やしたのかわからないほどです。

　それなのに，何年も勤務するうちに，それほど時間と神経を使わなくてもベッドサイドに行けば即座に患者の様子がおかしいと感じ取り，医師を呼んだり，しかるべきケアを行っているではありませんか。

　状況を読み，それなりの対応ができるようになると周りの人に一人前と認めてもらえますが，慣れないうちは患者の微妙な変化に気づかなかったり，判断を迷ったり，誤ったりするものです。そのため，状況を的確に判断することは，経験を積んだ結果できるようになったことと言えるでしょう。しかし，当の看護師にとってはそんなことは当たり前のことで，それほど評価していないことでもあります。

　さて，前置きが長くなりましたが，ベナーの看護論は次の2点に新しい発見を与えてくれるものと考えます。一つは，新人からベテランの看護師に成長するまで一体どのようなプロセスをたどるのだろうかということです。そしてもう一つは，熟練した看護実践とは一体どのようなものであるかということです。

　ベナーは看護論の中で，熟練した看護師自身の語った言葉をそのままいくつか取り上げていますが，いずれも生き生きとした看護のエッセンスと言えるものばかりです。中には，今まで当たり前と思って実践してきたことに，いかに素晴らしい力が秘められているのか，私たちの認識を新たにさせてくれるものもあります。

　それでは，代表作である『ベナー看護論』（原題『*From novice to expert, excellence and power in clinical nursing practice*』）を読むことにしましょう。

I. 枠組み1：理論を書いた人はどんな人だろう

　パトリシア・ベナー（Patricia Benner；生年不明〜現在）は，米国バージニア州出身で，カリフォルニアで育ちました。パサディナ大学で看護学を専攻し，1964年に文学士号を取得しています。看護師として臨床経験を積み，1970年カリフォルニア大学看護学部で看護研究者として出発しています。カリフォルニア大学バークレイ校の教育学部でストレスコーピングのテーマに取り組み，1982年には博士号を取得，同じ年に同大学サンフランシスコ校看護学部の准教授，1989年からは教授として教育や管理職として従事し，看護における社会科学者，人文学研究者として研究を長期間にわたり，精力的に続けてきました。そのため，『ベナー看護論』以降も数多くの著作が出版されています。その後は，

2008年には名誉教授，現在も米国カーネギー財団上席研究員，米国看護アカデミー（the American Academy of Nursing）フェロー，王立看護協会（the Royal College of Nursing）の名誉フェローとして活躍されています。

　看護の臨床経験も豊富で，心臓ケア病棟で2年間スタッフ看護師をし，さらに主任として勤務しました。また，集中治療看護や訪問看護を行った経験もありました。

　『ベナー看護論』を読むと，看護師の判断力が瞬時に要求される救急医療の場でのエピソードが目に留まります。ここには，ベナー自身の看護師としての経験が反映されていることがうかがえます。

　『ベナー看護論』は日本語訳されたものですが，もともとは『From novice to expert』という題名で，1984年に出版されました。「初心者から達人へ」という意味のこの著書は，もともとは1978年に連邦政府の助成が行われた「専門職内におけるコンセンサス，アセスメントおよび評価の達成方法（Achieving Methods of Intra-professional Consensus, Assessment, and Evaluation）」，略して，「AMICAEプロジェクト」という研究成果を基にして出版されたものです。このプロジェクトで，ベナーは臨床で行われている優れた看護実践とは何かを明らかにするために，看護師の語った言葉そのものから質的に分析していく研究を行ったのでした。

II. 枠組み2：看護理論家は理論を書く時に一体何を材料にしたのだろうか

　ベナーは，その看護実践があまりにも日常的に行われているために，看護師自身も気がつかないような優れた看護実践の中から知識を発見し，言葉で表現することを試みました。

A.「実践的知識」と「理論的知識」

　「知識」と一口に言ってもいろいろな知識があります。ここでは，実践的知識と理論的知識についてお話ししましょう。

　ところで，自転車がどのようにして動くのかご存じですか。自転車は見たところハンドルにペダル，前輪に後輪その他さまざまな部品で構成されていますが，その一つひとつや仕組みに至るまで説明することができますか。知らなくても，おそらく多くの人は自転車に乗ることはできるでしょう。ただ，乗りこなすまでは，何度も転びながら練習したので

はないでしょうか。痛い思いをして練習するうちに，私たちは倒れないようにバランスを取ったり，ハンドルの微妙な操作の仕方をマスターしているようです。

　このようなことは，意外と日常生活の中には多いものです。これらの知識は頭で覚えることではなく，身体で覚えることです。自分の身体の感覚としてつかんだ知識を，ベナーは「実践的知識」＝「ノウハウ（know-how）」と呼んでいます。

　よく「慣れ」あるいは「コツをつかむ」と言いますね。自転車も一度乗れるようになれば，練習の苦労がかえって不思議なくらいになります。しかし誰かほかの人に，どのようにしたら乗ることができるようになるのかノウハウを伝授しようとして，ペダルに両足を乗せるタイミングなどを説明しても，なかなか相手には通じないでしょう。

　一方，自転車の仕組みなど頭で理解する知識は「理論的知識」と呼ばれるものです。実践的知識に比べれば容易に言葉で知識を伝えることができるので，自分で調べたり，詳しい人に説明してもらったりすれば，一通りは理解することができます。

　同じことが看護についても言えます。教科書の原理原則をしっかりマスターしたのに，いざ病棟に出てみるとそれだけでは通用しないことはよくあることです。

　このような実践的知識と理論的知識について，ベナーは科学者であり哲学者でもあるT・クーンやM・ポラニーの考えを基にしています。ここでは"それを知っている（理論的知識）"ことと"その方法を知っている（実践的知識）"ことは別物です。「看護実践」においては「理論的知識」だけでなく，「実践的知識」も重視する必要があります（**図1.**）。

　しかし，実践的知識は伝承が難しいという側面があります。なぜなら，達人自身が自分の実践を当たり前のことと受け止めていて，その素晴らしさに気づいていない場合も少なくないからです。また，自転車の例でわかるように，実践的知識を言葉で説明すること自体，難しいからです。このように，看護における優れた技が伝承されず，個人技として埋もれているとすれば残念なことです。

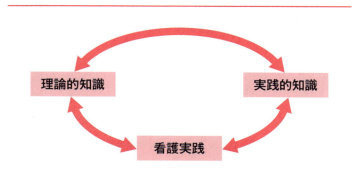

図1. 看護実践・実践的知識・理論的知識の関係

ベナーはこうした貴重な知識を明らかにし，普及させるためには戦略が必要だということで，実践的知識の6つの領域として①質的差異の識別，②共通認識，③予測や予期，構え，④範例と個人的知識，⑤格率，⑥想定外の業務を紹介しています（Benner, 1984/2005, p.3-10）。耳慣れない用語もありますので，ここでは解説を加えて説明します。

①質的差異の識別（graded qualitative distinctions）

　鑑識家と言えば，宝石や骨董品などの値打ちを評価したり，本物とニセモノを識別したりするような専門家のイメージがあります。達人看護師も同様に，患者の微妙な変化をとらえて，"いつもと違う，何か様子がおかしい""今，介入しなくては"などと的確に判断しています。経験を積めば，こうした微妙な変化や違いがわかるようになります。こうした質的差異の識別は，血液データやバイタルサインなど量的に観察できるものではなく，直観的に把握することができます。

②共通認識（common meanings）

　それぞれの職場には「共通認識」があります。「共通認識」とは，グループのメンバーであれば当たり前だと思われていること，基礎的な知識のことを指します。「共通認識」があるので，メンバー間で一つひとつ説明しなくても，お互いに意思の疎通を図り，理解し合うことができます。その職場，そのグループの常識，と言い換えてもよいかもしれません。職場や学校でも，新しいグループに入った時に驚きや違和感を感じることがありますが，グループの「共通認識」に気づくには良いチャンスだと思います。なぜなら「共通認識」はグループ内では当たり前のことなので，当事者の間では気づきにくく，埋もれやすいという特徴があるからです。

③予測や予期，構え（assumptions, expectations, sets）

　達人看護師の体験談の中に，患者がどのような経過をたどるのか，予測・予期したことが数多く出てきます。「構え」とは，もともとはゲシュタルト心理学の用語で，「ある状況下で特定のやり方で行動する傾向」と述べられています。看護の経験を積むと，"前にもこのようなことがあった"と気づくことがあります。そうした予備知識があれば，患者のどこに着目し，気をつけなくてはならないのかわかりやすくなります。そのため，最初の時よりも試行錯誤が少なく，経過を予期し，行動できるようになります。

④範例と個人的知識（paradigm cases and personal knowledge）

　「範例（パラダイムケース）」とは，看護師の理解の仕方や受け止め方を変えてしまうような臨床上のエピソードのことを指します。『ベナー看護論』では，体験することで予備知識がさらに優れたものになるか，あるいは"そうでなかった"と反証する出来事のみが「経験」になると説明しています。そのため，看護師の心に深く刻まれたエピソードは，「経

験」の宝庫と言えるかもしれません。こうした「範例」あるいは「個人的知識」によって，看護師は状況を予測したり，見通しを立てたりすることができるようになります。

⑤格率（maxims）

「格率」とは，熟練した実践行為に関する簡潔な記述です。例えば，ゴルフやテニスの達人が「ボールから目を離すな」と指示する場合，何を言われているのか初心者はわかりません。このように，達人は経験を積んだ人にしかわからないような独特な表現でコミュニケーションを図っています。例えば，「患者から目を離すな」という格率があるとすれば，初心者には不親切な助言となり，何をどうすればよいのか理解できません。中堅・達人看護師はそれだけでお互いがすべきことを理解することができます。臨床場面で格率を使ってやりとりができれば，効率良く，適確に実施することができます。

⑥想定外の業務（unplanned practices）

「想定外の業務」とは，他職種（医師など）から委任された業務を指します。"これは看護ではない"と思われている業務の中に，意外にも看護師の卓越した技がある場合があります。例えば，高齢者の薬剤投与量を減らす達人など，実は質の高い看護を行っているにもかかわらず，これは看護師の仕事ではないと見なされている実践は少なくありません。こうした過小評価されている実践の中に，実は看護の実践的知識が埋もれている可能性もあるようです。しかし，研究されることはほとんどないと指摘されています。

B. 技能習得に関するドレイファスモデル

次に，臨床看護実践の技能をいかに習得することができるのか，という問題に戻りましょう。このことについてベナーは，ドレイファスの技能習得モデルを応用しました。

ドレイファスモデルは，哲学者の兄のH・L・ドレイファスと数学者の弟のS・E・ドレイファスにより開発されました。これは航空機パイロットやチェスプレーヤーがどのように技能を獲得していくのか，そのプロセスを明らかにしたものです。技能習得のプロセスは，その人の能力が向上するにつれて，どのように課題を理解するのか，あるいはどのようにして意思決定をするようになるのか説明するものです。これは5つの段階を経て変化していくというものですが，次の「枠組み3」で詳しく説明しましょう。

III. 枠組み3：看護理論の骨格部分に何が書かれているのかを見てみよう

A. 初心者から達人へ

1．技能を習得するプロセス（看護実践の技能を習得するプロセス）

　ベナーは前述したドレイファスモデルを基に，看護師がどのようにして看護実践の技能を習得するのか述べています（**表1．**）。

　段階は5つに分けられ，①初心者（novice），②新人（advanced beginner），③一人前（competent），④中堅（proficient），⑤達人（expert）と表されています（**図2．**）。

　初心者から達人に至るまで看護実践の技能を習得していきますが，ここでは特徴として考えられる3点を取り上げてみましょう。

a．経験に基づいて状況に対応できる

　1つ目は，段階を上るに従って，教科書に書かれているような原則，抽象的な理論に頼るのではなく，自分の経験に基づいて状況に合った行動をするようになることです。

　例えば，インスリン療法を行っている糖尿病の患者が食事前に冷や汗をかいてぐったりしていれば，一般的には低血糖症状を疑います。看護師は血糖値を測定し，医師の指示により適量の糖分を与えたりするでしょう。こういったことは，必要最低限の知識に基づいたガイドラインと言えます。

　しかし，現実にはガイドラインを忠実に守っているだけでは対処できない場合があります。ある糖尿病の患者は，インスリン療法を始めたばかりで，今まで低血糖症状を経験したことがありませんでした。ある時，ちょっとだるい感じはするけれど少し疲れたのだろうと思い，看護師がラウンドに来た時も，「何ともありません」と答えていました。ラウンドしていた看護師は，患者がいつもはもっと活気があって，デイルームでほかの患者と話をして過ごしたりしているのに，今日はちょっと変だなという気もしましたが，患者がイライラしている様子なのでそのまま通り過ぎてしまいました。そのうちに患者の意識レベルが低下し，冷や汗をかいているところをほかの患者が気づいたため，ナースコールで呼ばれました。そこで初めて看護師は，さっき様子がおかしかったのは低血糖症状の前兆だったのかと気づき，次に同じような状況を見れば注意深く観察し，対処できるようになります。

b．状況を丸ごととらえる

　2つ目は，あることを見た時，それが状況の一部にすぎないにもかかわらず全体として

表1. 主要な概念のボックス図

概念	意味
技能修得モデル （Skill Acquisition）	学習者が技能を習得し，磨いていく過程を表したモデルである。ドレイファス・モデル（チェスプレイヤーと航空パイロットの調査から開発されたモデル）を基に，ベナーは看護実践の5段階の技能習得レベルとして，初心者，新人，一人前，中堅，達人レベルがあることを示した。
初心者（Novice）	初心者は，その状況に適切な対応をするための実践経験がない。原則を学習すれば，経験がなくても行動することができる。初心者は看護学生のレベルであり，経験のある看護師でも，異動などで新しい職場で看護をする場合，このレベルになる。客観的で測定可能な指標（例えば，バイタルサイン，体重，水分摂取量など）により患者の状況を知り，ガイドラインや原則どおりに行動する。
新人 （Advanced Beginner）	新人とは，かろうじて及第点の業務をこなすことができるレベルである。以前によく似た患者をケアした経験があれば，状況の局面を理解し，「繰り返し生じる重要な状況要素」に気づくことができる。新人レベルは，ガイドラインに沿って業務をこなし，臨床実践で繰り返し遭遇する重要なパターンに気づき始める時期である。
一人前（Competent）	一人前は，似たような状況で2，3年働いたことのある看護師であり，長期の目標・計画を踏まえて，自分の看護実践をとらえる。状況の属性・局面のうち重要視すべきものとそうでないものの区別ができるようになってくる。一人前の看護師は，中堅レベルに比べてスピードと柔軟性には欠けるが，自分はある技能レベルに達しているという自信と，臨床での不測の事態に対応し，管理する能力を持っている。そのため，段取り良く，効率的に業務を行うことができる。
中堅（Proficient）	中堅レベルの実践は，類似の科の患者を3～5年ほどケアしてきた看護師に見られる。状況を局面ではなく全体としてとらえ，格率に導かれて実践を行う。長期の目標を踏まえ，状況の意味を知覚している。中堅レベルの看護師は，ある状況下で起こり得る典型的な事態と，そのような事態に応じてどのように計画を修正するべきかを経験から学習する。経験に基づいて全体像を把握する能力があるので，異常の発生を察知できる。
達人（Expert）	達人は，もはや分析的な原則（規則，ガイドライン）には頼らない。状況の全体像，とるべき行動を瞬時に直観的に把握できる。達人は膨大な経験を積んでおり，状況全体の深い理解に基づいて行動する。
実践的知識（know-how）	技能を直に実践する中で獲得される知識。実践的知識（know-how）すなわち「ノウハウ」とも表現される。理論的に「それを知る」ことなく「どうすればよいか知っている」ことは多い。例えば，理論的に自転車の仕組みを知らなくても乗ることができれば，自転車に乗るための実践的知識を習得していると言える。
経験（Experience）	ベナーの「経験」の意味は，その人があらかじめ持っていた概念と期待に本人自身が能動的に働きかけて，それが更新された時のみ経験と呼ぶ。そのため，経験とは単なる時間の経過や長さを指しているわけではない。
格率（Maxim）	中堅レベル以上の看護師は格率を使ってやりとりをする。格率とは，熟練した実践行為に関する簡潔な記述であり，指示されたことがどのような意味を持っているのか熟練者であれば理解できる。スポーツの格率に「ボールから目を離すな」があり，熟練した選手には役立つが，初心者はそれだけでは理解することができない。

〔出典：Benner, 1984/2005より作成〕

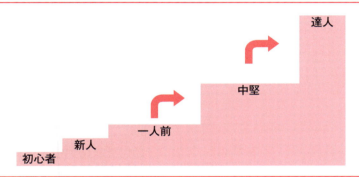

図2. 看護実践技能習得のステップ

丸ごととらえるため、そこで何が起こっているのか見えるようになることです。『ベナー看護論』では、緊急事態に遭遇した時の状況のとらえ方が変化すると述べています。

これも、先程述べた低血糖症状の起こっている患者の例で説明しましょう。看護師が患者の様子を見て、いつもと比べて「何か変だ」と思ったとします。その看護師は、なぜ変だと思ったのでしょうか。それは一種のひらめきとも言えますが、まったくの当てずっぽうではなく、経験に基づくものなので的を射たものです。患者の手が小刻みに震えているのを見てそう思ったのかもしれませんし、顔色や動作からそう考えたのかもしれませんが、いずれにしても直観的に判断しています。

c. 状況に自分を巻き込む

3つ目は、外側から他人事のように見るのではなく、患者の状況に自分自身を巻き込んでいくという変化が見られることです。

患者の思いは、本人にしかわからないものです。他人がその人と同じ痛みや苦しみを感じることは不可能に近いでしょう。しかし、初心者から達人へと段階が上がるごとに、その人の痛みや苦しみを単に一般的に言われる「痛み」や「苦しみ」として片付けるのではなく、他人事としてではなく、その患者が今感じたり、考えたりしていることに沿うように理解しようとします。つまり、患者の状況を良くするために自分を上手に巻き込んでいこうとします。

例えば、ある患者が痛みを訴えている時、とにかく痛みを止めてほしいと思っているのか、この痛みはいつものことなので放っておいてほしいのか、不安なので家族を呼んでほしいのか、あるいはもっと別の意味があるのかもしれません。

こうした患者からのサインを逃さずにキャッチし、患者の立場から考えたり、自分を援助者としてうまく活用していくことができるようになります。そうなると、看護師が語る患者の「痛み」や「苦しみ」は患者自身の言葉そのものであり、生き生きとした表現で語られるでしょう。また、こうした患者の個別性を看護師が理解することは、その看護実践にも反映されるでしょうし、その人に合ったものになっていくことでしょう。

2．看護実践における技能習得の5段階

次に，初心者から達人までのそれぞれの段階を見ていくことにしましょう（図2.）。

a．初心者

初心者は，その状況に適切な対応をするための経験がない看護師です。例えば，臨地実習に出たばかりの看護学生，内科病棟からNICU（新生児集中治療病棟）に異動したばかりの看護師などが該当します。この段階では，今までに経験したことがなくても，ガイドラインがあればそのとおりに行動することができます。例えば，血圧の測り方や体液の出納バランスの算出方法，さらに異常値の場合にどのように対応すべきかといったガイドラインにより，一通りは実施することができます。ただし，その場で一体何を優先すべきかということまで判断するのは難しく，状況に柔軟に対応することができない段階です。

b．新人

新人とは，かろうじて業務をこなすことができるレベルの看護師です。イメージとしては，臨地実習を経て就職したばかりの新人看護師が当てはまるでしょう。この段階では，初心者に比べていくらか経験があるので，その場で繰り返し起こっているパターンのようなものがあると気づきます。このように，病棟でよくあることだと気づくには前もってその状況を経験する必要があります。「状況の局面」すなわち「繰り返し生じる重要な状況要素」に気づくことができるほど，経験を積んだレベルと言われています。

この段階では，その状況で何が最も重要なのか，優先されるか，決める際に経験者の助言が必要です。例えば，NICUでバイタルサインの測定と点滴のチェックを指示されれば，そのとおりに実施することができ，初心者に比べていくらか柔軟な対応はできます。しかし，それ以外のことに注意を向ける余裕はまだありません。すなわち，直面する状況に応じて自分で優先順位を決めたり，省いてもよいところを省略したりすることまで要求されると，能力を超えるため，やり遂げることができない段階です。

c．一人前

一人前とは同じ場所（あるいは同じような場所）で2，3年くらいの臨床経験のある看護師が該当します。

一人前の看護師は，目の前で起こっている状況について，何が重要で，何を省略しても大丈夫なのか，長期的な見通しを持って計画したり行動したりすることができるようになります。

この段階の看護師は，初心者や新人のように一人ひとりの患者に順番に決められた処置をするのではなく，その日の受け持ち患者の点滴をチェックしながらベッドサイドを回り，どの患者に最も緊急な対応が必要かを見てから，その日の自分の仕事の手順を考える

ことができるようになります。そのため，状況に振り回され忙殺されるのではなく，効率的に事を進めることができる段階です。この段階では，仕事に対する自信を持つことができ，不測の事態にも対応できる管理能力があることが特徴と言えます。

d．中堅

　一人前からさらに熟練した看護師が中堅看護師と呼ばれる人になります。同じような場所で3～5年の経験を積んだ人（年数は目安）で，何かと頼りにされるベテラン看護師をイメージするとよいでしょう。

　中堅の看護師になると，これまで説明した段階とはちょっと事情が違ってきます。**図2.**の矢印で示したように，格段に向上し，仕事の上で一皮向けた印象になります。初心者から一人前の看護師と異なり，中堅以上になると状況を部分としてではなく，全体としてとらえることができるようになります。

　この「全体としてとらえる」ということが技能習得のキーワードですが，例えば，熟練した看護師は患者が急変する前に，「何か変だ」とその徴候を察知する場合があります。一から十まですべて調べたわけではないのに，ベテラン看護師が患者を見ただけで何が問題なのか察知したり，拒否的な患者に今ならケアを受け入れてもらえるかもしれないとタイミングよく行動しているかのように見えます。このことは考えてできることではないようですが，単なる当て推量や霊能力などとは異なります。実践的知識の「質的差異の識別」で述べたように，まるで本物とニセモノを見分ける鑑識家のように，「見る人が見ればわかる」という性質のものです。この能力は訓練すれば高めることができるものです。看護師が認知症高齢者の様子を見て，「いつもと比べて元気がなく，何かあるのではないか？」というように，経験と最近の出来事から異常を見分けることができます。

　中堅は，豊富な経験に基づいて格率（maxim）を使います。格率とは，前述したとおり，その道のプロならば聞くとすぐに行動できますが，初耳の人にとっては何のことかさっぱりわからない言葉です。格率は，経験があって初めて使いこなすことができるものです。そのため，中堅レベルの看護師は状況を的確に判断できる材料をいっぱい持っている看護師と言えるでしょう。しかし，今までに経験したことのない状況の場合にはこのように対応できないので，状況を分析し，対処する方法を選びます。

e．達人

　さらに達人の看護師になると，これまでの経験や知恵を駆使して，状況の全体像をパッと直観的につかむことができるようになります。こうした認識能力の高さが特徴であり，もはや分析的な原則（規則，ガイドライン），格率にも頼らないと言われています。

　達人看護師は状況に対する深い理解に基づいて行動しているようですが，「なぜそうし

たのか」という質問に対して言葉で説明しようとすると，なかなか難しいようです。このことは不思議な感じがするかもしれませんが，ベナーの本でも，達人看護師の言葉として「それが正しそうだから」「状況によりけりだね」というような実例が紹介されています。達人看護師と言えども意識的にやっているわけではない，ましてや人に説明することは難しいので，優れた技の伝承が困難という意味もあるかと思います。

　仕事ぶりの流暢さ，柔軟性，野球のバットやテニスのラケットなど，素人では使いこなすのが精いっぱいの道具にすぎなくても，一流のスポーツ選手の場合，あたかも自分の身体の一部のように，先端まで神経が行き届いているような感覚になるということも言われています。そのため，ぎこちなさがないこと，流暢さも特徴として挙げることができます。

　中堅看護師や達人看護師は，経験の積み方にも個人差があるので，一口に何年臨床経験を積めば達人になれるかということはここでは言うことはできません。しかし，これは中堅以上で言えることですが，熟練した看護師はある状況に遭遇すると，自分の経験に照らし合わせます。そして以前に経験したことから，何の苦もなく状況を読み取ります。

B．看護実践の7つの領域と31の能力

　ベナーは，看護師の看護実践を観察したり，看護師自身が語ったりした経験を基に熟練した看護実践を表現するよう試みました。その結果，看護実践の7つの領域と31の能力を見いだしました。これらの領域と能力は**表2**．に示しましたので，次にそれぞれの特徴について簡単に説明しましょう。

a．援助役割 (the helping role)

　看護師にしかできない援助役割とは何でしょうか。『ベナー看護論』では，「どの看護師も，患者が義務を感じないよう細心の気配りをし，心遣いというのは看護師の役割の中心であって，患者のほうには社会的な契約関係とか患者の側からの交換条件などには依存しない，心通い合う関係をつくり上げようとしていた」（Benner，1984/2005，p.41）と述べています。

b．教育とコーチングの機能 (the teaching-coaching function)

　患者が術前などに詳しい説明を求めやすいのは，主治医よりも身近な看護師である場合があります。この領域の能力としては，患者の不安を和らげたり，患者が治療を受け入れやすいようにコーチングをしたりすることが挙げられます。

c．診断機能とモニタリングの機能 (the diagnostic and monitoring function)

　看護師は24時間患者の状態を見ているので，医師よりも急変の第一発見者になる機会

表2. 7つの看護実践の領域と31の能力

7つの看護実践の領域	看護ケアのエピソードから31の能力を抽出
1. 援助役割	1. ヒーリングの関係：癒やしの環境をつくり，癒やしのためのコミットメント（責任感を伴う深いかかわり合い）を確立する 2. 患者が疼痛や衰弱に直面した時に安楽を与え，患者の人間性を守る 3. 付き添い：患者のそばにいる 4. 回復に向かう過程で，患者自身の関与を最大限に引き出し，自律しているという自覚と自信を与える 5. 痛みの種類を見極め，疼痛管理とコントロールの適切な対応策を選択する 6. 触れることによって安楽をもたらし，コミュニケーションを図る 7. 患者の家族を，情緒面と情報面で援助する 8. 情緒的な変化や状況の変化に応じて患者を指導する：状況に合わなくなった対応策を取りやめ，新たな選択肢を提供する：方向づけし，教育し，仲介する ・心理的・文化的仲介者 ・目標を治療的に利用する ・治療的なコミュニティをつくり，維持する
2. 教育とコーチングの機能	1. タイミング：患者が学習を受け入れる準備ができた時機をとらえる 2. 病気と回復の過程がもたらすものを，患者が自分のライフスタイルの一環として取り込むのを援助する 3. 患者が自分の病気をどう解釈しているかを聞き出し，理解する 4. 患者の病態について考えられることを患者に伝え，治療や処置の根拠を説明する 5. コーチングの機能：文化的に避けられている病気の局面を，取りつきやすく，理解しやすいものにする
3. 診断とモニタリングの機能	1. 患者の状態の重要な変化を察知し，記録する 2. 早期警告徴候を提供する：診断を確定する明確な徴候が現れる前に患者の衰弱や病状悪化を予測する 3. 問題を予知する：先の見通しを立てる 4. 病気によって異なる個別の要求や経験を理解する：患者ケアのニーズの予測 5. 患者が健康を取り戻す可能性と，さまざまな治療法に反応する可能性をアセスメントする
4. 容態の急変を効果的に管理する	1. 生命が極めて危険な状況にさらされている緊急事態での熟練した実践：問題を素早く把握する 2. 危機管理：緊急事態において必要な資源の供給を素早く手配する 3. 医師の援助が得られるまで，患者の危機の本質を見極め，管理する
5. 治療処置と与薬を実施し，モニターする	1. リスクと合併症を最小限にとどめつつ，経静脈的治療を開始し，維持する 2. 正確かつ安全に与薬する：有害作用，反応，効果，毒性，禁忌などをモニターする 3. 不可動性がもたらす問題に対抗する：褥創予防と処置。患者の歩行と運動を促して可動性とリハビリ効果を最大限にする。呼吸器系の合併症を防ぐ 4. 治療を促し，痛みを緩和させ，適切なドレナージを助ける創傷管理の戦略を立てる
6. 医療実践の質をモニターし，確保する	1. 安全な医療と看護ケアを確保するために，バックアップする 2. 医師の指示から，支障なく何を省き，加えることができるかをアセスメントする 3. 医師から，適切で時宜にかなった対応を得る
7. 組織能力と役割遂行能力	1. 患者の多様なニーズや要求を調整し，順序づけ，それらに応える：優先順位の設定 2. 最適な治療を提供するための治療チームをつくり，維持する 3. スタッフの不足と高い異動・退職率に対処する ・緊急の対策づくり ・勤務帯で作業負担が過剰になる時間帯を予測し，それを予防する ・チームの団結心を利用，維持する：ほかの看護師から仲間としての協力を得る ・密接で頻繁な接触ができなくても，患者への思いやりある態度を維持する ・患者やテクノロジー，および組織のお役所的な硬直性に対して柔軟な姿勢を維持する

〔出典：Benner, 1984/2005より作成〕

が多くなります。そのため，異常の徴候を早く察知する能力が重要になります。これは，実践的能力の「質的差異の識別」，つまり達人の鑑識眼が発揮されるところです。

d．容態の急変を効果的に管理する
　　（effective management of rapidly changing situations）

　看護師は素早く状態の変化を察知するように努めていますが，急変が起こった場合などは医師が到着するまでの間，待っていては手遅れになります。そのため，看護師が事態を管理することが求められます。また，そうした場合に看護師はほかの専門職の人たちと協力し，役割を調整することもできます。

e．治療処置と与薬を実施し，モニターする
　　（administering and monitoring therapeutic interventions and regimens）

　与薬や点滴，ドレナージなどの治療が行われる時，その管理は看護師に任されています。これらを管理する場合，熟練した看護師は単に医師の指示や手順どおりに行っているわけではありません。多くの看護師は状況に応じて，試行錯誤しながらこの能力を身につけていきますが，看護師自身はこれが看護であるという意識が薄い領域と言えます。

f．医療実践の質をモニターし，確保する
　　（monitoring and ensuring the quality of health care practices）

　スタッフ間や他職種（研修医など）との調整をしながら，誤りを防ぎ，患者の生命を守る役目も看護師は果たしています。

g．組織能力と役割遂行能力
　　（organizational and work-role competencies）

　看護師の人手不足は米国でも同様で，それを克服してなお質の高いケアを提供することが求められています。そのため，仕事の優先順位を決定したり，チームの間で調整を図ったり，看護師同士でもお互いにフォローできる能力が必要です。

IV．枠組み4：看護で中心的な概念，つまり人間・環境（社会）・健康・看護などについて理論家はどのように描いているのだろうか

　J・ルーベルとの共著である『現象学的人間論と看護』（Benner & Wrubel, 1989/1999）の中で，人間・環境・健康・看護について述べているところから解説します。

A. 人間は「自己解釈する存在」

　ベナーの人間のとらえ方は，実存主義の哲学者であるM・ハイデッガー（M. Heidegger）と現象学のM・ポンティ（M. Ponty）の考えに基づき，現象学的人間観について述べています。そこでは，人間は「自己解釈する存在」（Benner & Wrubel, 1989/1999, p.47）として示されています。

　同じ病気になっても個人の体験はさまざまです。一般的に，病気は苦しくつらい体験として受け止められていますが，病気になったおかげで自分らしさを取り戻した，ということもあるかもしれません。このように，人間というのは特定の状況（病気になった時など）の意味はどのようなものなのか解釈しています。難しい表現になりますが，ハイデッガーによれば，「予め決められた姿を持って世界に参入するのでなく，人生を生きていく中で次第に自らのあり方を定義されてゆくのが人間」（Benner & Wrubel, 1989/1999, p.47）というように説明されています。

B. 状況は「環境」の下位概念

　ベナーは「環境」の下位の概念として，「状況（situation）」という言葉を使用しています。人間がある「状況」に身を置いている，ということから「人の住む環境」「人にとっての居場所（Benner & Wrubel, 1989/1999, p.90）」とも説明されています。

　『ベナー看護論』の中でも，「状況」という用語がよく出てきます。例えば，看護師が実際の臨床状況を前もって経験しておくことにより，「状況の局面」として今，何が重要で，何が重要でないのか判断できることが説明されています（Benner & Wrubel, 1989/1999, p.253）。

C. 看護とは「気づかい」

　看護に関して，ベナーは「気づかい（caring）」という言葉を使っています。「気づかい」とは，ベナーによると「人が何らかの出来事や他者，計画，物事を大事に思うこと」「巻き込まれ関与していること」（Benner & Wrubel, 1989/1999, p.1）と説明されています。

　「気づかい」を「第一義的（primacy）」（Benner & Wrubel, 1989/1999, p.1）とする理由として，次の3点を挙げています（Benner & Wrubel, 1989/1999, pp.1-6）。
①ある人にとって何が大事に思われるかを決めるのが気づかいであるから，その人が何を

ストレスと受け止めるか，それに対してどのような対処の選択肢を持ち合わせているかもその人の気づかいのありようによって決まってくる（気づかいは人に可能性をつくり出す）。
②結びつきと関心が実践を可能にする条件になっている。
③人に援助を与え得る条件と，人からの援助を受け入れ得る条件が気づかいによって設定される。

　看護は人と人がかかわることで初めて成り立つものと言えます。ベナーによると，「気づかい」＝「ケアリング」は看護で最も大切であり，なくてはならないものなのです。

D. 健康とは患者の「体験」

　「枠組み4　A.」のところでも述べたように，ベナーはM・ハイデッガーとM・ポンティに基づいた現象学の立場から，健康であること，あるいは病気であることという，人の生きられた体験（lived experience）に焦点を当てて次のように述べています。

> 健康とは病気のない状態のことではない。また病気（illness）は疾患（disease）とは似て非なるものである。疾患が細胞・組織・器官レヴェルでの失調の現れであるのに対し，病気は能力の喪失や機能不全をめぐる人間独自の体験である。（中略）人は何らかの疾患にかかっていながら，自分のことを病気だとは感じていないことがある（Benner & Wrubel, 1989/1999, p.10）。

　幻肢痛のように，客観的にはあり得ない痛みを患者が訴えることがあります。このような患者自身の病むことの体験は，外から客観的に見るだけでは予測もつかないことが多いのですが，ベナーはその人が今，そこで体験していることが重要と考えているようです。

V. 枠組み5：この理論にはどのようなことが書かれているか，もう少し詳しく見てみよう

A. 経験（experience）

　ここまでベナー看護論の大筋を見てきました。この看護論にはほかにもさまざまなキーワードがありますので，いくつか補足しましょう。

まず,「経験」という言葉についてもう少し理解をしておいた方がよいでしょう。ベナーは「その人があらかじめ持っていた概念と期待に本人自身が能動的に働きかけて,それが更新された時のみ経験と呼ぶ」(Benner, 1984/2005, p.252) と述べています。

　実際に経験することで「想像していたことと違う」と思うことはたくさんあります。例えば,列に並んでいる時に見ているとものすごい落差で落ちる,いかにも怖そうなジェットコースターに乗ったとします。すると,思ったほど怖くなかったということもあるでしょう。あらかじめ持っていた概念,すなわち「ジェットコースターとは怖い乗り物」であったのが,「思ったほど怖くない乗り物」に更新されています。このように,実際やってみてそれまでの思い込みが変わったりすることが「経験する」ということです。

　言い換えると,臨床で経験を積むということは,看護を学んだ各自が実際の状況にぶつかって,そこで考えたり感じたりするうちにつかんでいくことです。また,この経験が先に述べた「格率」を増やしていくことになります。看護師の申し送りの時なども「格率」を使うと,一から十まで説明しなくても,複雑なことでも簡単に伝達ができるようになります。

B. 臨床看護実践のエクセレンスとパワー

　ベナーは看護のエクセレンスとパワー (excellence & power) と表現しています (Benner, 1984/2005, pp.177)。

　卓越した看護実践とは,「枠組み3　A．2．e．」のところで述べたとおり,患者の状況を直観的につかみ,判断すること,そして患者に傾倒して状況に巻き込まれるという特徴があります。一方,パワーと言うとかなり力強い印象を受けますが,次に述べることは看護師であれば誰もがごく日常的に行っていることばかりではないでしょうか。

　ベナーは看護師が発揮するパワーとして,①変容させるパワー (transformative power),②統合的な思いやり (integrative power),③代弁する (パワー) (advocacy power),④治癒を促すパワー,⑤関与と肯定のパワー (healing participative affirmative power),⑥問題解決 (problem solving power) の6つを挙げています (Benner, 1984/2005, pp.177-189)。

　まず,「変容させるパワー」とは,患者の内にもともとある強さを引き出すパワーです。よく,看護師は患者が回復するための動機づけをしますが,これなどが該当するでしょう。「統合的な思いやり」とは,患者が障害を持ちながら意味ある生活や活動を続けられるような援助をすることです。

また，患者や家族側に立ち，代弁者となるのが「代弁する（パワー）」です。「治癒を促すパワー」とは，患者と治療的関係をつくり，患者に外的資源を用いることによって，希望や自信，信頼をもたらし，患者に力を与えることです。「関与と肯定のパワー」とは，看護師自身も，ケアリングつまり患者をケアすることによって多くのことを学ぶ力があるということです。「問題解決（のパワー）」は，解決がとても難しい問題を解決していくパワーのことです。困難に立ち向かう力と言えるでしょう。

VI. 枠組み6：具体的なケースで看護理論によって対象をどのように見るか，どのような介入（援助）を行うか見てみよう

　ベナー看護論の場合，看護師の卓越した看護実践に焦点が置かれているために，事例を取り上げるとすれば，その中心となるのは患者ではなく看護師・看護学生ということになります。そのため，患者を中心に事例検討することは難しいので，最初の事例では経験に差がある2人の看護師に登場してもらい，状況判断の違いについて見ることにします。
　次に，高齢患者の持てる力を引き出した例として，「援助役割」の事例を紹介します。

A. ベテランと新人の状況判断の違い

A看護師（29歳女性）臨床経験10年目のベテラン看護師
B看護師（21歳女性）臨床経験2ヵ月目の新人看護師
Cさん（72歳男性）気管支喘息発作のため入院中

　総合病院の内科病棟でのことです。その夜は，臨床経験が10年目のベテランA看護師と，2ヵ月前に勤務を始めたばかりの新人B看護師が夜勤を組んでいました。B看護師は，今日初めて夜勤をするので，少し緊張していました。
　B看護師はA看護師に指示されて，気管支喘息で入院中のCさんの吸入器を片付けに午前2時ごろ，ベッドサイドに行きました。Cさんは一昨日，急に喘息発作を起こし，緊急入院してきた患者です。今は，左上肢には静脈内点滴，バルンカテーテルを挿入中で安静を促され，幸いなことに少しずつ発作も治まってきています。
　A看護師に「呼吸状態を見てきてね」とも言われたB看護師は，言われたとおりに吸入器を片付け，Cさんの呼吸音を聴取し，特に変化がないことを見届けてからナースステー

ションに戻りました。そして，Ａ看護師に「異常ありません」と報告しました。

その30分後，今度はＡ看護師がＣさんの部屋にラウンドに行きました。確かに吸入器は片付けられ，点滴も順調に滴下しています。しかし，Ａ看護師はＣさんの様子が少し変だと思いました。Ｃさんは，目を閉じて眠っている様子でしたが，喘鳴が以前よりヒューヒューと増強しているようでした。その上，下を見ると床が濡れています。毛布をめくってみると，静脈内点滴のルートが外れていました。この様子では，Ｂ看護師が訪室した時，すでに外れていたのかもしれません。

Ａ看護師は点滴のルートを交換し，後始末をしてからＢ看護師を呼び，自分の見たことを伝えました。そしてベッドサイドで危険なこと，事故が起こりそうなところを注意深く観察したのかどうか尋ねました。

Ｂ看護師は，自分の不注意以前に，Ａ看護師に指示されたことだけ忠実に守っていた自分の行動の軽率さに気がつきました。言われたことをこなすのに精いっぱいで，周りが見えていませんでした。Ｃさんは夜間せん妄を起こしやすい状態であることも考えられ，点滴やほかのルート類を自分で抜去したり，苦しさのあまり立ち上がろうとしてベッドから転落する危険性だってあったのに…。Ｃさんの安全の確保と共に，喘息発作による呼吸苦が楽になるよう援助する必要があることに後になって気がつきました。

それ以後，Ｂ看護師は夜間，重症患者のベッドサイドに行くと以前の教訓から，見通しを持って観察できるようになりました。

この事例からわかることは，Ｂ看護師が指示されたとおりに行動することに集中し，自分の感覚を働かせていなかったこと，患者の状態を見に行きながら，実は患者自身を見ていなかったために失敗したということができます。それに対して，ベテラン看護師のＡさんはパッと見て異常に気がついています。また，「呼吸状態を見てきてね」という言葉は

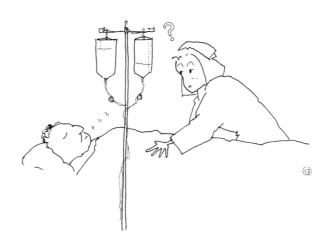

格率に相当するようです。ベテラン看護師同士であれば，的確に理解できる端的な指示になるはずです。B看護師もこの夜勤の失敗，すなわち経験を積むことで，いずれA看護師のように直観的に判断できるようになると考えられます。

B．「残された力の発見」（援助役割）

D看護学生（21歳女性）
Eさん（89歳女性）脳梗塞のため入院中

　Eさんは一人暮らしで，これまで特に病気らしい病気をしたことがありませんでした。ところが，ある朝，玄関で意識がなくなり，倒れていたところを偶然，近隣に住む長男が発見し，緊急入院となりました。

　入院してすでに3週間が経過した頃，D看護学生がEさんを受け持つことになりました。Eさんの状態は安定しているものの，片麻痺のために寝返りを打ったり，起き上がることはできず，誤嚥性肺炎のため絶食中で，経管栄養が行われていました。

　D看護学生が話しかけると，Eさんは時々「はい」と返答することもありますが，日中はウトウトと傾眠がちでした。記録を見ると難聴・構音障害もあり，呼びかけても返答がないEさんを前に，実習当初，D看護学生は自分に何ができるのかと不安を感じていました。

　日常生活は全介助で，時間に追われるように清拭や更衣，車いすへの移動，吸引や経管栄養の援助など，実習が始まって最初のころは指導を受けながら，計画に基づき何とかこなしていました。ただ，臨床指導の看護師に比べると時間も倍以上かかりますし，吸引や口腔ケアもなかなか口を開けてもらえず，思うようにはいかないことばかりです。それでも自分なりに考えて，ベッドサイドにいる間はできるだけEさんに話しかけるようにしようと心がけていました。

　長男夫婦は自営業が忙しく，2日に1度，着替えを持って来院するのが精いっぱいな様子でした。Eさんはこのままの状態では自宅への退院が難しいので，次の転院先が決まるまでリハビリテーションを続けることになりました。リハビリテーション室でも，Eさんはウトウトと傾眠傾向でした。朝の申し送りでは，Eさんは夜間は覚醒しており，大声で叫ぶことがあることが報告されていました。完全な昼夜逆転で，Eさんにとって好ましい状態ではないため，D看護学生は清拭やリハビリ時，Eさんの覚醒を促そうと，耳元で話しかけるように心がけました。

　ある時，D看護学生がベッドサイドにいた時に，Eさんが突然，絞り出すような声で「カミ…，カミ…」と言いました。突然のことだったのでD看護学生はびっくりしましたが，

しばらくして「紙」だと気づき，「何か書きたいことがあるのですね？」と尋ねると，首を縦に振って，かすかにうなずく動作が見られました。すぐにペンと紙を用意し，急いでベッドサイドに戻りました。麻痺のない側でペンを握ってもらうと，手は震えながらもEさんは何かを書こうとしています。その様子から，Eさんが必死で何かを伝えようとしていると確信しました。D看護学生が「Eさん，Eさんのお名前を書いていただけますか？」と話しかけると，Eさんはカタカナで自分の名前をゆっくりと書きました。さらに，「イエ」と何度も何度も書きました。Eさんの訴えたかったことの真意が理解できたとは言えませんが，家のことが心配で仕方がなく，そのことをずっと誰かに訴えたかったのかもしれません。D看護学生が担当の看護師や家族に伝えたところ，「字が書けるとは…知りませんでした」と驚いていました。

　この場合，D看護学生は，ただそばにいてEさんに話しかけようと心がけていただけでした。そこに，何か見通しがあったわけではなかったと思います。しかし，すでに「枠組み3」で看護実践の7つの領域を紹介したように，D看護学生のかかわりの意味は**表1．**（P.364）の「援助役割」のうち「3．付き添い：患者のそばにいる」に近いと解釈することができます。また，患者の心配事の一端を感じ取ることができたことから，「1．ヒーリングの関係：癒やしの環境をつくり，癒やしのためのコミットメント（責任を伴う深いかかわり合い）を確立する」こと，Eさんの字を書く力を引き出したということから，「4．回復に向かう過程で，患者自身の関与を最大限に引き出し，自律しているという自覚と自信を与える」ことにもつながる可能性がありました。

　脳梗塞の後遺症により反応が乏しくなると，患者の持てる力，その人らしさ（人間性）を見失ってしまうことがあります。D看護学生のかかわりを振り返り，ベナー看護論の視点から検討すると，「援助役割」として，Eさんの残存能力を発見し，引き出すきっかけになったと考えます。

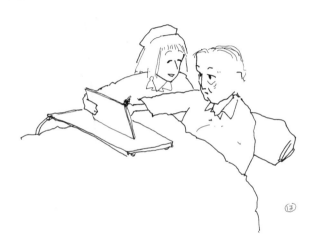

VII. 枠組み7：臨床・研究・教育とのリンケージ
この理論を臨床場面や看護研究，そして看護教育の中で使うためには，どうすればよいかを考えてみよう

A．新人教育とスタッフ教育のためにこの理論を活かす

　これまで述べてきたように，『ベナー看護論』は看護師の臨床での実践能力に関して書かれています。新人から達人になるまでどのようにして技術を習得するのか，看護師・看護学生であれば気になるところですが，看護学生，新人教育だけではなく，臨床経験3年目や5年目，10年目といった経験年数に照らし合わせて，それぞれのスタッフの段階に応じた能力育成をすることができると考えます。

　ここでは，ベナーの看護論を読んで筆者なりに考えたことを少し述べたいと思います。

　ベナーの看護論によると，勤務を始めたばかりの看護師はガイドラインに沿ってケアを行うことはできますが，状況に応じて柔軟に対応することが難しいようです。そのため看護学生・新人看護師の教育においては，ガイドラインのとおりに行動できることをまず見極めることが必要です。その上で，ガイドラインに示されていないような状況であっても対応することができるような訓練を，シミュレーションを取り入れたプログラムによって教育すると効果的であると考えます。

　また，看護師・看護学生ができるだけ達人看護師の卓越した実践を体験できる環境を整えることも大切なのではないでしょうか。達人の技は言語化が難しいという特徴もありますので，看護学生を含む新人レベルの看護師からすれば，言葉でわかりやすく説明してもらいたいと思うところですが，患者のケアを達人看護師と同じ場で一緒に行うことで，新人看護師にとって知らず知らずのうちに良い刺激になるのではないかと考えます。また，中堅レベルほど経験を積んだ人の場合でも，普段の自分が行っていることと比較して，新たに学ぶことが多いと考えます。看護技術上のことだけではなく，達人看護師のケアに対する姿勢についても新人看護師にとってはお手本となります。お手本を目の当たりにしながらそのスキルを身につければ，新人看護師は教科書を読んで学ぶよりもはるかに多くのことを習得できるのではないでしょうか。

　一方，達人看護師自身の側を見てみましょう。『ベナー看護論』によると，達人看護師自身，自己の実践が優れているのに当たり前のこととして受け止め，過小評価されやすいこともわかります。これは先にも述べたように，実践的知識自体，言葉で伝えることが難

しい性質を持つことからも言えることです。言葉として伝えづらいならば，デモンストレーションをして，「習うより慣れよ」式に伝えた方が効果的かもしれません。

しかしながら，難しいことではありますが，ケアを行う中で達人看護師がそこで感じていること，考えていることをありのまま，自分の言葉で新人看護師に伝えていくことも大事なのではないかと筆者は考えています。それは，ベナーも指摘しているように，達人看護師にとって些細なことで，あえて人に伝えることでもないことでも，それが看護の本質であり，日常の実践に埋もれている実践的知識であるかもしれないからです。

B. 看護師の看護実践能力を高める指標に

ベナーの技能習得の5段階は，病院・施設の看護師教育のためのクリニカル・ラダーとして活用されています。クリニカル・ラダーは，看護実践能力を段階別に示すものです。クリニカル・ラダーを見ることにより，現在，自分にはどのような看護実践能力が身についているのか，今後どのように成長していけばよいのか，方向性がわかりやすくなります。これらは他者評価としても活用できます。『ベナー看護論』は，初心者から達人まで看護の技能習得の5段階を明確に示しているので，クリニカル・ラダーのレベルとして参考にされてきました。注意点としては，ベナーの言う「経験」は，一人ひとりの看護師があらかじめ持っていた概念を更新するという意味があるので，臨床経験年数は目安に過ぎないということです。

また，31の臨床看護実践能力を一つの指標として，看護師・看護学生の実践能力を評価することも可能かもしれません。これは看護管理の面からも，個人的に自己評価を高めたり，自信をつけたりすることにも役立つでしょう。

もちろん，ベナーの看護論は米国という文化を背負っていますので，日本の医療制度や文化的背景の違いなども考慮する必要があります。もしかしたらベナーが述べているほかにも，もっと日本的な優れた看護実践の能力というものもあるかもしれません。

しかし，これまで看護師の臨床での実践能力を正当に評価することが難しかったこと，一律に臨床経験年数や，どの病棟の経験があるかということが判断の材料になっていたことを考えると，これは画期的なことです。また，そこまで話を大きくしなくても，ベナーの看護論に触れた看護師一人ひとりが臨床実践のどの段階にいるのかを知り，それによってどのような能力を伸ばせるのか気づくきっかけにすることができるでしょう。

Ⅷ. 枠組み8：さらに詳しく理論を知りたい人のために

　ベナー看護論はさまざまな形での活用が期待される理論と考えます。臨床の場で患者に対応する時，一つの見方として理解しておくと心強く感じられると思いますし，看護師の看護実践を自己評価する場合，あるいは組織の中のキャリアアップのために肯定的に評価するために利用することができると考えます。そのため，さらに詳細な内容を知りたい方には，次の文献をご紹介します。

① Benner, P.（1984）. *From novice to expert, excellence and power in clinical nursing practice*. Menlo Park：Addison-Wesley./井部俊子．（監訳）．（2005）．ベナー看護論 新訳版 初心者から達人へ．医学書院．

　ベナーが自らの看護論を書き表した原本と翻訳本です。日本語訳は1992年に「達人ナースの卓越性とパワー」という副題で出版されました。さらに理解を深めたい方は，原本あるいは訳本でベナーの考えに直接触れていただきたいと思います。原本は，達人看護師の熟練した看護実践能力に関する研究論文であり，実際に臨床で看護を行っている看護師の言葉や様子が紹介されています。

② Benner, P. & Wrubel, J.（1989）. *The primacy of caring：stress and coping in health and illness*. Menlo Park：Addison-Wesley./難波卓志．（訳）．（1999）．ベナー/ルーベル 現象学的人間論と看護，医学書院．

　この本は「気づかい（ケアリング）」をテーマに書かれたもので，1999年には待望の日本語訳も出版されています。現象学的な人間の見方など難解な印象もありますが，前作である『ベナー看護論』に続いて，看護理論として発展したベナーの考えについては，第1章の「気づかいの第一義性」で触れることができます。第10章「看護という仕事への対処」は事例が豊富でわかりやすいので挑戦してみてください。

③ Benner, P.（1985）．看護における理論の必要性（第16回聖路加看護大学公開講座）．*看護研究*，18（1），4-47．

　　Benner, P.（2007）．ベナー博士からのメッセージ　博士論文を執筆する人のために（Surviving your dissertation for Japanese graduate students）．*看護研究*，40（3），111-117．

　これは雑誌の臨時増刊号で紹介されたものですが，講演の収録のため，ベナー自身の言葉がそのまま載せられているので，ご紹介した資料の中ではやさしく，理解しやすいものです。前者は，『ベナー看護論』で紹介されていた初心者と達人看護師の違い，実践的知

識と理論的知識の違いなど，ベナー自身の言葉として語りかけてきますので，そのような意味ではとても貴重な資料だと思われます。また，後者は「博士論文を執筆する人のために」とありますが，わかりやすく，励ましを込めた言葉でつづられていますので，卒業研究，病院で看護研究に取り組んでいる人は勇気づけられると思います。

④ 早野真佐子．(訳)．(2004)．エキスパートナースとの対話 ベナー看護論・ナラティブス・看護倫理．照林社．

看護師のナラティブス（物語）にベナーがコメントを寄せているのが特徴です。これも比較的やさしく，医療制度や看護師の役割の違いを超えて，共感できるものも少なくありません。それぞれの物語について考えたことをディスカッションしてもよいでしょう。

⑤ Benner, P., Hooper-Kyriakidis,P., Stannard,D.（2011）．*Clinical wisdom and interventions in acute and critical care：a thinking-in-action approach 2nd edition*. Springer Publishing Company/井上智子，阿部恭子．(訳)．(2012)．ベナー 看護ケアの臨床知―行動しつつ考えること．医学書院．

900ページに及ぶ大作です。副題に，「行動しつつ考えること」という力強いメッセージが込められています。ベナー看護論と同様に研究成果を示したもので，実例が多く載せられています。

⑥ Benner, P., Tanner, C. A., Chesla, C. A.（2009）．*Expertise in nursing practice：clinical judgement & ethics 2nd edition*. Springer Publishing Company/早野ZITO真佐子．(訳)．(2015)．ベナー看護実践における専門性―達人になるための思考と行動．医学書院．

これも『ベナー看護論』『ベナー 看護ケアの臨床知』と同様に，研究成果を重ねた結果が示されています。本書は，1988～1994年に行われた研究成果であり，急性・重症ケア病棟（クリティカルケア領域）における看護実践のナラティブについて解釈的分析が行われたものです。そのため，新人から達人レベルの看護実践について，『ベナー看護論』からさらに進化して詳細に解説されていると言えます。

⑦ Benner, P., Sutphen, M., Leonard, V., Day, L.（2010）．*Educating nurses：a call for radical transformation*. Jossey-Bass/早野ZITO真佐子．(訳)．(2011)．ベナー ナースを育てる．医学書院．

ベナーは，看護教育にも力を入れています。これまでの膨大な研究成果を基に，卓越した看護師として育成するために，教育においても変革が必要であることを説いています。臨床における重要性・非重要性の識別力を育成すること，臨床的想像力を育てる統合的教育法が必要であること，倫理的想像力を育てることなど，教育者としてチャレンジすべき

内容が示されています。

おわりに

　『ベナー看護論』を読んで皆さんはどのような感想をお持ちになられましたか。筆者はこの看護論に感銘を受け，勇気づけられた看護師の一人です。

　まだまだ日々の看護実践の中には，優れた看護師の臨床実践能力が隠されているかもしれません。それを一つひとつ丹念に拾い上げて表現していくことが，あなた自身の，そして看護の未来に役立つものとなるでしょう。

【文献】
Benner, P.（1982）. From novice to expert. *American Journal of Nursing*, 402-407.
Benner, P.（1982）/岡谷恵子．（訳）．（1991）．初心者から達人まで．*看護研究*，24（2），155-162．
Benner, P.（1984）. *From novice to expert, excellence and power in clinical nursing practice*. Menlo Park：Addison-Wesley./井部俊子．（監訳）．（2005）．ベナー看護論　新訳版―初心者から達人へ．医学書院．
Benner, P.（1985）．看護における理論の必要性（第16回聖路加看護大学公開講座）．*看護研究*，18（1），4-47．
Benner, P. & Wrubel, J.（1989）. *The primacy of caring：stress and coping in health and illness*. Menlo Park：Addison-Wesley./難波卓志．（訳）．（1999）．ベナー/ルーベル現象学的人間論と看護．医学書院．
Benner, P., Hooper-Kyriakidis,P., Stannard, D.（2011）. *Clinical wisdom and interventions in acute and critical care：a thinking-in-action approach 2nd edition*. Springer Publishing Company./井上智子，阿部恭子．（訳）．（2012）．ベナー看護ケアの臨床知―行動しつつ考えること．医学書院．
Benner, P.（2007）．ベナー博士からのメッセージ　博士論文を執筆する人のために（Surviving your dissertation for Japanese graduate students）．*看護研究*，40（3），111-117．
Benner, P., Sutphen, M., Leonard, V., Day, L.（2010）. *Educating nurses：a call for radical transformation*. Jossey-Bass./早野ZITO真佐子．（訳）．（2011）．ベナー　ナースを育てる．医学書院．
Benner, P., Tanner, C. A., Chesla, C. A.（2009）. *Expertise in nursing practice：clinical judgement & ethics 2nd edition*. Springer Publishing Company./早野ZITO真佐子．（訳）．（2015）．ベナー看護実践における専門性―達人になるための思考と行動．医学書院．
早野真佐子．（訳）．（2004）．エキスパートナースとの対話　ベナー看護論・ナラティブス・看護倫理．照林社．
Polanyi, M.（1966）/佐藤敬三．（訳）．（1980）．暗黙知の次元　言語から非言語へ．紀伊國屋書店．
Marriner-Tomey, A.M., Alligood, M. R.（Ed.）（1994）/都留伸子．（監訳）．（2004）．*看護理論家とその業績 第3版*（pp.162-177），医学書院．
山本則子（2015）パトリシア・ベナー，筒井真優美．（編）．看護理論家の業績と理論評価所収（pp.420-434），医学書院．

ジーン・ワトソン
Jean Watson

山本直美

はじめに

　看護の学習においては，すでに定着していると思われるケア／ケアリングという言葉。しかし，このケア／ケアリングとはどのような意味なのかと問われると，少々困ってしまうのではないでしょうか。看護の世界ではもう当たり前のように使われているにもかかわらず，その現象を言葉にするには難しさを覚えます。では，なぜケア／ケアリングという用語が使われてきたのでしょうか。その辺りから，ケア／ケアリングの意味を探っていきたいと思います。

　1970年中ごろから米国では，ヘルスケアシステムの中で人間の尊厳と人間性とを守ろうとするヒューマンケアリングという文化運動が普及し始めていました。そして，1975年にNational Research Caring Conferencesが開催されたのを受けて，看護において次第にケア／ケアリングの用語が使われるようになってきたようです。また，1980年代にはキュアからケアの時代と変化する中で，その用語は注目されるようになりました（近田，1993）。その背景には高度経済成長に対して，生命の質や生活の質（QOL）が問われ始めてきたこと，あるいは患者とのかかわりに関し，専門職としての看護師の在り方が問い直されてきたことなどが挙げられるようです。また，日本においても1989年7月に開催された日本看護科学学会第1回国際看護学術セミナーで「ヒューマン・ケアリングと看護」がメインテーマになったことをきっかけとして，その後，学会や研究会で多く使われ始めているようです（筒井，1993）。日本におけるこのような流れも，米国に似た社会的要請が影響しているように思われます。

　このような中で看護のケア／ケアリングを明確に定義し，発展させてきた代表的な看護理論家はM・M・レイニンガー（M. M. Leininger），P・ベナー（P. Benner），そしてこ

れから紹介するジーン・ワトソン（Jean Watson；1940～現在）です。

　ワトソンは，レイニンガーの影響を受けてケア／ケアリングの概念を発展させる中で，トランスパーソナルなケアリングという概念を提唱し，看護における人間的なケアリング，即ちヒューマンケアリングを新しい科学として構築しようとした理論家です。そして，質的研究者として数多くの論文を発表する一方で，これまでに看護教育や看護実践にも携わった経験を持つなど，多くの活動を通して独自の看護理論を発展させています。

Ⅰ. 枠組み1：理論を書いた人はどんな人だろう

　ワトソンは1940年に8人兄妹の末っ子として生まれ，米国ウエストヴァージニア州の小さな町で育ちました。

　ワトソンは高等学校を卒業後，ルイス・ゲイル病院付属看護学校（看護学科）を1961年に卒業しています。看護学校を卒業後，すぐにダグラス氏と結婚してコロラド州に移り住み，1963年に長女が，1967年に次女が誕生しています。その間，ワトソンは1964年にコロラド大学ボールダー校で看護学士号を，1966年にコロラド大学デンバー校で精神科・精神保健の修士号を，1973年にはボールダー校で教育心理学とカウンセリングの領域で博士号を取得しています。

　その後は，コロラド大学で教鞭を執る一方，博士課程設置に尽力したようです。1982年から看護学部学部長に就任し，1983年から1990年までの7年間を大学病院の看護副部長として臨床で過ごした後は，再びコロラド大学に戻りました。

　ワトソンは，コロラド大学で教授として教鞭を執りながら，ヘルスサイエンスセンターにある看護学部ヒューマンケアリングセンターの所長を兼任し，ヒューマンケアリングに関する多くの学術的な活動を臨床，教育の場を通して発展させてきました。このようなワトソンの学術的な活動は，米国国内にとどまらずオーストラリア，イギリスなどで行われる研究プロジェクトへの参加やイスラエル，カナダ，台湾，日本をはじめ多くの国から招かれ，講演を行うなど国際的な活動へと広がりました。そして，2013年にコロラド大学を退任し，現在はヒューマンケアリングセンターを主宰すると共に，ますます精力的にヒューマンケアリングの科学を看護の中心的位置に据え，世界中の人々の尊厳・健康・安寧，そして平和を願って活動を続けています。

　ワトソンの看護理論の基盤となる考え方は，1979年に出版した『*Nursing : the philosophy and science of caring*』（看護―ケアリングの哲学と科学）の中でまとめられ

ています。そして，前著を発展させる形で，1985年に『Nursing : human science and human care ; the theory of nursing』（1988年に再版/稲岡文昭，稲岡光子．（訳）．〈1992〉．ワトソン看護論―人間科学とヒューマンケア．医学書院．）を出版しています。さらに，2012年には集大成というべき『Human caring science : a theory of nursing 2nd edition』（稲岡文昭，稲岡光子，戸村道子．（訳）．〈2014〉．ワトソン看護論―ヒューマンケアリングの科学 第2版．医学書院．）を出版しています。ワトソンは，これらの著書を通して看護における人間の尊厳と人間性を守ることの意味を問い続けているのでしょう。その中で，看護と形而上学（メタフィジクス）との関係の在り方を追究し，看護が独自的な道を進んでいくためには形而上学的アプローチがヒューマンケアリングと結び付いていることに確信を強めていると思われます。

II. 枠組み2：看護理論家は理論を書く時に一体何を材料にしたのだろうか

　ワトソンは，理論生成の初期の段階で看護に関する概念形成上の問題や実践における問題をどのように解こうかと考え，次第に自己の考えを発展させながら理論を生み出していきました。そして，このプロセスに心理学，現象学，実存主義哲学などほかの領域の理論や概念を反映させてきたようです。

A. 自らの看護への問い

　ワトソンは『看護―ケアリングの哲学と科学』の執筆を通して，看護を成り立たせている要素とは何か，看護を構成する要素は教育・実践・研究とどのように関連し，その要素はそれらをどのように規定しているかなど，自らの問題を解こうとして考えをまとめていったようです。そしてさらに，1985年に出版した著書『ワトソン看護論―人間科学とヒューマンケア』の冒頭で「看護というものをどのようにとらえたらよいのか。また，どのような哲学を持てばよいのか。私の中に存在するこれらの問題を解くために，この本を書きました」（Watson, 1988/1992）と述べています。また，「私の考えの出発点の向こうには，看護のあるべき姿とはどのようなものであるかという問いが存在している」（Watson, 1988/1992, p.50）とも述べています。そして，2012年に出版された改訂版では，「看護を専門分野としてどのようにとらえたらよいのか，どのような哲学を持てばよ

いのかといった問題について，まだ答えが見つかっていません。そして21世紀，またそれ以後どう発展し，成熟していけばよいのか。こうした問いに対する答えを探すために私はこの改訂版を書きました」(Watson, 2012/2014)と述べています。ワトソンの理論生成にはそのプロセスを通し，一貫して「看護とは何か」という自分への問いが根底に流れ，かつ看護独自の科学あるいは哲学を確立しようとする情熱が原動力になったと言えるでしょう。この意味で，ワトソンの看護論が看護理論の中でも看護哲学に分類されているのがうなずけるのではないでしょうか。

B. 影響を受けた人物とその考え方

　ワトソンは，看護が従来の自然科学の視点や研究方法を思考し，医学のパラダイムを指向すれば，さらに理論と実践は解離していくと忠告しています。そして，ワトソンは看護を人間科学としてとらえようとしたのです。人間科学の視座を取ることで非人間的な価値観ではなく，人間を根底に置いた哲学を基盤とした看護の新しい面を見いだすことができると考えました。ワトソンの考えは，看護に関してはF・ナイチンゲール（F. Nightingale），V・ヘンダーソン（V. Henderson）をはじめとする多くの先人たちの業績を土台にしているのはもちろんのこと，特に実存主義の立場に立つS・ガドウ（S. Gadow）から多くの影響を受けています。また，M・M・レイニンガー（M. M. Leininger）の業績にも学び，そのほかにもM・E・ロジャーズ（M. E. Rogers）やR・R・パースィ（R. R. Parse），M・A・ニューマン（M. A. Newman）らの業績にも関心を寄せているようです。そして，人間対人間の関係の在り方に関してはC・R・ロジャーズ（C. R. Rogers）の業績に多く依存しています。また，ケアリングの概念については，M・メイヤロフ（M. Mayeroff）の考えに影響を受けています。そのほかにもワトソン自ら影響を受けたという人物は，欲求階層論のA・H・マズロー（A. H. Maslow），心理的ストレスと対処に関する理論を提唱したR・S・ラザルス（R. S. Lazarus）を挙げることができます。

　このように，ワトソン看護論は根源的に実存主義哲学，現象学，心理学の影響を色濃く受けた理論であると言えるでしょう。それでは，ワトソンが影響を受けた人物のうちS・ガドウ，そして実存主義のS・A・キルケゴール（S. A. Kierkegaard），現象学のM・ハイデッガー（M. Heidegger），心理学のC・R・ロジャーズ，哲学のM・メイヤロフについてその中心的な考え方を簡単に見ていきましょう。

a．ガドウ (Sally Gadow, 米国)
　ガドウは看護学博士であり，看護師であり，実存主義的立場に立つ哲学者でもあります。

そして，コロラド大学看護学部の教授で，ワトソンの同僚です。ケアリングと看護に実存主義を関連させた研究を発展させてきました。

　ガドウはこれからの時代，ヘルスケアシステムの主導権は医学的なイデオロギーではなく，ケアとキュアの関係は逆転し，ケア／ケアリングが患者へのかかわりにおける最高の形態であると主張しました。

b．キルケゴール (Soren A. Kierkegaard, 1813～55, デンマーク)

　キルケゴールは哲学者であり，キリスト教思想家であり，実存主義哲学の先駆者です。彼は自己の体験から，主体的真実を求める「実存」の生き方という思想を生み出しています。ここで言う「実存」とは人間を指すのであって，「具体的に今ここに存在している私」という意味の人間存在の固有の在り方を指すものとしました。個人としての存在は，誰にでも置き換えられるものではなく，また，何にでも当てはまるような規定の仕方では表現できないものであるとしました。

　このように実存主義は，人間固有の存在の意味と行為の構造を主に取り上げ，自分の生き方の問題として考えようとするものです。

c．ハイデッガー (Martin Heidegger, 1889～1976, ドイツ)

　ハイデッガーはドイツの哲学者です。E・フッサールの現象学に関心を抱き，継承した人物です。ハイデッガーは，哲学において最も根本的な問いと考えられてきた「存在の意味への問い」を，解釈学的現象学という形で独自の「基礎的存在論」として確立しました。また，人間の根本的な在り方を「世界内存在」ととらえました。「世界内存在」とは，人間は自己を含めた世界のうちのすべての存在者が出会うその場としての世界に生き，その世界は人間が存在することによって初めて開かれたものとなるという考えです。

　ワトソンは，人間の在り方についてこの概念を参考にしています。

d．ロジャーズ (Carl R. Rogers, 1902～87, 米国)

　ロジャーズは，カウンセリングにおけるクライアント中心療法の創始者であり，人間学的心理学者です。彼の考えるクライアント中心療法は，自己に対する知覚が変化し，そのことによって自己の行動が変化するということ，いわゆる自己実現を目指すものです。また，非指示的コミュニケーションはクライアントとの関係において一致しており，相手に対する無条件の肯定的な配慮と感情移入（共感）的理解の中で行われます。

　そして，ロジャーズの言う「自己」や「経験の場（現象の場）」という概念は，ワトソンの理論に影響を与えています。

e．メイヤロフ (Milton Mayeroff, 米国)

　メイヤロフは哲学者です。1971年に『*On Caring*』（田村真, 向野宣之．(訳)．〈1987〉．

ケアの本質—生きることの意味. ゆみる出版.）を出版し, ケアとは何か, ケアすることの意味は何かを明らかにしています. つまり, ケアするとは, 最も深い意味でその人が成長し自己実現することを助けることであり, また, その人の生涯にとって基本的な安定性が生まれ, 自分の落ち着いた場所にいることができるようにするという考えです. この著書は1987年に邦訳されていますので, ぜひ, 読んでいただきたい一冊です.

Ⅲ. 枠組み3：看護理論の骨格部分に何が書かれているのかを見てみよう

ワトソンは1979年の初版『看護—ケアリングの哲学と科学』で, 自分の考えを理論であるというよりは, 自分の中にあったこれまでの問題を解こうとして書いた看護の専門書であると言っています. しかし, 1985年に出版した『ワトソン看護論—人間科学とヒューマンケア』に関しては, 明らかに看護に関して独自の理論を考え出す手順を踏んだと述べています. そして, 2012年の『ワトソン看護論—ヒューマンケアリングの科学 第2版』で, 従来の伝統的科学（デカルト哲学や実証主義）や医学モデルに依らない別の新たな見方として看護学／ヒューマンケアリングの科学の枠組みを倫理的・道徳的・哲学的視座から認識できる理論構築を目指しています. ワトソンは初版で使った"ヒューマンケア"という用語を, "ヒューマンケアリング"あるいは"ケアリング"という言葉に替えています. そうすることでワトソンは, 「看護学を成熟した学問としてとらえ, ケアリング—ヒーリング, つまり健康にかかわる職業として見る自らの視座と手法をはっきりした形で伝わることを願っています」と述べています. ここでは, 『ワトソン看護論—人間科学とヒューマンケア』, そして『ワトソン看護理論—ヒューマンケアリングの科学 第2版』で深化したワトソン理論の骨格部分に触れてみたいと思います. ワトソン理論の主要概念ボックスを表1.にまとめておきます.

A. 看護／ヒューマンケアリングの科学

ワトソンは, 「ヒューマンケアを保持し向上させることは, 社会での人間疎外が進行する今日の看護にとって必要不可欠なことである」, そして「看護を人間科学の一つと考え, 看護におけるヒューマンケアの進め方（プロセス）を人間性重視の哲学の上に立った有意義な実践であり, それによって人間性を保持していくことができる」(Watson, 1988/1992,

表1. ワトソン理論の主要概念ボックス

概念	説明
ヒューマンケアリング	心に価値を置いた，愛に満ちた優しさ・思いやり・平静さといったものを実践すること。
トランスパーソナルケアリング	ヒューマンケアリングとほぼ同義語的に用いている。トランスパーソナルは個人的な身体的-物質的自我を超えて人間的つながりを作り，霊的次元を有するに至る。すなわち，相手である患者を全体的な人間として高い価値を置き，看護師の経験の中に入り込むことができるという間主観性の理念の下で患者と看護師が一体となるというようなヒューマンケアにおける特殊なあり様を含む。
カリタス領域	トランスパーソナルなケアリングの瞬間は，ケアする者とケアを受ける者が共に相手の心（魂）に触れ，精神が一つになり，自己と時間と空間と互いの生活史を超越して共有することによって，2人よりもはるかに大きなエネルギーのある新しい独自的な現象野が生じる。カリタス領域とはその現象野を指す。
カリタスプロセス	10のケア因子から引き継がれた用語としてカリタスを用いている。カリタス（Caritas）とはラテン語で「大切にする，感謝する，愛情のある関心，もしくは特別な関心を向ける」という意味である。ワトソンは「心に価値を置いた，愛に満ちた優しさ・思いやり・平静さといったものを実践すること」としており，ヒューマンケアリングの科学の核として重要な概念と言える。
心と肉体と魂の調和—不調和（健康—不健康）	健康とは，心と肉体と魂の統一および調和に関連しており，健康の程度はまた知覚されている自分と経験されている自分とがどのくらい一致するかにも依存し，不健康とは，必ずしも病気とは限らず，個人の中で心と肉体と魂が意識的あるいは無意識的に感覚上のズレが生じている状態（不調和）を指す。
ヒューマンライフ（生）	時間や空間を超えて常に生き続ける心と肉体と魂の全体としてのあり様，つまり霊的・精神的・情緒的・生理的な世界ない存在そのものが人間の生である。

p.37）と述べています。これまでもワトソンは，一貫して看護がこれまで依ってきた医学モデルのパラダイムと看護の特質との間にある不一致を明らかに認め，看護学をヒューマンケアリングの科学として確立していこうとする意思を貫いているように思えます。そして，看護学にとって意味のある形而上学的基盤を持つ可能性を示唆しています。つまり，見えないもの，形としてとらえきれないものこそが看護が扱う現象であり，それこそが人間を相手にするヒューマンケアリングの科学というにふさわしい重要な視点と考えています。ワトソンは，看護の立ち位置を問い，既存のパラダイムを乗り越え，独自的な看護学モデルの創造に大きな期待を寄せているのです。そして，看護が人間的な現象へ科学の光を当て直し続けていく必要を説き，さらに人間的尊厳を守り，人間性を保持することを通じて看護が社会に貢献できるという考えを繰り返し述べています。

〔出典：Watson, J.（2012）/2014, p.105.に筆者が加筆修正〕

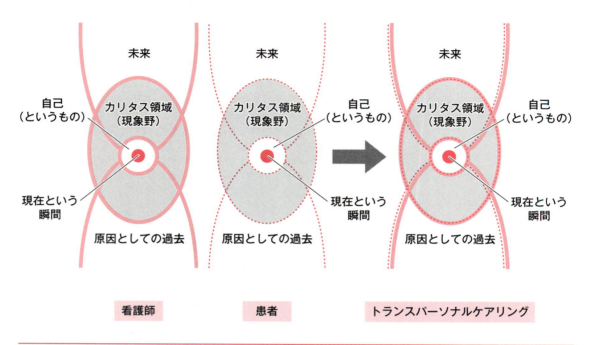

図1. 看護師-患者関係におけるトランスパーソナルケアリングが行われる瞬間

B. トランスパーソナルなケアリング・ヒーリングという関係

　ワトソンは，トランスパーソナルなケアリングは看護の道徳的次元の理念，あるいは間主観性という理念と表現しています。トランスパーソナルなケアリングという関係は，全体的な人間に対して高い価値を置く，あるいは相手と一体になるというようなヒューマンケアにおける特殊な有り様を含んでいます。また，そのようなトランスパーソナルなケアリングの瞬間は，ケアする者とケアを受ける者が共に相手の心（魂）に触れ，精神が一つになり，自己と時間と空間と互いの生活史を超越することができると考えています。このような経験を，ケアの「瞬間」（過去，現在，心に描かれた未来）に共有することによって，2人よりもはるかに大きなエネルギーのある新しい独自的な現象野であるカリタス領域（Caritas Field）が生み出され，その瞬間は外に向かって開かれ，人間の能力を広げるというのです。

　つまり，看護師は相手である患者の経験の中に入り込むと同時に，相手である患者は看護師の経験の中に入り込むことができるという間主観性の理念の下で一体となるのです。図1.は，トランスパーソナルなケアリングが行われる瞬間を示しています（Watson, 2012/2014, p.105）。ワトソンはカリタス領域という概念を新たに使っています。カリタス（Caritas）とはラテン語で「大切にする，感謝する，愛情のある関心，もしくは特

別な関心を向ける」という意味で，ワトソンは「心に価値を置いた，愛に満ちた優しさ・思いやり・平静さといったものを実践すること」と説明しています（Watson, 2012/2014, p.131）。

そして，ワトソンは，トランスパーソナルなケアリングという関係のあり様を決定する条件として，以下の5つを挙げています（Watson, 2012/2014, pp.112-113）。

① 人間の尊厳を守り，高めようとする道徳的熱意
② 患者が主観的に，またスピリチュアルに感じている意味を積極的に認めるという意志
③ 患者の感情や内面の状態を実感し，正確に感知できる看護師の能力
④ 看護師が世界内存在という相手の心身の状態を見極め，理解し，人間同士として患者とのつながりを感じ取る能力
⑤ 看護師自身の生活史（集合的過去）と，これまでの経験・文化・背景・さまざまな状況。その状況とは，看護師が自分自身の感情やさまざまな状態を経験したり，生き抜いてきたり，他者の感情を想像したり，さまざまな人間の状態から受けた苦痛を心に描いてきたりした中で得たものである。

以上の条件は，トランスパーソナルなケアリングのプロセスにおける看護の「出発点」と考えられており，重要な看護の視点と位置づけていると思われます。

C. 看護の中で自己全体を使う

ワトソンは，「自分というもの」の考え方や「自分というものを丸ごと使う」という考え方について，ガドウの主張を基に，独自の見解を導いているようです。

それは，看護師と患者という違いは十分に理解しておかなければならないことを前提に，「個人であること」と「看護師であること」を峻別せず，個人という同じ立場でかかわる部分も残されているという点です。すなわち，個人的な関係と職業的な関係におけるかかわりの意味が違うことを理解しつつ，それぞれ別なかかわりをするのではなく，あるがままの個人に備わっているあらゆる次元を資源として利用し，統合されたかかわり，創造的に自己全体でかかわるということなのだと考えます。そしてワトソンは，「看護師が，心から患者の話に耳を傾け，患者のために，患者と共に苦悩を抱けるようになった時こそ，ヒーリングに最も力を発揮する。その瞬間の看護こそが，そこにいて患者の話を自分のものとすることで，自分自身の意味や自己志向の道を探求することができるのである」（Watson, 2012/2014, p.117）としています。そして，看護師が患者とつながったその瞬間の感情を具体的な内的・外的な行動やサインによって何らかの表現が発せられた時，そ

れは看護のアートが始まり，新しい現象野カリタス領域に入り込むことになると解釈できます。

こうした看護師の「自己全体を使う」という言わば，全身全霊をかけた患者へのかかわりがヒューマンケアリングそのものであるとも言えると考えます。

Ⅳ. 枠組み4：看護で中心的な概念，つまり人間・環境（社会）・健康・看護などについて理論家はどのように描いているのだろうか

ワトソンは看護を個人を出発点に置く人間科学として，またヒューマンケア（人間的ケア）として，実存主義的—現象学的な考えを強調した看護理論を発展させています。

A. 人間（個人）とその生（ヒューマンライフ）

ワトソンは人間を「スピリチュアルな世界内存在」と考え，人間の実存の占める場所でもあると考えています。また，人間は生きている，成長するゲシュタルト（全体としての存在）であり，3つの実存領域である心（mind）・肉体・魂（spirit）を持つと考えています。つまり，人間は精神を使い，「自分というもの」の存在価値あるいは実存の意味を見いだし，心と肉体と魂の調和を図ることにより成長し続ける存在であると言えるのでしょう。

また，人間は自分というもののあり様について考えをめぐらす場合，現在・過去・未来とも共存できるようになります。つまり，自分というものを精神的存在，価値ある存在だと意識することによって，時間や空間を超えて（超越）あらゆる可能性が大きく開けていきます。さらに，人間は自分の内面世界へ向かうことで，自分に対しても他人に対しても同じように一個の精神的存在として認め合い，尊敬し合うことができると考えています。

ワトソンはヒューマンライフ（生）もまた「世界内存在」に内包されるものとしてとらえています。つまり，時間や空間を超えて常に生き続ける心と肉体と魂の全体としてのあり様そのものが人間の生であるということです。ワトソンは，ヒューマンライフ（生）をとらえる基本的な前提（Watson, 1988/1992, pp.71-72, /2012/2014, /pp.89-92）を以下の7つに整理しています。

① 一個の人間の意識（心）と感情は，その人の魂への窓である。
② 一部の人間の身体は時間や空間にしばられているが，心や魂は物理的宇宙にしばられ

ていない。
③ 看護師が患者の物理的な身体を知覚したり，対応する時に，心や感情，自己の高次の感覚（魂）から切り離さないように心がければ，看護師は患者の心・身体・スピリット（魂）のどれを通しても心・感情・内的自己に間接的に近づくことができる。
④ 一個の人間のスピリット・内的自己・魂（霊魂）は，それ自体，独力で存在している。
⑤ 人はケアリングし合ったり，愛し合ったりしたいという欲求を持っている。
⑥ 不健康であったり，疾患を持っていたりするのに，私たちの目からはそれが完全に隠されていることがある。解決策を見いだすには，意味を見いだす必要がある。
⑦ ある一時点における経験の全体のあり様は，エネルギーに満ちた生の現象野を形成している。

B. 環境は「社会」「世界」

ワトソンは，環境を「社会」あるいは「世界」と位置づけています。ワトソンは，「世界とは」ユニタリな世界観と進化する宇宙のすべての次元と考え，人間に影響を与える直接的な環境および状況」ととらえています。そして，そのような環境や状況は内的なもの，外的なもの，人間的なもの，人間の作ったもの，人工的なもの，自然なもの，宇宙的なもの，心的なもの，そして過去，現在，未来，これらすべてを含んでいると述べています（Watson, 2012/2014, p.100）。

また，「社会」は人間がどのように行動し，どのような目標に向かって努力するべきかを決定する個人の価値観に影響し，その価値観は個人の知覚に影響を与えると考えているようです。

C. 健康（health）／不健康（illness）は「心と肉体と魂の調和／不調和」

ワトソンは，「健康とは，心と肉体と魂の統一および調和に関連しており，健康の程度はまた知覚されている自分と経験されている自分とがどのくらい一致するかにも依存する」（Watson, 1988/1992, p.68）と述べ，不健康とは，必ずしも病気とは限らず，個人の中で心と肉体と魂が意識的あるいは無意識的に感覚上のズレが生じている状態（不調和）を指すととらえています。そして，ストレスや発達上の葛藤や心の悩み，罪悪感や絶望感，喪失などのような体験は，心と肉体と魂の不調和をもたらし，これが一定期間続く

とやがて病気へと至る場合があるというように考えています。

　つまり，健康／不健康を個人の内的な世界における主観的な状態であるととらえるワトソンの考え方では，たとえ病気が存在していないにしても，その人個人が健康な状態であるか不健康な状態であるかは，洞察され認識される必要があると言えるでしょう。そして，健康／不健康は心と肉体と魂の調和／不調和という関係で表すことができると考えます。

D. 看護は「人間科学／ヒューマンケアリングの科学」

　ワトソンは，看護は「人の健康／不健康について経験に関する，また一個の人間に関するヒューマンケアリングの科学として定義されよう。こうした経験は職業的・個人的・科学的・美学的・倫理的なヒューマンケアの関わりによって他へと伝えられる。」（Watson, 2012/2014, p.97）と述べています。ワトソンは，看護の目的は，社会の中で人間の尊厳を高め，人間性を保持し，そのことを通して，看護は社会に貢献できるようになると考えています。その意味で看護師は，「ケアリングの理念が主観的なものとなり，人間同士の関わりのプロセスに"ともに参加する者"である」（Watson, 2012/2014, p.96）とも述べており，看護師は患者自身が自らの存在意味を見いだし，コントロールし，内的調和を回復できるように手助けをするために，そこに居合わせることができる人間ということになります。

　つまり，ワトソンは看護を人間科学／ヒューマンケアリングの科学としてとらえています。従来の自然科学的なものの見方ではない視点で，人間的であること，不健康であること，癒やされること，あるいはケアを与えるということはどのようなことなのかを考えることができることにつながります。また，看護ケアを通して人間の内面の主観的経験を，親しみのある個人的色彩の濃い人間的なものとしてとらえることができるようになります。

V. 枠組み5：この理論にはどのようなことが書かれているか，もう少し詳しく見てみよう

　ワトソンは，看護におけるヒューマンケアリングの価値観に関連した11の前提（Watson, 2012/2014, pp.57-59）と価値体系としての10の主要なケア因子（Watson, 1979, pp.9-10）を提唱しています。後に，10のケア因子は「カリタスプロセス」として再構成されることになります（2008年）。10のケア因子とカリタスプロセスを**表2.**に

表2. 10のケア因子とカリタスプロセス

10のケア因子（Watson, 1979）	カリタスプロセス（Watson, 2012）※
1．人間主義的-利他的な価値観の形成	1．自己・他者に対する，信愛-やさしさ，思いやり，そして平静な心を用いて，人道的-利他的価値観を保ち続けなさい。
2．誠心誠意-希望の吹き込み	2．信念・希望・信頼のシステムを活用し，真に存在しなさい。それは自己・他者の主観的な内面や生命・世界を尊重すること。
3．「自分というもの」および他者に対する感受性の育成	3．自身のスピリチュアルな実践力を養い，自己や他者に敏感になりなさい。それは自己を超えトランスパーソナルな存在へ向かうこと。
4．援助-信頼関係の発展	4．信愛的，信頼的-ケアリングの関係を築き，保ち続けなさい。
5．肯定的感情表出と否定的感情表出の促進と受容	5．他者の会話に対して耳を傾け，ポジティブな感情もそしてネガティブな感情も表現することを許容しなさい。
6．科学的問題解決法を体系的に活用しての意思決定	6．ケアリングのプロセスを用いて，創造的に問題解決"解決探究"しなさい。自分自身のケアリング-ヒーリングの実践を，よりそうこと，行うこと，成長することのすべての方法を用いて行いなさい。
7．対人的な教授-学習の促進	7．ケアリング関係の脈絡において，トランスパーソナルに関する教育と学びに従事しなさい。拡大する健康／ウェルネスのための他者のものの見方，感じ方の中に寄り添うようにコーチングモデルに向かいなさい。
8．心的・物理的・社会文化的・スピリチュアル（霊的）な環境からの支援，保護，矯正の提供	8．すべてのレベルにおいて癒しの環境を作り出しなさい。それはエネルギーに満ちた真のケアリングの存在への敏感な環境
9．人間的なニード充足への援助 ①低次のニード（生物身体的ニード） 　生存のためのニード ②低次のニード（心理身体的ニード） 　機能のためのニード ③高次のニード（心理社会的ニード） 　統合のためのニード ④高次のニード（内的―対人的ニード） 　成長を求めるニード	9．他者の心の精神身体霊的に触れること，神聖な行いとして基本的ニードを敬意をもって援助しなさい。人への尊敬を支持しなさい。
10．実存的-現象学的な力の受け入れ	10．魂，神秘，未知への許容に心を開くこと—それは奇跡を許容すること。

※カリタスプロセスはWatson（2008）に詳細に述べられているが，邦訳されていないためワトソンのホームページ（https://www.watsoncaringscience.org/jean-bio/caring-science-theory/10-caritas-processes/）に日本語で紹介されている文章を許可を得て掲載。

示します（Watson, 2012/2014, p.64）。また，10のカリタスプロセス（Watson, 2008）は，邦訳されていないため，本書において詳細に解説することは難しく，ワトソンのホームページに示されている日本語訳を資料として載せています。したがって，ここでは10のケア因子を理解していきたいと思います。

まず，11の前提を見てみましょう。

A. ヒューマンケアリングの価値観に関連する11の前提

ワトソンは，現代の医療サービスにおけるバイオテクノロジーや科学技術・経済的要求・断片的な治療・非人格化などの状況に警告を鳴らしています。だからこそ，看護師が個人や社会に対して倫理的・社会的な責任を持ってヒューマンケアリングの哲学・知識・実践を広げる必要性を説き，それができない場合は，専門職としての存在理由さえも問われることになると考えています。したがって，ヒューマンケアリングの価値が何であるのかを看護師自身が理解しておくことは極めて重要なことなのです。

① ヒューマンケアリングと愛とは，最も普遍的・神秘的・圧倒的な規模の宇宙的力である。
② ヒューマンケアリングの叡智やニーズは見過ごされやすい。ケアリングや愛をもたらすことで人間性を育み，文明を発展させ，共生していく。
③ 看護はケアリングの専門職であり，専門職としての実践における理念・倫理・哲学を維持する能力が文明の人間的発展に影響を与え，看護の社会的貢献を決定する。
④ 看護師は，自分自身に対してケアリングに満ちた愛・許し・思いやり・慈悲をどのように与えることができるかを学ばなければならない。
⑤ 看護は，人々と人々の健康／不健康-ヒーリングにかかわることに関して，常にヒューマンケアリングに姿勢をとる。
⑥ 知識や情報の基づいた倫理的なヒューマンケアリングは，専門職としての看護の価値観・責任・行動の本質を成す。
⑦ 医療サービスが社会や個人に対して倫理的かつ科学的に責任あるものとして存続し，看護がそういった社会的要請を達成する確かな職業として残り，ヒューマンケアリングを復活させる。
⑧ 医学的・技術的・経済的・官僚的・管理的・制度的制約が増大し，ヒューマンケアリングの理念や信念を実践の中でかかげることが難しく，その役割は脅かされている。
⑨ 倫理的・哲学的・認識的・臨床的に努力し，ヒューマンケアリングを維持向上させることは，現在そして将来も看護にとって重要な課題である。

⑩ ヒューマンケアリングは，間主観的に人と人とがかかわるプロセスによってのみ，最も効果的に示され，実践される。

⑪ ヒューマンケアリングの価値観・知識や実践・理念を，ケアの理念や実践・教育・研究の中で保持することによって，看護は人類と社会に対して社会的・道徳的・職業的・科学的に貢献できる。

以上の11つの前提を示すことで，ワトソンは看護におけるヒューマンケアリングの実践が何よりも重要であり，この実践こそが真に人間の幸福と健康，さらに成長をもたらすものであることを確信しているように思われます。ワトソンは，ヒューマンケアリング・愛・ヒーリングといった用語を好んで使っており，医学モデルとは違う人間存在の本質に軸足を据え，看護師が独自の価値観を示していくことが極めて重要であるという考え方を強調していると思われます。そして，このような前提を自覚している看護師は，その実践・研究・教育を通してさらなるヒューマンケアリングの価値を高みへと押し上げることができるのでしょう。そして，このようなヒューマンケアリングにかかわる看護師の実践は，人間や社会全体の幸福・健康や成長への貢献につながるというワトソンの看護への大きな期待感と使命感が理解できるのではないでしょうか。

次に，10の主要なケア因子を見てみましょう。

ワトソンは，「この10のケア因子が核として明らかになり，看護を明確な専門性として定義づけ，意味づける構造体系となると共に，本質的な価値観，意義ある理論的な基盤の枠組みとなりました」。さらに「この知識は，何も新しいことではない。私たちがすでに知っていること，ただ，口に出して言う必要があるのです」（Watson, 2005）と述べています。現象を言語化し，伝え，看護の意味を学問分野，専門性として共有する必要を説いているのです。

B. 10の主要なケア因子 (Watson, 1979)

1. 人間主義的-利他的な価値観の形成
(Formation of a humanistic-altruistic system of values)

ワトソンは，このような価値観は乳幼児期に形成し始めるが，看護教育者も大きな影響を与えていると考えているようです。そして，このケア因子はヒューマンケアリングの科学にとって最も重要で基本的なものととらえています。人間の普遍的な価値観は，自分自身と他者への親切さ，関心，愛に基づいています。

また，利他的な価値観は他人を寛容に受け入れ，尊重し，他者の立場に立って利益を与

えることです。この因子を通して満足感や自己の存在を拡大させることができます。

２．誠心誠意-希望の吹き込み（Instillation of faith-hope）

　この因子は，人間主義的—利他的な価値観を含んでいると考えられています。医学的な治療がクライアントのために何もすることがなくなったとしても，看護師は信念や希望を与えることによって，クライアントに対して全人的なケアを提供でき，健康を促進することができると考えます。クライアントが信念や希望を持つには，その人にとって何に意味があり，何が重要であるかを見いだせるようにしなければなりません。

３．自分自身および他者に対する感受性の育成
　　（Cultivation of sensitivity to one's self & to others）

　看護師にとってもクライアントにとっても，自己の感情を認識することによって自己受容につながり，自己成長あるいは自己実現をも可能にします。看護師は，自己の感性や感情に気がつくことができればクライアントに対しても感受性豊かに交流することができます。

　つまり，自分というものを知ることなくして他人を知ることはできないので，重要なことは，自己の感情や主観に触れることで感受性を高め，他者との関係において他者にも自己成長や自己実現につながる感受性が高められると考えています。

４．援助-信頼のヒューマンケア関係の発展
　　（Development of a helping-trusting, human care relationship）

　看護師とクライアントの間に生まれる信頼関係を発展させることは，ヒューマンケアリングの実践にとって不可欠なものです。このような信頼関係を発展させるための指標として，一致，共感，温かさの３つの要因を挙げています。そして，効果的なコミュニケーションは，言葉によるコミュニケーションと言葉によらないコミュニケーションとを含んでいます。

① 一致とは，看護師とクライアントの相互関係の中で，誠実であること，正直であること，純粋であること，信頼に値することなどを含んでいます。
② 共感とは，看護師が他者の個人的な世界と感情を共に経験し，理解する能力であり，また，そのことを他者との対話によって伝える能力です。
③ 温かさとは，他者を肯定的に受容することです。それは，穏やかな声の調子やリラックスした開放的な姿勢や，話していることと一致した顔の表情や接触によって表されることで伝えることができます。

5．肯定的感情表出と否定的感情表出の促進と受容
（Promotion & acceptance of the expression of positive & negative feeling）

　感情は，人の考えと行動を変化させます。看護師はケアリングに際して，肯定的な感情も否定的な感情も共有できるような準備が必要であるという考えです。感情に気づくことができれば，引き起こされた行動についての理解が可能になるかもしれないからです。

6．科学的問題解決法を体系的に活用してのケアリングの過程
（Systematic use of a creative problem-solving caring process）

　看護は科学的な問題解決法の系統的な活用によって，より完全に科学的であり，専門的となります。科学的な解決方法は，行動をコントロールすることや予測することを可能とし，また自己の軌道修正を助ける唯一の方法ともなります。しかし，ワトソンはこのケア因子は後に「Creative-Problem-solving Caring Process（創造的な問題解決のケアリングプロセス）」と表現を変えて説明しています（Watson, 2003）。それは経験に基づいた知識とプロセスと同時に，直観に基づいた，美的，倫理的，形而上学的なものととらえています。

7．対人的な教授-学習の促進
（Promotion of transpersonal teaching-learning）

　このケア因子はクライアントに対する健康教育ということを示しています。看護師はクライアントに対して十分な情報を与えることで，クライアント自らが自己の健康に対する責任を引き受けられるようにかかわる必要があります。つまり，看護師はクライアント自らがセルフケアを行う機会，自己のニードを評価する機会，また，自己成長する機会を可能な限り与えるように働きかけるということです。

8．心的・物理的・社会文化的・スピリチュアル（霊的）な環境からの支援，保護，矯正の提供
（Provision for a supportive protective, and/or corrective, mental, physical, and spiritual, environment）

　看護師は，健康および病気に関係している環境要因を十分に認識していなければなりません。というのは，人間が環境に対して行う主観的な評価は，内的な環境要因と外的な環境要因の相互依存的な関係の中でなされるものだからです。

内的な環境要因に関連しているものには，個人の持つ心的，スピリチュアル（霊的），社会文化的な信念などが含まれます。外的な環境要因に関連しているものは，疫学的，物理的，社会的な環境要因に加えて，快適でプライバシーが保たれ，安全で，清潔で，美的な環境要因が含まれます。

　ワトソンはこのような環境を提供することで，情緒を安定させ，自己価値を高め，他者へのかかわりを促し，人生に対する満足感を高められると考えているようです。

　さらに，ワトソンは「環境としての看護師」（Watson，2005）を考える必要性を提唱しています。かつてナイチンゲールがそうであったように，ワトソンもまたヒーリングの環境をつくるのは看護の役割であり責任であるという立場をとっています。

9．人間的なニード充足への援助
　　（Assistance with gratification of human needs）

　ワトソンが提唱する人間的なニードに関する考え方には，A・H・マズローの欲求階層論が基盤となり，独自のヒエラルキーを提唱しています（Watson, 1979/2008, pp.105-111/pp.143-190）。

① 低次のニード（生物身体的ニード）　　　　　　　生存のためのニード
　　・食物および水分に対するニード
　　・排泄に対するニード
　　・清潔や個人的な外観に対するニード
　　・換気／呼吸に関するニード

② 低次のニード（心理身体的ニード）　　　　　　　機能のためのニード
　　・活動―不活動に対するニード
　　・セクシャリティーに関するニード
　　・親密性と愛に関するニード

③ 高次のニード（心理社会的ニード）　　　　　　　統合のためのニード
　　・達成に対するニード
　　・仕事に対するニード
　　・社会的貢献に関するニード

④ 高次のニード（内的-対人的ニード）　　　　　　成長を求めるニード
　　・家族・社会的所属に対するニード
　　・自己実現に対するニード

　以上のように，人間的なニードの視点は，人間をどのような存在として理解するかにつ

〔出典：ガートルード著，横尾京子監訳（1998）p.207.に筆者が加筆修正〕

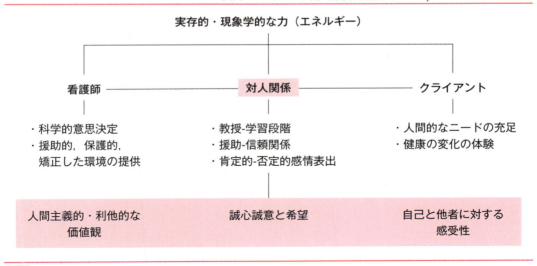

図2. 理論解釈モデル

いて重要な手がかりになると思われます。それは，F・ナイチンゲールやV・ヘンダーソンと志向性を同じくしているようでもあります。しかし，ワトソンは，人間は生きている・成長するゲシュタルト（全体としての存在）ととらえていますから，人間のニードへの援助は，すべてのニードに注意を向け，それぞれの価値を認めていくことが重要であると考えられます。

10. 実存的-現象学的な力の受け入れ
　　（Allowance for existential-phenomenological-spiritual forces）

　現象学は，物事の現れ方や現れたその場の世界を通して人間を理解する方法と考えられています。また，実存心理学（実存主義）は現象学的な分析方法を用いて人間の存在を研究する方法と考えられています。看護師はこのような考え方（方法）を用いることで，クライアントが人生の意味を理解したり，人生の困難な出来事に意味を見いだすように支援できる存在となるのです。またワトソンは，まずは看護師が心の内に向かって，自分自身の実存的問題に直面する必要性を示唆しています。

　これら10のケア因子の構造としては，最初の3つの因子が相互に影響しながら哲学的基盤を形成し，ほかのケア因子はこの3つの因子の上に，看護師とクライアントが出会うケアの場を対人関係的なプロセスの中で説明していると考えることができるでしょう。
　G・トレス（Torres, 1986/1992, p.207）は，10のケア因子を解釈モデルとして図式化しています（図2.）。

Ⅵ. 枠組み6：具体的なケースで看護理論によって対象をどのように見るか，どのような介入（援助）を行うか見てみよう

　ここでは，2つの事例を通してケアリングのプロセスを考えていこうと思います。このプロセスは対象あるいは看護の現象をどのようにアセスメントするか，アセスメントの結果どのような問題をはらんでいるか，その問題を解決するための看護（計画）介入とはどのようなものかを考えていきましょう。

　ここで示す2つの事例のうち，1事例目はアセスメントから看護実践の課題を導き出すまでのプロセスを，2事例目は実際の看護師（学生）のかかわりをワトソンの言うケアの10の因子に沿って評価する視点も盛り込んで見ていきたいと思います。

A. 障害者となったことで自己の存在意味を見いだせないまま苦悩する例

1．事例の概要

　A氏は45歳の男性で，妻と子ども（中学生と高校生）2人の4人家族で暮らしています。仕事は妻と2人で喫茶店を営んでいます。下肢のしびれ感を訴え，精密検査を受けたところ脊髄腫瘍と診断され入院，手術を受けました。術後数週間を過ぎた頃からリハビリテーション（以下，リハビリ）が開始され，起座訓練から立位，歩行器での歩行訓練と段階的に進められました。当初は順調に回復する兆しを見せ，歩行器で元気に病棟内を歩く姿が見られました。

　しかし，3ヵ月を過ぎたころから下肢のしびれ感が増強し，思うようにリハビリが行えなくなりました。それに加えて，軽度の排尿障害が出現したことから再発が疑われ，検査が行われました。その結果，再発が判明しましたが，再手術をしても下肢の運動機能の回復は望めないことから，治療方針はこのままリハビリと対症療法を続けながら家庭復帰を目指すということになりました。本人には再発の事実は知らせず，妻と共同して家庭復帰の準備を進めていこうと話し合っています。妻は一人で喫茶店を切り盛りしながら，A氏とのわずかな面会時間を利用して入浴，導尿，車いすでの移動などの介護技術を学習しています。2人の子どもたちはあまり面会には来ていないようです。

　本人は歩くことへのこだわりを捨てきれない半面，たびたび襲ってくる下肢のしびれや

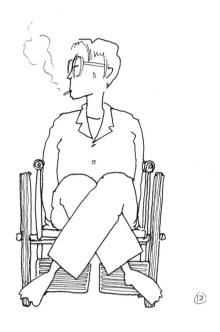

　痙攣に悩まされる中，歩行器での歩行をあきらめ，車いすでの生活を次第に受け入れていく姿勢がうかがえました。セルフケアの内容は，車いす操作と移動，セルフカテーテルでの自己導尿で，訓練に励む毎日が続きました。尿意は不明瞭で，当初1日1回（眠前）程度の自己導尿で十分だったのが，下着を汚すようになり3回に増えています。排便は1～2日に1回程度のペースでやや硬便です。そのほか，身体的に問題と考えられる情報は見られませんでした。

　A氏は毎日時間どおりにリハビリには行っていますが，表情は暗く，ベッドサイドで車いすに座ったままふさぎ込んでいたり，夜中にホールでたばこを吸ったりしている姿がたびたび見られるようになりました。

　そんなある日，A氏の口から「私なんかはもう粗大ゴミのようなものですよ。家に帰っても仕事ができるわけでもないし，いっそのこと家族と別れてどこか遠くの施設にでも入った方が家族に迷惑をかけることもないし，子どもにも何もしてやれないんですから…。家を改造したとしてもね…，車いすではコーヒーの一つもたてられないし，結局は家の中でゴロゴロしているしか仕様がない。粗大ゴミですよね」という言葉が聞かれ，涙を流していました。また，「看護師さん，リハビリが続けられて，入所できるような施設はないですか。遠くてもよいですよ。どこか紹介してもらえないでしょうか」「もしかすると，便の方もわからなくなっていくんじゃないですか，再発したんじゃないかと心配ですよ。もう，リハビリに行っても歩けませんよ」と否定的な感情を表現することが多くなっています。

2．アセスメント

アセスメントは図2.に示したように，患者側の視点として人間のニードの充足項目を中心に考えてみようと思います。人間のニードの充足に関しては，その基盤となっているマズローの欲求階層論を横目に見ながら進めてみましょう。

a．低次のニード（生物身体的）

生理的なニードに関しては，特別な基礎疾患は持っていないことから，現在のところ排泄に関する以外はほぼ問題がなさそうです。

排泄については，現在，排尿はセルフカテーテルの使用による定期的な導尿で処理していますが，今後は神経障害が進むと予測されるため，今以上に自己導尿によるセルフケアが求められるでしょう。そのため，頻回なカテーテル操作による尿道粘膜の損傷や尿路感染の可能性も十分に考えられます。加えて，便意の消失，腸蠕動の減弱化も考えられ，便失禁の出現など排便コントロールができなくなる可能性があると考えられます。

b．低次のニード（心理身体的）

活動（運動）については，下半身の運動障害と知覚障害が悪化傾向を示していることから自力での移動に困難を来したり，車いすでの活動範囲が次第に狭められ，床上で過ごす時間が多くなることが予測できます。つまり，これまでリハビリで維持してきた下肢予備力が低下し，廃用性に移行することが十分に考えられます。

また，末梢の循環不全と同一肢位による局所の圧迫を原因とする褥瘡の発生にも注意する必要があるでしょう。

休息については，夜中にホールでたばこを吸っていることから，十分な睡眠が取れていない可能性が考えられます。その原因としては，やはり症状の悪化に伴う身体的変化や病気に対する不確かさや不安定感といった心理的なストレスが不眠を引き起こしていると考えられます。

清潔行動については，看護師による入浴介助から妻によるシャワー浴もしくは介助入浴へと移行しています。しかし，妻一人の介助では移動動作が困難になってくることが予測されます。

以上のように，病状の悪化に伴って，今後日常生活行動のほぼ全般にわたって介助が必要になってくるだろうということが予測できます。

c．高次のニード（心理社会的）

45歳という年齢は，一般的に，家庭生活においても社会生活においても多くの責任を抱え，人生の折り返し地点として充実した時期であると言えます。そのような時期に病に襲われ，その結果として車いすの生活を強いられるという出来事との出合いは，現在ある

いは将来の人生設計において大きな転換を迫られることになります。

　A氏の場合，一家の大黒柱として家業を維持していくこと，子どもの教育や社会化にかかわる父親役割，夫としての役割，自己の人生における夢や希望など，いくつかのことは車いす生活の現実から考えて達成困難であろうという判断をしているようです。しかし，「家族と離れてどこか遠くの施設に入った方が…」といった言葉は，家族へ迷惑をかけまいとする純粋な思いと，これまでの家庭生活での自分の位置が揺らぎ始め，家族からの尊敬を受けられないだろうことへの不安，あるいは，そう思いながらもできるものなら今までのように家族との生活や仕事を維持していきたいという複雑な思いが表現されていると推測できます。また，子どもたちの面会が少ないこと，妻の面会も，仕事の合間を縫って週2回で短時間の面会であることが，家族からの孤立感を助長させることにつながっているとも考えられます。

　さらに，再発への不安を口に出していることから，自己の健康への不安が今後ますます強くなることが予測されます。さまざまな思いが重なり合って否定的な感情が強くなり，抑うつ状態に移行することも考慮しなければならないと思われます。

d．高次のニード（内的－対人的）

　心理社会的なニードが十分に満たされていないことから，自らを「粗大ゴミ」と呼ぶA氏は自己の価値づけそのものを今までとまったく違ったものと見ているようにも思われます。車いすの生活をする自己を受け入れようとする半面，動かない下肢に対する情けなさやあきらめといった思いから，新たな身体像を十分受け入れることができないまま困惑している心のあり様が見て取れます。

　A氏は，「自分は何のために生きているのか」「どうしてこんなことになってしまったのか」「これからどう生きていけばよいのか」「今の自分にできることはあるのか」といったことを繰り返し自問自答し，自分なりの納得を得ようとしながらも，現実から逃れて楽になりたいという短絡的な判断に流されてしまう傾向があります。身体的にも心理的にも非常に厳しい状況に立たされているA氏が，新たな自己の存在価値を見いだせないままでいることも考えられます。

e．A氏の全体像

　車いすでの生活を迫られたA氏（45歳）の日常生活に必要なセルフケアは，かろうじて自力あるいは妻の介助で今のところ問題なくできています。しかし，病状はゆっくりと進行していくことが考えられ，次第にセルフケア能力は不足していくと予測できます。また，長期的には床上生活へ移行し，全面介助の可能性もあると思われます。

　加えて，A氏自身は二度と歩くことができない現実をどのように受け入れ，自己の役割

や責任を自己の存在価値への新たな理解の中でどのように果たそうとするのか，そのような本質的な問題が未解決のまま家庭復帰への準備が進められることは，決して好ましいものではないと考えます。

3．看護診断
- 両下肢運動障害に伴う排泄・入浴（清潔）に関連するセルフケア不足
- 車いす生活に関連した両下肢不動に伴う不使用性シンドロームのリスク状態
- 両下肢運動障害に伴う役割遂行の変調と自己概念の混乱

4．看護計画
a．目標
- 本人および妻が現在必要とするセルフケアに関する技術を習得でき，両下肢の運動障害に対しリハビリを継続することができる。
- 退院後の生活に希望を持て，障害を持って生きることへの意味を見いだし，必要なサポートを求めることができる。

b．具体的看護介入
- A氏はなぜ自己を否定的に表現するのか，どのような生活を真に望んでいるのか，自己の責任や役割をどのように考えているのかを表現できるようなかかわりを持つ。その際，援助・信頼関係を発展させるようなコミュニケーション（一致，共感，温かさ）を行う。
- A氏の思いをゆっくりと引き出せるような場の設定を常に考慮する。
- 家族（妻・子ども）に対し，A氏の病気や共に生活することに関して抱えている現実的な問題や困難さについて，思いを十分に表出できるようなかかわりを持つ。
- A氏の望む生活の妨げになる要因を見つけ出し，生活できる環境をつくり出すために必要なサポート資源（物質的，人的，情緒的，社会的）を提供する。
- 人的なサポートとしてヘルパーやカウンセラーなどの必要性を検討する。
- 両下肢の運動機能の悪化に伴うセルフケアの程度を確認する。
- 両下肢の運動機能を維持できるような効果的なリハビリを作業療法士や理学療法士と共に検討し，実践する。
- 2次的な合併症に対する知識を深め，それを防ぐための方法を実践できるように指導する。

5．評価

- 日常生活におけるセルフケア能力がどの程度なのか。また，自力でできる程度と妻の介護の程度はどのような関係か。リハビリのプログラムは効果的に進められているか。
- 自己の存在価値を見いだせているか。また，そのことへの家族のサポートはどのようになされているか。その他のサポートを必要としているか。
- 自分自身の価値づけを肯定的な感情で表現でき，今後の生活に何らかの希望や期待を抱けるようになっているか。

　以上，A氏の事例を通して人間のニードの充足を中心にケアリングのプロセスを見てきました。

　次の事例では，看護師（学生）と患者とのかかわりを意識しながら，ワトソンの説く10の主要なケア因子に照らして看護実践を見ていきましょう。

B．自分らしい生活行動を取り戻し，変化を遂げた例

1．事例の概要

　B氏は72歳の女性。10年前に夫を亡くしています。息子夫婦は再三同居を勧めていましたが，子どもに迷惑をかけたくないという理由からそれを拒否，以来一人暮らしを続けていました。元来，几帳面で明るい性格であったこともあり，日々の暮らしは規則正しく，地域の老人会に参加することで適度な運動や他者とのかかわりを持つなど，活動的な日常を過ごしていました。

　しかし，ある時，長引く風邪のために体調が整わず，臥床がちとなった上，長年患っている高血圧と大動脈弁閉鎖不全症が悪化し，少し動くと息切れがするため，次第に起き上がれなくなりました。たまたま様子を見に来た息子の妻に促され，今回の入院に至りました。

　入院後，B氏は酸素マスクを外すことができず，酸素療法中は$SpO_2=97\sim98\%$で推移していますが，マスクを外すと$SpO_2=90\%$前後まで低下し，息苦しさを訴えています。そのためB氏の日常は3日前から開始となったリハビリテーション（以下，リハビリ）以外は終始ベッド上で過ごし，基本的な日常生活行動は自力ではできない状況です。短時間の移動時でも酸素を外すことができず，食事はベッド上で摂取していますが，食欲はなく，時間をかけて平均して4割程度しか摂取できていません。排泄は時々トイレへの誘導を希望しますが，時間がかかり，疲労の原因になることからおむつを使用するようになっています。

その上，臥床による四肢の筋力が衰え，仙骨部に発赤が見られ痛みを訴えています。リハビリは主に下肢の筋力回復を主な目的として実施されていますが，少しすると理由なくやめてしまったり，時には倦怠感や息切れを訴え中止となることもありました。4人部屋で，各ベッドのカーテンは日中はオープンになっていますが，同室者と言葉を交わすこともなく，ベッドの上でうずくまるように臥床しています。また，家族の面会は息子の妻が2日に1度洗濯物を取りに来る程度で，他者とのかかわりが希薄な状況が続いています。

　B氏は，看護師に対しても要望を言葉にして伝えることもなく，看護師の問いかけに反応は薄く，促されたことにはゆっくりながらも行動していますが，日常生活行動すべてにおいて介助を要する状況です。

2．アセスメント

　B氏を受け持った学生は，B氏とのかかわりの中でさまざまな視点からアセスメントを行い，試行錯誤しながら看護援助を実践していたと思われます。その全貌をここで紹介できないのが残念ですが，ヒューマンケアリングに支えられた看護実践が見えているように思えます。そこで，B氏の情報からのアセスメントを，全体論的な枠組みである"人間のニードの充足"の観点も含めて，ワトソンの提唱する看護実践の核としての10のケア因子に沿って見ていくことにします。

a．情報からのアセスメント：人間のニードの充足

　まず，学生が受け持つまでのB氏の状況をアセスメントしていくことにします。

（1）低次のニード（生物身体的）

　B氏は生物体として生きていく上で，致命的とも思われる心臓疾患を患っています。一時的であれ心不全状態に陥ったB氏は，心機能の低下による肺うっ血と末梢循環不全を来し，呼吸障害に見舞われています。現在，急性期を脱していますが，酸素療法を外せる段階ではなく，過度な身体的負荷をコントロールしながら，心肺機能回復を促進することが期待されます。B氏にとって息苦しさの自覚は恐怖であり，生命の危機をも感じさせるものと思われます。日常生活行動全体を通してSpO_2を97～98％で維持させることは，最も重要と考えます。

　また，食べること（水分の摂取を含む），排泄することに関して基礎疾患を持っていないB氏ではありますが，心不全の影響を少なからず受けていることが考えられます。腎機能の低下や，胃腸や肝臓の機能低下に配慮し，不必要なエネルギーの消耗を最小限にすること，利尿剤や塩分や水分の制限が適切に行われる必要があります。その一方で，快復に向かいつつある状況での体力回復も視野に入れる必要があります。食事摂取量の停滞によ

る低栄養状態の危険，紙おむつでの排泄や褥瘡発生による2次的感染症の危険など，心不全の緩解を妨げることにつながると考えられるからです。

（2）低次のニード（心理身体的）

　B氏の活動性の低下は，自宅での期間も含めてかなり長期にわたっており，そのため四肢の筋力低下は著しく，極端に活動が制限されています。この段階で心肺機能が劇的に回復することは見込めないものの，日常生活行動や軽い運動による負荷に耐えられる程度の回復は期待できると考えます。

　しかし，老年期にあるB氏にとっては，軽い労作であっても心臓機能への負担は大きいことも考えられます。回復には時間がかかることが予測されますが，活動と休息のバランスを考えた適切なコントロールが必要と思われます。今のB氏からは活動したいという意欲すら感じられません。リハビリの滞りは，さらに筋力低下を助長し，廃用症候群に陥る可能性もはらんでいると思われます。

　清潔については，現在，心不全状態の緩解期と考えますが，B氏が高齢者ということも考慮し，入浴による心負担を回避する必要があります。また，下肢の筋力低下による介助入浴も，安全性が確保できないという理由から避ける方が懸命と考えます。しかし，この先，心臓機能の回復程度に応じて清拭からシャワー浴，介助入浴と清潔のケアを変化させていくことも視野に入れる必要があります。

（3）高次のニード（心理社会的）

　老年期は人生の最終段階であり，自我の統合を発達させていく段階です。これまで生きてきた自分の生存の意味と価値を自覚し，老いを受け入れ，年長者としての知恵と経験を伝えていく存在でもあるわけです。

　B氏は夫を亡くしてからも，子どもの世話になることを選択せず，高血圧や心疾患を抱えながらも養生し，残された時間を自律的に活動的にきっちりと生活してきた人です。現在のように，日常生活行動すら自ら思うようにできない状況は，B氏にとって自分であって自分でないという自己解離的な感情を生じさせていると考えます。

　リハビリの取り組みに積極的になれずに，途中でやめてしまうといった行動にはB氏なりの意味があると考えることも必要でしょう。ベッドでうずくまっている姿や他者への反応の少なさから無気力や無関心といった軽度の抑鬱状態とも考えられるB氏の状況は，単に身体的疲労から来るものでもないととらえます。家族とのかかわりも希薄であり，自ら子どもとの生活を選択しなかったとは言え，家族の面会が事務的であること，B氏が家族のことを話さないことなどから，家族という大切な集団の中での役割や責任といった求められるものが存在していないことも，B氏の心理的状況に大きく影響していると思われます。

（4）高次のニード（内的―対人的）

　B氏はかつて生き生きとした日々を生きていたと思われます。ライフサイクルの観点からの老年期の心理社会的危機を，E・H・エリクソンは「自我の統合性対絶望」（Erikson, 1977）としていますが，まさにその統合性が充実している状況であったのではないでしょうか。しかし，今回の入院はこれまでの状況を大きく変化させられた事実であったと思われます。エリクソンは「自我の統合性が破綻すると，死は恐怖となり，今や人生をもう一度やり直そうとするには時間が短すぎる。その焦りが絶望となって表現される」としています（Erikson, 1977）。

　現在のB氏の状況は，まさにこのとおりかもしれません。B氏は「リハビリをしてどうなるのか」「よくなって誰が喜んでくれるのか」「何のために生きているのか」といった孤独感や絶望感を抱き，他者に関心を寄せず，自分の存在意味さえも見いだせず，混沌とした世界に生きているようにも思えるのです。

（5）B氏の全体像

　B氏は高血圧と心疾患を基礎疾患として，感冒に罹患したことをきっかけに心不全状態に陥った72歳の女性です。約2週間の薬物療法と酸素療法によって息苦しさは軽減し，現在は回復期に至っています。酸素療法は継続しており，酸素マスクを外すと$SpO_2=90\%$前後まで低下し，軽い息苦しさを訴えますが，筋力回復目的のリハビリも始まりました。しかし，リハビリを途中でやめてしまったり，病室ではベッド上にうずくまるように寝ている姿が多く，食欲もなく，紙おむつを使っています。期待される筋力回復は難しい状況でした。

　B氏は10年前に夫を亡くした後，独立した子どもたちとは別に暮らし，病気を抱えながらも日常生活行動への困難さもなく，老人会の役割を引き受けるなど，活動的な生活を営んでいました。しかし，B氏は入院前にすでに臥床状態となっていたこと，そして，入院後の安静期間を通して，活動性が極端に低下し，日常生活動作は困難を極めています。それと同時に抑鬱的傾向が見られ，自発的な行動もなく発語もほとんど聞かれない状況です。元来持病を持ちながらも養生し，コントロールでき，誰の世話にもならないで生活を続けてきたB氏にとって，思うように動けず，他人の手を煩わせている現在の状況は，ある意味屈辱的な状況でもあります。そして，自尊感情が低下し，自己の存在意味も脅かすことになりかねません。また，活動性の低下は廃用症候群などの2次障害を進め，心機能が低下しているB氏にとって身体的に致命的な状況に陥る可能性もあります。

3．看護診断と期待される結果

看護診断	期待される結果：目標
#心不全の治療に伴う長期安静に関連した廃用症候群の可能性。 （筋力低下・関節の拘縮・褥瘡の悪化・肺炎や尿路感染症の発症）	1) 現在の呼吸機能を超えない活動のコントロールができる。 2) 筋力が回復し，活動性が正常化することで廃用症候群に陥らない。
#無力と活動性低下に関連したセルフケア不足。	自分の日常性生活行動すべてにわたり，可能な限り自力で行うことができる。 ①介助を受けて体幹および頭皮の清潔 ②自立的な口腔の清潔・食事と排泄 ③自由な移動
#身体的不自由さ，孤立感に関連した無気力状況。	孤立感を感じることなく，身体的機能回復への希望を持つことができる。

　以上のように，B氏のニードの充足は心身共に十分とは言い難い状況が見えてきました。ニードの充足のアセスメントから看護実践につながる手がかりがつかめると考えます。
　それでは，実際のかかわりを見ていきましょう。

4．学生と患者とのかかわり

　学生が受け持ちとなって初めて病室（4人床）を訪れた時，B氏は壁に向かって身体を丸めた状態で休んでいました。同行した看護師が声をかけても「はい」と力なく答えるだけで，顔を向けようとはしません。目を閉じ，眉間にしわを寄せ，じっとしたままでした。学生は，そんなB氏に自己紹介をして，B氏の背後から顔をのぞき込みました。「よろしくお願いします」と言った学生の言葉にB氏はうっすらと目を開け，誰に言うわけではなく「はい，こちらこそ」とつぶやき，それ以外の反応は何もありませんでした。学生は少々気落ちしたように「また来ますね」と言ったかと思うと，サッと病室を出て行きました。
　そして，間もなくB氏のリハビリの時間が来ました。学生はB氏の乗る車いすをゆっくりと押しながらリハビリ訓練室に行きます。B氏はうなだれたままでした。訓練が始まりました。担当の理学療法士はとても明るく今日のメニューを話し，B氏の下肢に2kgの砂袋をつけてから，「しっかりやってください。今日は30回ね。できますか」と言って別の患者に移っていきました。それに反応することもなく座位になっていたB氏は，正面にいた学生をチラッと見て，ゆっくりと下肢を交互に前方へ挙上し始めました。
　しかし，数回それを繰り返したB氏が突然訓練をやめてしまいました。B氏の息遣いは

多少荒くなっていましたが，SpO₂に変化はなく，脈拍は正常です。学生はどうして訓練をやめたのか分からず，「しんどいわけではないけどね…」と，その後が続かない患者の言葉に困惑し，その日はそのままリハビリを中断し，病室に戻りました。その日はそのままベッドにうずくまっているＢ氏に「ありがとうございました。明日来ます」とあいさつをして学生は帰りました。

　次の日もＢ氏は身体を丸めてベッドにうずくまるようにして寝ています。学生が「おはようございます。今日もよろしくお願いします」と声をかけると，Ｂ氏は身体を学生の方に向け，「はい，こちらこそ」と返してきました。その時学生は眼脂で開眼しにくくなっているＢ氏の顔に気づきました。それに病衣の胸元が乱れ，頭髪もべったりとしていることにも。しかし，Ｂ氏は学生のケアへの誘いを「結構です。しんどいですから」と言って断ってしまいます。

　ところが，その日のリハビリ訓練では変化がありました。昨日なぜやめてしまったのかわからない学生でしたが，とにかくＢ氏に声をかけ続けます。足が高く上がった時には「すごいですね。さっきよりもだいぶ上がりましたよ」とか「１回，２回，３回…あと２回ですよ」とか「大丈夫です。きっとできますから…」というように。そうしてＢ氏は初めてメニューをやり遂げたのです。

　その後の訓練で，学生は声をかけるだけでなく，Ｂ氏と一緒になって足や腕を動かし，Ｂ氏の腕が高く上がった時はそれを支えるようにそっと手を握り，とにかくＢ氏の訓練の時間を共に過ごしたのです。最後までできない日は「今日はこれくらいで十分ですよ。明日もありますから」と，その日の努力を認めて伝えます。そのころからＢ氏はリハビリを途中でやめることはなくなりました。また，学生が体温を測定する時には自分で衣服のボタンを外し，体温計を受け取ろうとします。

　そんな小さなことですが，次第に日常生活動作でも変化が出てきました。ある朝，Ｂ氏は学生の訪室を待つかのように，ベッドに自力で座位になっていました。もちろん朝食は残さず摂取できています。Ｂ氏のところに来た学生は食事が残っていないことに気づき，「全部食べられたのですね。すごいですね」と声をかけます。Ｂ氏は小さな声で「今日もリハビリ頑張らないといけないから食べないとね」と言います。そして鏡を見ては「こんな汚い顔をしていたのね，私って…。顔を洗いに行きたいわ」と話します。早速，車いすを用意しようとする学生に「近くだから歩けるかも…」とつぶやきました。学生は「そうですか？　じゃ，歩行器にしましょうか。その方が安心して行けるかもしれませんね」と促したのです。

　その日からＢ氏は，劇的に変化しました。そんなＢ氏の表情の変化を学生は見逃しませ

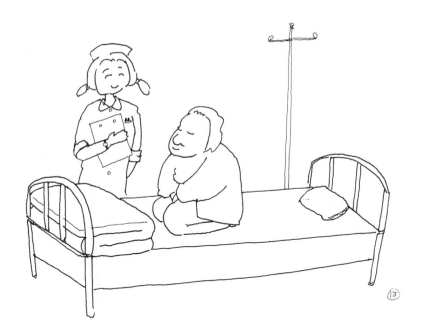

んでした。そして「昼食を食堂でしてみませんか？」とＢ氏を誘うと，「そうですね。ずっと部屋にこもっているから食堂に行くと気分がよくなるかもしれないね」と反応します。食後の歯磨きも「チューブを出してくれたら磨けます」，リハビリも「寝まきのままだと動きにくいから…」と着替えることを望むようになりました。学生は常に患者のそばを離れず，同じ時間を過ごしていました。

5．看護実践の核としての10のケア因子の探求

　上記の内容は，学生とＢ氏のかかわりの部分に過ぎませんが，学生とＢ氏とのかかわりの実際を通して，トランスパーソナルなケアリングの実践がどのようになされているのか，10のケア因子に照らして見ていくことにしましょう。

（１）人間主義的-利他的な価値観の形成

　この因子をワトソンは，看護が専門的存在であるならば持たなければならない価値観を表している，と位置づけています。

　学生は初めてＢ氏に出会い，眉間にシワを寄せて閉眼したまま反応の乏しいことに気落ちして，あいさつだけを済ませると，「また来ます」と言ってサッとＢ氏のそばを離れていってしまいます。この段階で学生の関心は，Ｂ氏ではなく学生自身であり，自分の実習が「これからどうなるのか…」と心配する感情が先行していたのではないでしょうか。

　しかし，何度かリハビリに同行するにつれて，学生の関心はＢ氏そのものに次第に傾いていきます。それは学生の行動に表れているのではないでしょうか。"声をかけ続ける""一緒になって""支えるようにそっと手を握り"，そして"訓練をしているＢ氏の正面に

座って""常に患者のそばを離れず"，Ｂ氏の身体に触れ，近づき，息遣いを見て，脈を確認します。失ってはいけない看護の価値観，つまり人間性を尊ぶこと，他者の利益を願うことが，看護援助に自然に溶け込んでいるように思えます。

（2）誠心誠意-希望の吹き込み

この因子も「人間主義的―利他的な価値観の形成」の位置づけと同じように，看護する者の価値観を表す重要な因子と言えます。

学生は何よりもＢ氏のことを思い，朝はきっちりとＢ氏にあいさつをしています。Ｂ氏がベッドでうずくまって反応しない時であっても，「○○です，今日もよろしくお願いします」「ありがとうございました。また明日来ます」と，自分が学習者であり，Ｂ氏によって学ばせてもらっているという感謝の思いを表現します。それに反応することのないＢ氏ではありましたが，学生の誠意は伝わっていたと思います。それは何日か後に，自力でベッド上で座位になり，学生を迎える姿に表れているように思います。

その誠実性と同時に，学生はＢ氏に「こうなってほしい」という看護の願いを抱いていたと考えます。それが患者の願いと一致した時，最も効果的に結果として表れてくると考えます。Ｂ氏が鏡を見て「こんな汚い顔をしていたのね，私って…。顔を洗いに行きたいわ」と，以前の自分への取り戻しを願ったように，学生もＢ氏が本来のＢ氏らしく，自分のことはできるだけ自分で行えるＢ氏であってほしいと願った結果と言えるのでしょう。

（3）自分および他者に対する感受性の育成

学生はＢ氏がどうしてリハビリを途中でやめてしまうのか，わかりませんでした。「どうしてなのか？」と解決しない疑問を持ちながらも，それをＢ氏にダイレクトに問いただすことをしていません。「しんどいわけでないけどね…」とつぶやき，それ以上何も口にしようとはしないＢ氏の心情に困惑しながらも，学生は何か言葉にならないＢ氏の苦悩を敏感に感じたのでしょう。何も聞かず，それ以後はただＢ氏のわずかな表情の変化やしぐささえも見逃すことのないように，注意深くＢ氏のことを観察していきます。今までは看護師の要求や援助に対してされるがままで，自ら行動することがなかったＢ氏が，体温測定時に自ら衣服のボタンを外し，手を差し出したその行動，食事の食べ残しがなかった事実，些細なことであっても行動が変化しているということは，Ｂ氏の意識や認知に変化が生じているということを示しています。学生は行動の変化を通して，Ｂ氏から発信される見えないモノを受け止めていたのではないかと考えます。

（4）援助-信頼関係のヒューマン関係の発展

車いすを押す時や歩行器での介助時以外，学生はＢ氏の視野に入る場所にいました。リハビリの最中でもＢ氏の正面に立ち，同じように手足を動かしていました。ベッドで昼寝をし

ているＢ氏が目を開くと，学生はタイミングよくベッドサイドのいすに座っているということはしばしばでした。常にＢ氏のそばを離れず，同じ時間と空間を共有していました。

（５）肯定的感情表出と否定的感情表出の促進と受容

　Ｂ氏は今の自分，これからの自分にとってリハビリを始めることに大きな意味を見いだせない状況にあったと思われます。学生はそんなＢ氏の状況をある程度は理解していたと思います。しかし，日常生活行動をできるだけ自立的にできるようになるためには，リハビリに意欲的に取り組んでほしいという願いがあったのでしょう。下肢の訓練で足が高く上がった時には「すごいですね。さっきよりもだいぶ上がりましたよ」，少しでも多く食事をしてほしいという願いから全部摂取した時にはすかさず「全部食べられたのですね。すごいですね」と，稚拙な言葉ですがＢ氏の努力の成果に対して肯定的感情をストレートに表出しています。Ｂ氏にとって，自分が頑張ったことをこれほどまでに喜び，うれしさを表現する人間がいること，その事実は自分の存在価値をも肯定する意味を持ったのではないかと考えます。

（６）科学的問題解決技法を体系的に活用してのケアリングの過程

　Ｂ氏のケアを考えるに当たって，得られた情報をある一定の枠組みをツールとしてアセスメントし，それを根拠に必要なケアを実践していくという，いわゆる問題解決思考に基づいた看護過程が学生の実践にも反映されていることは言うまでもありません。ここでは「人間のニードの充足」という観点からの枠組みを用いました。アセスメントの結果，学生はＢ氏の生物学的ニードに関連して，Ｂ氏の現在の呼吸機能を超えない活動のコントロールができることを期待しています。

　そして，それは人として基本的な生活行動を，可能な限り自立的に成立させるかかわりの重要性であったり，何よりも，Ｂ氏の心の底にある自己の存在意識への揺らぎを無力的な言動や行動から推し量り，見えない重要な問題を見ようとする学生の感性から導き出されていると言えます。後にワトソンは，このケア因子を「Creative-Problem-solving Caring Process（創造的な問題解決のケアリングプロセス）」（Watson, 2003）と表現を変えて説明しています。それは，体系的：Systematicという言葉が強調されず，創造的：Creativeというように置き換わっています。そこには経験や直観に基づいた人間的な要素が加わり，ケアする人そのものと，その人の知識や倫理観や技術や経験が統合された力による問題解決のプロセスという理解なのです。

（７）対人的な教育-学習の促進

　次第に自分らしさを取り戻しつつあったＢ氏が自ら「…したい」と学生に告げ始めたころから，学生はＢ氏の申し出を尊重した上で，患者の安全を考えながら生活力をアップさ

せるための提案をしています。洗面を希望したＢ氏が「近くだから歩けるかも…」と意欲を見せます。しかし，学生はその意欲に驚いたと同時に，危険ではないかと思ってしまいます。

そこで少し考えて，歩くことに挑戦しようとしたＢ氏の思いを無駄にしない方法，"歩行器"を提案してみます。Ｂ氏は改めて安全の重要性を理解したのでしょう。こうしたケアという状況での学習や教育というのは，一方向的ではなく，互いに影響を与え合うことでＢ氏の枠組みの中で考えることができるのです。

（8）支持的，保護的，矯正的な心的・物理的・社会文化的・スピリチュアル（霊的）な環境の提供

Ｂ氏の生活する環境は，病室とリハビリ室という非常に狭い範囲の行き来だけでした。そして，病室環境というと４人床の廊下側です。窓は遠く，光も風も感じにくい位置です。移動や活動の援助のしやすさや，看護者が頻繁に往来して同室者のパーソナルスペースを侵すことが少ないといった点では都合がよい位置とも考えられます。しかし，快適さから考えると決してよいとは思えないところです。

それで，学生は劇的に援助の比重が変化していくＢ氏を見て「昼食を食堂でしてみませんか」と誘います。Ｂ氏は食堂がどんなところか知らずに「…気分がよくなるかもしれないね」と反応します。食堂には大きな窓があり，４階からは隣接する公園を見下ろすことができます。Ｂ氏の病室では体験することのできない景色を学生は知っていたのです。

このような外的な環境の提供も重要であると同時に，ワトソンが「環境としての看護師」という概念を提唱しているように，学生はまさにＢ氏に変化をもたらした環境そのものと言えるのではないでしょうか。学生はただＢ氏のそばにいたのではなく，Ｂ氏の表情や言葉や身体に，学生自らの手や身体や心を使って注意を向けていたからこそ環境として存在し得るのであって，そこには看護師の意図性や創造性を伴うヒーリングと言えるものが存在すると言えます。

（9）人間的なニーズ充足への援助

人間的なニーズという観点から，前項のＢ氏の状況のアセスメントで解釈をしています。その上で，Ｂ氏の「全体像」を描き，また「看護診断」と「期待される結果：目標」に基づいて実施した結果として，Ｂ氏へのかかわりが生じていると考えることができます。

しかし，その中には，学生がＢ氏の病室に入りＢ氏を見た時に，直感的に必要な援助を見いだしていることもあります。それはここでは表現できていない学生とＢ氏との関係にあると思われます。それはＢ氏の身体に触れるだけではなくＢ氏の近くでＢ氏の考えに触れ，心に触れているからこそわかるＢ氏の人間的なニーズへの援助と言えるのでしょう。

(10) 実存的-現象学的な力の受け入れ

人がそこに存在するということは，その存在そのものにすでに意味があるのであり，意味のないものとして人は存在し得ないというものの見方です。そして，このような人のとらえ方はホーリスティックな人間観を基盤としています。おそらく，学生はこのような人間観を持ち合わせていたのでしょう。それは意識に上っていなかったかもしれません。しかし学生は，ただＢ氏がそこにいて自分の力を必要としていると感じ，Ｂ氏の変化の可能性を感じ，その姿をイメージし，そうなれるように願って行動したのです。まさに人は秘めた力を持っていて，いつそれがエネルギーとして放たれるのか，誰も予測できない神秘的で複雑な存在であることを受け入れていたとも考えられます。

以上のように，Ｂ氏にかかわる学生の看護実践をヒューマンケアリングの理論と哲学的観点から見てくると，すべてではないにしても10のケア因子のほとんどが説明できる可能性を秘めていると言えます。筆者はこの事例を通して，看護師ではない学習途上にある学生であっても，真に患者に向き合い，誠実にかかわることで，人はこれほどに変化を遂げるのかと，自分らしさを取り戻したＢ氏の姿に感動を覚えると同時に，学生の成長にさらなる可能性を感じています。

VII. 枠組み7：臨床・研究・教育とのリンケージ
この理論を臨床場面や看護研究，そして看護教育の中で使うためには，どうすればよいかを考えてみよう

これまで見てきたように，ワトソンの看護理論には形而上学的視座が大いに反映されていることがわかります。その形而上学的視座には，現象学や実存主義，あるいは人間学などの学問が基盤となり，それにワトソンの独自的な解釈が加えられていると思われます。したがって，看護実践においてこの理論を活用するには実存哲学や現象学はもちろんのこと，人文科学，行動科学や心理学など基盤となる知識が多少なりとも必要となるでしょう。

また，ヒューマンケアリングの実践は，看護師とクライアントとが人間と人間のかかわりにおいて時間と空間を共有するような現象の場で行われるために，重症患者や短期入院患者よりはむしろ慢性疾患患者や高齢者を対象とした実践領域での活用が有用であろうと考えます。

また，ワトソンの提唱する10のケア因子／10のカリタスプロセスは，看護実践で看護

師-クライアント関係を導くために活用できると考えられています。実際には，おそらく多くの看護師が"患者のため"として実践している行為そのものは，すでにケアリングなのだと思うのです。ただ，それを看護師自身が言語化してこなかったのだと思います。そう意味で，ワトソン看護論の10のケア因子は私たちの看護実践を十分に説明できる枠組みと言えます。しかし，心理社会的・スピリチュアルな側面に偏りすぎているという批判は少なくないため，疾患や身体的側面のアセスメントに関しては，何らかの補足的な概念を応用し，充実させることが必要であると思われます。

さらに，近年ワトソンの看護論には"ヒーリング"という概念が頻繁に使われているという印象を受けます。ワトソンは，西洋医学の価値観一辺倒で看護実践が突き進むことに不安を抱いたのでしょう。人を対象とする看護の理論的価値観を東洋医学的な思想に見いだしたと思われます。人と人がかかわる中で生じる霊的・心理的なエネルギーを引き出す看護への追及，それは人々への真の愛情や平和を願う思いがワトソンの理論の根底に流れているからだと思えるのです。

そして，ワトソンは，「社会における看護の役割はヒューマンケアリングの基礎の上にあり，それに道徳的な次元でかかわることを通じて，看護は社会に貢献する」と繰り返し主張しています。これは，看護がヒューマンケアリングあるいはトランスパーソナルケアリングを探求することで人間科学や健康科学の分野で貢献できることを示唆するものです。

具体的には，看護の研究は，人間の実存（存在意義）・健康／不健康・看護師のヒューマンケアリング・人間の治癒力に潜む意味を探求することとすれば，ワトソンは，自らの理論を研究するための方法を提案しています。

① 質的-自然主義的-現象学的フィールド（臨床現場）を使う方法。
② 解釈的・表現的研究方法。
③ 質的方法と量的方法を組み合わせた方法。
④ 量的合理的研究方法。

つまり，質的／量的にとらわれることなく，創造的な方法を見つけ出すことも許容し，その中で，存在論的事例研究や内容分析などの記述的な研究が初期にあるとしています。

この事例研究は，実践の現場で繰り広げられている患者-看護師間のさまざまな現象から引き出されるものであり，臨床でできる大いに意味のある研究方法と言えるかもしれません。

そのほかワトソンは，ヒューマンケアリング／トランスパーソナルケアリングの形而上学的アプローチを必然として，現象学的／解釈学的研究方法に妥当性を見いだしていると思われます。しかし，現象学的研究方法が唯一としているのではなく，看護独自の研究方法論の創造や新たな発展を願っていると思われます。そして，ワトソンや多くの研究者が

手がけているケアリングに関連する測定用具の開発（Watson, 2001/2009）は，看護の専門的実践活動を客観的に測定し，見えにくいケアリング実践を可視化できるという意味では，看護実践の評価の一部として利用できるかもしれません。また，研究方法の多様性と結果の妥当性において大きな意味を持つことも期待されると考えます。特に，ワトソンが2014年に発表した『WATSON CARITAS PATIENT SCORE（WCPS）』は，看護実践をケアリングの視点から評価できるように開発された測定用具で，十分な信頼性妥当性を保証されていることから全米で使われているようです。

VIII. 枠組み8：さらに詳しく理論を知りたい人のために

ワトソンの看護論について見てきましたが，この理論に興味を持ち，もう少し深く触れてみたいと考えている方は以下の文献を参考にしてください。

① Watson, J.（1979）. *Nursing : the philosophy and science of caring*. Boston : Little, Brown and Company, Inc.

ワトソン理論の原点というべき著書です。残念ながら，邦訳されていないので原書で読むことになります。とは言っても，現在は絶版となっています。この初版は2008年に改訂（Watson, J.（2008）. *Nursing : the philosophy and science of caring*（rev. edition）. Boulder, CO : University Press of Colorado）されました。

② Watson, J.（1988）. *Nursing : human science and human care ; the theory of nursing*. New York : National League for Nursing, Inc./稲岡文昭，稲岡光子.（訳）.（1992）. ワトソン看護論―人間科学とヒューマンケア. 医学書院.

この著書は初版をさらに発展させ，実存主義や現象学的な視点を随所に盛り込みながら看護にかかわる概念を明確に定義しています。しかし，哲学用語を取り入れていることから抽象的で理解が困難な部分もあるように思います。看護理論というよりむしろ看護哲学として，「看護とは何か」「ケアリングとは何か」「看護師はどうあるべきか」という問いに何らかの示唆を与えてくれるように思われます。

③ Watson, J.（2012）. *Human science and human care ; a theory of nursing, second edition*./稲岡文昭，稲岡光子，戸村道子.（訳）.（2014）. ワトソン看護論―ヒューマンケアリングの科学. 医学書院.

ワトソン看護論の集大成ともいうべき書籍です。ワトソンがこれまでの研究や教育活動を通して考えてきた看護の科学とは何かという問い，ヒューマンケアリングの科学という

ことで一つの答えを出していると思えるのです。

④ Watson, J.（1989）．ヒューマン・ケアリング理論の新次元．*日本看護科学会誌*，9（2），29-37．

　これは，1989年7月27～29日に開催された日本看護科学学会第1回国際看護学術セミナーで行われたワトソンの講演をまとめたものです。

　ケア／ケアリングのプロセスにヒーリング（癒やし／治癒）という概念が加わり，看護への新たなパラダイム（ホログラフィック理論と上昇因果関係モデル）を提示しています。

⑤ Watson, J.（1985）／黒田裕子．（訳）．（1997）．看護の将来へ向けての相異なる研究方法に関する考察．近藤潤子，伊藤和弘．（監訳）．*看護における質的研究*所収（pp.432-439）．医学書院．

　これは最終章にまとめられています。この中でワトソンは，看護が将来取るべき方向性が2つあるとするならば，その一つの代替的な道は将来へ向けての知識と実践を確立するために私たちが還っていくべき「ルーツ」であると考えています。短い文章ですが，これからの看護研究方法における大きな示唆を与える意見であろうと思われます。

⑥ Watson, J.（1999）．*Postmodern nursing and beyond.* Elsevier Health Sciences.／川野雅資，長谷川浩．（訳）．（2005）．*ワトソン　21世紀の看護論—ポストモダン看護とポストモダンを超えて*．日本看護協会出版会．

　ワトソンの著書で邦訳されている2冊目になります。1979年の最初の書籍の執筆から20年を経過しての本書であり，ワトソンがトランスパーソナルなケアリング・ヒーリングの観点から"魂"と"霊性"の概念を色濃く扱っています。それはモダンでもポストモダンでもない，今はそれを超えた私たちの意識や人間存在の価値づけ，そしてナイチンゲールをポストモダン的に再考することでの看護がたどり着く方向を示し，ケアリング・ヒーリングモデルの有用性を説いています。2011年に改訂されましたが，改訂版は邦訳されていません。

⑦ Watson, J.（2001）．*Assessing and measuring caring in nursing and health science.*／筒井真優美．（監訳）．（2003）．*ワトソン　看護におけるケアリングの探究　手がかりとしての測定用具*．日本看護協会出版会．

　ワトソンはトランスパーソナルなケアリングを哲学的に探究するその傍ら，ケアリングの客観化を試み，プロフェッションとしての看護に必要なケアリングを教育するために，多くの研究者と共にケアリングの測定ツールの開発に当たっています。本書には，ケアリングに関する測定用具がその概要と共に収められています。ただし，測定用具はすべて原文のまま掲載されています。本文では「ケアリングの測定は可能だろうか。可能である。

しかし，本質的に，注意深く，意識的に，深遠なケアリングを今十分に測定することはできない」としながらも，看護の専門性を客観的に伝える道具の開発は重要としています。2009年に改訂版『Assessing and measuring caring in nursing and health sciences 2nd ed.』が出版されています。

その後，ワトソンが開発した測定用具の紹介がホームページ（www.watsoncaringscience.org）で確認できます。

WATSON CARITAS PATIENT SCORE (WCPS)：2014

The Watson Caritas Patient Score（WCPS）is a reliable and valid instrument used in hospitals and systems throughout the United States（and other parts of the world）to assess perspectives of caring practices of hospital staff, of colleagues and peers（with different versions）.

The instrument contains five critical caring questions, to assess authentic human caring practices. The items are derived from the 10 Caritas Processes™ of Watson's Human Caring Theory. The WCPS is a 7 point Likert scale where individuals who complete the survey are asked to rate the frequency from *never to always* of caring practices they have experienced. Caring practices include：

・providing care with loving kindness
・having helping and trusting relationships
・creating caring environments
・meeting basic needs, and
・valuing the patient's personal beliefs and faith.

The scale has different versions and has been translated into several languages（Italian/Hebrew/Arabic/French）.

⑧ Watson, J.（2003）. *An overview of Watson's theory of human caring as guide to transforming practice：examples from the field.*/日本赤十字看護大学国際交流委員会，伊藤いつ子．（訳）．（2005）．講演要旨　実践に取り入れるガイドとしてのワトソンのヒューマン・ケアリング理論の概要：現場からの．*日本赤十字看護大学紀要*, No.19, 65-77.

これは，日本赤十字看護大学国際交流委員会が2003年に12月4日に開催したワトソン講演会「ケアリングと看護実践」の講演要旨の翻訳です。10のケア因子の解説と，ワトソンが米国で手がけている臨床プロジェクトの内容も盛り込まれています。それはヒーリングをつくり上げる「環境としての看護師」を考える，発想からの取り組みのようです。

⑨ University of Colorado Denver, College of Nursing：www.uchsc.edu/nursing/caring
　Copyright©2007, Jean Watson
　Watson Caring Science Institute and the International Caritas Consortium Work.
　（new website）：www.watsoncaringscience.org　Copyright©2008, Jean Watson
　ワトソンのホームページです。ここではワトソンの多方面での活動や，取り組んでいるプロジェクトの紹介，そして，そのような自身のさまざまな活動への参加を世界の看護を愛する人たちへ広く呼びかけているのです。ぜひ，アクセスしてみてください。

おわりに

　ワトソンの理論は一般に理解が難しいと評価されているようですが，皆さんはどのように思われたでしょうか。

　ワトソンは看護におけるケアリングとは何か，言い換えれば看護とは何かということを探究する中で，実存主義，現象学や人間学的心理学などの学問と出合い，看護の哲学として一つの考えを私たちに提供してくれています。それは，看護におけるトランスパーソナルなケアリングあるいはヒューマンケアとは道徳的次元の理念であり，人間的尊厳と人間性を保持することで人間の成長にかかわり，さらに社会に貢献するという考え方です。このことは私たち看護師が本来，実践において何を大切にしなければならないのかを考える動機づけになるのではないでしょうか。つまり，従来のような医学に追従するような看護から脱却し，医療の中心はキュアではなくケアであるという認識に立ち，今後看護がどのような立場を担っていくべきなのかを明確に示しています。

　残念ながら，ワトソンの看護理論を使った実践的な研究は日本においてまだそれほど多くないように思われます。しかし，ケアリングの概念の検討（中柳，2000．佐藤他，2004．佐藤，2010）や看護系学会においてヒューマンケアを実践の中で具現化できる可能性を探る（竹尾，2005）など広がっているように思えます。そのような議論の中には，ワトソンのケアリング理論は必ずと言っていいほど持ち出されています。また，現行の看護教育カリキュラムはケアリングカリキュラムと言われるほど，カリキュラムの中核にヒューマンケアリングの概念を導入する教育機関が少なくありません。今後，研究的な取り組みとはいかないまでも，まずは一人でも多くの看護師や看護教員，あるいは看護学生がワトソンの看護論に触れ，それを基盤とした実践や教育を積み重ねることで，理論を検証したり，あるいは自己の看護観を発展させ，その結果として質の高いケアを提供できることを願っています。

【文献】

Bevis, E. O., & Watson, J.（1989）/安酸史子．（1999）．ケアリングカリキュラム―看護教育の新しいパラダイム―．医学書院．
Erik H. Erikson（1963）/仁科弥生．（1977）．幼児期と社会 1．みすず書房．
George, J. B.（Ed.）（1995）/南裕子，野嶋佐由美，近藤房恵．（訳）．（1998）．看護理論集―より高度な看護実践のために 増補改訂版．日本看護協会出版会．
中柳美恵子．（2000）ケアリング概念の中範囲理論開発への検討課題―看護学におけるケアリングの概念分析を通して―．呉大学看護学部看護学統合研究，1（2），26-44．
Marriner-Tomey, A.（Ed.）（1994）/野嶋佐由美．（訳）．（1995）．ジーン・ワトソン ケアリングの哲学と科学．都留伸子，看護理論家とその業績 第2版所収．医学書院．
丸山高司．（編）．（1992）．現代哲学を学ぶ人のために．世界思想社．
Mayeroff, M.（1971）/田村真，向野宜之．（訳）．（1997）．ケアの本質―生きることの意味．ゆみる出版．
Rogers, C. R./伊東博．（編訳）．（1967）．ロジャース全集 8 パースナリティ理論．岩崎学術出版社．
佐藤佐智子，井上京子，新野美紀，鎌田美千子，小林美名子，藤澤洋子，矢本美子．（2004）．看護におけるケアリング概念の検討―我が国におけるケアリングに関する研究の分析から―．山形保健医療研究，第 7 号，41-48．
佐藤聖一．（2010）．看護におけるケアリングとは何か？．新潟青陵学会誌，3（1）．
竹尾恵子．（2005）．会長講演"ヒューマン・ケアの看護実践への具現化"，日本看護研究学会雑誌，28（1）．
近田敬子．（1993）．「ケアリング」の概念と研究方法を模索して．看護研究，26（1），40-47．
Torres, G.（1986）．*Theoretical foundations of nursing*. East Norwalk：Appleton & Lange.
Torres, G.（1986）/横尾京子，田村やよひ，高田早苗．（監訳）．（1992）．看護理論と看護過程．医学書院．
筒井真優美．（1993）．ケア／ケアリングの概念．看護研究，26（1），2-13．
Watson, J.（1979）．*Nursing：the philosophy and science of caring*. Boston：Little, Brown and Company, Inc.
Watson, J.（1988）．*Nursing：human science and human care；the theory of nursing*. New York：National League for Nursing, Inc.
Watson, J.（1988）/稲岡文昭，稲岡光子．（訳）．（1992）．ワトソン看護論―人間科学とヒューマンケア．医学書院．
Watson, J.（1999）/川野雅資，長谷川浩．（訳）．（2005）．ワトソン 21世紀の看護論―ポストモダン看護とポストモダンを超えて．日本看護協会出版会．
Watson, J.（2001）/筒井真優美．（監訳）．（2003）．ワトソン 看護におけるケアリングの探究．日本看護協会出版会．
Watson, J.（2003）．*An overview of Watson's theory of human caring as guide to transforming practice：examples from the field*. /日本赤十字看護大学国際交流委員会，伊藤いつ子．（訳）．（2005）．講演要旨 実践に取り入れるガイドとしてのワトソンのヒューマン・ケアリング理論の概要：現場からの．日本赤十字看護大学紀要，No.19，65-77．
Watson, J.（2008）．*Nursing：the philosophy and science of caring. revised edition*. University Press of Colorado.
Watson, J.（2009）．*Assessing and measuring caring in nursing and health sciences. 2nd edition*. NY：Springer Publishing Company, LLC.
Watson, J.（2012）．*Human caring science：a theory of nursing, 2nd edition*. MA：Jones & Bartlett Learning, LCC.
Watson, J.（2012）/稲岡文昭，稲岡光子，戸村道子．（訳）．（2014）．ワトソン看護論―ヒューマンケアリングの科学 第2版．医学書院．

マドレイン・M・レイニンガー
Madeleine M. Leininger

原田圭子　　田巻乃里子　　後藤理香
大島友美　　菅原美樹　　　中村惠子

はじめに

　看護は「対象者のため」に行うことは言うまでもありません。しかし，看護者と対象者は全く同じ文化を持っているわけではないのです。人には，必ず文化が存在します。文化は，人や集団それぞれによって違うところも共通するところもあります。看護者が，自覚のないままに自分の文化を基準にして看護を行ってしまうことで，対象者の望むケアを提供できないことがあります。もし皆さんが看護実践の場で，「自分のケアを受け入れてもらえない」と悩むことがあったら，マドレイン・M・レイニンガー（Madeleine M. Leininger）の「文化ケア理論」が役に立つかもしれません。レイニンガーは看護と文化人類学との調和によって，文化が長年にわたって培われた生活・価値観であることを知り，その人にとっての文化を考慮することが大切であると理論化した人です。では，レイニンガーの生涯をかけた看護に触れてみましょう。

I. 枠組み1：理論を書いた人はどんな人だろう

　レイニンガーは，1925年に米国ネブラスカ州サットンで生まれ，4人のきょうだいと共に農場で過ごしました。1950年から1954年まで聖ジョセフ病院で看護師として働きながら大学院に通いました。この病院の小児精神科病棟での経験をきっかけに研究を始め，その後生涯を通じて洗練し世界中に影響を及ぼすことになります（詳しくは，次の枠組みで紹介します）。

修士号を取得した後は，看護部長になって精神科病棟を開設しました。1954年からシンシナシティ大学で教育に携わり，世界初の小児精神科看護の専門看護師の養成を手がけています。精神看護学の修士課程を開設したころに執筆した『Basic psychiatric concepts in nursing（看護における精神医学的概念）』は，11カ国語に翻訳されています。1959年，ワシントン大学大学院の博士課程に進み，パプアニューギニア，イースタン・ハイランドで18カ月間暮らします。ガッドゥス アップ族の人々とその文化について研究をし，1965年に文化人類学の博士号を取得しました。

　その後，コロラド大学で看護学教授，人類学教授に就任しました。そこで「文化を超えた看護」の教育課程を開設したのです。また，ワシントン大学やユタ大学で看護学部長を，ウェイン州立大学では看護学教授，人類学教授を務め，修士課程，博士課程の学生を指導しました。

　それ以降は毎年，基調講演，ワークショップやカンファレンスを精力的に行っています。国内外の85大学で特別客員教授や講師だけでなく，8つの編集委員会のメンバーおよび数誌の論文審査員も務めました。こうした功績が認められて1998年，米国看護協会からAcademy Living Legendに選出されています。2012年，87歳で自宅にてその生涯を終えました。

　1940年代中ごろの看護現場では，薬品が少なく，持続モニタリング装置もなく，患者のケアに忙しい状態でした。そのころの多くの看護師にとって，ケアリングとは患者のそばで話に耳を傾けることを意味していました。ケアの知識は，自分たちの経験や本からの知識，多くの先輩たちから教わったものだけで，看護研究に基づく知識はありませんでした。1950年中ごろ，レイニンガーが修士号を取得した辺りから高度科学技術（ハイテク）が導入されるにつれて，看護業務に変化が表れ始めました。医師の指示の下に薬物の計量や医学的処置を行い，医師のために効率的に働く看護師が増えてきたのです。ケアは非科学的で家庭で素人でもできるものであると認識している看護師がいたことに，レイニンガーは驚きを感じました。

　そのような時代の中にいて，レイニンガーはヒューマンケアこそが看護の本質であり，文化を超えた視点からヒューマンケアの解明に焦点を当てたのです。この考え方を示した当時，看護師の多くがこのことに関心を示しませんでした。こうしたこともあって，レイニンガーは看護基礎教育課程や大学院で人類学を学ぶことを勧め，そこで学んだ看護師が中心となって文化ケアを確立させていったのです。

Ⅱ. 枠組み2：看護理論家は理論を書く時に一体何を材料にしたのだろうか

　レイニンガーが文化ケアに必要性を感じ，文化人類学を学び，ヒューマンケアの解明に焦点を当てたきっかけは，1950年中ごろにありました。

　当時，レイニンガーは，小児精神科病棟に勤務していました。その病棟には米国だけではなく，ユダヤ，アパラチア，ドイツ，イギリス系など，さまざまな文化で育ったさまざまな国籍の子どもたちが入院していました。子どもたちが望む遊びや食事，睡眠，他の子どもとの触れ合いなど，多くのことが一人ひとり違っていて，レイニンガーはカルチャーショックを受けたそうです。

　子どもたちはそれぞれの方法で，自分たちのニードを訴えていましたが，レイニンガーを含むスタッフは適切にそのニードに応じることができませんでした。その時レイニンガーは，スタッフが子どもたちの文化的要因に目を向けていないことに気がついたのです。この出来事が，レイニンガーが生涯をかけて文化ケアを研究するきっかけとなりました。子どもたちの行動は，それぞれの文化によって組み立てられたものであること，文化は子どもたちの精神の健康に影響を及ぼしていることに気づいたのです。しかし，レイニンガーが持っている知識では，子どもの行動やニードを理解し，適切なケアを提供することは難しいと感じました。そこで，文化的要素が心身の健康に果たす役割があることを追究するために，人類学を学び始めたのです。この時，文化人類学者のマーガレット・ミードからのアドバイスも学ぶことへの後押しになりました。

　レイニンガーは元々，ケアは看護の本質であり，それが看護を他の保健医療専門職から区別するものだと確信していました。ケアというものはあいまいでとらえにくく，しかも奥深い理解を必要とするものだとわかっていました。人類学の立場から見ても，ケアは世界観であり，文化的・社会的構造の中に埋もれているものであると認識したのです。そして，その埋もれたもの—ケア現象—を明らかにするには，どうすればよいのかを考えました。ワシントン大学大学院博士課程在籍時，「文化ケアの普遍性と多様性」理論のおおよそを概念化していました。その理論を検証するために，パプアニューギニア，イースタン・ハイランドへ行き，18カ月間ガドゥス　アップ族の2つの村人と一緒に生活し，フィールド研究を行いました。ここは西洋人とほとんど接触がなく，文献も存在しませんでした。レイニンガーは，米国の食品や生活必需品は一切持たずに村に受け入れてもらい，村人と共に生活し，村人の日常生活様式を直接学びました。そのようにして，意味があり，

一貫性があり，受容できるケアを提供するためには，民間的ケアを知り理解することが極めて重要であると学びました。しかし，民間的ケアは村人以外には理解されておらず，専門看護職でも重要視されていなかったため，民間的ケアと専門的ケアとはかなり違っていました。事実，村から離れた病院を利用する村人はめったにいませんでした。理論を説明する時の「イーミック（emic）」「エティック（etic）」という概念は，文化的ケアと健康について説明するのに大いに役立っています。これについては，この後の枠組みで詳しく述べていきます。

III. 枠組み3：看護理論の骨格部分に何が書かれているのかを見てみよう

　レイニンガーが「文化ケア理論」のケアと文化の複雑な影響を理解するためのガイドとして開発したものに，「サンライズ・イネーブラー（sunrise enabler）」があります。イネーブラーという語には，「可能にするもの」「能力を引き出すもの」「成長・自立を促すもの」という意味があります。つまり，「文化ケア理論」を理解することを可能にするものという意味です。1950年代後半から「サンライズ・モデル」という名称でガイドの改良を重ねてきましたが，2006年に名称を「サンライズ・イネーブラー」に改め，統一を図りました。
　「サンライズ・イネーブラー」には，文化に適した看護ケアが「良いケアだった」と人々に感じられ，その満足感が治癒力にもつながるというレイニンガーの考えが表現されています（図1.）。それでは，早速「サンライズ・イネーブラー」をひも解いてみましょう。
　図1.では，半円が，半円の下に示されている「民間的（土着的）ケア」「看護ケア」「専門的ケア・キュア実践」とうまく調和した時，看護者が対象のケアと健康を正しく認識し，文化に適した看護ケアを導き出していくことを意味しています。
　看護者が対象とする人々とは，「サンライズ・イネーブラー」の中央に描かれている「多様な健康の背景にある個人，家族，集団，地域，機関」です。その対象の全人的な健康，病気，障害，死を理解するためには，さまざまなものが影響し合っていることが示されています。
　半円に示されている文化的・社会的構造次元，技術的要因，宗教的・社会的要因，親族的・社会的要因，文化的価値観と生活様式，政治的・法律的要因，経済的要因，教育的要因は，お互いに関連し家庭や社会，自然など人々を取り巻く中においてケアの行為と意味に影響を与えています。矢印は，要因間がお互いに関連し影響し合っている様を表現しています。

〔出典：McFarland＆Wehbe-Alamah（2015）．より引用，一部改編〕

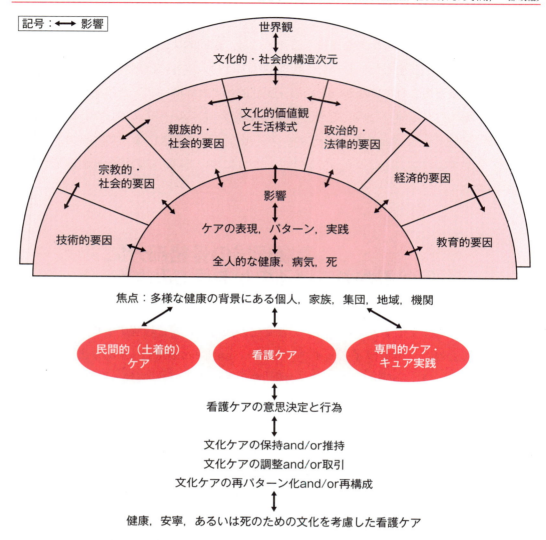

図1. 文化ケア発見のためのレイニンガーのサンライズ・イネーブラー

　世界観は，広い視野を持って，自分の生活や自分を取り巻く世界を外からながめることを意味しています。そこから，対象の文化ケア現象の意味を客観的にとらえることができるのです。

　次に半円の下を見てください。ここは，民間的（土着的）医療システムである「民間的ケア」と，専門的医療システムである「専門的ケア・キュア実践」の両方を考慮して「看護ケア」を考えていくことを意味しています。

　「民間的ケア」とは，その文化に住む人々に特有な意味を持つケアや慣習のことを言います。「専門的ケア・キュア実践」とは，教育機関で学習し修得されて用いられている専門的な知識や技術のことを言います。「民間的ケア」と「専門的ケア・キュア実践」の両

方を理解し，看護者と対象とが3つの看護様式（「枠組み5」で詳しく説明します）の方法で話し合って取り入れたケアは，「文化に適した看護ケア」と表現されます。文化に適した看護ケアを行うと，人々を健康な状態，または良好な生活状態へと導くことができます。しかし文化に適さない看護ケアを行ってしまうと，人々が期待する看護ケアと看護者の行う看護ケアに，大きな違いが生じてしまいます。また，看護ケアの技術的な依存が高ければ，人々との距離は広がり，満足度も低くなってしまいます。そのため，その人々と同じ視点に立ち，文化に適した看護ケアを行っていくことが看護者には必要となるのです。

人々と文化，看護者との間に密接な関係をつくり，看護ケアを提供することで，人々の健康は増進し，満足の得られるものとなります。

IV. 枠組み4：看護で中心的な概念，つまり人間・環境（社会）・健康・看護などについて理論家はどのように描いているのだろうか

レイニンガーは，ケアこそ看護の中心的な概念であり，ケアはどの文化にも含まれ，文化に基づいて成り立っていると考えています。

A. ケア

ケアは健康状態や生活様式を改善したり，向上したりしようとするニードを持つ人々に対して行われると，レイニンガーは述べています。それは，補助的にあるいは支援することで，ニードを改善することを実現可能にしていきます。

B. 文化

レイニンガーの理論を説明する上で欠かせないものは文化です。人は，必ずある文化の中で生まれ育ち，そして生活を送る中で病気になったり，健康を回復したりを繰り返しながら人生を終えていきます。このような流れはどの文化にも存在し，その文化や人々それぞれに意味を持ちます。

人間の生活を考えてみると，食べることや眠ること，1日をどのように過ごすかは人によって個性があると思います。人間の行動は，それぞれの人が持っている文化的背景によっ

て成り立ち，その文化的背景は人間の心の健康にも影響を及ぼしているととらえています。

C. 文化ケア

　その文化の中にあるケアの考え方や行為を文化ケアと呼びます。文化ケアは，健康を維持したり，健康状態や生活様式を向上させたり，病気や障害そして死に向き合おうとする人々を援助・支持したり，能力を引き出そうとしたりすることです。そのケアのあり方は，一人ひとりが持つ価値観や信念，習慣，生活様式という文化的背景に大いに影響を受けています。

D. 環境

　レイニンガーは，環境は看護に特有なものではないとし，定義していません。しかし，宗教，親族・社会関係，政治，経済，教育，技術，文化的価値観，民族の歴史などが文化に影響を与えていることから，環境ととらえることができます。

E. 健康

　健康は，生活様式の中で文化に定義され，価値づけられ，慣習化された安寧の状態あるいは回復する状態としています。

F. 看護

　看護は，ケアの現象と活動に焦点を当てた科学的な専門職および専門的な学問領域を意味しています。

V. 枠組み5：この理論にはどのようなことが書かれているか，もう少し詳しく見てみよう

　文化ケア理論は，看護と文化人類学の知識が結び付いて開発された理論です。レイニンガーは，この理論を研究するための方法として民族看護学を開発しました。

A. 民族看護学とイーミック・エティックな見方

　民族看護学とは，人々の文化ケア現象を発見するための研究方法です。レイニンガーは，文化的・社会的構造次元から，対象のケアの知識や技術を導き出す方法としてイーミック（emic）とエティック（etic）を用いました。

　イーミックとは，その地域で生活する人々から見たその文化特有の知識や技術を発見することを言います。レイニンガーは，これらをその文化の人々の目や耳，体験を通して彼らから学ぶこと，そしてそれら学んだことを，自分が本当に理解できているのかを，彼らに何回となく確認することが大切だと述べています。このことは，文化を理解する精度を高める意味で重要です。エティックとは，看護師や研究者らの専門的な見方を言います。

　その人が生きている文化を対象者（イーミック）と専門職者（エティック）の両方から見ることで，その人の全人的な健康（安寧），病気，死や障害への文化ケアを知ることが可能となるのです。

B.「民間的ケア」と「専門的ケア・キュア実践」

　レイニンガーが開発した看護理論では，人々の文化に適したケアを提供することを目標としています。そのためには，人々の中の「民間的ケア」を理解し，「専門的なケア・キュア実践」との差異を発見して，効果的な方法であればケアに取り入れていこうという考え方です。

　「民間的ケア」とは，その文化に住む人々に特有な意味を持つケアや慣習のことを言います。「民間的ケア」は，人々に根ざした知識や技術を意味しており，その文化の人々が慣れ親しみ，癒しや助けになるものとしてとても重要です。例えば日本では，風邪をひいた時に「しょうが湯を飲む」「卵酒を飲む」「焼いたねぎを首に巻く」など，人々が特有の文化の中で学習し，伝承されてきた非専門的な知識や技能があります。これが「民間的ケア」です。

　「専門的ケア・キュア実践」とは，教育機関で修得し，用いられている専門的な知識や技術のことを言います。医療従事者によって提供されるもので，看護ケアの一部を含んでいます。風邪をひいた時に体温を測り，熱があれば処方された解熱剤を内服し，氷枕や氷嚢で体を冷やす，のどの痛みがあれば抗炎症作用の含漱薬でうがいをするといったことになります。

　このような「民間的ケア」と「専門的ケア・キュア実践」の両方を考慮して，人々の文化に適したケアを提供しようとしているのです。

マドレイン・M・レイニンガー

C. 3つの看護様式

「サンライズ・イネーブラー」では，人々の文化を考慮したケアを実際に提供するに当たっては，3つの看護様式を示しています。1つ目は文化ケアの保持もしくは維持，2つ目は文化ケアの調整もしくは取引，3つ目は文化ケアの再パターン化もしくは再構成です。

1つ目の「文化ケアの保持もしくは維持」は，特定の文化を持つ人々がそのケアの価値観を保持または維持することによって，自らの安寧を保ち，病気から回復し，障害や死に対処できるように助ける看護様式です。この様式は，援助的・支援的で，かつその人々の能力を引き出します。

2つ目の「文化ケアの調整もしくは取引」は，文化に適した安全で有効なケアについて調整したり，取り引きしたりするのを助ける看護様式です。3つ目の「文化ケアの再パターン化もしくは再構成」は，対象が自分のライフスタイルを再構築したり変更したりして文化的に意義のある，あるいは健康生活に役立つ新しいパターンを習得できるように助ける看護様式です。つまり，対象の文化的価値観や利益を尊重しながら，看護者がかかわる前よりもより健康で有益なライフスタイルを提供できる働きかけのことになります。

3つの看護様式を一緒に用いることで「文化に適した看護ケア」を提供できる場合もありますし，どれか1つだけ実践すればよい場合もあります。いずれにしても，重要なのは看護者と対象者が話し合い協力しながら，その文化に適したケアを行うことにあります。レイニンガーは，これらはユニークで創造的なものであり，さまざまな文化の人々にケアを提供することができると述べています。

では，3つの看護様式について，例を挙げて考えてみましょう。

農村地域で暮らしている中町さん（仮名）が，健康診断で高血圧と高脂血症がわかり，生活習慣の見直しが必要になりました。この地域では，昔から近隣同士が助け合って生活をしてきた文化があり，繁忙期にはお互いに手伝う習慣があります。また，農作業の合間の10時と15時の休憩時間には，おやつとして缶コーヒーや菓子パンを用意してくれています。中町さんは，出されたものは残さずに食べるようにと言われて育ちました。

この中町さんへの保健指導を3つの看護様式で考えてみましょう。

まず，食事摂取量を見直すことが必要性なことを説明し，食事量を控えめにすることを提案します。農作業を手伝いに行くことや，中町さんの食事に関する文化を保持できることが1つ目に当たります。次に，休憩時間（10時と15時）に出されるおやつを，菓子パンか缶コーヒーのどちらか一方ずつ摂取する方法を提案することもできるでしょう。これが2つ目に当たります。中町さんの健康状態と，食事量を控える必要性があることを，お

手伝いする相手に伝え，用意するおやつを控えてもらう方法を提案した場合は，3つ目に当たります。

　これら3つの看護様式を提供する場合，どれか1つだけを実践すればよい場合もあります。まずは中町さんと話し合って，中町さん自身が「これならできそう」と思える方法を取り入れることが重要です。中町さん自身に負担が少なく持続可能な方法を生活の中に取り入れてもらうことが，健康の回復や維持，さらには，より良い状態につながる文化を考慮した看護ケアの提供になるのです。

Ⅵ. 枠組み6：具体的なケースで看護理論によって対象をどのように見るか，どのような介入（援助）を行うか見てみよう

A. ガッドゥス アップ族アクナ村の文化

　ここでは，レイニンガーが理論を検証したガッドゥス アップ族のアクナ村でのフィールド研究を例に挙げ，対象の見方と介入を述べていきます。

　アクナ村は，「枠組み2」で記述したように，近代的設備は何もない所でした。「ハイランドの首狩り族」として知られる人々は，レイニンガーに対して，「『あなたは違う種族の女性です。あなたは我々の友人ですか，それとも敵ですか』という問いかけを無言で突きつけてきた」と著書で記述しています（Leininger,1992/1995）。村人は，見知らぬ人であるレイニンガーを魔術師ではないかと疑い，遠ざけるような態度をとっていました。魔術師は村にとって有害で病気や問題，死をもたらす存在です。レイニンガーはまず自分を村人にながめさせ，自分も村人をながめました。自分を守るために，村人の行動をよく観察し，特に村人同士の非言語的合図に注意を払い，慎重に行動しました。この時には，精神科看護の臨床技術が役立ちました。このようにして，レイニンガーは「魔術師かもしれない人」から徐々に「友人」になり，共に暮らしながら研究を進めていきました。初め，村人はレイニンガーが持っていたカメラに驚いていましたが，後に自分たちの写真を死んだ祖先に供えたそうです。

　また，村人には役割がありました。男は森で狩猟をし，竹や木材を集めて家や武器，楽器の材料にしました。男の子は木の実，キノコなどの食料探しが仕事でした。女は畑で働き，主食の野菜を生産・分配・監督することに誇りを持っていました。老人は筋力がなく

なったら，村の広場で子どもたちの世話をし，すべての村人のために広場の監督をしました。村の生活には時計が存在せず，太陽，季節，草木の成長パターンなどの自然のリズムによって起床時間や仕事の時間を判断していました。このリズムがストレスや時間的拘束を和らげていました。豚は大変価値があるものとされ，豚を持つことは社会的地位が高く，豚がいなくなったり盗まれたりすると村の政治的集会で討議されました。ウナギは男だけが食べられる村の特別食で，女，特に妊婦が食べると病気になると信じられていました。

　村人は誰も世界地図を見たことがなく，ニューギニアの沿岸に行ったことのある数名を除いては，村が「世界」でした。村人たちの一体感が強く，村の中で脅威や喪失に見舞われた時には，お互いに「ケア」し，保護し合おうとする世界観があったのです。アクナ村の人は，自分たちが文化的なタブー，価値観，慣習を守っていれば，健康で元気でいられると信じていました。ほとんどの村人は，「ケアリング」する人は他人のために絶えず見張りをし，彼らを守るべきだと信じていました。不和や魔術はケアリングに反するもので，村に対する脅かしでした。村のリーダーの中でも「偉い人」がいて，正しい決定と適切なコミュニケーション技術で政治的ケアリングのニードに目配りし，物事にうまく対処し，儀式を執り行い，村人を公平に保護していました。

　ここでレイニンガーは，「ケア」とは，男女の役割を認識し，健康を維持し，村の役割の責任を果たすために，男と女の性差を尊重することを意味しています。「ケアリング」とは，病気を予防し，安寧と健康を保ち，不必要な村々の間の争いや緊張を避けるために，ガッドゥス アップ族の歴史に基づく正しい文化的価値観や社会構造，生活様式をも盛ることを意味しています。

　このように，レイニンガーは，対象（アクナ村）の世界観を理解するためにイーミックな見方をしています。「サンライズ・イネーブラー」の半円で考えてみましょう。半円の部分は互いに影響し合っていますので，きっちりと分類することはできません。おおよそを分けてみるなら，表１．のようになります。

　次にアクナ村の民間的（土着的）ケアを見てみましょう。

　ほとんどの村人は，ケアリングする人はいつも他人のために行うと先述しましたが，個人のケアをする一方で，村全体のケアをする精神を大事にしました。アクナ村では，ケアリングは女性の方が精通しており，男性はキュアリングに目を向けていました。「健康とは，毎日仕事ができることである。人々の食物に配慮し，注意すれば魔術や敵から人々を守ることができる」と考えていました。つまり，ケアリングが人々を健康に保ち，病気を予防する強力な手段だったのです。予防の様式が身体的活動や精神的因子に焦点を当てる西洋の多くの医療システムと違い，文化的規範や慣習の維持を基にしていました。そのた

表1. イーミックな見方による世界観

教育的要因	公式な教育システムはない。状況の中で経験的に学べるように，村人が日々の出来事や儀式を通して口承で伝える。
経済的要因	食料の交換や分配によるケアリング，不当な行いをした村人に食料を分けないという非ケアリング行動。
政治的・法律的要因	尊敬する「偉い人」が目配りをし，問題があった時は広場での会合に村人全員が出席して解決する。
文化的価値観と生活様式	一族の一体感で，お互いにケアリングをする。それぞれの役割を大切にする。
親族的・社会的要因	個人の意思決定はかなり自由だが，親族関係の結束が固く，自分たちが「気にかけられている」と感じている。
宗教的・社会的要因	人が死んでも「生命の本質は生き続ける」と信じており，先祖を大切にする。十分に生き抜いたとされる老人が亡くなった時よりも，若者や「偉い人」が亡くなった時にひどく悲しむ。力のある人の葬式は急いで行うことがケアである。
技術的要因	独自の耕作や狩猟の技術を持つ。儀式用の道具や楽器を作る時には，協力的ケアリングがなされた。

め，オーストラリア政府から子どもに予防接種を受けるようにと促されてもなかなか従わず，渋々訪れた母子も注射を大変怖がり，害から守るために子どもの泉門に白い粉を塗ったそうです。その場面で，看護師は子どもの身体の様子や注射に注意を向けていたため，母子が抱えている恐怖に気づいていませんでした。ですから，母子の恐怖を除く努力をあまりしなかったそうです。

もしこの場面で，対象の文化的背景の知識があれば，この母子の恐怖を取り除くことができ，今後の継続的なフォローができたのではないでしょうか。

B. 手術を受ける子どもの両親が持つ文化

もう一つ，日本国内での身近な例で考えてみましょう。

小児科で，手術が決まった患児がいました。患児の両親は，その手術の成功率が70％くらいであると説明されました。その手術当日，両親は自分たちが信じている宗教のお祈りのため，病院には行かないと看護師に伝えました。それを聞いた看護師は，子どもが手術を受けるのに病院に来ないということが理解できず，何かあったら困るので両親のどちらかは病院内で待機していてほしいと伝えました。両親はかなり渋っていましたが，何とか説得して母親が当日は病院に来ることになりました。手術は無事に成功し，患児は順調

に回復して退院していきました。

　さて，この例から看護ケアを振り返ってみましょう。看護師は，「成功率が決して高くはない手術を受けるのに，両親がそばにいないなんて考えられない」という気持ちを持っていました。では，両親はどうだったのでしょうか。手術の成功率が高くないからこそ，2人そろってお祈りに行くことで成功率を少しでも上げたかったのです。手術室の前で待っているだけであるよりも，お祈りに行くことが両親にとっての子どもへの愛情の形でした。

　「文化を考慮した看護ケア」の3つの看護様式に当てはめてみます。1つ目の「文化ケアの保持もしくは維持」。これは両親の価値観を保持または維持することによって安寧を保つことを助ける看護様式です。この場合，両親がそろってお祈りに行くことがそれに当たります。2つ目の「文化ケアの調整もしくは取引」。これは両親ともお祈りに行きたかったのですが，看護師の説得で母親だけは病院で待機してもらうことにしたことが当てはまります。3つ目の「文化ケアの再パターン化もしくは再構成」。この場面では3つ目の看護様式は実践していません。3つすべてを実践しなくてもよい場合があるのです。

　ここで考察したいのは，お祈りするのは父親だけということに両親が納得していたかということです。両親にとって「お祈り」がどのような意味を持つのかを理解した上で，看護師がどちらかの付き添いを提案したかが大切な意味を持ちます。さらに，看護師との話し合いに対して両親が納得して父親だけがお祈りに行ったのでなければ，万が一手術が成功しなかった時，「やはり2人で祈らなかったから願いが通じなかったのだ」とこの家族につらい思いをさせることになります。両親が納得できなかった場合は，両親と連絡が取れる状態にして，付き添うのは両親以外の身内か，親しい誰かでもよいのです。この場合，両親にすぐに連絡が取れる状態を，他に話し合うとよいのではないでしょうか。

　このように，臨床の身近な場面でも文化を考慮した看護ケアの場面があります。

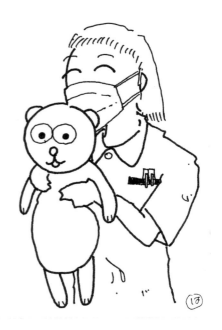

VII. 枠組み7：臨床・研究・教育とのリンケージ
この理論を臨床場面や看護研究，そして看護教育の中で使うためには，どうすればよいかを考えてみよう

「枠組み6」では，具体的なケースを用い，文化ケア理論によって対象をどのように見て，どのような介入を行っていくかを説明しました。ここでは，文化ケア理論を臨床で活用するにはどのような作業が必要となるのか，看護過程の展開について紹介します。

A. 文化の異なる中国人男性の事例

王さん（仮名）は40歳の中国人男性で，仕事を求めて3年前に中国の北京より来日しました。3カ月前に新しい部署へ異動となり，業務が変化したことで残業が増えるようになりました。疲労が蓄積して食生活が乱れることがしばらく続いたある日，同僚から顔面や手足の浮腫を指摘されたことがきっかけとなり，2週間前に都内の病院を受診しました。医師よりネフローゼ症候群と診断され，即日入院となりました。王さんはこれまで病気をしたことはなく，入院も初めてです。

王さんは，日本語を話すので日常生活に支障はありません。安静や薬物療法（利尿薬および副腎皮質ステロイド薬の経口投与）の指示を守りながら，療養生活を送ることができています。食事療法として出されているネフローゼ食Ⅰ度（1,800kcal，タンパク質50g，塩分6g以下）も全量摂取することができており，浮腫も軽減傾向で問題なく経過していました。

入院して1週間が経過し，家族（妻，15歳の娘）が来日し，毎日見舞いに訪れるようになりました。そのころから度々王さんの姿が数時間病棟から見られなくなるようになったため，担当看護師が王さんに確認すると「家族とゆっくり食事をするために，1階のカフェスペースに行っている」との返答がありました。そのため，さらに話を聞くと「家族が郷土料理を作り差し入れしてくれている。好物を食べるとさらに回復に向かうと思う」とのことでした。

担当看護師は話の内容から，15歳の娘が離れて暮らす父親を心配し，最近は母親の郷土料理作りを手伝っていること，王さんは家族に支えられていることで安心し励みになっているとの思いがあることがわかりました。担当看護師は，王さんの思いを考えながらも「差し入れは症状を悪化させてしまう。家族は状況をわかっているのだろうか，今すぐやめさせなきゃ」という思いでいっぱいになりました。ナースステーションでは，看護師の

マドレイン・M・レイニンガー

表2. 日本と中国の文化比較

	日本	中国
治療方法の割合	西洋医学95％，東洋医学5％	西洋医学5％，東洋医学95％
医療保険制度	原則国民皆保険	国民の70％が自費医療
医療費の支払方法	診療後払いで，病院によりカード決済可能	総合病院では，診療前払いで現金のみ
患者の世話をする人	原則看護師が実施	主に家族が実施
入院中の食事	病院で用意し，職員が介助	家族が用意し，介助。病院が実施する場合は別途料金
食文化	和食が伝統的であるが，多様性に富む	南部は主食が米，大量の油を使用。北部は主食が麺や蒸しパン，味付けに香辛料を多用

〔出典：真野俊樹（2016）．公益社団法人日本看護科学学会異文化看護データベース.を参考に筆者が作成〕

間でも「王さん，最近は病棟外に出ていることが多くなって，安静を守れていないようね」「家族が来ているみたいだけど，会ったことはないのよね」といった話題が増えるようになってきました。

　そこで担当看護師は，王さんに必要となる看護についてカンファレンスを行うことにしました。カンファレンスの中で，看護師長より次のような助言がありました。

　「王さんが家族の差し入れを食べたり，好物を食べると回復すると思うと言ったりしているのには何か理由があるのではないかしら。家族が病棟外で王さんと面会しているのにも何か理由がありそうね。これらには，中国の医療文化が関係しているかもしれないわ。看護理論家のレイニンガーが文化ケアのことを書いていたはずだから，調べてみたらどうかしら」。

　レイニンガーという看護理論家の名前を初めて聞いた担当看護師は，病院の図書室に行き，『レイニンガー看護論 文化ケアの多様性と普遍性』を読んでみることにしました。その本には，人々にとってより満足のいくケアを提供するためには，その人を取り巻く文化を知り，その人の思いに近づくこと，そこから看護ケアは始まるという内容の文章があり，担当看護師ははっとさせられました。「差し入れをやめさせなきゃならないという思いは，私たちの価値観や日本の文化を優先させたいということであって，王さんにはどんな文化があるのかなんて知ろうとしていなかった。王さんやご家族は，どのように思っているのだろうか」「今の治療やケアについて不満はないのだろうか」。

　そこで担当看護師は，王さんの文化や習慣について，中国の医療制度や治療，看護制度などについて調べてみることにしました。すると，日本の文化とはかなり異なる面が多いことがわかりました（**表2.**）。

担当看護師は，王さんや家族の思い，希望に関する情報収集について他の看護師の協力を得る必要性を感じ，再度カンファレンスを行うことにしました。カンファレンスでは，レイニンガーの文化ケア理論や中国と日本との違いを説明し，王さんの情報を広く集めたいと提案しました。担当看護師も勤務の際は，王さんとゆっくり話す時間を設けることを計画しました。

　王さんとゆっくり話をしてみると，今まで気づかなかったことがいろいろと見えてきました。王さんは入院当初，「家族が来る前は，病院で出された食事を食べることは理解していた。しかし，口にする食べ物に塩分がどれくらい含まれているのかとか，塩分を制限する必要性についてはわかっていなかった」「家族が来る前は，特に何もすることがなかったから，ベッドで休んでいることが多かった」という思いを持っていたことがわかりました。王さんは，食事療法や安静保持といった治療の必要性についてよく理解できていなかったのです。また，家族が見舞いに訪れるようになってからは，「家族が作ってくれた食事を食べた方が回復につながると信じて食べていた。食べ慣れている味付けに家族の愛情を感じ，無駄にできないと思っていた」「病院食を食べればお金がかかる。家族が差し入れてくれるなら，少しは医療費も抑えられると思った」「1階に行って家族と食事をするのは，食べたいものを気兼ねなくゆっくり食べたかったから。母国語でゆっくり家族と過ごす時間を大切にしたかった」という思いを持っていたこともわかりました。

　王さんの行動は，離れて暮らす家族を大切に思うが故のものであったこと，そして入院に対し母国の制度と同様だと思っていたことから，経済的な不安を持っていたのです。

　家族について聞いてみたところ，「日本では付き添いは不要だと知り，病室へ行っても何をしたらよいのか，余計なことをしてしまうのではないかと不安に思っていた。また，中国では必要な医療を受ける前に支払いをしなければならないため，支払いについて看護師に何か言われるのではないかと心配している。家族は中国語しか話せない」と話してくれました。家族は，中国とは異なる日本の医療に戸惑いを感じながらも，王さんにしかその思いを打ち明けることができていなかったとわかりました。

　他の看護師からは，夜勤での与薬の際に王さんから「今，飲んでいる薬はいつまで続くのだろうか。漢方に変えることはできないのだろうか」との質問があり，薬物療法についても不安があるようだとの情報や，最近漢方のようなお茶を飲用している姿をよく見かけるとの情報がありました。王さんの状況がわかってきた担当看護師は，早速看護計画を修正することにしました（**表3**.）。

マドレイン・M・レイニンガー

表3. 修正後の王さんの看護計画

看護診断	文化の異なる日本での入院に関連した非効果的健康維持
看護目標	希望を取り入れて調整された治療や入院生活に参加できる
看護計画	1．現在の病状や各治療の必要性について理解できるよう再度主治医より説明してもらうと共に，理解度を確認し，不足があれば補足説明をする。 2．漢方薬の使用を含め，今後の治療について主治医と共に調整する。 3．塩分制限の範囲内であれば，差し入れが可能か主治医と共に調整する。差し入れが可能であれば，栄養士より家族に塩分制限の必要性と差し入れできる食品について指導してもらう。不可能であれば，塩分制限の範囲内で，郷土料理に似たものを提供することが可能か栄養課に相談する。 4．漢方のお茶は1日の水分摂取量と合わせて飲用量を指導し，協力を得る。 5．家族が安心して病棟内で面会できるよう，看護師が家族と話し合う機会を持つ。 6．医療費に対してどのような不安があるか確認し，医事課と調整する。 7．医師，看護師，栄養士など医療従事者が家族とかかわる際には，中国語の通訳を交え，理解度を確認しながら十分に話し合えるようにする。

B. 看護過程

　この担当看護師の看護過程をレイニンガーの文化ケア理論でもう一度解説します。

　王さんは，入院して家族が見舞いに訪れるまでは，治療に参加でき，療養生活に問題は見られませんでした。家族が見舞いに訪れるようになってからは，家族からの差し入れを食べる機会が増え，家族とゆっくり過ごすために病棟外へ出る機会が増えて安静が保持できなくなり，服薬に関して漢方への変更を希望する行動が見られるようになりました。文化の異なる日本での入院に関連して健康を維持するために必要となる行動に支障を来すようになったのです。

　担当看護師は王さんの行動に疑問を抱き，行動の背景にある思いを確認したことが契機となり，必要となる看護についてカンファレンスを開きました。王さんの行動の理由を知り，必要となる看護を検討するために，助言からレイニンガーの文化ケア理論にたどり着きました。

　レイニンガーの文化ケア理論の本を読んだ担当看護師は，自国の文化や価値観を優先させようとしていたことに気づき，レイニンガーのサンライズ・イネーブラーに沿って王さんの置かれた状況を理解することから始め，王さんの文化に適した看護ケアを検討していきました。

表4. 王さんの世界観と文化的・社会的構造次元

①中国に家族を残し，文化の異なる日本へ仕事のために来ている。日本語を話すことができ，日常生活に支障はない。
②家族が見舞いに訪れる前は，食事，安静，服薬を守ることができ，入院生活に問題はなかった。家族が見舞いに訪れるようになってからは，家族が差し入れた食事を摂ることが増え，食事療法を守れていない。また，家族と過ごすために院内の1階に行くことが増え，安静を守れていない。
③家族が作ってくれた食事を食べた方が回復につながると信じている。また，病院食を食べないことは医療費を抑えることにつながると考えている。
④服薬では，漢方薬への変更希望がある。また，漢方のお茶を飲用している姿も見られる。
⑤離れて暮らす家族と病院で過ごす時間を大切にしている。
⑥家族は中国とは異なる日本の医療（付き添い不要，医療費精算は退院時）に戸惑いを感じており，病室に来ることができていない。

1. 王さんの置かれた状況を理解する

サンライズ・イネーブラーでは，円の上半分の部分を通してケアや健康に関係する要因が数項目挙げられています（P.428，図1.参照）。これらは，まとめて世界観と文化的・社会的構造次元として表現されています。世界観は，その人の生活やその人を取り巻く世界を外から見ることを意味しています。即ち，その人の価値観をつくり上げるための世界を外から見る方法となります。

王さんは，37年間，中国の文化の中で家族と共に生活してきました。文化的・社会的構造の影響を受けながら，中国人としての価値観や信念が形成され，それらに基づいて物事を考え，判断し行動することにつながっています。従って，異なる文化で育った王さんにどのような思いやニードがあるかを理解するには，王さんの文化を知り，行動を手がかりとして意味を推測し，確認していくことが必要です。文化的・社会的構造要因の中で，親族的・社会的要因，文化的価値観と生活様式，経済的要因，および教育的要因は重要な意味を有しています。一人の人間としていかに健康を維持するのか，その認識と行動は，これらの環境要因と密接なつながりを持ちます。環境要因は，大きくその人の世界観に影響を及ぼします。王さんの世界観と文化的・社会的構造は，表4.のようになります。

2.「民間的ケア」と「専門的ケア・キュア実践」を考慮して王さんの「看護ケア」を検討する

患者や家族の置かれた状況を理解し，行動の背景にどのような思いやニードがあるか把握できたら，続いて対象に必要とされる「看護ケア」を検討します。サンライズ・イネーブラーでは，円の下半分の部分で民間的医療システムである「民間的ケア」と専門的医療システムである「専門的ケア・キュア実践」の両方を考慮して「看護ケア」を考えていくことを示しています。「民間的ケア」は，その文化に住む人々に特有の意味を持つケアや慣習のことを意味します。

表5. 王さんの民間的ケアと専門的ケア・キュア実践

民間的ケア	①郷土料理を食べた方が回復につながる。 ②漢方薬に親しみがあり，取り入れることで健康の回復につながる。
専門的ケア・キュア実践	①病気治療のための服薬・食事・安静におけるケアが重要である。 ②家族が安心して病室で面会できることは，家族の安心や王さんの精神的安寧のために重要である。

　ここでは，王さんが中国文化で培われてきた「民間的ケア」を把握することが重要となります。「専門的ケア・キュア実践」は，教育機関で修得し，用いられている専門的な知識や技術のことを意味します。王さんの病気治療のために，現在必要となっているケアは何かを把握することが必要となります。「看護ケア」は「民間的ケア」と「専門的ケア・キュア実践」の中間に位置し，これらの関係性に左右されるので，この状況を理解しなければ，王さんの健康を正しく認識することはできません。王さんの民間的・専門的ケア・キュア実践は，表5.のようになります。

3．3つの看護様式に基づいて王さんの「文化に適した看護ケア」を検討する

　対象に必要な「看護ケア」を把握できたら，次は，看護師と対象とが3つの行動様式の方法で話し合い，取り入れる看護ケアを決定します。この方法で決定した看護ケアは，「文化に適した看護ケア」と表現されます。文化に適した看護ケアを提供できれば，人々を健康な状態，または良好な生活状態へと導くことを可能にします。サンライズ・イネーブラーでは，円の下方部で3つの看護様式（文化ケアの保持もしくは維持，文化ケアの調整もしくは取引，文化ケアの再パターン化もしくは再構成）を示しています（P.428，図1.参照）。ここで重要なことは，看護師と対象が話し合い協力しながら，その文化に適したケアを行うことにあります。王さんは，日本語が話せるのでゆっくり話し合う時間をとり，王さんのイーミックな情報が持つ意味を正しく理解できているかを王さんに確認することが大切になります。王さんの文化ケアの様式は，表6.のようになります。

　レイニンガーのサンライズ・イネーブラーに沿って王さんの文化に適した看護ケアを検討していく過程はいかがでしたか？　対象の文化に適した看護ケアを決定し，それを実践するためには，患者が異なる文化で育ち特有の文化的背景を持っていることを考慮に入れ，生活習慣や行動の意味を理解できるように努めることが重要となることを理解できたでしょうか。この事例のように，レイニンガーの文化ケア理論を活用し，患者の思いに近づくことができれば，患者がどのようなケアを看護師に求めているのかが見えてきます。看護師には，患者の行動の意味を探る際，文化の違いを踏まえて対象を知ろうとし，どの

表6. 王さんの文化ケアの様式

様式1 文化ケアの保持／維持	①現在の病状，各治療の必要性について理解でき，回復のために必要な行動がとれる。 ②王さんの希望を取り入れ，調整された治療や入院生活に参加できるようにする。 ③漢方のお茶は，主治医の許可範囲内で飲用できるようにする。1日の飲用量を確認し，制限を守れるようにする。 ④家族と病室で過ごすことで，安静を守れるようにする。 ⑤医療費に関する説明を受けることで，経済的不安が最小限になる。
様式2 文化ケアの調整／取引	①漢方薬は主治医の許可範囲内でとれるようにする。 ②塩分制限の範囲内で差し入れが可能であれば，家族に必要となる指導を行い，差し入れを継続できるようにする。不可能であれば，塩分制限の範囲内で，郷土料理に似たものを提供できるよう病院食を工夫する。 ③漢方のお茶を含めた水分摂取量を王さんの希望を取り入れながら，守れるようにする。
様式3 文化ケアの再パターン化／再構成	①塩分制限を守った差し入れを摂取することで，食事療法に参加する。もしくは郷土料理に似たものを取り入れた病院食を受け入れ，食事療法に参加する。 ②水分制限を理解し，1日の飲用量を守れるようにする。 ③家族と病室で過ごすことで，精神的安寧を得て安静を保持する。

ような思いや不安を抱いているのかを引き出すようなかかわりが必要となります。このことは，文化の異なる外国人に限定されることではありません。これまでの枠組みで取り上げてきた事例のように，日本人でもそれぞれに文化があるという認識を高めることが重要となります。一人ひとりが持つ価値観や信念，習慣，生活様式にその人の文化が表れています。このようにとらえると，レイニンガーの文化ケア理論は，特別な理論なのではなく，対象の個別性を理解・把握するためにどの看護領域にも有効に活用することができる理論だと言えます。

　例えば，がん看護ではどうでしょうか。がん看護では，「患者に与えられた時間（時には限られた時間）をどのように過ごすか」について考えることが大変重要になります。患者が何を一番大切にしているか，今この時をどのように過ごしたいと思っているかを知ることは，看護を考える上で欠かせません。これまでの生活で大切にしてきたものを入院生活でも取り入れたいという希望があった場合，否定するのではなく，どのような工夫や調整をすればそれが可能になるのか考えることが重要です。その過程において，レイニンガーの文化ケア理論は大いに役立つはずです。

　また，在宅看護ではどうでしょうか。在宅という場はまさに利用者の文化圏です。そのような場に，病院文化の中で看護経験を積んできた看護師が何の考慮もなく，訪問看護に出向き看護ケアを行ったらどうでしょうか。利用者は，看護ケアを受けることに困惑し，

もしかしたら今後その看護師を受け入れなくなる可能性もあります。

このように，それぞれの対象が持つ文化的背景を考慮し，歩み寄ることから必要な看護ケアの歯車は動き出します。「文化は人によって違うものだ」という見方をし，違いを理解した上で対象の希望に沿った看護ケアを行うことが，価値観が多様化している現代において，まさに重要になってくるのではないでしょうか。

ぜひ日頃の看護実践にレイニンガーの文化ケア理論を活用してみてください。対象の気持ちにもっと近づいた看護ケアが実践できると思います。

Ⅷ. 枠組み8：さらに詳しく理論を知りたい人のために

① 看護理論のガイドは，1991年に「レイニンガー看護論 文化ケアの多様性と普遍性」で発表した当初は「サンライズ・モデル」と題されていました。2006年に，理論を活用するための他のガイドが「Enabler」となっているため，名称を「サンライズ・イネーブラー」に改題し，統一を図ったと見られています。このことによってレイニンガーは，より適切にモデルの名称がその内容を表現できるようにしたのではないかと考えられています。改題後の文献はこちらです。

Leininger, M. M., McFarland, M. R.（2006）. *Culture care diversity and universality a worldwide nursing theory*. Jones and Bartlett Publishers, Inc.

② レイニンガーが理論を構想し始めた初期に描写したものは，看護師が異文化間ケアを大きくとらえて実現するための認識のイメージおよび哲学のガイドとして用いられていました。これは1974年にレイニンガーが設立したTranscultural Nursing Societyのロゴになっています。

http://www.tcns.org

③ さらに，看護師の文化的視野を地区から世界の文化へと拡大することを助けるために追加されたのが図2.です。看護師の文化を見る視点が身近なエリアから始まっている点が特徴です。

④ The Transcultural Nursing Societyでは，文化を超えた看護の教育プログラムを開発しています。プログラムを終了すると資格証明書が与えられます。Transcultural Nursing Scholarの称号は，2015年までで49名が持っています。

http://www.tcns.org/Scholarsmembers.html

〔出典：Leininger, M. M. & McFarland, M. R.（2002）p.20.より引用，一部改編〕

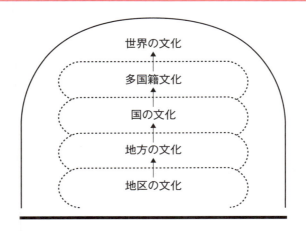

図2. 看護師の文化的視野

おわりに

　レイニンガーの文化ケア理論はいかがでしたか？

　人や集団にはそれぞれ特有の文化があるため，看護と対象としてかかわる時には文化的な価値観を理解し，対象者が真に望んでいるニードを満たすことが必要です。レイニンガーはそれを理解するために，文化人類学を学び，看護と見事に調和させたのです。

　レイニンガーは臨床でのほんの一場面の疑問から，生涯をかけた研究に発展させ，世界中に発信して広めていきました。レイニンガーは著書『文化ケアの多様性と普遍性』の日本語訳本の「日本の読者へ」の項で，次のように述べています。

　　「この理論は，多くの人々のケアに際して看護婦に類似性と相違性の存在を気づかせるとともに，どの文化にも応用できることを知らしめるものです。このような点で，本書は重要であり，意義深いものです。日本の看護婦にとって，この理論はヒューマンケアと健康に関する新たな看護知識の開発に役立つものです。この理論は，また，それぞれの地域や社会，さらにはグローバルな世界のなかで専門看護婦として看護の対象に働きかけたり，あるいはケアを行ったりするとき，看護知識や看護実践の発展を一層促すために用いられるものです」（Leiniger, 1992/1995, p.4）

　このレイニンガーからのメッセージが，まさに理論を集約したものと言えます。我々が，看護実践の場でレイニンガーの看護理論を活用することで，より質の高いケアを提供できることにつながります。

マドレイン・M・レイニンガー

【文献】
Dr. Madeleine Leininger
　　　http://www.madeleine-leininger.com/
公益社団法人日本看護科学学会異文化看護データベース．
　　　http://jans.umin.ac.jp/iinkai/intl/index02.html
草柳浩子．(2015)．第12章 マドレン・M．レイニンガー 文化ケアの多様性と普遍性．筒井真優美．（編）．*看護理論家の業績と理論評価所収*（pp179-195）．医学書院．
Leininger, M..(1992)/稲岡文昭．(監訳)．(1995)．*レイニンガー看護論―文化ケアの多様性と普遍性*．医学書院．
Leininger, M. M.＆McFarland, M. R.(2002). *Transcultural nursing：concepts, theories, research and practice（3rd ed.）*. New York：McGraw-Hill.
Leininger, M. M.＆McFarland, M. R.（2006）．*Culture care diversity and universality：a worldwide nursing theory（2nd ed.）*. Sudbury, MA：Jones＆Bartlett.
真野俊樹．(2016)．*アジアの医療提供体制*．日本医学出版．
McFarland＆Wehbe-Alamah. (2015). Leininger's sunrise enabler to discover culture care modified Transcultural Nursing Society.
　　　http://www.tcns.org/index.html

マーガレット・A・ニューマン
Margaret A. Newman

常盤文枝

はじめに

　毎日の生活の中で，私たちは健康ということをあまり意識しないで過ごしています。しかし，いざ病気になって寝込んでしまうと，普段何げなくやっていたことが，特別なことのように思えてきます。このように，自らの病の体験や親しい人の病を通して，私たちは何か違ったものの見方を発見することがあるようです。

　マーガレット・A・ニューマン（Margaret A. Newman；1933～現在）もそのような発見をした一人でした。彼女は，現在も北米で大活躍中の看護理論家の一人です。彼女は自らの体験と理論を結びつけようと学究活動を続けていて，実に多くの論文を世に出しています。日本では，『Health as expanding consciousness』（〈1994b〉/手島恵．（訳）．〈1995〉．マーガレット・ニューマン看護論 拡張する意識としての健康．医学書院．）と，『Transforming presence the difference that nursing makes』（〈2008〉/遠藤恵美子．（監訳）．〈2009〉．変容を生みだすナースの寄り添い—看護が創りだすちがい．医学書院）が翻訳されており，彼女の理論が紹介されています。

　それでは，ニューマンの看護理論を見ていきましょう。

I. 枠組み1：理論を書いた人はどんな人だろう

　ニューマンは1933年，米国テネシー州メンフィスで生まれました。彼女は幼いころから看護師を目指していたというわけではありませんでした。大学に入る時，彼女は英語学と家政学を学ぶことを選んでいたのです。

しかし，当時彼女の家庭は，大きな困難を抱えていました。母親が難病の筋萎縮性側索硬化症にかかっていたのです。それは彼女が高校生のころに発症したのですが，大学在学中に次第に病状が進行して，母親の看病が若い彼女の肩に重くのしかかってきました。
　筋萎縮性側索硬化症は，重度の難病です。根本的な治療法はなく，次第に全身の運動機能が失われて，進行すると呼吸までも抑制されて死に至ります。勉学の傍ら母親の世話をすることは，彼女にとって苦痛であったのかもしれません。しかし，次第に母親とのかかわりを通して，彼女の関心は「看護」の方向へ向かっていったのです。ニューマンはそのころのことを振り返り，次のように記しています。

　　母に身体的依存がもしなければ生まれることがなかった方法によって，私は母を知り，愛するようになった。母が没する前に私が共に過ごした5年間は，困難で，疲労し，見方によっては制限を受けていたと取れるが，別の見方では情熱的で愛情にあふれ，拡張していた。―中略―この時私が感じたことは，自分が何かほかのことを準備しているということであった（Newman, 1979, pp. 1-2）。

　この経験を機に彼女は，看護の道へ入っていきました。テネシー大学看護学部の4年生の時に，ドロシー・ジョンソンの論文に出合って影響を受け，看護学の学士号を取得後，そのまま大学院に進学しました。その後も，1964年にカリフォルニア大学ロサンゼルス校（UCLA）で外科看護学と教育で修士号を取得し，1971年にはニューヨーク大学で看護科学とリハビリテーション看護の博士号を取得しました。
　ニューマンの健康に関する考え方を理解する著書としては，『Theory development in nursing』（1979）と『Health as expanding consciousness』（〈1994〉/手島恵．（訳）．〈1995〉．マーガレット・ニューマン看護論 拡張する意識としての健康．医学書院．）が参考になります。これらの著書の中で，ニューマンは自らの健康理論を説いています。
　筆者はニューマンの顔写真を見た時，両顎の骨の張りや少し上目遣いの視線などから，何かどんどん前に進んでいくようなタイプなのだろうかと感じました。しかし，彼女自身は自分のことを内省的なタイプの人間であると考えているそうです。内省的とは，省みることに執着してくよくよと思い悩むということでは決してありません。彼女は自分自身をいつも理解しようとして，自分が感じていることと行動を一致させようと探索しているのです。その姿勢は，自らの看病体験と理論を統合して，看護とは何であるかを模索しているニューマンの姿に重ねてみることができます。

II. 枠組み2：看護理論家は理論を書く時に一体何を材料にしたのだろうか

　ニューマンの理論の中心は「健康」に関する論述です。「健康」は看護の重要な概念の一つで多くの理論家たちも触れていますが，ニューマンがこの「健康」という概念にこだわった理由は何だったのでしょうか。実は，これが彼女の看病体験からの発見だったのです。
　ニューマンは病気の母親の様子を次のように述べています。

　　母は身体的能力は剥奪されていたが，実際は「病気」ではなかった。母は一人の人間，ほかの誰とも変わらない，完全な人間であった（Newman, 1979, pp. 1 - 2）。

　ニューマンの母親は，おそらく強い意志と誇りを持っていた女性だったのでしょう。疾患の進行によって，体こそ動けないものの，常に高い意識を保っていたのだと思います。このことから「何が健康か」を考えてみると，病気と健康は分け難い現象であることが見えてきたのです。
　ニューマンはM・E・ロジャーズ（M. E. Rogers）の下で学び，その影響を大きく受けています。ロジャーズの看護理論には，健康と疾病は共に一つの表れであるという考え方があります。健康であることと疾病があることは，一個人の人生（ロジャーズは「生命過程」という用語を使っています）の中での表れであり，健康と疾病は別個に生じてきた出来事ではないという考え方です。
　ペストやチフスといった伝染病が猛威を振るっていた時代には，「疾病（disease）がない状態」が健康な状態であると考えられていました。しかし，伝染病も勢いを失い，慢性的な疾患を抱えて生活している人が多くなってきた現代では，そのような意味において，健康な人が非常に少なくなってしまいます。そこで，健康を単に「疾病（disease）がない状態」よりも，「より安寧（wellness）である状態」ととらえた方がよりふさわしいと考えるようになってきたのです。ニューマンはこのような時代の変化から，そもそも健康と疾病を2つに分けることに無理があるのではないかという，さらに進歩的な健康概念（**表1**.）を考えました。
　そこでその解決のために，哲学者であるG・W・F・ヘーゲル（G. W. F. Hegel）が説いている弁証法的融合という考え方を取り入れました。これは，ある見解Aと全く反対の見解Bというものを用意して，どちらかを捨てるというのではなく，この両者を融合して

表1. 健康の概念の基本的前提

1. 健康はこれまで疾病と考えられていた状態を含む
2. この疾病の状態は人の統一されたパターンの表れと考えることができる
3. 実際にそれ自体疾病として表されている人のパターンは，より大きなものへと進行していくパターンである
4. 全体の中での疾病の排除は人のパターンを変化させることはない
5. ある人が自分を表すことの可能な唯一の方法が，ある疾病が発展していくことである場合は，その状態がその人にとって健康である

新しく統合された見解Cを採用するというものです。

　ニューマンは「疾病」と反対の「疾病のない状態」を融合して，新しい健康の概念を意味するものをつくり出しました。また，人間を全体論的に理解しようと，その健康概念の思索を深めていきました。このようなニューマンの考えは，特にニューサイエンスの影響を受けていると言われています。

　ニューサイエンス（new science）とは，日本にも渡ってきた学問的な潮流で，1970年代に盛んになりました。従来の科学の方法では解明できない矛盾を指摘して，これまでとは違う発想の大きな転換を促そうという動きです。従来の科学の方法は，あらゆる現象はそれを細かく分けて分析していけば，説明がつく，解答が見つかるはずだという信念のようなものに基づいていました。例えば，「塩」を分けていくと，結晶から分子，原子，イオンのレベルまで分析することができます。その「塩」が問屋の倉にあっても，スーパーの棚にあっても，家の食卓にあっても，それらはすべて同じ構造の「塩」という物質として，一言で説明することが可能なのです。

　ところが，私たち人間を含む生物に目を向けた時，すべてがそのように簡単には説明できないことに科学者たちは気づき始めました。たとえどんなに細かく身体の構造が解明されても，個人がどのような意味を持ち，行動するのかをはっきりと予測して説明することができないのです。

　一つ例を挙げてみましょう。目の前に1つの角と2つの辺があるとします。私たちはそれに別の1辺を加えて「三角形」を作り出すことができます。なぜでしょうか？　それは私たちの多くは経験上，それらが「三角形」を描く必須条件だということを知っていて，自然に図形全体をイメージすることができるからです。逆に考えると，初めにイメージがあってこそ，1つの角と2辺の意味がわかるのです。つまり，全体の把握が基になって，初めて部分が意味を持ってくるのです。

　ニューマンは全体論的に人間をとらえるとはどのようなことなのかを考える上で，この

ような全体と部分の考え方を材料にしています。これは，特に物理学者のF・カプラ（F. Capra）や，D・ボーム（D. Bohm）らの影響を受けているようです。

また，ノーベル賞を受賞した化学者のイリア・プリゴジン（I. Prigogine）の散逸構造理論も，ニューマンの理論を理解する上で大切です。散逸とは，まとまっていたものが散り失せるなどの意味がありますが，プリゴジンの説く散逸構造とは熱力学上の用語です。

物理学では，エントロピー（entropy）という用語があります。例えば，ビーカーの水の中に赤いインクを1滴垂らした時のことを想像してみてください。インクは，そのままの状態ではなく段々に薄くなって全体に広がっていきます。このようにそのままの状態ではなくて，乱雑に拡散していく様をエントロピーの増大と言い，エネルギーは，閉鎖された系では秩序からやがて最大の無秩序に向かい，最後は平衡状態になると言われてきました。きれいに整頓された部屋も，そのままでは使うたびにどんどん散らかっていきます。閉鎖された部屋は，秩序から無秩序に向かいます。

しかし，地球に存在する自然や生物は，常に環境とエネルギーを交換しています。ヒトがもし閉鎖系であるならば，細胞が死滅していき，やがては人間としての形状を保てなくなるはずです。ところがヒトは，脳細胞以外は，外部からエネルギーを摂取し，物質を取り込んで，細胞交代を繰り返して形状を保っているのです。また，地球そのものも巨大な開放系で，太陽からのエネルギーを受けて一部は熱放射し，一部を取り込んで大気温度を維持しています。プリゴジンは，このような自己の組織的複雑性を保つシステムを「散逸構造」と名づけました。新しい秩序は，環境とのエネルギーの交換によって大きなゆらぎが生じ，安定した時に現れます（**図1.**）。ニューマンは，このプリゴジンの理論を，より高いレベルへ変化する意識の進化の過程を説明する中で取り入れています。

III. 枠組み3：看護理論の骨格部分に何が書かれているのかを見てみよう

それでは，ニューマンの看護理論の中に実際に何が書かれているのか見ていきましょう。彼女は，健康は意識の拡張であると述べています。先程触れたように，ここで言う健康は，身体の機能が損なわれている，あるいは何らかの疾病に罹患しているということからは，全く発想を変えてみなければなりません。

まず「意識」とは何でしょうか。心理的あるいは精神的な機能を指しているのでしょうか。ニューマンは意識を「システムの情報能力，すなわちシステムがその環境と相互作

〔出典：Newman, 1994/1995より抜粋〕

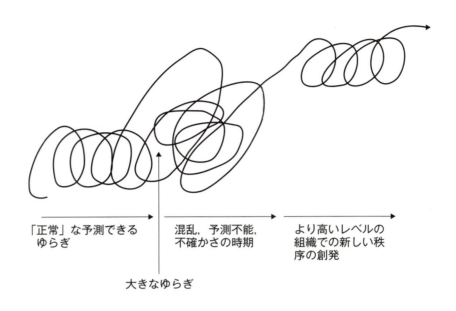

図1. プリゴジンの散逸構造理論で描かれた過程

用を持つ能力」（Newman, 1986, p.33）と定義しています。システムとは，一般に「一貫した組織」を意味します。つまりここでは，人間を指し示しています。人間は一貫した組織に等しいのですが，それぞれの環境の中で活動しています。したがって，彼らの情報能力，すなわち環境との相互作用の能力もさまざまで，意識もまたさまざまのものらしいということがわかります。

　どうやら私たちが普段使っている，主に思考能力を示す「意識」とは違っているようです。では，このニューマンの言う意識とはどのように成り立っているのでしょうか。人間はどのようにして環境と相互作用を持っているのでしょうか。

　そこで，システムとしての人間がどのような環境にあっても，環境との相互作用で欠くことのない普遍的な要素を考えてみましょう。それは水でしょうか。それとも空気でしょうか。もちろん，それらは不正解でもないのかもしれませんが，ここでは少し考え方が違います。ニューマンが出した答えは「時間」「空間」「運動」です。これらは密接に関連して意識に作用しています（**図2.**，**表2.**）。

　例えば，長期間臥床して療養生活（運動/空間）を送っている人が，今日は朝から庭の木にせっせと巣作りをしている鳥の様子を熱心に見入っています（運動）。そして，いつもは退屈な時間が，あっという間に過ぎてしまい（時間），とても驚きますが充足感のよ

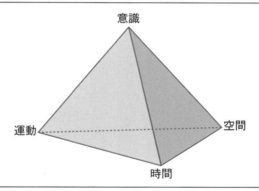

〔出典：Newman, 1979より抜粋〕

図2. ニューマンの健康のモデル

表2. マーガレット・ニューマンの主要概念

健康	意識の拡張と健康 疾病と非疾病を包含する開示された健康	健康とは意識の拡張そのものである（1979） 健康とは，全体性という進化する統一体としてのパターンであり，それには疾患というパターンも包含されている（2008）
意識	意識の拡張 意識の進化 意識指標	人間が意識を持つのではなく，人間が意識なのである（1994） 意識の進化の過程は，健康の過程である（1994） 意識とは，全体性は備えている情報交流能力であり，進化するパターンの過程で明確になる（2008）
運動	運動のパターン 運動のリズム	生物体が環境と相互に作用し，その相互作用をコントロールできるのは，運動を通じてである（1994） 運動のパターンは人間の考えと感情の統合的な有機的構造を反映する（1994）
時間	主観的時間／客観的時間 時間の知覚 意識の指標としての時間	看護は，患者ケアにおける時間的パターンの関連性について考える必要性がある（1994） より大きい主観的時間は，夢の状態で見られるような時間の一種の膨張もしくは伸張として経験される（1994）
パターン	パターンの性質 パターンの認識 干渉パターン	パターンには，人間-環境の相互的過程が表れ，パターンはその意味によって特徴づけられる（2008） パターン認識は，私たちが自分自身の中に入っていき，自分のパターンに触れ，またそれを通じて，私たちが相互に作用し合っている人（々）のパターンに触れる時に生まれる（1994）
ホログラムケアリング	ケアリングの意識	ケアリングは看護における道徳的規範だと，私は信じている（1994） 私たちのケアリングは，疾患を包み込み，そしてそれを超越する健康の概念と結びつかなければならない（2008） より深いケアリングにおいて意識の拡張が起こるのである。最も高次の意識レベルが愛である（2013）
プラクシス	看護プラクシス ニューマンプラクシス プラクシスのアウトカム	拡張する意識としての健康の理論に導かれるプラクシスは，理性的，論理的，客観的なアプローチから，直感的・共鳴的・統一的アプローチへと知の発展における転換が重要である（2008） 研究と実践が重なって進むプロセスがプラクシス（praxis）である。それはまた，看護師と研究参加者となった患者との相互的なプロセスである。プラクシスの目的は，予測することよりは理解することである（2013）

うなものを感じました。今この人は，健康ではないとはっきり断言できるでしょうか。それを即答することはとても難しいように思えます。健康はこれらの時間，空間，運動の相互の関連に生じる個別の意識の表れと考えられます。これらの関連については，後半で詳しく見てみましょう。

IV. 枠組み4：看護で中心的な概念，つまり人間・環境（社会）・健康・看護などについて理論家はどのように描いているのだろうか

ニューマンは健康について論じる中で，人間，環境，看護も包括的に扱っています。それを切り離して別々に紹介するのは難しいのですが，あえて2つの角度から見直して，ニューマンのモデルをより立体的に見るヒントにしてみようと思います。

A．人間とパターン認識

ニューマンは，人間を「意識している存在」と定義づけています。意識の定義は先程触れたように，環境との相互作用の能力を意味します。この能力を持ち合わせているのが人間というわけです。彼女は，それらは個別であるということも述べていました。ここでニューマンの論文を見てみると，人間，患者，クライアント，個人，パターンという用語もほぼ同義で用いていることがわかります。

「パターン（pattern）」というまた新しい用語が出てきましたが，これはニューマンの理論を理解する上で避けては通れない概念です。ニューマンは人間と環境との相互作用を確認する，つまりその人の全体を描き出す情報をパターンと説明しています。

ここで少し考えてみましょう。自分の，そして自分以外の人の，環境との相互作用は，すべて直接見たり，聞いたり，触れたりして，感じることができるものでしょうか。例えば，人間は体内に電気的なエネルギーを持っていますが，私たちはその多くを普段は実感することはありません。しかし，道具を通して心電図や脳波という形で観察が可能になります。また，悲嘆や抑うつが，がんの発生率を高めるという説があります。これは目には見えないエネルギーの交換が，疾病という形で表れたものとも考えられます。体温や血圧，コミュニケーションなどもその人の表れの一つであると考えられます。

ニューマンは，全体のパターンはその人そのものと考えているようです。彼女は，人間

〔出典:Newman, 1979より抜粋〕

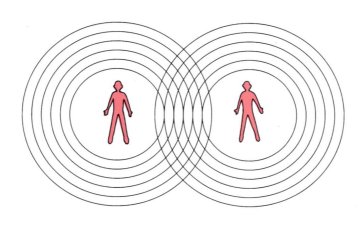

図3. 2人の相互作用のパターン:ホログラム的介入モデル

には見えない根底にある「隠された秩序(implicate order)」と,知覚することができる「開示された秩序(explicate order)」があると考えました。疾病などは開示された秩序です。そして開示された秩序によって,私たちはその個人のパターンを認識することができると主張しているのです。

B. ホログラム的介入としての看護

　看護師は,患者に対するかかわりを意味する言葉として,「介入(intervention)」という言葉を使います。介入とは,日本語では「問題・事件・紛争などに,本来の当事者ではない者が強引に関わること」(広辞苑第5版)という意味があり,看護師が,看護問題に対して何か解決を目指してかかわりをするような場合に用いられます。ニューマンの示す介入は,これとは少し意味合いが違うようです。

　ニューマンは,看護師の具体的な作業として,先程のパターン認識を挙げています。そして看護師の役割は,「患者が自分自身のパターンを認識するのを推進すること」(Newman, 1986, p.73)にあるとしています。これは,間に入って何かを実践すること,つまり積極的な行為を示してはいません。従来の介入の概念と照らし合わせると,むしろこれは介入がない状態のようにも思えます。この一見すると何もしていないかのようにも見える看護のかかわりをホログラム的介入と,ニューマンは名づけています。

　ホログラムとは,写真の撮影の特殊な技法の原理のことです。光の干渉を利用して物体の立体像を再現するというものです。物体の立体像を再現することは,全体のパターンとしての人間を再現することと発想が似ている気がします。

　この再現のプロセスをニューマンは,2つの小石が水の中に投げ込まれた時に現れる,放散する波を例に説明しています(**図3.**)。放射状に広がった2つの波は,出合って作用

し合うようになります。そこでは相互作用のパターンとして干渉が見られます。その干渉パターンはさらに広がりますが、それはまた、それ以前の別々の波のパターンの一部分でもあります。

　ニューマンは、それを小石の代わりに人間に置き換えて考えてみました。患者も看護師もそれぞれのパターンを持った存在です。看護師は、患者と共に行動しながら、自らのパターンも認識しつつ、共感的に彼らの体験に入っていくパートナーとしての存在ということを強調しています。

V. 枠組み5：この理論にはどのようなことが書かれているか，もう少し詳しく見てみよう

　さて、ここで再びニューマンの健康のとらえ方を構成する意識と、それに関連する運動、時間、空間の考え方、そしてそれらの概念の関連についてもう少し詳しく見てみましょう。彼女はこれらの概念の関連を5つ考えています（**表3.**）。

A．運動は意識の反映である

　一般的には「運動」というと、何かのスポーツをイメージしますが、ここではもっと広い範囲の活動を示しています。おしゃべりをしたり、食事をしたりすることから、身体内部の細胞レベルの変化まで含んでいます。私たちはコミュニケーションを取ることで、人に自分の感情を伝えることができます。また、その日の気分が足取りに表れたりしますし、血圧の上昇は、その人のエネルギーの高い状態を表しています。これらの運動は個人に独自の特性であり、人それぞれに特定のものです。つまり、その人の意識の表れでもあるのです。

表3．運動，時間，空間の諸概念の関連
1．運動は意識の反映である
2．時間は意識のインデックスである
3．時間は運動の一つの作用である
4．運動は時間と空間が現実のものとなるところの手段である
5．時間と空間は相補的な関係にある

B. 時間は意識のインデックスである

　ニューマンの時間の概念は，物理学者のイツヤク・ベントフ（I. Bentov）によって提起された，時間は意識のインデックスであるということに基づいています。インデックスとは物差しのことです。ベントフは，意識は時間を測定することで測ることができると言っています。

　これは一体どのようなことなのでしょうか。

　時間には，まず過去，現在，未来という広がりがあります。しかし現実に生活している中で，私たちはこれらすべての時間を意識しているわけではなく，限られた時間の中で生活しています。その時間には2つの形があります。客観的な時間と主観的な時間です。前者は私たちが生活する上で欠かせない便宜上決まっている時間，つまり時計上の時間のことです。一方，後者は一人ひとりが感じる時間の流れのことです。

　何かの知らせを待っている時に，「今日は時間が過ぎるのが何て遅いのだろう」と感じることがあります。でも実際には，時計が特別遅く進んでいるというわけではなく，ただ自分がそう感じたにすぎません。また私たちは夢を見る時，非常に長い時間に，多くの体験をしたかのような錯覚を起こすことがあります。しかし，実際に夢を見ている時間は，大抵非常に短いものです。

　このように人は，時計上の時間よりもより多くの体験をすることがあります。そして，個人によってその時間の感じ方は異なるのです。ニューマンはベントフの考えから，この関係を次のように表しています。

$$知覚された持続時間 = \frac{気づき（過ぎていると感知された時間の量）}{内容（客観的な時間）}$$

そして，時間と意識の関係を以下のように示しました。

$$意識指標 = \frac{主観時間（経過したと判断された秒時）}{客観時間（実際の時計時間）}$$

　この指標の比率が高いほど，個人がより高いレベルの意識で機能していることを示しています。同じ1時間に，どのような運動がされていたかで，時間の感じ方が違います。これが，時間が意識の物差しになるという意味です。

C. 時間は運動の一つの作用である

　以上の主観時間と客観時間の関係式から，同様にこの項目の意味も探ることができます。さらにこの主張は，ニューマン自身の行った運動と歩調に関連した「時間経験」に関する研究によって裏づけられています。

　例えば，人は遅い運動速度で歩けば，その遅く歩行する分（運動）だけ，過ぎたと感じた時間（主観時間）は少なくなります。しかし，実際の時計時間（客観時間）と比べると，時間は「飛ぶように流れている」ように思われるそうです。

D. 運動は時間と空間が現実のものとなるところの手段である

　人間は内部的にも外部的にも絶えず動いていて，いつも変化していることに触れました。これがニューマンの運動の概念でした。そして運動は，常に時間と空間を通じて行われています。このすべての運動がその人独自の存在を知覚させるのです。

　人がどのようにして環境を感じ取り，独自の存在を知覚するようになるのかというヒントは，乳児の成長のプロセスから見つけることができます。乳児はまだ目も見えないうちから，自分たちの身体の探索と運動を盛んに行います。そのことを通して，周りの世界を認識し始め，やがてはその中から自己を見つけ出していくのです。

　このように人に変化をもたらし，自分を取り囲む世界を現実のものとするのに，運動は非常に重要なのです。

E. 時間と空間は相補的な関係にある

　ニューマンはこの関係について次のような例を挙げています。

　　より高い移動性がある人は，拡大された空間と区切られた時間の世界に住んでいる。一方，身動きできないとか，社会的な制約などによってその人の生活空間が狭まると，その人の時間は増える（Newman, 1983, pp.161-175）。

　この時間と空間の相補的な関係は私たちの日常の経験からも明らかでしょう。病気でベッドに一日中寝たままの状態を思い描いてみましょう。その時の時間の感じ方はどうでしょうか？

以上5つの命題に沿って，運動，時間，空間と意識の関連を見ていきましたが，ゆっくり順番に概念を整理していかないと，頭の中が混乱してしまいそうです。その原因は，一つひとつの概念の解釈が難しいためでもあるのですが，図2．（P.453）のモデルの三角錐が示しているように，それぞれを遊離させては考えられない概念であるからです。この決してバラバラでは考えられないということが，ニューマンの健康のとらえ方の特徴でもあると言えるでしょう。

Ⅵ. 枠組み6：具体的なケースで看護理論によって対象をどのように見るか，どのような介入（援助）を行うか見てみよう

　では，一体このような考え方が，実際の看護場面とどのようにつながっていくのでしょうか。ここで少し例を挙げて考えてみましょう。

A. 緩和ケアを受けたがん患者Kさんの軌跡——より高いレベルへと意識が変化

1．事例紹介

　Kさんは，70代後半の男性です。4年前に，友人と食事を楽しんだ後，帰りの電車の中で突然気分が悪くなり，心配した友人に付き添われて病院へ行きました。本人も友人もお酒の飲みすぎかと思ったのですが，検査の結果，すぐに胃がんが見つかりました。胃がんはすでに進行しており手術の適応外だったため，化学療法を中心に治療をすることになりました。

　医師からは余命半年ほどと宣告されましたが，Kさんは希望を捨てることなく積極的に治療に取り組みました。また，ある地域の観光事業にかかわっていたKさんは，その地域の自然を何よりも愛していたため，この観光事業にも引き続き精力を傾けました。結局，医師に告げられた余命の時期はとうに過ぎていましたが，Kさんは，大きく体調を崩すこともなく，日常生活を送ることができていました。病気をきっかけに，がんの啓蒙活動にも熱心に取り組みました。「私がこのような状況にいるのは，薬（抗がん剤）の相性が良かったということと，自然の力だと思うのです。今はまだ死ぬ気がしません」と笑顔で話し，忙しい日々を送っていました。定期的に患者会に通い，ほかのサバイバーの話を聞き，

彼らに助言をしていました。

　がんと診断されて3年半が過ぎたころ，Kさんは食欲が低下して体調を崩し，2週間ほど入院しました。体重が少し落ち，前よりも随分と疲れやすくなりましたが，がんの啓蒙活動への意欲は変わりませんでした。そんなKさんに対して，ある日看護師が尋ねました。「Kさんはがんと生死について，皆さんに多くのことを教えてくれています。しかし，ご自身の生死については，今どのように考えているのですか」。この時，Kさんは非常に驚いた様子で「そう言えば，自分のことについては全く考えていませんでした」と答えました。

　その後，Kさんは行っていたがんの啓蒙活動を別のサバイバーさんに引き継ぎ，続けていた抗がん剤治療も終了しました。そして，自分の終の棲家を探し始めました。知り合いの看護師から，緩和ケアの医師を紹介してもらい，自分の目で緩和ケア病棟を確認した上で，入院しました。そこで2カ月ほど過ごし，家族や友人に見守られて穏やかに死を迎えました。

2．分析と解釈

　ここでは，ニューマンの時間，空間，運動の考え方に沿って事例を分析・解釈し，Kさんの意識の拡張について考えてみます。

①時間

　医師から余命半年と宣告された時，Kさんや家族，友人にとって，時間は死までの限られたものという認識が生じたと考えられます。余命を告げられた人たちの多くが経験するのと同じように，それまで意識することがなかった自分の時間に気づき，おそらく自分に残された時間に何をするのか，何をすべきかと考えたのではないでしょうか。Kさんは，治療に専念することと，がんの啓蒙活動を行うことを，残された時間にすべき自分の役割として認識しました。結局は，その時間は予想以上に長くKさんに与えられました。Kさんは，特にがんの啓蒙活動を行っていく中で，新たな自分の役割を見つけ，より活動的になり，残された時間という感覚はいつしか薄れていったとも考えられます。「今はまだ死ぬ気がしません」という言葉は，Kさんの時間の感覚が自分にとっての明確な生きたものから自分とは離れたあいまいなものへと変化していることを示しています。

　しかし，半年前の体調不良後の看護師の一つの問いかけが，そのような時間の感覚に，一石を投じたと考えられます。このことをきっかけに，Kさんにとっての時間が再び自分の時間としてはっきりと目の前に現れ始めたのではないでしょうか。それは余命宣告を受けた時のような限られた時間という消極的な時間ではなく，新しい積極的な時間としてとらえ直されたのではないかと思います。Kさんは，これまで啓蒙活動などを通してがんや

死を，どこか自分以外のものとしていつしか取り扱ってきていたのかもしれません。しかし，改めて「死」を「自分のもの」として再自覚した時から，時間を自分のものとして強く自覚されるようになったのではないでしょうか。

②空間

　積極的に活動範囲を広げていくことで，Kさんの空間は広がっていきました。時間の感覚があいまいになるのと比較して，空間はより広がっていったように見えます。一方，緩和ケア病棟に入院した後は，社会活動を行うことができないので，物理的な空間は一見縮小したように見えます。緩和ケア病棟への入院は，Kさん自身が自分の目で確かめて決定しました。ここは，Kさんにとって終の棲家であり，心地良い空間であったと考えられます。おそらく死の数週間前は，病状の進行と共に日常生活動作は縮小したでしょう。しかし，Kさんの下には，多くの家族や友人が訪れ，リビングやベッドサイドで落ち着いた雰囲気の中で語り合っていました。この状態は，人と人のつながりによって社会的な関係性が広がり，間接的に社会に触れる場となりました。Kさんにとっては，入院したことで物理的空間は一見狭まったように見えますが，社会的な空間は全く変わらなかったのかもしれません。

③運動

　徐々に身体機能が衰えてくるほかの慢性病と比較して，がんという病いは，死の直前まで心身の状態を維持できることが多いものです。Kさんの場合も，2カ月前までは，がんの啓蒙活動に邁進するほどの高い活動状態でした。その後，身体活動は縮小しましたが，時間や空間のとらえ方，感じ方はそれまでとは異なる状態であり，そのことは運動と綿密に関連していたと考えられます。

　自分の死に向き合い，日常の何気ない会話やコミュニケーションも，その人の外に広がる社会へつながることとなっていたKさんにとっては，入院後も決して運動が縮小していたわけではないと考えられます。

④Kさんの拡張する意識の軌跡

　Kさん意識の拡張を促したターニング・ポイントは，がんであることを知った時と，亡くなる数カ月前に看護師が問いかけた時であったと考えられます。がんの宣告は，Kさんにとって他の多くの人と同様に，自分の余命を告げられ，心理的に大きな衝撃を受け，嘆きと迷いを生じさせるのであったと考えられます。これまでの安定した世界から，まさに混沌とした世界へ投げ出されたような感覚になるのかもしれません。また，看護師の問いかけは，Kさんに自分のパターンや潜在する意味について，洞察を促す大きなきっかけになったと考えられます。

ニューマンによると，人は解放系で，常に環境と情報の交換を行っているゆらぎのある存在です。正常な予測できるゆらぎの中では，人はある範囲で秩序を保っていますが，大きなゆらぎが起こる時は，混乱，予測不能な不確かな時期を経験し，その後より高いレベルでの組織の新しい秩序を創発していきます。

　Kさんは，それぞれのターニング・ポイントにおいて大きなゆらぎが起こり，混沌とした不確かな時期を経験しましたが，その後は，それ以前よりもより高次のレベルに意識を進化させていったと考えられます。Kさんは終焉に近づくほどに，健康であったと解釈できるかもしれません。

B．拡張型心筋症患者Tさんと看護学生のかかわり―ホログラム的介入

1．事例紹介

　拡張型心筋症患者であるTさんは，40代の女性です。発症は20年前で，2人目の子どもを妊娠した時に，何度か原因不明の失神発作を起こしました。精密検査の結果，拡張型心筋症を起因とする心臓機能の低下によるものだと分かりました。以来，病いを抱えて生活を送ってきましたが，ここ数年は心不全が悪化し，加療のために入院することが増えてきました。子どもたちは成人し，今は夫と2人で生活をしています。3週間前に，心不全による呼吸困難感と浮腫，腹水の貯留が強くなり，その治療目的で入院しました。入院後は，利尿薬とカテコールアミンにより心不全症状は改善し，歩いてトイレに行けるまでになりました。毎日，昼間は夫が病院に来て面会時間終了までTさんのそばにいました。

　ある日，看護学生のAさんがTさんの担当となりました。Aさんは，拡張型心筋症の予後について調べ，Tさんは心臓移植の対象外であり，根治的な治療法がないことを知りました。今後の病気の行路を考えると，Tさんの中には，おそらく近い将来に訪れるであろう死に対する恐怖や不安，予期的悲嘆が存在するのではないかと思うようになりました。しかし，Tさんは，毎日楽しそうに会話をしてくれ，そのような不安な様子を表すことはありませんでした。

　そこで，Aさんは，根拠となるデータが明らかでない「予期的悲嘆が潜在する」といった看護問題は挙げることをあえてやめました。その代わり，目の前に見えている「頻回な入院によるストレス」を看護問題として，それに対する解決のアプローチを考えることにしました。Aさんは，Tさんが毎日夫が面会に来ることをうれしいと思う反面，実は負担にも感じていることに気がつきました。また，Tさんは夫がいない時間によく塗り絵をし

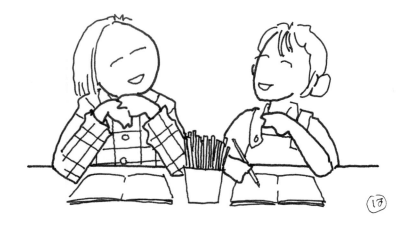

ていることに着目しました。

　実習グループのディスカッションにおいて，Ａさんはグループメンバーに自分の看護計画について相談しました。ほかの学生からは，気分転換にトランプやオセロをやってはどうかという意見も出ました。Ａさんはグループメンバーの意見も含めて考えた末，Ｔさんが，入院中に少しでも気分転換ができるように，あえて夫と離れる時間を確保して，一緒にＴさんが好きな塗り絵をすることを選択しました。

　実習中の数日間，２人は毎日デイルームで横に並び，静かに塗り絵をしました。やがて，Ｔさんは，塗り絵をしながら，これまでは口にしなかった自分の心情をＡさんに吐露するようになりました。病名を知った時のショック，死への恐怖，夫を残して逝くことへの不安などについて，Ａさんにこれまでの経験や思いを語ってくれました。実習の最終日，Ｔさんは「入院していてこんなに気持ちが楽になったことは今までなかったわ。そばにいてくれて本当にありがとう」とＡさんに穏やかに言葉を伝えました。

２．分析と解釈

　ニューマンは看護師のかかわりとして，患者が自分自身のパターンを認識することを促すようなかかわりを挙げています。ホログラム的介入というものですが，この事例は，ＴさんとＡさんのそれぞれのパターンが，まさに，放射状に広がった２つの波のように，干渉している様子をイメージできるのではないでしょうか。

　Ａさんは，ほかの学生のアドバイスも受けましたが，結局，一緒に塗り絵をするという方法を選択しました。あまり工夫を凝らしていない看護計画のように見えましたが，Ａさんにとってはｔさんの病状や毎日の生活の過ごし方，それまでの話を聞いた上で最良と考えた選択でした。また，Ｔさんの持つ自分の病気への負い目のような気持ちから少しでも解放される時間と空間を持たせてあげたいという気持ちからでした。

　結果的に，ＡさんはＴさんと共に静かに塗り絵をするという，一見消極的なかかわりを通して，共感的にＴさんの体験に入っていくパートナーとしての存在になったと考えられ

ます。Tさんのパターンにホログラム的に干渉するには，トランプやオセロではおそらくダメであったと思います。塗り絵という静かに2人のパターンが干渉していける方法論が確かに最善の選択肢だったのでしょう。Tさんはこのかかわりを通して，自分の心情を吐露し，再び自分のパターンを認識することができたのだと考えられます。そして，夫との関係についても，自分の気持ちを整理しながら，これからまた互いにとって良い関係性を築いていけるヒントを得られたのかもしれません。Aさんもまた，Tさんの気持ちに触れることができ，それによる自分の気持ちの変化を強く自覚していました。

VII. 枠組み7：臨床・研究・教育とのリンケージ
この理論を臨床場面や看護研究，そして看護教育の中で使うためには，どうすればよいかを考えてみよう

　歴史的に見ても，現代のヘルスケアは，健康と非健康が対極にあり，疾病の治療，排除こそが健康を導くという考え方が今でも根底にあります。実際に，現在の保健医療や福祉の制度や内容の多くが，この考え方の上に成り立っていると言ってもよいでしょう。

　ニューマンの健康のとらえ方は，その根本の発想が異なり，これまでのヘルスケアのパラダイムとは立場を異にするものでした。したがって，ニューマンは，もし現在のヘルスケアのパラダイムが用いられ，看護が病院の規則に縛りつけられたままであるならば，看護専門職としての発達はないと考えました（Marriner-Tomey, 1994/1995, p.440）。

　しかし，近年ヘルスケアのパラダイムは，むしろニューマンの健康のとらえ方に近くなっていると筆者は感じます。看護界では近年看護診断が積極的に研究され，実践に用いられていますが，ニューマンは1970年代当時北米看護診断協会（NANDA）に看護理論家実行委員の一人として参加し貴重な意見を提供しました。看護診断の基本概念は，人間を全体論的にとらえ，人間の反応をダイナミックに進化するパターンとして考えていることから，ニューマンの理論も大きく反映されていることがわかります。

　「枠組み6」で，ニューマンの看護理論を使って，2つの事例の検討を試みましたが，彼女の理論は，臨床の現象をアセスメントする上では，有効に使えると考えられます。

　さて，解釈することには有効である可能性がわかったのですが，実際の看護介入はどうでしょうか。看護の臨床では日常的に運動や時間のような変数（例えば，体位変換や深呼吸など）を扱っているので，その活用範囲は広く考えられます。長期間安静を強いられる患者のケアや，難病や終末期患者のケア，リハビリテーション看護などに応用が期待され

るでしょう。看護師とクライアントの関係は、ホログラム的介入という概念に基づいていますが、課せられている何かをしよう、何かを変えようとするのではなく、自分自身を見つめ、相手を見つめることであると考えます。両者の関係は、ケアの送り手や受け手というのではなく、パートナーであることが重要なのです。

　ニューマンは、自分の打ち出した時間や空間の主要概念は、研究するたびに操作化される、つまり改めて定義されると言っています。これらは経験的な妥当性には欠けるという批評もあります（Marriner-Tomey, 1994/1995, p.443）。しかし、現在まで、さまざまな研究者たちが、ニューマンの理論を使って研究し、経験的な検証をしてきています。

　ニューマンの理論は、臨床でのさまざまな困難を分析するだけでなく、看護独自のかかわり（介入）について役立つと考えます。実践的に応用するには、次のような過程が求められるでしょう。まず、自らの経験に焦点を当て、そのパターンを知ることが大切なようです。そして、それらの経験から、あなた自身、あるいはあなたが所属する看護師たちの持つ、健康の考え方を吟味してみることです。

　そうすると、雲をつかむようであった理論が、臨床の経験とどこかでぴったり合うようなことがあるかもしれません。ホログラム的介入がどのようなものなのか、ということは何よりも臨床で働いている看護師が、肌で感じ取っていることだと思います。今後ニューマンの理論を洗練していくのは、臨床の看護師自身にかかっているとも言えます。

VIII. 枠組み8：さらに詳しく理論を知りたい人のために

① Rogers, M. E.（1970）/樋口康子, 中西睦子.（訳）.（1979）. ロジャーズ看護論. 医学書院.

　ニューマンは自分の理論に大きな影響を与えた人物の一人として、大学院で指導を受けたM・E・ロジャーズ（M. E. Rogers）を挙げています。ニューマンはロジャーズのセミナーの学生で、彼女のユニタリ・ヒューマン・ビーイングという考え方に刺激を受けました。ロジャーズの病気と健康は生命過程の単なる表現であるという言説に、初めは戸惑いを感じましたが、これがニューマンの健康概念への取り組みを促したと言えます。

　ロジャーズは、独創的な看護理論家で、看護学以外にも非常に多くの知識に精通していました。特に現代物理学から受けた思想的影響は大きく、科学と歴史の広い見地で彼女独自の看護理論が書かれています。A・アインシュタインの相対性理論やD・ボーム、W・K・ハイゼンベルグなど現代物理学の研究者の著書（専門書でなく簡単な解説書や思想的

な著書など）と併せて読むと，より理解しやすいと思います。

② Capra, F.（1975）/吉福伸逸，田中三彦，島田裕巳，中山直子．（訳）．（1979）．タオ自然学．工作舎．

　F・カプラは，ニューサイエンスの旗手の一人で理論物理学者です。ニューサイエンスとは，日本のジャーナリズムが生んだ言葉で，1960年代後半から1970年代にかけて米国で急進した一つの思想「new age science」です。当時米国は，ベトナム戦争の影響やドラッグの浸透などで社会的に不安定で，東洋思想への傾倒が流行していました。カプラは著書の中で，現代物理学の直面した諸問題ついて述べ，東洋と西洋の自然観を結ぶ試みについて説いています。カプラの説く新しいパラダイムは，従来の還元論を支えてきた対立の概念を出た全体論的な世界像であり，これはニューマンの健康理論に一貫して反映しています。

③ Capra, F.（1979）/吉福伸逸，上野圭一，田中三彦，管靖彦．（訳）．（1995）．新ターニング・ポイント．工作舎．

　同じくカプラによるもので，これまでの機械論的な世界観の限界について徹底的に洗い出し，21世紀への新たな価値観の転換について提言しています。新しい世界観として，有機システム論について述べており，ニューマンの理論の前提にもなっている，ゆらぎや散逸構造，自己組織化など，多くのキーワードが登場しますので，ぜひ読んでいただきたいと思います。

④ Bentov, I.（1978）/プラブッダ．（訳）．（1987）．ベントフ氏の超意識の物理学入門．日本教文社．

　I・ベントフもニューサイエンスの科学者の一人です。ニューマンはベントフのワークショップに参加して感銘を受けたようです。ベントフの著書では，意識と超意識，物質と無，人間と創造主など，従来科学者があえて踏み込まなかった領域に極めてユニークな仮説が述べられています。健康が意識の拡張であるという彼女の仮説に関して，このベントフの意識の進化についての説明は論理的根拠を与えています。

⑤ Young, A. M.（1976）/星川淳．（訳）．（1988）．われに還る宇宙 意識プロセス理論．日本教文社．

　A・ヤングも同じくニューサイエンスの理論物理学者です。米国のプリンストン大学でアインシュタインの相対性理論を学びましたが，その静的な宇宙観に限界を感じ，新たに独自のプロセス論を構想し始めました。著書では，東西の神話から量子論まで，広範な領域を視野に，宇宙と意識の進化プロセスに関しての理論を展開しています。ニューマンは，ヤングの人間進化の理論と，健康は拡張する意識であるとする健康概念との間に類似点を

見出し応用しています．

⑥ Picard, C., Jones, D.（Ed.）（2005）/遠藤恵美子．（監訳）．（2013）．ケアリングプラクシス マーガレット ニューマン拡張する意識としての健康の理論と看護実践・研究・教育の革新．すぴか書房．

　ニューマンの理論的枠組みに基づいた教育，実践，研究に関してそれぞれの事例についての詳細な論述と，理論についての対話（マーガレット・ニューマン，カリスタ・ロイ，ジーン・ワトソン）が掲載されています．プラクシスとは，哲学で使用される言葉で，対象に対して実践的に働きかける行為的態度，実践，実行を意味します．ニューマンの理論が先導役をとって遂行されるケアリングプラクシスについて，具体的な方法論とその事例について知ることができます．

⑦ 遠藤恵美子，三次真理，宮原知子．（編著）．（2014）．マーガレット・ニューマンの理論に導かれたがん看護実践　ナースの見方が変わり，ケアが変わり，患者・家族に違いが生まれる．看護の科学社．

　日本のニューマン理論研究の第一人者である遠藤氏らによる書籍で，がん看護実践へのニューマン理論の導入例について書かれています．実践編，プラクシス編，応用編に分けて実例を紹介していますので，臨床での看護師の具体的な実践について知ることができます．ニューマンの理論は非常に難解ですが，実践事例を読むと自分たちの日々の実践の中にそのエッセンスが多く存在していることに気がつくかもしれません．

おわりに

　疾病構造の変化により，健康の概念は変化してきます．どのような健康観を持っているかが，看護師の行為に表れてくるのではないでしょうか．ニューマンの理論は非常に難解ですが，私たちに健康の概念を根本から考え直すきっかけを与え，パラダイムの変換を促してくれると思います．筆者は，健康というものは，ニューマンの言うとおり，個別的でダイナミックに変化するものであるからこそ，看護学の取り組むべき課題が存在しているのではないかと考えます．

　ニューマン理論は，経験が理論の大きな裏づけとなっていることも示してくれます．ニューマンの仕事は，まさに彼女自身の経験を理論に結びつけようとする静かで，しかし情熱的な姿勢によってなされてきたからです．「経験（実践）と理論の統合」という一見硬いテーマも，この著書を読むことで具体的にイメージすることができるかもしれません．また，多くの研究者がニューマン理論を使って実践を分析してきています．看護実践

を分析する際に，筆者はニューマン理論がピタリとくるケースが多くあると確信しています．日常の実践を振り返り，改めて健康について考えるためにニューマン理論を読んでみることをお勧めします．

【文献】
Bentov, I.（1978）/プラブッダ．（訳）．（1987）．ベントフ氏の超意識の物理学入門．日本教文社．
Picard, C., Jones, D.（Ed.）（2005）/遠藤恵美子．（監訳）．（2013）．ケアリングプラクシス マーガレット ニューマン拡張する意識としての健康の理論と看護実践・研究・教育の革新．すぴか書房．
遠藤恵美子，三次真理，宮原知子．（編著）．（2014）．マーガレット・ニューマンの理論に導かれたがん看護実践 ナースの見方が変わり，ケアが変わり，患者・家族に違いが生まれる．看護の科学社．
Marriner-Tomey, A.（1994）/野島良子．（訳）．（1995）．マーガレット・A・ニューマン＝健康のモデル．都留伸子．（監訳）．*看護理論家とその業績 第2版*所収（pp.475-494）．医学書院．
Newman, M. A.（1979）．*Theory development in nursing*. Philadelphia : F. A. Davis Co..
Newman, M. A.（1983）. Newman's health theory. In Clements, I. & Roberts, F.（Eds.）. *Family health : a theoritical approach to nursing care*（pp.161-175）. New York : Wiley.
Newman, M. A.（1986）. *Health as expanding consciousness*. St. Louis : The C. V. Mosby.
Newman, M. A.（1994a）. *Health as expanding consciousness（2nd ed.）*. Janes and Bartleff Publishers : National League for Nursing.
Newman, M. A.（1994b）/手島恵．（訳）．（1995）．マーガレット・ニューマン看護論 拡張する意識としての健康．医学書院．
Newman, M. A.（2008）/遠藤恵美子．（監訳）．（2009）．*変容を生みだすナースの寄り添い―看護が創りだすちがい*．医学書院．
Rogers, M. E.（1970）/樋口康子，中西睦子．（訳）．（1979）．ロジャーズ看護論．医学書院．

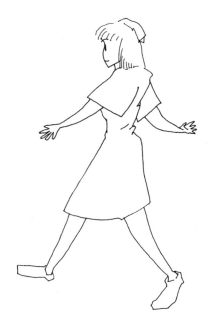

看護理論の教え方

黒田裕子

　本章は，看護理論の教え方ということで，看護学生に対して看護理論をどのような目的でどのようにして教えれば良いかということについて，筆者が考えていることを述べていきます。また，看護理論の学習は，看護基礎教育を卒業後にも機会があると思います。現場の看護師に対しても，どのような目的でどのようにして教育することが効果的であるのかについても触れておきたいと思います。

　看護学生に対して看護理論を教育するのは，一般には低学年において，一人ひとりの看護学生が，自らの看護観を考えるための手がかりを得ることを狙いとして，"看護（nursing）とは何だろう"というような内容について授業で取り上げていくのではないかと考えます。

　各看護理論家は，自らの本の中で，「看護とは何か？」という問いに対する答えを，さまざまな角度から説いてくれています。それを手がかりとして，個々の看護学生の「看護って何だろう」という本質的な問いかけに対して，何人かの看護理論家の考え方を紹介することができるでしょう。

　一方，看護基礎教育を卒業後，1年目の看護師は自分の看護観を改めて見直すような学習の機会を持つことが多いと考えます。

　このような場合に，看護理論家の考えを教授することが有用だと思います。

　ただし，看護理論家の著作内容を紹介する際，その看護理論家は，どのような時代の人物で，何を目指していたのかを考慮しながら，看護理論家の説いていることを解釈しなければなりません。まずは歴史的な背景をしっかりと押さえてから，指導することが必要となります。

I. 歴史的な背景を踏まえた上で，看護理論家の説いていることを教える

1. 近代看護の祖：F・ナイチンゲールさんの例証

　ナイチンゲール（1820～1910）さんは，19世紀半ばごろのクリミア戦争（1853～56）で，一躍その名が世に知られたことは言うまでもありません。1850年代当時，看護師は医師に従って病人の世話をすることが役割でした。しかしながら，ナイチンゲールさんはそのような状況にありながらも，クリミア戦争時にデータ収集と統計分析を行い，軍人の罹患率，死亡率やそれらの影響要因を，図と円グラフを使ってプレゼンテーションし，病院に対する軍と教会の姿勢を変えたのです。

　ナイチンゲールさんは，1859年に『Notes on nursing（看護覚え書）』を著し，その中で，患者の身体と精神の健康を促進するためには，健全な環境が重要であると説きました。すなわち，換気，清潔，温度，水の純度，食事など患者様の健康に影響を与えているデータを集め，これらが健全であることがいかに重要かを説いたのです。ナイチンゲールさんのこのような業績によって，クリミア戦争では死亡率が43％から2％に激減したと伝えられています。このように，事実を表すデータを収集し，それらの分析を通して，ナイチンゲールさんは早くも科学的な看護を追究していたのです。

　当時の衛生状況や環境整備の劣悪さは，今の時代の看護学生や看護師には理解し難いことでしょう。VTRなどを使用し，その時代の様相を視覚的に伝え，当時のリアリティをつかんでもらってから，ナイチンゲールさんの行ったことの偉大さとナイチンゲールさんが何を目指していたのか，またその看護の姿を伝えることが重要だと考えます。

2. 米国における看護理論の始まり：H・E・ペプロウさんの例証

　1923年に米国でゴールド・マーク・レポートが出されました。これは，「米国における看護および看護教育」と題された報告書であり，看護教育委員会が全国公衆衛生看護協会の要請によってロックフェラー財団の支援で，看護教員，管理者，保健師の教育背景と看護学生の臨床経験について全国レベルの調査を行ったものです。それまでにも，1873年にニューヨークやボストンに看護学校が3校開校し，1899年にコロンビア大学，1910年にミネソタ大学が開講していました。しかし，この報告書の結果，教育の不十分な者が多いことや看護には大学教育が不可欠なことが判明しました。そして，エール大学が開講し，米国最初の看護学修士号が1929年に誕生したのです。このように，看護教育は徐々に整備されてきました。これに拍車をかけたのが，1948年のE・L・ブラウン博士による「こ

れからの看護」と題された全国看護協会の調査報告書です。この結果，看護教育の不十分さと看護師の教育は大学で行うことがさらに奨励されるようになったのです。

一方，1940年代に米国は第2次世界大戦に入り，戦争によって医師不足が国内の問題として持ち上がり，看護師の需要が求められました。これを受けて看護教育への助成もなされ，多くの看護師が大学教育を受けるようになりました。まさに，このような時代に生きた看護理論家のペプロウさんも，コロンビア大学のティーチャーズ・カレッジ出身であり，この恩恵を受けている者の一人と言えます。ペプロウさんは1952年に看護における人間関係に焦点を当てた書物を書いていますが，それはペプロウさんが精神科看護領域を専門としていたこと，精神力動論的な視点からとらえることを得意としていたことが影響していると思います。当時，ペプロウさんが出会ったH・S・サリヴァン博士の影響も多大にあったことでしょう。

以上のように，看護理論家がどのような時代に自らの書物を書いたのかという視点を踏まえて教えることによって，看護学生や看護師には，その看護理論家が何を目指して看護理論を書こうとしたのかを考えることができる材料が得られるはずです。その看護理論家が何を説いているのか，といった内容だけを教えてもピンと来ないのではないでしょうか。その看護理論家が著作した時代背景や看護界の状況も含めて講義をすると，聞く側はより興味を持って聞けるでしょうし，看護理論家の体験に近づけるのではないかと筆者は考えます。時代の状況と看護理論の発展を提示するために，巻末に時代の変遷を理解しやすい**年表**を入れましたので参照してください。

II. 看護理論のタイプと教える目的との関係

第1章では，①人間関係論的な看護理論，②対象論的な看護理論，③働きかけ論的な看護理論の3つのカテゴリーに分けて解説してきました。このような分類をしてみますと，看護学生や看護師に看護理論を教える目的との兼ね合いで，どのような看護理論を教える必要があるのかが見えやすくなるのではないでしょうか。

1．人間関係的な看護理論を教える

まず，①人間関係論的な看護理論を教えるような場合を取り上げてみましょう。

患者様への援助的人間関係や看護師，患者様との相互関係に関する内容を，看護学生や看護師に教えたい場合は，ペプロウさん，オーランドさん，トラベルビーさんなどの看護理論は有用であると考えます。これらの3つの理論は，人間関係に焦点を当てている看護

理論です。しかしながら，少しずつ色合いが異なります。**表1**.にこれら3つの看護理論の骨子を書いてみました。

　この表に示したとおり，ペプロウさんは患者様と看護師の治療的人間関係が重要であると説いています。オーランドさんは，患者様の自らでは満たせないニードを満たすような看護師のかかわりが中心です。トラベルビーさんは，患者様と看護師の信頼関係確立へ向けた人間対人間関係を重要視しています。

　したがって，看護学生が例えば臨地実習でどのような患者様との関係に問題を感じているのかによって，これら3つの看護理論を使い分けて指導することが必要だと思います。患者様との間に信頼関係を構築することを目的としているような場合はトラベルビーさんの考え方が良いでしょう。患者様に治療的人間関係というスキルを生かしてかかわっていったほうが良いような場合は，ペプロウさんが有用だと思われます。一方，患者様ご自身では満たすことのできないニードがあるような事例の場合は，オーランドさんが有用だと思われます。このことは現場の看護師に教える場合でも同様だと思います。

　授業で援助的人間関係や患者様，看護師との相互関係を看護学生や看護師に教えたい場合は，これら3つを対比させながら教授することで，幅広い講義展開ができるのではないでしょうか。

表1. ペプロウさん，オーランドさん，トラベルビーさんの看護理論について

看護理論家	人間関係の考え方のポイント	人間関係に関する考え方	考え方の源となっているもの
ペプロウさん	看護とは，患者様と看護師の治療的人間関係の中で行われるものである。患者様と看護師との人間関係の中に看護独自の機能を見いだした。	方向づけの段階，同一化の段階，開拓利用の段階，問題解決の段階の4つの段階を説いている。各段階における看護師の役割の変遷を描いている。	患者様と看護師の人間関係にどのようなことが起こっているのかに関心を持った。サリヴァンの対人関係論に影響を受ける。
オーランドさん	看護の目的は，患者様のニードを満たすため，患者様が求める助けを与えることである。看護師は患者様の当面のニードを知り，そのニードを直接，間接に満たす活動に携わることにより，その目的を達することができる。	看護は，患者様と看護師が影響を与え合う関係の中で行われる。したがって，患者様-看護師関係はダイナミックである。人間関係は，看護師が患者様のニードを満たすために反応することを中心として描いている。	臨床場面における患者様と看護師の実際の相互作用に関する膨大なデータが源となっている。
トラベルビーさん	看護の目的は，患者様と看護師の関係が，人間対人間の関係として確立することによって達成される。看護師は患者様が疾病や苦難の中に意味を見いだせるように，また，立ち向かえるように，必要な時にはいつでも援助する。	最初の出会い，同一性の出現，共感，同感という4つの段階を経て，ラポールへと到達し，患者様と看護師の，人間対人間の信頼関係が確立する。	V・E・フランクルのロゴセラピーの考え方を源としている。つまり，人々が疾病や苦難の中に意味を見いだせるように援助する，という考え方である。

2．対象論的な看護理論を教える

次に，②対象論的な看護理論を教える場合を取り上げてみましょう。

対象論的な看護理論は看護の対象者である患者様やクライアント，つまり，人間のとらえ方が中心となっている看護理論でした。そして，各看護理論によって人間のとらえ方がさまざまです。5人の看護理論家の人間のとらえ方の概略を**表2.**に示してみました。ロイさんは全体的適応システムとしての人間を描いています。オレムさんはセルフケアの視点で人間を見ています。ベティ・ニューマンさんは，ストレッサーとその反応という視点でクライアントシステムとしての人間をとらえています。これら3人は看護過程を自らの看護理論の本に具体的に示しています。従って，看護アセスメントの枠組みや看護計画の枠組みとしても使用できます。ロイさんとオレムさんは，成人看護学領域の看護過程の展開に有用だと思います。ベティ・ニューマンさんは，看護介入において1次予防，2次予防，3次予防と広範囲な領域を視野に入れていることから，地域看護学領域で有用であると考えます。

一方，**表2.**に示したマーサ・ロジャーズさんやマーガレット・ニューマンさんの人間のとらえ方は，抽象度が高くなっています。看護過程の展開には無理があります。しかしながら，ロジャーズさんは看護科学を一つの独自な学問として位置づけることを目指して

表2. 対象論的な看護理論の人間のとらえ方

看護理論家	人間のとらえ方	人間をとらえるための鍵概念	看護過程の展開
ロイさん	全体的適応システムとしての人間。	生理的-物理的様式，自己概念-集団アイデンティティ様式，役割機能様式，相互依存様式という4つの行動様式によって人間の行動を観察する。	有
オレムさん	セルフケアという見方で人間を見る。	セルフケア能力と治療的セルフケアデマンドとの関係で，セルフケア不足を査定する。	有
ベティ・ニューマンさん	ストレッサーとその反応という視点でクライアントシステムとしての人間を見る。	基本構造・抵抗ライン・通常の防護ライン・柔軟な防護ラインによって，クライアントシステムの安定性を保持する。	有
マーサ・ロジャーズさん	エネルギーの場として人間をとらえる。環境と人間は不可分としている。環境もエネルギーの場である。	ユニタリ・ヒューマン・ビーイングズとして人間を見ている。生命過程を進化に向かって革新性と複雑性を増しながら生成していくとしている。	無
マーガレット・ニューマンさん	人間を意識している存在と見ている。意識は，空間・運動・時間の関連性でとらえている。	拡張する意識を健康と見ている。	無

います。つまり，実践で使えるような看護理論を開発することを目的とはしていません。筆者はロジャーズさんの看護理論を実際に看護過程で使うようなことは無理だと思います。そうではなく，ロジャーズさんの考え方を知ることによって，看護の学問としての独自性を理解するために使用することが望ましいと考えられます。そういう意味では，看護学生には難解すぎます。看護の大学院生や看護師の現任教育に使うことができると思われます。

また，マーガレット・ニューマンさんは健康概念のとらえ方が大変ユニークです。意識を拡張することが健康であるととらえています。看護過程の展開に使うことは難しいと思います。授業で健康概念を取り上げる際に，健康概念のとらえ方の一つの例証として教授することができると思います。

以上のように，対象論的な看護理論に分類できる看護理論であっても，どのような場合に使えるのか，有用であるのかは異なっていると思います。

3．働きかけ論的な看護理論を教える

さて最後に，③働きかけ論的な看護理論を教える場合を取り上げてみましょう。

働きかけ論的な看護理論とは，私たち看護師が患者様にどのような援助を行うのかということに焦点を当てていると考えられた看護理論でした。ベナーさん，ワトソンさん，レイニンガーさんの3人は，いずれもケアリングという概念を理論の中心に位置づけています。

ベナーさんは熟練看護師の技能を質的に研究することによって看護師の技能獲得の5段階を説いています。看護学生は1段階目の初心者に位置づけられています。ベナーの考え方は，看護学生には難しいと思います。看護師の現任教育で教えることは有用だと思いますし，看護部で計画する集団教育の枠組みに使ってみることは有用と思います。

ワトソンさんは，カール・ロジャーズ博士のカウンセリングの理論などを駆使し，トランス・パーソナルなケアリングについて説いています。このワトソンさんの看護理論についても看護学生に対しては難しいのではないかと考えます。これも，看護師の現任教育で取り上げ，患者様と看護師のトランス・パーソナルな関係の分析などに使うことは有用ではないかと考えます。

レイニンガーさんは，文化人類学的な視点からケアリングやケアを説いています。文化という視点から看護援助を追究しています。多様な文化を持った患者様の最善のケアを模索しているのです。臨地実習で看護学生が文化という視点から患者様の看護援助を考えた方が良いような場合には，レイニンガーさんの看護理論の中に書かれているサンライズ・モデルを活用して当該患者様の看護援助を考えると良いと思います。

以上，看護学生に対して，もしくは現場の看護師に対して，どのようなことを目的として何を教えたいのかに応じて，選択する看護理論を変えることが必要です。そのためには，教える側も看護理論の選択肢を持っていないと対応できません。そのために，最近では先述した看護理論家の解説書が多数翻訳されていますので，解説書を読むことによって，どのような時にこの看護理論は使えるか，ということを考えるリソースが集まるはずです。本書も，やさしく看護理論を学べる解説書ですので，ぜひとも活用してください。

Ⅲ. 看護理論をしっかり読むのはやはり難しい

　看護基礎教育課程の看護学生や現場の看護師が，看護理論をじっくり読むのは大変難しいことだと筆者は常々思います。これは看護系の大学院生においても難しいことです。というのも，米国の看護理論はもともと英語で書かれているからです。多くの場合は翻訳書を読むことになりますが，なかなか日本語ではニュアンスが伝わってこないことが多いために，原書を横に置いて，翻訳書と一緒に読むスタイルにした方が，内容がわかりやすく，とらえやすいのです。

　しかしながら，看護基礎教育課程の看護学生にとっても，現場の看護師にとっても，これは非常にハードなことです。

　したがって，教える側が看護理論の解説を加えた資料を準備し，わかりやすく手ほどきをしながら説明しなければ，看護理論の正確な内容が伝わっていかないと思います。さらに，教える側がその看護理論を解釈し，かみ砕いて説明した方が教わる側はわかりやすいと考えます。その意味で，教える側の裁量や解釈する能力が要求されているのが，看護理論であると考えます。

【文献】
Marriner-Tomey, A.（Ed.）（2002）/都留伸子.（監訳）.（2004）. 看護理論家とその業績 第3版. 医学書院.
Meleis, A. I.（2007）. *Theoretical nursing : development & progress*（4th ed.）. Philadelphia : Lippincott Williams & Wilkins.

おわりに

　本書で紹介した15人の看護理論家の解説は，読者の皆様にどのように映ったことでしょうか。興味深く読んでいただいた部分もあったでしょう。一方，何か消化不良でよくわからなかった部分もあったかと思います。あるいは，これはちょっとおかしい解釈なのではないかと疑問を持たれた部分があったかもしれません。

　私を含め本書の著者たちは，読者の皆様と同じように，看護理論と真っ向から向かい合い，自分たちなりに何とか解釈しようと挑戦している者たちです。ですから，読者の皆様からいろいろとご指導をいただき，理解が深まるように，今後も一緒に考えていきたいと願っています。ぜひとも，いろいろなご意見やご指導をお寄せください。

　したがって本書は，素晴らしい看護理論を紹介するには及ばなかった力不足の部分を数多く残しているといった限界もあろうかと思います。そういう意味でも，できれば，読者の皆様が本書に動機づけられて，翻訳されている看護理論家の生きた著作や，できれば看護理論家の原著そのものにじかに触れていただくことが著者一同の願いでもあります。

　看護は，ケア実践の科学です。そのケア実践を今後ますます有効なものとしていくために，本書で紹介した看護理論がどのように使えるのか，あるいは使っていけるようにするためにこれらの看護理論をどのようにケア実践まで下ろしていけばよいのか，この辺りの課題は今後も追究していかなければならないと考えます。

　これからも多くの看護理論が登場してくることでしょう。看護理論と呼べるだけの形態や内容を持っているのだろうかと看護理論の評価に関する議論が盛んになってくるかもしれません。今後生まれてくるであろう多くの看護理論に対して，本書で紹介したような枠組みを看護理論の学習の一つの手がかりにしていただき，読者の皆様が看護理論により親しみを持っていかれることに本書がお役に立てれば幸いです。

2016年11月吉日

黒田裕子

索引

欧語

district nursing／71
emic／427, 431
etic／427, 431
Notes on nursing／48
sunrise enabler／427

あ

アート／52, 54, 213, 214
アイデンティティの出現／39
アインシュタイン／205, 465
アウトプット／267
安定器／267
安定器サブシステム／270, 272
イーミック／427, 431, 442
意識／453, 459
意識している存在／454
意識指標／457
意識のインデックス／457
意識の拡張／451, 466
意識の進化／451
依存から自立までのレベル／102
1次的役割／278
1次予防（一次予防）／332, 333, 337
一人前／363, 364, 365, 366
一部代償的システム／236
一方向性／207
一致・不一致の原理／160, 162
一般システム理論／206, 265
一般システム論／264
医療実践の質をモニターし，確保する／369, 370
医療における否定的反応／143
因果関係／210
インプット／267
ウィーデンバック／141, 158
ウォーツラヴィック／302
宇宙／205, 213, 214
運動／452, 453, 454, 456, 458, 459
エティック／427, 431
エネルギー／213

エネルギーの交換／454
エネルギーの場／208, 209, 213, 214, 217, 221, 223
エネルギーの場としてのパターン／221
援助関係／153
援助者としてのレベル／102
援助の原理／162
援助へのニード／162
援助役割／368, 369, 377
エントロピー／451
エントロピーの宇宙／210
オーランド／94, 140, 141, 177, 302
オレム／226

か

開示された秩序／455
開拓利用の局面／80, 81
開拓利用の段階／84, 92
外的環境／336
概念／22
開放系／207, 208, 209, 210
開放的／302
カオス理論／212
科学／213, 214
科学的仮説／266
隠された秩序／455
拡張する意識／447, 448
格率／362, 364, 367
ガドウ／386
カプラ／451, 466
カリタス／390
カリタスプロセス／394
カリタス領域／390
環境／204, 207, 212, 213, 214, 222, 305, 430
看護／213, 214, 215, 430
看護エージェンシー／229, 232, 235
看護覚え書／48, 51, 52, 54, 55, 56, 58, 63, 67, 70, 73
看護科学／204, 223
看護学／214

看護過程／94，146，148
看護過程の3要素／146
看護師教育のABC／56
看護システム／230，232，236
看護師とは何か／55
看護師の活動／146，147，148，149
看護師の責務／145
看護師の反応／146，147，148，149
看護能力／229，232，235
看護のエクセレンスとパワー／372
看護の独自の機能／101，106
看護の発達段階／108
看護の本質／16，17
看護の理論化／300，301
看護理論／204
患者-看護師関係／94，143，152，155
患者との相互作用／149
患者の言動／146，147
患者のニード／142
感性と思考能力／207
関連刺激／264
機械的活動／146，147，148，152
技能習得モデル／362，364
希望／181，190，196，197，198
基本構造／332，333，336
客観時間／457，458
教育とコーチングの機能／368，369
共感／39，178，183
共通認識／361
共鳴性（resonancy）の原理／208，211，219，221，222
キルケゴール／386
キング／300
空間／304，452，454，458，459
苦難／178，180，181，184，185，196，197，198，200
クライアント／クライアントシステム／334
クリーガー／302
クリミア戦争／48
ケア／ケアリング／383
ケアリング／44，434

ケアリングプラクシス／467
経験／364，372，373
健康／213，214，306，430，453
健康／不健康／393，394
健康逸脱に対するセルフケア要件／231，233
言語的な言動／146，147
貢献的行動／278
肯定的反応／264
合理的な行為／162
個人間システム／307
個人システム／307
個人的自己／274
個別的な反応／142
コミュニケーション／146，303，304
コロンビア大学ティーチャーズ・カレッジ／140

さ

サイエンス／52，54
再構築／333，338
最初の出会い／39，178
サイモンズ／79
サリヴァン／79
散逸構造／451
散逸構造理論／451
3次的役割／278
3次予防（三次予防）／332，333，337
残存刺激／264
サンライズ・イネーブラー／427，428，432，434，440，441，442，444
サンライズ・モデル／45，427，444
時間／304，452，453，454，457，458，459
時間経験／458
自己概念-集団アイデンティティ様式／270，274
自己概念様式／272
自己拡充（拡張）の原理／160，162
自己決定／309
自己の組織的複雑性／451
支持・教育的システム／236

システムアプローチ／302
システムの情報能力／451
システムモデル／302, 329
システム理論／264, 272, 330
実践的知識／359, 364, 367, 378
質的研究方法／142
質的差異の識別／361, 367
疾病／214
社会システム／307
社会文化的変数／334
ジャクソン／302
集団アイデンティティ様式／272
柔軟な防護ライン／332, 333, 335
10のカリタスプロセス／417
10のケア因子／394, 397, 417
10のケア因子解釈モデル／401
14の基本的ニード／104
14の構成要素／101, 104
14の構成要素の活用／107
主観時間／457, 458
熟慮した上でなされる活動／146, 147
熟慮した行為／162
受容的行動／278
常在条件／107
象徴的相互作用論／142
焦点刺激／264
初心者／363, 364, 365, 366
ジョンソン／264, 448
自立を助ける看護師-患者関係／102
新人／363, 364, 365, 366
心身両面の問題／145
身体上の制約／143
身体的自己／274
診断機能とモニタリングの機能／368, 369
心理学的変数／334
優れた看護／108
ストレス／304
ストレッサー／331, 333
制御機構／265
精神科看護の母／78
成長と発達／304

生理学的変数／334
生理的-物理的様式／270, 273
生理的様式／272
絶望／181
セリエ／302
セルフケア／230, 231, 232
セルフケア・エージェンシー／229, 231, 234
セルフケア能力／229, 231, 232, 234
セルフケア不足／230, 231
セルフケア要件／232, 233
セルフケア理論／230
潜在的なニード／153
全人的適応システム／272
全代償的システム／236
全体性／206, 207, 214
全体的適応システム／269
前提／22
専門職／142, 145
相互依存様式／270, 272
相互関係／471
相互交流／303, 304
相互作用／29, 36, 143, 152, 153, 211, 212, 214, 217, 222, 303, 304
相互作用モデル／302
総次元／207
想定外の業務／362
組織能力と役割遂行能力／369, 370
その人にとっての意味における健康／106
その人らしさ／107

た

対象論的な看護理論／29, 473
対処機制／272
対人関係のプロセス／182, 185, 186
ダイナミック／302, 304, 306, 307, 308, 464
他者の皮膚の内側に入り込む／108
達人／363, 364, 365, 367
知覚／303, 304
秩序／210
中堅／363, 364, 365, 367

抽象的概念体系／215，222
調節器サブシステム／270，272
治療処置と与薬を実施し，モニターする／369，370
治療的セルフケアデマンド／231，232
治療的人間関係の過程（プロセス）／78，80
通常の防護ライン／332，333，335
創られた環境／329，336
抵抗ライン／332，333，335
適応／211
適応的行動／270
適応理論／264
適応レベル／264
適応レベル理論／264，272
哲学的仮説／266
同一化の局面／80，81
同一化の段階／84，91
同一性の出現／178，183
統一体としての人間／204
同感／39，178，184
統合性（integrality）の原理／208，212，219，220，222
当面／143
当面のニード／142
独自の様式／103
トラベルビー／176
トランスパーソナルケアリング／390，391，418
ドレイファス／362

な

ナイチンゲール／48，386
内的環境／336
波／209，211，222
ニード伝達の不能力／143，146
2次的役割／278
2次予防（二次予防）／332，333，337
ニューサイエンス／450，466
人間／206，207，212，213，222，305
人間関係／146
人間関係論的な看護理論／29，471
人間対人間の関係／38，178，180，181，182，197，200，201
人間的なニード充足／400
人間と人間の関係／180，184
認知器サブシステム／270，272

は

パースィ／386
ハイゼンベルグ／465
ハイデッガー／386
パターン／42，43，208，209，210，217，221，222，223，453，454，464，465
パターンと秩序／207
パターン認識／455
働きかけ論的な看護理論／29，474
発達的セルフケア要件／231，233
発達的変数／334
パワー構成要素／234，235
汎次元／207，208，211
反応的行為／162
半分引き受ける看護／58
範例と個人的知識／361
ビーヴァン／302
ヒーリング／418
非言語的な言動／146，147
非効果的行動／270
否定的反応／264
ヒューマンケアリング／388，396，417，418
ヒューマンライフ（生）／392
ヒューマンライフ（生）の基本的な前提／392
病気／214
病理的状態／107
フォウセット／355
物理的様式／272
負のエントロピー（の宇宙）／210，213
普遍的セルフケア要件／231，233
プラクシス／453，467
フランクル／177
プリゴジン／210，451
ブルーナー／302
フロム／79
文化ケア／425，426，428，430，436，

442, 443
文化ケアの多様性と普遍性／444
文化ケア理論／430，437，439，440，443，444
文化に適した看護ケア／429
閉鎖系／209，210，211
ヘーゲル／449
ベティ・ニューマン／328
ベナー／357，383
ベナー看護論／358，378，380
ペプロウ／78，141
ヘルスケアのパラダイム／464
ヘルスプロモーション／338
ヘルソン／264
ベルタランフィ／206
変革器／267
変革器サブシステム／270，272
弁証法的融合／449
ヘンダーソン／81，98，141，155，386
ベントフ／457，466
方向づけの局面／80，81
方向づけの段階／82，90
訪問看護／72
訪問看護の父／71
ボーム／451，465
北米看護診断協会（NANDA）／464
ホメオスタシス／211
ホメオダイナミクスの原理／212，219，222
ホログラム介入モデル／43
ホログラムケアリング／453
ホログラム的介入／455，465
ホワイティング／302
本来の看護／52

ま

マーガレット・（A・）ニューマン／386，447
マズロー／79，386
ミラー／79
民族看護学／430
無秩序／210

命題／22
メイヤロフ／386
目的にかなった忍耐の原理／160，162
目標志向的看護記録／309
目標達成理論（のプロセス）／303，306，307，308
問題解決／80，81
問題解決の段階／85，93

や

役割／304
役割機能様式／270，272，274
ヤング／466
ユニタリ・ヒューマン・ビーイングズ／40，41，204，214，215，222，465
容態の急変を効果的に管理する／369，370
予測や予期，構え／361
4つの局面／81

ら

ライヒマン／79
ラザルス／302，386
らせん運動性（helicy）の原理／208，212，219，221，222
ラポール／31，38，39，178，179，184
力動的相互作用システム／303，307
理論的知識／359
霊的変数／329，334
レイニンガー／383，386，424
ロイ／262
ロジャーズ（C・R・ロジャーズ）／386
ロジャーズ（M・E・ロジャーズ）／204，386，449，465

わ

ワトソン／383

年表				看護理論	
年代	その時代の全体的な状況	その時代の科学および哲学	看護界の全体的状況	看護理論の歴史的変遷	看護理論家（初版西暦年と著書名）
1850年代	クリミア戦争(1853-56)	・種の起源(1859；ダーウィン)	・医師に従い，病院の世話をするのが看護師の役割	・フローレンス・ナイチンゲールから看護研究へ	・Nightingale, F.（1859）／薄井担子他訳（1974）．原文看護覚書．現代社．
1900	第1次世界大戦		・1923；看護教育研究委員会が全国公衆衛生看護協会の要請によりロックフェラー財団の支援で，看護教員，管理者，保健師の教育背景と看護学生の臨床経験について全国レベルの調査を実施（Gold Mark Report）。教育背景が不十分なものが多く，大学教育が不可欠である ・Gold Mark Report（ゴールド・マーク・レポート）『米国における看護及び看護教育』と題されたこの報告書は委員長のエール大学教授ウインスローとその協力者ゴールドマーク女史の名にちなんでウインスロー・ゴールド・マーク・レポートとも呼ばれる。この委員会勧告に基づきアメリカでは看護教育や保健事業の面で多くの改革が行われ，この分野で世界の最先進国になった		

看護理論家 （再版西暦年と著書名）	看護教育	看護研究	看護実践
	・1873；NYやボストンに看護学校が3校開校 ・1899；コロンビア大学開校	・フローレンス・ナイチンゲールは，早くも"看護の科学性"を追究していた。この中で初めての研究活動を記述している。またナイチンゲールは，クリミア戦争時にデータ収集と統計分析を行った。図と円グラフによる軍人の罹患率と死亡率，影響要因のプレゼンを行う。この分析によって病院に対する軍と協会の姿勢を変え，態度，組織，社会的変化をもたらした。さらに，軍隊管理，病院管理，病院構造の体制を改善した。軍は適切な食事，宿舎，医療処置に対して病人には権利があると説いた。クリミア戦争において，死亡率が43％から2％へと激減したと伝えられている。協会は，公共の水の試験をして，下水道の改善，飢餓防止，罹患率と死亡率を減少させることに責任を持ち始める	
	・1910；ミネソタ大学開校 ・1924；コロンビア大学の教員養成大学において最初の博士課程ができ，教育学位（Ed. D）ができる（専門職のための教員を準備する教育） ・1929；エール大学に開校最初の修士号が誕生	・研究はほとんどが看護教育に関するものであった ・1900；American Journal of Nursing 出版（1920-30年代にcase studyを掲載し，看護介入の理解のために一人の患者または類似の患者グループの深い分析と組織的な評価をした。臨床関連の研究の始めとなった ・1932；Association of Collegiate School of Nursing（教育と実践を改善する研究の促進） ・最初の看護研究雑誌（Nursing Research）が出版された	

年代	その時代の全体的な状況	その時代の科学および哲学	看護界の全体的状況	看護理論の歴史的変遷	看護理論家（初版西暦年と著書名）
1940年代	第2次世界大戦		・戦争による医師不足，軍部からの援助 ・精神衛生法に基づき国立精神衛生研究所からの助成（看護教育へ） ・第2次世界大戦と入院患者の増加 ・看護人員に対する前例のない需要 ・1948；エスター・ブラウン博士（社会人類学者）により『これからの看護』と題して公表された全国看護協議会の調査報告が出版された	・フローレンス・ナイチンゲールから看護研究へ	
1950年代		・精神分析（フロイト） ・ニード階層論（マズロー） ・ストレス（セリエ） ・成長発達（エリクソン） ・一般システム論（ベルタランフィ） ・象徴的相互作用論（ミード） ・役割理論（パーソンズ）	・看護の役割や定義の拡大 ・看護は人間が対象である ・人間は，身体的，心理的，社会的な存在である ・看護は専門職で独自の機能を有する ・科学者育成の時期 ・他の学問分野の概念や理論を看護に取り入れる ・大学院教育の推奨	・1955～60；看護理論の誕生	・Peplau, H. E.（1952）／稲田八重子他訳（1973）．人間関係の看護論．医学書院．

看護理論家 （再版西暦年と著書名）	看護教育	看護研究	看護実践
	・Gold Mark Reportの調査結果と同様に看護教育は不十分であり，看護師の教育は大学で行われることがすすめられる	・看護教育に関する研究の継続 ・さまざまな地域での看護師の需要と供給や病院環境，看護スタッフの状況に対する調査 ・あらゆる州の看護師協会で，看護のニードと資源について実態調査が行われ，看護ケアの質と量の格差が大きいこと，スタッフナース人事の方針が変化していること，看護師の機能が不適切な定義であることが明らかとなった。その結果，全国レベルで統一された組織的な研究が必要とされる領域および問題が指摘された ・絶え間なく変化している看護のニードと資源が定期的に調査された	
	・修士課程のカリキュラムにおいて研究方法のコースが含まれることが多くなる ・1950年代後半には連邦政府からの資金供給で修士課程を目指す看護師が増え，多くのプログラムで論文や研究プロジェクトが必要となった	・多くの力が統合し，今日まで続く看護研究の急速な発展の時期 ・大学院の学位を持つ看護師の増加 ・政府による看護研究センターの設立 ・政府および私的財団から資金の増加 ・1955；American Nurses' Foundation（アメリカ看護師財団）の設立 ・1952；雑誌Nursing Research誌の発行 ・1956；Committee on Research and StudiesがANAの研究を指導するために設立された ・臨床研究は精神病，地域医療，外科医学，小児科，産科のような専門グループのケアの標準を明らかにし，広がり始め（臨床研究の細分化），これらが看護研究の起動力となる	

年表

年表の続き

				看護理論	
年代	その時代の 全体的な状況	その時代の 科学および哲学	看護界の全体的状況	看護理論の 歴史的変遷	看護理論家 （初版西暦年と著書名）
1960 年代	ベトナム戦争激化	・科学革命の構造（トーマス・クーン） ・実存哲学 ・現象学 ・コンピューターサイエンス	・1968；看護理論開発のカンファレンス ・1969；看護科学の本質の会議 ・理論指針についての論文（ディコフとジェームス）	・1961〜65；理論：看護に向けられた国家目標 ・1966〜70；理論開発：学術的な目標	・Henderson, V.（1960）／湯槇ます・小玉香津子訳（1995）．看護の基本となるもの．日本看護協会出版会． ・Abdellah, F. G. et al.（1960）／千野静香訳（1963）．患者中心の看護．医学書院． ・Orlando, I. L.（1961）／稲田八重子訳（1997）．看護の探求．メヂカルフレンド社． ・Wiedenbach, E.（1964）／外口玉子訳（1969）．臨床看護の本質—患者援助の技術—．現代社．
1970 年代			・科学とは何か ・学問とは何か ・理論とは何か ・理論と研究と実践の関係 ・実践理論とは何かの論争 ・看護学発展の認識 ・研究を行ったり，看護研究に対しての理論的，文脈的問題について討論する看護師が増えるにしたがい，意見交換の場が必要となってきた	・1971〜75；理論の統合 ・1976〜80；反省の時期	・Rogers, M. E.（1970）／樋口康子・中西睦子訳（1979）．ロジャーズ看護論．医学書院． ・Orem, D. E.（1971）／小野寺杜紀訳（1979）．オレム看護論—看護実践における基本概念—．医学書院． ・Travelbee, J.（1971）／長谷川浩・藤枝知子訳（1974）．人間対人間の看護．医学書院． ・Neuman, B.（1974）．The Betty Neuman Health Care System Model；A Total Person Approach to Patient Problems. In J. P. Riehl & S. C. Roy (Eds.). Conceptual Models for Nursing Practice. (pp.94-104), New York：Appleton-Century-Crofts.（この初版は翻訳されていない） ・Roy, S. C.（1976）／松木光子訳（1981）．ロイ看護論—適応モデル序説—．メヂカルフレンド社． ・Paterson, L. G. & Zderad, L. T.（1976）／長谷川浩・川野雅資訳（1983）．ヒューマニスティックナーシング．医学書院． ・Leininger, M.（1978）．Transcultural Nursing；Concepts, Theories, and Practice, New York：John Wiley & Sons.（この初版は翻訳されていない） ・Newman, M. A.（1979）．Theory Development in Nursing, Philadelphia：F. A. Davis（この初版は翻訳されていない）

看護理論家 （再版西暦年と著書名）	看護教育	看護研究	看護実践
	・看護教育者は1960年代も看護学生の特性について調査を続けた	・概念枠組み，概念モデル，看護過程，看護実践の理論的な基礎となる用語が看護文献に登場してくるようになる ・看護研究者が研究を進めるうえで，他の専門職者と共同研究することが多くなる ・資金提供が看護師教育と看護研究プロジェクトに利用された ・看護の指導者たちは看護実践についての研究が不足していることを心配して，専門看護機構は研究調査の優先順位を付けた ・ANAとNational League for Nursing（NLN）は1960年代後半に研究のための全国委員会を設立	
	・ANA，NLNは看護師の教育についての研究の重要性を強調 ・ANAの看護研究委員会で，大学，大学院，継続教育プログラムで，研究について準備を進めるように勧告 ・1970年代後半には博士号を取得した看護師幹部が着実に増加した（約2,500人）	・看護研究に関連した多くの領域で一連の成果が見られた ・先の全国委員会の1970年の報告 ・看護の実践領域，看護教育の両方で研究を増やすべき ・看護研究のために資金供給を求める ・コンピューターシミュレーションを通じて研究過程を経験する機会を学生に提供する ・コンピュータープログラムを開発 ・さまざまな研究グループが看護研究の取るべき方向を討議した ・臨床の問題が最も優先される看護研究であることが明確化された ・1974年にANA総会で報告された ・1970年代後半より質的研究が少しずつなされるようになる ・研究が看護で果たす役割について疑問 　↑ 学問の知識というものはその学問のメンバーによってよく研究されるのであるが，看護師は看護を研究しているだろうか	・1973；全米看護診断会議開催 ・修士卒の開業看護師（プラクティショナー）の増加 ・臨床専門看護師の増加

年表の続き

年代	その時代の全体的な状況	その時代の科学および哲学	看護界の全体的状況	看護理論の歴史的変遷	看護理論家（初版西暦年と著書名）
					看護理論
1980年代		・科学の見直し古代へかえる動き	・看護学という学問の普遍性や妥当性を検証する ・1985；ANAはthe National Center for Nursing Research（NCNR）をつくり，政治的な勝利を達成 ・NCNRはNational Institutes of Health（NIH）のもとで確立された。連邦レベルで看護研究に明確さを提供する。NCNRの目的は，「行為，サポートと基本的な臨床看護研究に関係しているインフォメーションの普及，患者ケア研究におけるプログラムとトレーニング」であった	・1981〜85；看護理論の復帰：領域概念の出現 ・1986〜90；メタ理論から概念開発へ	・King, I. M.（1981）／杉森みど里訳（1985）．キング看護論．医学書院． ・Pender, N. J.（1982）. Health Promotion in Nursing Practice. New York：Appleton-Century-Crofts.（この初版は翻訳されていない） ・Benner, P.（1984）／井部俊子他訳（1992）．ベナー看護論―達人ナースの卓越性とパワー―．医学書院． ・Watson, J.（1988）／稲岡文昭・稲岡光子訳（1992）．ワトソン看護論―人間科学とヒューマンケア―．医学書院． ・Newman, M. A.（1986）. Health as Expanding Consciousness. St Louis：Mosby.（この初版は翻訳されていない）
1990年代			・Dr. Hinshawの指揮のもと，NCNRは看護研究の国立研究所となった（National Institute of Nursing Research〈NINR〉）①研究が必要な1つの学問である，ということへの看護への認識が高まる ・ANAの看護業務基準は，看護への適用性という観点から評価されるだろう ・実践に根ざした看護理論を継続的に開発することを目指す研究は今後も続くことになり，看護実践のガイドとなる理論が開発された	・1991〜95；中範囲理論と状況理論の開発開始 ・1996〜2000；理論ではなく，研究を意味するエビデンス	
2000年代				・2001〜05；思想の多様性：理論と実践のリンケージ	

看護理論家 （再版西暦年と著書名）	看護教育	看護研究	看護実践
• Orem, D. E. (1980). Nursing ; Concepts of Practice. (2nd ed.). New York : McGraw-Hill. (この原著第2版は翻訳されていない) • Neuman, B. (1982). The Neuman Systems Model ; Application to Nursing Education and Practice. Norwalk, Conn : Appleton-Century-Crofts. (この本は翻訳されていない) • Roy, S. C. (1984)／松木光子訳（1993）. ロイ適応モデル序説（原著第2版）. HBJ出版局. • Orem, D. E. (1985)／小野寺杜紀訳（1988）. オレム看護論—看護実践における基本概念—（第2版）. 医学書院. (この本は原著第3版である) • Pender, N. J. (1987). Health Promotion in Nursing Practice (2nd ed.). New York : Applenton & Lange. (この第2版も翻訳されていない) • Neuman, B. (1989). The Neuman Systems Model (2nd ed.). Norwalk, Conn. : Applenton-Lange.		• いろいろな臨床看護研究誌の発刊 • 看護研究のために増やされた資金供給を得ることが重要だとされた年代 • 質的研究が増えてくる。質的研究は，人間をその環境下で自然のまま観察することを通じて所定の問題や状況を深く理解しようと，広範囲にまたプロセス志向的な研究に対する関心の高まり（このような研究法は人類学や民族学の分野に端を発している）。ここに生じた関心は，看護研究者にとって適切な研究法は，記述的・質的方法であるか，最もよくコントロールされた量的方法であるかについての論争を引き起こすに至った	
• Orem, D. E. (1991)／小野寺杜紀訳（1995）. オレム看護論—看護実践における基本概念—（第3版）. 医学書院. (この本は原著第4版である) • Leininger, M. (1992)／稲岡文昭監訳（1995）. レイニンガー看護論—文化ケアの多様性と普遍性—. 医学書院. • Newman, M. A. (1994)／手島恵訳（1995）. マーガレット・ニューマン看護論—拡張する意識としての健康—. 医学書院. (この本は原著第2版である) • Orem, D. E. (1995). Nursing ; Concepts of Practice. (5th ed.). New York : McGraw-Hill. (この原著第5版は翻訳されていない) • Neuman, B. (1995)／野口多恵子他訳（1999）. ベティ・ニューマン看護論（原著第3版）. 医学書院. • Pender, N. J. (1997)／小西恵美子監訳（1997）. ペンダーヘルスプロモーション看護論. 日本看護協会出版会. (この本は，原著第3版である)		• 看護研究のための資金供給が増加した • NINRが優先する研究として5つを示した（1995-99）（以下の①〜⑤） ①地域を基礎においた看護モデル ②HIV／AIDS患者に対する看護介入の効果 ③認知障害 ④慢性病を生きる ⑤免疫に関連した生物行動学的要因 • 臨床看護研究を志向する傾向性は継続していった	

注）この年表は，Meleis, A. I. (2007). *Theoretical nursing ; development & progress* (4th ed.). Philadelphia : Lippincott Williams & WilkinsおよびBurns, N. & Grove, S. (2005)／黒田裕子，中木高夫，逸見功. (訳). (2007). バーンズ＆グローブ看護研究入門—実施・評価・活用. エルゼビア・ジャパン.を参考にして，黒田裕子が作成

著者紹介

①出身　②最終学歴　③専門研究領域　④現在の所属

黒田裕子

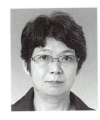

① 愛媛県
② 1991年聖路加看護大学大学院看護学研究科博士後期課程修了
③ 救命救急センター，ICU，CCUなど，クリティカルケア領域の看護実践，看護診断，看護支援システム
④ 湘南鎌倉医療大学大学院看護研究科

小川典子

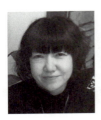

① 静岡県
② 1998年日本赤十字看護大学大学院看護学研究科博士後期課程修了
③ ナイチンゲール理論を踏まえた在宅看護，地域医療連携
④ 順天堂大学保健看護学部

出口禎子

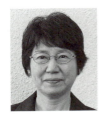

① 京都府
② 1998年日本赤十字看護大学大学院看護学研究科博士後期課程修了
③ 精神看護学，現任教育
④ 東京医療学院大学保健医療学部

内田雅子

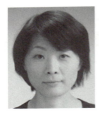

① 熊本県
② 2003年日本赤十字看護大学大学院看護学研究科博士後期課程修了
③ 慢性病看護に関する研究，主に腎疾患，循環器疾患に関連する領域の看護実践
④ 高知県立大学看護学部

朝倉京子

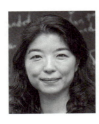

① 千葉県
② 2001年日本赤十字看護大学大学院看護学研究科博士後期課程修了
③ 看護職者の専門性／専門職性／自律性，看護職のキャリア開発，看護／ケアのジェンダー分析
④ 東北大学大学院医学系研究科

川原由佳里

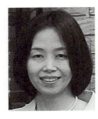

① 福岡県
② 1998年日本赤十字看護大学大学院看護学研究科博士後期課程修了
③ 看護理論，看護歴史，看護技術など
④ 日本赤十字看護大学基礎看護学

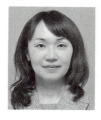
吉野純子
①東京都
②2014年聖路加国際大学大学院看護学科研究科博士後期課程修了
③地域保健・看護，公衆衛生看護学，国際看護学（PHC）
④東海大学医学部看護学科

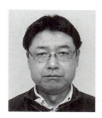
福田和明
①兵庫県
②2011年北里大学大学院看護学研究科博士後期課程修了
③急性期看護，看護過程及び看護診断，現任教育
④四天王寺大学看護学部

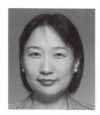
本庄恵子
①千葉県
②1999年日本赤十字看護大学大学院看護学研究科博士後期課程単位取得満期退学
③慢性病者のセルフケア能力，セルフケア看護，質問紙の開発
④日本赤十字看護大学看護学部

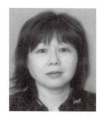
下舞紀美代
①神奈川県
②2004年大分医科大学医学系研究科修士課程修了
③ロイ適応理論，看護過程，終末期看護
④関西看護医療大学看護学部

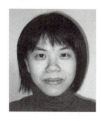
佐々木幾美
①愛知県
②2000年日本赤十字看護大学大学院看護学研究科博士後期課程修了
③看護教育学，看護教育制度，看護教育方法，看護教育評価に関する研究
④日本赤十字看護大学看護学部

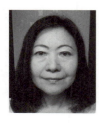
内田千佳子
①神奈川県
②1999年聖路加看護大学大学院看護学研究科博士前期課程修了
③在宅看護学
④医療法人社団パリアン，東海大学医学部看護学科（いずれも非常勤）

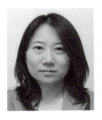

小林真朝
①埼玉県
②2013年聖路加看護大学大学院看護学研究科博士後期課程修了
③公衆衛生看護学，倫理教育，CBPR，動物との共生
④聖路加国際大学看護学部

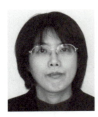

谷口好美
①富山県
②2004年聖路加看護大学大学院看護学研究科博士後期課程修了
③老年看護学，認知症高齢者の看護，看護倫理
④金沢大学医薬保健研究域保健学系看護科学領域

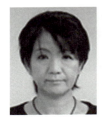

山本直美
①兵庫県
②2005年神戸大学大学院医学系研究科保健学専攻博士後期課程修了
③脳卒中医療における看護ケアプログラムの開発，脳血管障害患者のQOLに関連する研究
④佛教大学保健医療技術学部

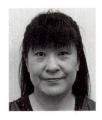

原田圭子
①北海道
②2017年札幌市立大学大学院看護学研究科博士前期課程修了
③老人看護学領域
④日本医療大学保健医療学部

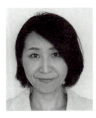

田巻乃里子
①北海道
②2018年札幌市立大学大学院看護学研究科博士前期課程修了
③精神看護学領域
④国立病院機構旭川医療センター

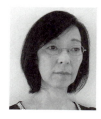
後藤理香
①北海道
②2017年札幌市立大学大学院看護学研究科博士前期課程修了
③地域看護
④日本医療大学保健医療学部

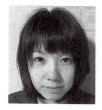
大島友美
①北海道
②2017年札幌市立大学大学院看護学研究科博士前期課程修了
③精神看護
④市立釧路総合病院

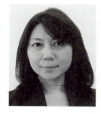
菅原美樹
①宮城県
②2007年青森県立保健大学大学院健康科学研究科 博士前期課程修了
③成人看護学：急性期看護，高度実践看護，看護OSCE
④札幌市立大学看護学部

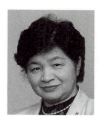
中村恵子
①北海道
②2002年弘前大学大学院人文社会学研究科修士課程修了
③成人看護学：急性期看護，高度看護実践・評価・検証，
　　　　　　急性期看護管理，人材育成他
④札幌市立大学大学院看護学研究科

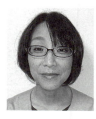
常盤文枝
①東京都
②2010年日本赤十字看護大学大学院看護学研究科博士後期課程単位取得満期退学
③成人看護，慢性疾患患者の健康教育や看護実践に関する領域
④埼玉県立大学保健医療福祉学部

やさしく学ぶ看護理論

1996年2月20日発行	第1版第1刷	2008年12月19日発行	第3版第1刷
2003年2月20日発行	第16刷	2012年3月2日発行	第4刷
2004年1月3日発行	第2版第1刷	2016年11月27日発行	第4版第1刷
2008年1月20日発行	第5刷	2024年3月15日発行	第7刷

編著：黒田裕子(くろだゆうこ)Ⓒ　　イラスト：羽田英司(はねだえいじ)

企画：日総研グループ
代表　岸田良平
発行所　日総研出版

本部　〒451-0051 名古屋市西区則武新町3-7-15(日総研ビル)　☎(052)569-5628　FAX (052)561-1218

日総研お客様センター　電話 0120-057671　FAX 0120-052690
名古屋市中村区則武本通1-38
日総研グループ縁ビル　〒453-0017

札幌　☎(011)272-1821　FAX (011)272-1822
〒060-0001 札幌市中央区北1条西3-2(井門札幌ビル)

仙台　☎(022)261-7660　FAX (022)261-7661
〒984-0816 仙台市若林区河原町1-5-15-1502

東京　☎(03)5281-3721　FAX (03)5281-3675
〒101-0062 東京都千代田区神田駿河台2-1-47(廣瀬お茶の水ビル)

名古屋　☎(052)569-5628　FAX (052)561-1218
〒451-0051 名古屋市西区則武新町3-7-15(日総研ビル)

大阪　☎(06)6262-3215　FAX (06)6262-3218
〒541-8580 大阪市中央区安土町3-3-9(田村駒ビル)

広島　☎(082)227-5668　FAX (082)227-1691
〒730-0013 広島市中区八丁堀1-23-215

福岡　☎(092)414-9311　FAX (092)414-9313
〒812-0011 福岡市博多区博多駅前2-20-15(第7岡部ビル)

編集　☎(052)569-5665　FAX (052)569-5686
〒451-0051 名古屋市西区則武新町3-7-15(日総研ビル)

・乱丁・落丁はお取り替えいたします。本書の無断複写複製（コピー）やデータベース化は著作権・出版権の侵害となります。
・ご意見等はホームページまたはEメールでお寄せください。E-mail：cs@nissoken.com
・訂正等はホームページをご覧ください。www.nissoken.com/sgh

研修会・出版の最新情報は

www.nissoken.com

日総研

黒田裕子氏監修の本

看護学校の学生向け！ はじめて看護理論を学ぶ人に最適！

成人看護学概論で必要な理論家8人の考え方を初心者向けにかみくだき、短時間で理論を読める！

重要なところだけ，短時間でわかりやすく読む 看護理論

監修 黒田裕子 湘南鎌倉医療大学大学院看護学研究科

B5判 180頁
オールカラー
定価 2,750円（税込）
（商品番号601937）

主な内容
第1章－1　なぜ看護理論を学ぶのか　・自分の看護観を見つめるため　ほか
第1章－2　看護理論になじもう　・第2章で解説する8つの看護理論の紹介　ほか
第2章　8つの看護理論
1. フローレンス・ナイチンゲール
2. ヒルデガード・E・ペプロウ
3. ヴァージニア・ヘンダーソン
4. アーネスティン・ウィーデンバック
5. ジョイス・トラベルビー
6. ドロセア・E・オレム
7. シスター・カリスタ・ロイ
8. パトリシア・ベナー

難解な理論を超初心者向けにかみくだいて解説！
理論家の比較で特徴や違いが分かりやすい！ 　`イラスト図解`
理論を臨床でどう使えるのか具体的に理解できる！ 　`イラスト図解`

理論によって見える断片的な部分ではなく、患者全体のアセスメントの中で理論のリアルな活用がわかる

基礎看護学の看護過程展開、各領域の概論や実習での受け持ち患者のアセスメントに役立つ

臨床活用事例でわかる 中範囲理論

成人 老年 小児 母性 精神 在宅

監修・執筆　黒田裕子　看護診断研究会 代表

B5判 192頁
オールカラー
定価 2,530円（税込）
（商品番号601908）

主な内容
[第1部　総論] なぜ，中範囲理論を学ぶのか
[第2部　各論]
1. 成人看護学　　1◆慢性期の事例　　2◆超急性期の事例　ほか
2. 老年看護学　　◆認知症の事例
3. 小児看護学　　◆小児期の事例
4. 母性看護学　　◆生殖補助医療後妊娠の事例
5. 精神看護学　　◆統合失調症の事例
6. 在宅看護学　　1◆在宅高齢者の事例　　2◆在宅終末期の事例

領域ごとの事例を使って理論の活用がわかる 　`イラスト図解`
がん告知なら危機理論、という固定的・単一的な考え方ではなく、多様な理論の応用がわかる

詳細・お申し込みは　　商品番号　[日総研　601908]　

電話 0120-054977
FAX 0120-052690（無料）

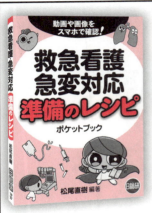

チェックリストで症状別に必要な物品などの準備がわかる！

救急・急変場面での急な指示や応援に迷わない！

[編著] 松尾直樹
独立行政法人国立病院機構
東広島医療センター
救急看護認定看護師
（特定行為研修修了）

他15名の救急看護認定看護師など救急看護のスペシャリスト

A6判 128頁
オールカラー
定価 2,000円（税込）
（商品番号 601927）

主な内容
・救急看護・急変対応場面の"準備"の考え方
・急性期症状・緊急検査 ほか

記載力・表現力を高め誰が見てもわかる記録の書き方を身につける！

記録の改善ポイントを記載例で解説！

石綿啓子
日本医療科学大学 保健医療学部
看護学科 教授

鈴木明美
国際医療福祉大学 保健医療学部
看護学科 講師

遠藤恭子
獨協医科大学 看護学部 講師

増刷出来
B5判 160頁
定価 3,055円（税込）
（商品番号 601850）

主な内容
・看護記録の基礎
・SOAP記録を書くポイント ほか

看護に必要なところだけ！これなら難解イメージも克服できる！

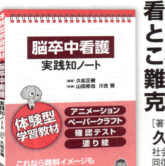

[著者]
久松正樹
社会医療法人 医仁会 中村記念南病院
回復期リハビリテーション病棟 看護師長

山田拓也
社会福祉法人函館厚生院 函館五稜郭病院
集中治療センター
脳卒中リハビリテーション看護認定看護師

川合 茜
社会医療法人医仁会 中村記念病院
脳卒中リハビリテーション看護認定看護師

B5判 128頁
定価 2,970円（税込）
（商品番号 601900）

現場でよく出合う10の場面の記述例を収録。どんな場面を選べばいいか、どう書けばいいかがわかる。

プロセスレコードが書ける、読める、評価できる本

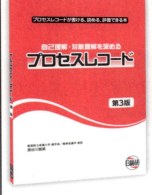

長谷川雅美
新潟県立看護大学 副学長
精神看護学 教授

改訂出来
B5判 80頁
定価 2,090円（税込）
（商品番号 601913）

主な内容
・プロセスレコード入門
・プロセスレコード記述・評価の方法
・プロセスレコード記述事例集

看護ケアにつながる画像の見方パーフェクトガイド

困った時の画像アセスメントQ&A

[医療監修・著者] 金井信恭
地域医療振興協会
東京北医療センター 救急科 科長
医療技術部長 ほか

[看護監修・編・著者] 後藤順一
河北総合病院 救急医療センター
急性・重症患者看護専門看護師 ほか

増刷出来
A4変型判 216頁
オールカラー
定価 3,300円（税込）
（商品番号 601889）

主な内容
・X線の基礎知識
・胸部・腹部・骨のX線
・CTの基礎知識
・頭部・頸椎・胸部のCT ほか

入院・手術・退院の流れで看護師と患者の会話を中心によく使うフレーズを重点学習

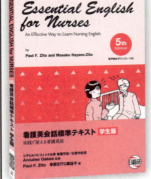

監修 Annalee Oakes
シアトルパシフィック大学
看護学部 名誉学部長

著者 Paul F. Zito
早野ZITO真佐子

増刷出来
B5判 2色刷 128頁
定価 2,902円（税込）
（商品番号 601861）

主な内容
・患者との顔合せ
・入院患者の全般的ケア
・術後のケア ほか

詳細・お申し込みは 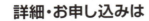 商品番号 日総研 601861 検索

電話 0120-054977
FAX 0120-052690（無料）